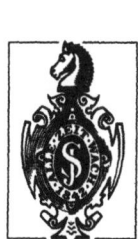

Hans-Peter Kapfhammer

Psychoanalytische Psychosomatik

Neuere Ansätze der
psychoanalytischen Entwicklungspsychologie
und Objektbeziehungstheorie

Springer-Verlag
Berlin Heidelberg New York Tokyo

Dr. HANS-PETER KAPFHAMMER
Psychiatrische Klinik und Poliklinik
Nußbaumstraße 7
D-8000 München 2

Mit 4 Abbildungen

ISBN-13: 978-3-540-15897-4   e-ISBN-13: 978-3-642-82608-5
DOI: 10.1007/978-3-642-82608-5

CIP-Kurztitelaufnahme der Deutschen Bibliothek
Kapfhammer, Hans-Peter: Psychoanalytische Psychosomatik: neuere Ansätze d. psychoanalyt.
Entwicklungspsychologie u. Objektbeziehungstheorie / Hans-Peter Kapfhammer.
Berlin; Heidelberg; New York; Tokyo: Springer, 1985.
ISBN-13: 978-3-540-15897-4

Das Werk ist urheberrechtlich geschützt. Die dadurch begründeten Rechte, insbesondere die der
Übersetzung, des Nachdrucks, der Entnahme von Abbildungen, der Funksendung, der
Wiedergabe auch photomechanischem oder ähnlichem Wege und der Speicherung in Datenverarbeitungsanlagen bleiben, auch bei nur auszugsweiser Verwertung, vorbehalten. Die Vergütungsansprüche des § 54, Abs. 2 UrhG werden durch die ‚Verwertungsgesellschaft Wort', München,
wahrgenommen.

© Springer-Verlag Berlin Heidelberg 1985

Die Wiedergabe von Gebrauchsnamen, Handelsnamen, Warenbezeichnungen usw. in diesem
Werk berechtigen auch ohne besondere Kennzeichnung nicht zu der Annahme, daß solche
Namen im Sinne der Warenzeichen- und Markenschutz-Gesetzgebung als frei zu betrachten
wären und daher von jedermann benutzt werden dürften.

Produkthaftung: Für Angaben über Dosierungsanweisungen und Applikationsformen kann vom
Verlag keine Gewähr übernommen werden. Derartige Angaben müssen vom jeweiligen
Anwender im Einzelfall anhand anderer Literaturstellen auf ihre Richtigkeit überprüft werden.

Meinen Eltern gewidmet

Mein besonderer Dank gilt Herrn Professor Dr. Elhardt, Herrn Professor Dr. Hippius, Herrn Professor Dr. Mertens, Herrn Dr. Golling und Herrn AOR Dipl. Psych. Pfitzner.

Geleitwort

Eine kausale Betrachtungsweise im Sinne einer linearen Begründung physiologischer Veränderungen durch psychische Konflikte hat sich in der psychosomatischen Medizin längst als unmöglich erwiesen. Sie ist durch ein multifaktorielles Modell im Sinne eines Regelkreises abgelöst worden. Der Autor versucht, nach einer kritischen Darstellung der bisherigen psychosomatischen Modellbildung, zwei wichtige Weiterentwicklungen der Psychoanalyse für den psychosomatischen Ansatz psychoanalytischer Prägung fruchtbar zu machen: die moderne Objektbeziehungstheorie sowie neuere entwicklungspsychologische Beiträge. Er geht dabei von einer kritischen Würdigung des Alexithymie-Konzepts aus, also von der bei vielen psychosomatisch Erkrankten feststellbaren Symbolunfähigkeit, einem dadurch eingeschränkten sprachlichen Verhalten bei gleichzeitiger Verarmung des psychischen Innenraums (Entfremdung) zugunsten einer rein operational-technischen Sprache. Diese Phänomene erschweren bekanntlich den traditionellen, vom klassischen Neuroseverständnis geprägten psychoanalytisch-therapeutischen Zugang, der ein sprachlich formulierbares Phantasieangebot erwartet, zu der der Patient nicht fähig ist, da die Integration einer subjektiven Emotionalität und Körperlichkeit mißlungen ist. Der Autor beschäftigt sich daher in der Folge mit zwei zentralen Themen: der "Affektivität" und der "Körperlichkeit". Er zeigt auf, wie die modernen entwicklungspsychologischen Untersuchungen über die Affektentwicklung und -differenzierung im Rahmen der frühen Mutter-Kind-Beziehung, die positiv zu einer Affektintegration, negativ zu einer Affektabspaltung führen kann, in der therapeutischen Übertragung und Gegenübertragung einen verstehbaren Zugang zu den präverbalen Vorgängen ermöglichen können. Nicht mehr nur Sprache und Einsicht, wie für die Therapie der klassischen Neurosepatienten zur Behandlungsfähigkeit gefordert, nicht mehr möglichste Ausschaltung von Körperlichkeit durch das psychoanalytische setting, sondern zunehmende therapeutische Sensibilität für die Abwehr oder Desintegration von Affekt und Abspaltung der Körperlichkeit führen aus der Sackgasse der "stummen" Symptomatik vieler psychosomatisch Erkrankter heraus. Hilfreich hierzu sind vor allem die Erkenntnisse von M. Mahler über die frühe Übungs-, Trennungs- und Wiederannäherungsphase des Kleinkindes, die Lehre vom Übergangsobjekt (Winnicott) wie auch das Modell der sensumotorischen Entwicklung der Intelligenz von J. Piaget. Sie zeigen, daß ein schweigendes, bedeutungsverhinderndes, körperlich leidendes Individuum dadurch nicht automatisch in die ausschließliche Zuständigkeit einer physiologisch-operationalen Untersuchung fällt, sondern daß es gerade in dieser "Stummheit" elementare Strategien eines wenn auch minimierten Überlebens verraten kann, die einer besonderen psychotherapeutischen Antwort bedürfen, die jedoch nur aus einem erweiterten Verstehenshorizont erwachsen kann.

Der Leser wird nach all dem erstaunt sein zu erfahren, daß es sich in der vorliegenden Arbeit um eine medizinische Dissertation handelt. Als "Doktorvater" war ich tief beeindruckt von der ganz erstaunlichen Gründlichkeit der Kenntnis der modernen Fachliteratur und vor allem von dem überdurchschnittlichen Problembewußtsein, das den Autor in die Lage versetzt, die Entwicklung der modernen Psychosomatik mit ihren noch offenen Zukunftsperspektiven so ausführlich und durch eigenständige Sichtweise strukturiert und durchdrungen darzustellen, was den Wert dieses Buches ausmacht. Ich möchte daher auch dem Verlag danken, daß er diese Arbeit der Fachwelt zugänglich gemacht hat, da sie auch für den Fachkundigen eine Fundgrube wichtiger Literaturstellen und damit für ihn vielleicht unbekannte Fäden im Gewirk der immer komplexeren Entwicklung der psychosomatischen Medizin abgibt.

In einem sehr eindrucksvollen kasuistischen Beitrag aus der Arbeit mit einer literarisch hochbegabten Patientin versucht der Autor, die naturgemäß abstrakten Ausführungen zu erden und in sehr einfühlsamer Art an dieser Patientin zu exemplifizieren. So steht auch am Ende dieser Arbeit über eine Psychosomatik, die nicht nur das seelische Erleben, sondern den "ganzen Menschen" erfassen und verstehen möchte, die Repräsentanz eines individuellen menschlichen Schicksals.

Ich wünsche dem Autor von Herzen aufgeschlossene Leser, produktive Kritiker und eine weitere fruchtbare wissenschaftliche Zukunft.

München, im September 1985   Siegfried Elhardt

Inhaltsverzeichnis

Einleitung		1
1.	Der Beitrag der psychoanalytischen Psychosomatik im interdisziplinären Kontext der psychosomatischen Medizin	2
1.1.	Forschungstrends und aktuelle Schwerpunkte als kritische Orientierung und Herausforderung für die Psychoanalyse	2
1.2.	Moderne Ansatzmöglichkeiten der Psychoanalyse	11
2.	Die Neurosenkonzeption der klassischen Psychoanalyse und ihre Auswirkungen auf psychosomatisches Denken	16
2.1.	Indikationsbereich und traditionelles Verständnis des psychoanalytischen Geschehens	16
2.2.	Praktische Konsequenzen der künstlichen Trennung von "psychoneurotisch" vs. "psychosomatisch" in der analytischen Situation und klinischen Praxis	20
2.3.	Empirische Daten gegen eine psychoneurotisch-psychosomatische Polarisierung	22
2.3.1.	Psychische und somatische Manifestationen in der psychoanalytischen Situation	22
2.3.2.	"Antriebserlebnis" der Neopsychoanalyse	24
2.3.3.	Direkte Vergleichsstudien	25
2.4.	Exkurs (1): Begriffliche Präzisierung des Somatisierungskonzeptes	28
2.4.1.	Chronifizierte organische Erkrankungen	28
2.4.2.	Funktionelle Syndrome	28
2.4.3.	Körperbeschwerden	29
2.4.4.	Krankheitskonzepte	29
3.	Die psychoneurotisch-psychosomatische Differenzierung im neurosentheoretischen Rahmen	31
3.1.	Übersicht klassischer psychosomatischer Konzepte	32
3.2.	Theoretisches Ungenügen	36
4.	Das Alexithymiekonzept: Ein psychoanalytisches Paradigma der psychosomatischen Forschung	38
4.1.	"Psychosomatisches Unbehagen" und die Folgen	38
4.1.1.	Ruesch und die "Infantile Persönlichkeit"	38
4.1.2.	Sifneos, Nemiah und die Verabschiedung der Psychoanalyse in psychosomatischen Belangen	40
4.1.3.	Pariser Schule und die "Pensèe opératoire"	43
4.1.3.1.	Die Psychologie des psychosomatisch Kranken	45

4.1.3.2.	Entwicklungspsychologische Aspekte der psychosomatischen Reaktionsweise	47
4.1.3.3.	Psychosomatische Regression und progressive Desorganisation	51
4.1.4.	"Dora" und die psychosomatische Frage	55
4.2.	Differenzierte Heterogenität des "psychosomatischen Phänomens"	62
4.2.1.	Empirische Relativierung	63
4.2.1.1.	Empirische Untersuchung des alexithymen Aspekts bei psychoneurotischen und psychosomatischen Patienten	63
4.2.1.2.	Differentielle Ausprägung des alexithymen Potentials bei heterogenen Krankheitsbildern	69
4.2.1.3.	Alexithyme Auffälligkeiten in Träumen psychosomatischer Patienten	73
4.2.2.	Objektbeziehungstheoretische Eingliederung	77
4.2.2.1.	Psychosomatisches Phänomen, primäre Identität und primäre Mütterlichkeit	79
4.2.2.2.	Psychosomatisches Phänomen und Grundstörung	82
4.2.2.3.	Psychosomatisches Phänomen und symbolhafte Repräsentanzenbildung	83
4.2.2.4.	Psychosomatisches Phänomen und Objektdifferenzierung	87
4.2.3.	Aspekte der Narzißmus-Diskussion	88
4.2.3.1.	"Narzißtisches Objekt", Selbstwertregulierung und psychosomatische Reaktion	90
4.2.3.2.	Narzißmus des somatischen Leidens	95
4.3.	Exkurs (2): Sozialpsychologische Faktoren in der Alexithymie-Debatte	101
4.3.1.	Untersuchungsmethodik, "Pensèe opératoire" und die Unterschichtsproblematik	102
4.3.2.	Psychoanalytische Situation als aktuelle Realität und die soziale Identität	105
4.3.3.	Soziale Desorientierung und das Risiko einer psychophysischen Vulnerabilität	107
4.3.4.	Instrumentelle Einstellung, Alexithymie und die psychophysische Dekompensation	109
	Zusammenfassung	112
5.	Affektivität: ein psychosomatisches Thema der Psychoanalyse	114
5.1.	Affektivität	117
5.1.1.	Affekte und die psychoanalytische Situation	117

5.1.1.1.	Allgemeine Rolle der Affekte in der Vielschichtigkeit der analytischen Interaktion	118
5.1.1.2.	Eigenständige affektive Ausdrucksarten in psychischen "Grenzzuständen"	119
5.1.1.3.	"Alexithymie", die affektive Herausforderung in psychosomatischen Erkrankungen: subjektives Erlebnis emotionaler Leere vs. abgespaltene Leidenschaften	126
5.2.	Affekte in der Entwicklungsdimension	132
5.2.1.	Psychophysiologische und kognitionspsychologische Beiträge zur Affektentwicklung	133
5.2.2.	Psychoanalytische Beobachtungsstudien zur Affektentwicklung	143
5.2.3.	Affektentwicklung als Modell der Desomatisierung und Resomatisierung	151
6.	Körperlichkeit: ein psychosomatisches Thema der Psychoanalyse	165
6.1.	Der Körper und die psychoanalytische Situation	166
6.1.1.	Allgemeine Betrachtung der Stellung des Körpers in der analytischen Interaktion	167
6.1.2.	Differenzierte körperliche Erlebnismodi und Organisationszustände	170
6.2.	Der Körper in der Entwicklungsdimension	173
6.2.1.	Psychophysiologische Beiträge zur Differenzierung der Körperlichkeit	174
6.2.2.	Psychoanalytische Beobachtungsstudien zum Erwerb der Körperlichkeit	181
6.2.2.1.	"Halten und Gehalten werden": Grundmodell einer bezogenen Körperlichkeit	182
6.2.2.2.	"Trennung und Individuation": Entwicklungsfolie der körperlichen Differenzierung	187
6.2.2.3.	"Organ-Objekt-Bilder": sinnliche Brücken zur Aufrechterhaltung einer kontinuierlichen psychosomatischen Integrität	193
6.3.	Präverbalität, Übergangsphase und Repräsentation	199
6.3.1.	Übergangsobjekt und Aufrechterhaltung der psychosomatischen Integrität	199
6.3.2.	Übergangszone und körperlich-seelisches Wachstum	203
6.3.3.	Übergangsobjekt und symbolische Repräsentation körperlicher Zustände	208
6.4.	Körperliche Subjektivität, psychosoziale Realität und Handlungsmodell	214

6.5.	Grundsätzliche Störungsmöglichkeiten in der psychosomatischen Epigenese der frühen Kindheit	217
7.	Psychosomatische Theorie der Psychoanalyse	231
7.1.	Bedrohte Existenz, Trennung und Individuation, Konflikte: Modelle psychosomatischer Krisen	231
7.2.	Hierarchie der psychosomatischen Epigenese	239
7.3.	Integrativer Bewertungsversuch der klassischen psychosomatischen Theorieansätze	248
8.	Kasuistischer Beitrag	254
8.1.	Grund des psychiatrischen Erstkontaktes einer 20-jährigen Patientin	255
8.2.	Psychopathologischer Befund bei Aufnahme	256
8.3.	Biographische Anamnese	261
8.4.	Schilderung der Familienmitglieder	266
8.5.	Einstellungen zu Körper, Sexualität und Emotionalität	268
8.6.	Testergebnisse, Träume, literarische Skizzen	277
8.7.	Theoretische Diskussion	295
9.	Zusammenfassung: Ein spezifischer Beitrag der Psychoanalyse zur Psychosomatik	312
9.1.	Definition und Problemstellung	312
9.2.	Die klassischen neurosentheoretischen Ansätze	313
9.3.	Von der medizinischen zur psychoanalytischen Betrachtung der psychosomatischen Fragestellung	314
9.4.	Die psychosomatische Integrität in der psychoanalytischen Begegnung	315
9.5.	Die psychosomatische Integrität in der psychoanalytischen Entwicklungspsychologie	317
9.6.	Die psychosomatische Integrität in der psychoanalytischen Sozialpsychologie	318
9.7.	Bewertung und Ausblick	319
	Anhang: "Stadt"	320
	"Dividuum"	322
	Literaturverzeichnis	329
	Namensverzeichnis	367
	Sachverzeichnis	373
	Kasuistik	385

Einleitung

Historische und philosophische Überlegungen fordern angewandte Wissenschaftsbetriebe selten direkt heraus. Trotzdem lassen geschichtliche Entwicklungen und augenblickliche Forschungsschwerpunkte von praxisorientierten Disziplinen häufig auch konkurrierende Lösungsversuche zugrunde liegender älterer Kernfragen erkennen. Diese verweisen wiederum auf ihre geisteswissenschaftliche Tradition. Der so herstellbare wissenschaftsgeschichtliche Bezugsrahmen leistet gerade bei wettstreitenden Diskussionspartnern einen wertvollen klärenden Beitrag. Er kann eine offenere Besinnung auf Problemstellungen einleiten, notwendige pragmatische Entscheidungen erleichtern und eine geforderte Verteilung von Zuständigkeiten sinnvoll relativieren.

Im Rahmen der Medizin findet dieser Zusammenhang von philosophischer Diskussion und notwendiger Instrumentalisierung in der Praxis wohl am deutlichsten im Leib-Seele-Problem Ausdruck. Während jedoch die Philosophie ein Überprüfen und Wählen zwischen den Lehrmeinungen gestattet, ohne auf eine besondere Lösung zu verpflichten, stellt vollzogenes Handeln in der Medizin von jeher bereits eine Entscheidung zwischen Alternativen dar und bedeutet somit Beschränkung (vgl. Plessner 1961, Rieber 1980).

Die Ärzte von Knidos bemühten sich, Krankheit als eine eigenständige Entität zu definieren, die an typischen Symptomen erkennbar sei und ein jeweils spezifisches Gegenmittel zu ihrer Heilung verlange. Hierzu kontrastierte der Rat des Hippokrates an seine Schüler, Symptome einer Krankheit nicht ausschließlich in Begriffen der spezifischen Verursachung zu sehen, sondern auch ihre Bedeutung durch das Studium der individuellen Krankengeschichte zu erschließen und in der Behandlung entsprechend zu berücksichtigen.

Diese historische Parallele verdeutlicht Gegenpole auch im Denken und Handeln der modernen Medizin. Sie zeigt ferner, daß der Mediziner im Umgang mit Krankheiten gezwungen ist, Begriffe wie Körper und Seele wenigstens als diagnostische Konzepte zu verwenden. Die neuere Geschichte der Medizin belegt, daß diese grundlegende Thematik von der Mehrzahl der verselbständigten Subdisziplinen einer ehemals ärztlichen Kunst weitestgehend negiert wird, in der Entwicklung einer sogenannten psychosomatischen Medizin jedoch eine typische Konkretisierung erfährt.

Das Verhältnis dieses relativ jungen Wissenszweiges zu den traditionellen Kernfächern war und ist von Spannungen und Widersprüchen gekennzeichnet. Dies betrifft in besonderem Maße den Beitrag der Psychoanalyse zur Psychosomatik.

1. Der Beitrag der psychoanalytischen Psychosomatik im interdisziplinären Kontext der psychosomatischen Medizin

1.1. Forschungstrends und aktuelle Schwerpunkte als kritische Orientierung und Herausforderung für die Psychoanalyse

Noch vor wenigen Jahrzehnten herrschte in medizinischen Expertenkreisen die Meinung vor, die einst mit hohen Erwartungen versehene psychosomatische Bewegung habe wenig fundierte Erkenntnisse erzielt, lege man nur die allgemein anerkannten wissenschaftlichen Gütekriterien zugrunde. Die progressiv formulierte Sichtweise, Krankheiten seien weniger Störungen von Organen oder Entgleisungen von Zelleistungen, sondern es erkrankten eher bestimmte Personen in jeweils spezifischen Umständen, konnte allenfalls als eine lobenswerte Einstellung eines medizinischen Humanismus geduldet werden. Für die grundlegenden Techniken und Strategien eines positiven Wissenserwerbs galt freilich das Plädoyer als nicht verbindlich. In diesem Zusammenhang schien die Einschätzung einer "psychosomatischen" Medizin als historisch und museal schon zutreffender. Die allgemeine Stimmung wurde von Vertretern der etablierten Medizin rigoros charakterisiert (vgl. Lipowski 1970, Weiss 1988), von Anhängern des in erster Linie psychoanalytisch orientierten psychosomatischen Ansatzes oft resignierend bestätigt (vgl. Wittkower 1960).

Um so überraschender ist es, seit etwa 15 Jahren erneut intensive Bemühungen zu beobachten, psychische Einflußgrößen auf somatische Vorgänge wissenschaftlich zu bearbeiten und sie einem allgemein akzeptierten Wissensfundus beizufügen. Die stattliche Anzahl wieder auflebender traditioneller Fachjournale der Psychosomatik, das Hinzutreten weiterer Publikationsorgane aus Nachbardisziplinen wie etwa der Psychophysiologie, der Verhaltensmedizin oder des Biofeedback, spezifische Monographien und Gesamtlehrbuchdarstellungen (vgl. besonders Hill 1976, Lipowski et al. 1977, Weiner 1977a, v. Uexküll et al. 1979) dokumentieren anschaulich diesen Trend.

Ein näherer Blick jedoch zeigt, daß die Renaissance aktueller psychosomatischer Forschung grundsätzliche Unterschiede zu jener der psychoanalytischen Gründerjahre aufweist. Stellvertretend sollen einige Äußerungen führender Wissenschaftler hierzu zitiert werden:

"Vorbei sind die Tage großzügiger Verallgemeinerungen auf der Grundlage von klinischen Studien an ein paar Individuen" (Lipowski 1977, S. 238, e.Ü.).

"Ohne Kenntnisse über die vermittelnden Mechanismen blieben Hypothesen einer psychosomatischen Ätiologie allenfalls inspirierte Spekulationen" (Lipowski 1977, S. 236, e.Ü.).

"Die Entwicklung von zunehmend effizienten therapeutischen Techniken in der psychosomatischen Medizin verlagerte den Schwerpunkt vom Verstehen auf das

Handeln" (Stunkard 1975, S. 195, e.Ü.).

Nicht nur das besondere Interesse an der Wissenschaftsgeschichte eines eigenständigen Faches der psychosomatischen Medizin, auch der bescheidenere Versuch, den aktuellen Standort des von mir gewählten psychoanalytischen Ansatzes zur Psychosomatik nachzuzeichnen, verlangt eine nähere Charakterisierung der angedeuteten Veränderung. Sinnvoll erscheint mir, diese an Hand von Entwicklungstendenzen, vorherrschenden Themenstellungen und Kernkonzepten summarisch zu umreißen.

Ein Überblick läßt die Art der Fragen erkennen, die augenblicklich innerhalb der psychosomatischen Medizin vorrangig gestellt werden. Doch auch die Art der Fragen, die nicht oder nicht mehr erfolgen, wird hiermit deutlicher. Der Psychoanalyse ist die Möglichkeit geboten, einen kritischen Hintergrund für die eigene psychosomatische Theorie und Praxis zu erstellen, den Herausforderungscharakter von Nachbardisziplinen zu begreifen, sich gleichzeitig aber auf ein eigenständiges Potential zu besinnen, das in ihren traditionellen Konzepten nur unzureichend gewürdigt bleibt.

Die oben angeführten Zitate verraten in ihrer Tendenz, daß psychosomatische Medizin sich heute mehr als *"science"* denn als *"clinical discipline"* versteht. Wittkower und Lipowski (1966) formulieren im traditionellen Journal of Psychosomatic Medicine:

- eine dominierende Bewegung von der klinischen Einzelbeobachtung hin zur exakten Laborforschung
- eine phänomenologische Beschreibung von Prozessen in definierten experimentellen Situationen anstelle retrospektiver psychoanalytischer Rekonstruktionen
- eine auf experimentelle Replikation und Objektivität gestützte Methodologie, die "psychodynamische Spekulationen" weitgehend ersetzt, im Rahmen der Tierforschung auch prospektive Studien ermöglicht
- eine Ergänzung der Daten durch epidemiologische und interkulturelle Statistiken.

Diese veränderte Forschungssituation, die von einer positivistischen Grundhaltung geprägt ist, läßt sich mit Thaler-Singer (1974, 1977) aus einem anderen Blickwinkel aber auch als eine verstärkte epistemologische Hinwendung zu einem *systemtheoretischen Standpunkt* charakterisieren:

- Die Perspektive der Forschung weitet sich von der Konzentration auf dysfunktionale Organe über die Betonung des kranken Individuums zur Beachtung der Interaktion von Person und Umwelt.
- Intrapsychische Prozesse treten zugunsten interpersonaler Transaktionen in den Hintergrund, die als ihr zentrales Phänomen die Beteiligungsvielfalt und Intensität von Beziehungen ("engagement-involvement") herausstellen.

- Der Zusammenhang von Krankheitshäufigkeiten und statistisch skalierbaren wichtigen Lebensveränderungen bestimmt den Transaktionsmodus in der "life-event"-Forschung.

Die traditionelle Forschung psychoanalytischer Prägung bemühte sich um die ätiologische Aufhellung psychologischer Faktoren in wenigen ausgewählten chronischen Krankheiten. An die "holy seven" von F. Alexander (1951) sei erinnert.

Die moderne Forschung belegt, daß die Erklärungshypothese einer gesonderten *"Psychogenese"* zu einem semantischen und methodischen Dualismus führt, indem sie eine künstliche Trennung von "psychosomatischen" und "nicht-psychosomatischen" Krankheitsformen betreibt (vgl. Lipowski 1967, 1968).

Entscheidende Fragen nach der Bedeutung dieser gesonderten Krankheitsentitäten, nach dem Ausmaß ihrer Verknüpfung mit beobachtbaren klinischen Tatsachen, nach ihrem Wert für eine medizinische Forschung und Praxis können kaum sinnvoll beantwortet werden. Es erfolgt in diesem Konzept der "Psychogenese" eine kausale Verknüpfung von Variablen sehr verschiedener Abstraktionsebenen, also ohne Gewichtung der unterschiedlichen phänomenologischen Bereiche des Biologischen, Psychischen und Gesellschaftlichen. In ihm wird die Seele gleichsam als krankmachende Instanz, als "morbific agent" (Galdston 1955) reifiziert. Auch Bahnson (1966) bezeichnet es als naive Denkweise, das Niveau, auf dem sich Phänomene zuerst zeigten, als das kausale zu identifizieren und die anderen Ebenen als lediglich hierdurch bedingte einzuschätzen.

Von der zentralen ätiologischen Stellung intrapsychischer Konflikte bleibt allenfalls die Annahme einer den Menschen kennzeichnenden symbolischen Aktivität. Eine kurzschlüssige, direkte Extrapolation von einer Ebene symbolisch organisierter Phänomene auf ein Niveau physiologischer Regelkreise verbietet sich unter der Dominanz von Kontrolle, Experiment und Quantifizierbarkeit. Die Hauptannahmen eines trotzdem im Auge behaltenen Wechselspiels zwischen den Ebenen beziehen sich auf die *Vermittlungsmechanismen* ("mediating mechanisms") zwischen aktueller Erfahrung und begleitenden somatischen Prozessen (vgl. Lipowski 1977):

- Symbolische Aktivitäten stützen sich auf zerebrale Funktionen und Strukturen, ohne mit diesen jedoch identifiziert werden zu können. So gelingt prinzipiell der Einfluß auf organismische Prozesse aller anderen Organisationsstufen. Umgekehrt können symbolische Aktivitäten wiederum von Konstellationen der Umwelt und von physiologischen Prozessen mitgesteuert werden.
- Anhaltende psychologische und physiologische Tendenzen, auf spezielle Reize mit individualspezifischen Mustern zu reagieren, spielen eine zentrale Rolle. Diese kognitiven, emotionalen und verhaltensmäßigen Reaktionen sind teils angeboren, teils erlernt. Sie sind einer Modifikation und Selbstkontrolle prinzipiell zugängig.

H. Weiner (1972, 1977a, b, 1978, 1980, 1981) gibt in seinen Arbeiten den wohl

detailiertesten Bericht über den aktuellen Forschungsstand des von Lipowski
formulierten Programms wieder.In Überschriften wie "some comments on the
transduction of experience by the brain" oder "brain, behavior and bodily
disease" rückt die neuro- und psychophysiologische Erforschung der *Kodierung von
Erfahrung in neuronale und neurochemische Prozesse* gänzlich in den Vordergrund.
Das Zusammenspiel der einzelnen Abstraktionsstufen mit den Bereichen des "Seelischen" und des "Körperlichen" findet aber eine differenzierte Aufgliederung.
Weiner weist eine naive Fixierung auf ein einziges lineares psychogenes Modell
dieser Übersetzungsschritte entschieden zurück. Er zeigt wichtige Varianten der
traditionellen linearen Konzeption auf und stellt die direkte Transduktion von
psychologischem Streß in physiologische Veränderungen neben die gleichberech-
tigte umgekehrte Einflußnahme. Er betont, daß die Verbindung zwischen beiden
Ebenen nicht als eine einfache Kreuzidentität zu verstehen ist, daß konkurrente
Ereignisse nicht kausal mit einander verknüpft zu sein brauchen, und mit verschiedenen Forschungstechniken gewonnene Erkenntnisse trotz Koexistenz auf
gänzlich von einander getrennte Bereiche verweisen können. Seine Forderung,
auch eine "externe Schleife" (external loop) in der Diskussion zu berücksichtigen, bietet in einigen Fällen "psychosomatischer" Erkrankungen nützliche Verständnishilfe. Nicht emotionale Zustände wären als direkte, linear-verursachende
Vorläufer von klinischen Bildern zu begreifen, sondern durch sie bedingte Ver-
haltensänderungen wie exzessives oder einseitiges Essen, übermäßiger Alkoholge-
nuß, Medikamenten- oder Drogenabusus resultierten in pathophysiologischen Veränderungen mit konsequenten Krankheitsmanifestationen. In seinen "kollateralen"
Modellen der Transduktion beschreibt er weiter eine Möglichkeit von verschiedenen afferenten Trakten, die zum einen zu bewußtseinsfähigem Erleben führten, die
zum anderen voneinander getrennte physiologische Systeme direkt aktivierten.
Auch die mögliche neurophysiologische Teilanalyse einer sensorischen Information
verweist auf die differentielle Aktivierbarkeit von nachgestellten Systemen.
Diese Entwürfe wie die von M. Reiser (1975) übernommenen Gedanken eines in vielfältigen Feedbackschleifen konzipierten "internal loop" deuten die immense Komplexität jenes mysteriösen "leap from the mind to the body" an, der in der traditionellen psychosomatischen Fragestellung häufig voreilig mit einer psychodynamischen Formel beantwortet wurde. Die Raffinesse des physiologischen For-
schungsbeitrags bezieht aber auch Weiner in erster Linie auf die experimentell
kontrollierbaren Ausschnitte der Laborsituation.

Eine direkte Konsequenz aus der Vielfalt von Verschaltungen zerebraler Steuerzentralen mit neurophysiologischen, humoralen und immunologischen Systemen
(vgl. Kiely 1974, Whybrow, Silberfarb 1974, Armkraut, Solomon 1974) ist, daß

die traditionelle Suche nach einer *Spezifität von Erfahrungseinflüssen auf Krankheitsprozesse* ebenfalls *zu mehrdimensionalen Ansätzen* führt. Das mit dem Werk von F. Alexander (1951) verbundene Konzept war in seiner Exklusivität auch von analytischen Kreisen kritisch in Frage gestellt worden (vgl. Engel 1959, 1967, Engel, Schmale 1967, Gitelson 1959, Grinker 1966a). Die psychophysiologische Forschung kennt mittlerweile stimulus-, individual- und motivationsspezifische Reaktionsmuster, die getrennt oder kombiniert auftreten können (vgl. Vaitl 1978). Doch besteht die Tendenz, eine psychophysiologische Spezifität verstärkt unter dem Oberbegriff einer *individuellen Krankheitsanfälligkeit* zu sehen oder sie mit der Theorie des *psychosozialen Stresses* zu verbinden (vgl. Lipowski 1977).

Eine nähere Analyse dieser individuellen Krankheitsanfälligkeit verlangt aber nach Weiner (1977a, b) zumindest die Unterscheidung von drei bedeutsamen Stadien eines Krankheitsprozesses: die *Prädisposition* zu einer bestimmten Erkrankung, ihre *Auslösung* und ihre *Aufrechterhaltung* bzw. *Chronifizierung*. In ihrer zeitlichen Dimension, ihrer aber gleichzeitigen Verwobenheit miteinander relativieren sie die vormals strikt angenommene Grenze zwischen den Konzepten der *Ätiologie* und *Reaktivität* (vgl. auch Grinker 1966b, Lipowski 1975). Selbstverständlich kennt auch die traditionelle, psychoanalytisch orientierte Psychosomatik diese grundsätzliche Aufspaltung, bezieht sich in ihren Arbeiten über den Einfluß von psychologischen Faktoren auf somatische Prozesse jedoch selten explizit auf die jeweiligen Abschnitte. Weiner betont, daß die in einer klinischen Exploration eruierten Lebensumstände, also die mit als pathogenetisch betrachteten Faktoren nicht unbedingt mit jenen der ursprünglichen Ausbildung einer bestimmten Krankheitsanfälligkeit identisch sein müssen, wie häufig von der Psychoanalyse postuliert wurde (vgl. Schultz-Hencke 1951). Weiner (1970, 1976) spricht sich für eine multifaktorielle Sichtweise bezüglich jeder dieser drei Abschnitte aus. Für ihn besteht kein a priori Grund, warum ätiologische und pathogenetische Mechanismen einer Krankheit uniform sein sollten. Gleiche Mechanismen können zu verschiedenen klinischen Erscheinungsbildern führen (Diversifikation), wie auch verschiedene zu demselben Syndrom (Äquifinalität). Es ist ferner sinnvoll, allgemeine und spezielle psychophysische Reaktionen auf Krankheiten anzunehmen und die besonderen Umstände des Krankseins mit einem eigenständigen Potential für neue Konflikte und einer erhöhten Sensitivität gegenüber wichtigen Ereignissen der Umwelt und des Innenlebens zu berücksichtigen.

Die von Weiner in brillanter Manier nachgezeichneten vielfältigen Pfade der Krankheitsprozesse weisen erneut eine einfache Zuordnung von bestimmten Personengruppen zu distinkten Krankheitskategorien als überholt zurück.

Der auf modernste Erkenntnisse der Neurophysiologie, Biochemie und Endokrinologie gestützte Ansatz Weiners demonstriert beispielhaft die Schwerpunktsverlagerung psychosomatischen Forschungsinteresses in weiten Bereichen der akademischen Medizin. Nachdem sich das Aufrollen der klassischen Spezifitätshypothese von ihrer psychodynamischen Seite her als illusionär erwies, blieb innerhalb der Kausalitätskette Alexanders (1951) lediglich die konsequente Erforschung des "Faktors X" auf allgemeinphysiologischem Niveau. Neben der Demonstration einer prinzipiellen Umsetzbarkeit von Erfahrung in diverse physiologische Kanäle mußte die Frage nach der individuellen Krankheitsanfälligkeit konsequenterweise durch den Nachweis von psychobiologischen Markern (vgl. Weiner 1979) oder physiologisch zu verstehenden Regulationsstörungen (vgl. Weiner 1975) beantwortet werden.

Für eine Perspektive, die den Körper ausschließlich als physiologischen Organismus versteht und eine bestimmte Krankheit von ihrem pathophysiologischen Zustand her definiert, ist dies die einzig legitime Forschungsstrategie. Individualität verrät hier nicht mehr das besondere Eingebundensein in eine auch konflikthaft mitgeformte Biographie oder gar den Einfluß unbewußter Wirkmechanismen im seelischen Erleben eines Individuums. Und doch bleibt dieser Aspekt unbeantwortet, geht man von der auch für Weiner zentralen psychosomatischen Fragestellung aus, warum eine Gruppe von Personen zu einem bestimmten Zeitpunkt definierte Krankheitszeichen entwickelt. Gerade das Interesse für zentrale Integrationsmechanismen von physiologischen Funktionskreisen und Verhaltensmustern und die Erkenntnis ihrer fundamentalen Prägung in lebensgeschichtlich sensitiven Perioden (vgl. besonders Hofer 1975, 1981) verlangt nach einem bedeutsamen Beitrag von psychologischer und vor allem psychoanalytischer Seite.

Eine vergleichbare Entwicklung, die von relativ allgemeinen Vorstellungen ausgeht, sich aber zunehmend auf einen ähnlich konstruierten Individualitätsbegriff hinbewegt, wie er sich in den Arbeiten von Weiner abzeichnet, vollzieht sich im nahe verwandten Wissenschaftszweig der *Streß*forschung (vgl. Kimball 1981).

Erste Studien auf diesem Gebiet waren angelegt, eine grundlegende unspezifische Reaktionsweise des Organismus auf schädigende chemische und physikalische Stimuli zu demonstrieren ("general adaptational syndrome", Selye 1976). Der schablonenhafte Verlauf der Streßbelastung ließ sich in den biochemischen Veränderungsparametern der Hypophysen-Nebennierenrinden-Achse und des Katecholaminsystems messen. Nunmehr treten aber die mannigfaltigsten, das Individuum beeinträchtigenden Auslösungsreize in den Brennpunkt des Interesses. Es ergibt sich eine Ambiguität des Begriffes "Streß", der auf einen definierbaren Reaktionszustand des Organismus, aber auch auf unverbundene Dimensionen biologischer, psychologischer und sozialer Stressoren verweist. Er meint die Reaktionsformen des

Organismus auf diese Auslösereize und spielt auf die Totalität der intervenierenden Variablen an, wie sich etwa aus einer Definition von Lipowski (1977) ergibt:

"Psychosozialer Streß bezieht sich auf äußere und innere Reize, die vom Individuum als bedeutungsvoll wahrgenommen werden, Emotionen auslösen und physiologische Veränderungen bewirken, welche Gesundheit und Überleben bedrohen" (S. 237, e.Ü.).

Auch angesichts eines möglichen Zusammenbruchs von Regulationsbestrebungen bei einer belasteten organismischen Homöostase und hierdurch bedingter somatischer Erkrankungen ("diseases of adaptation", Selye 1976), erfährt die im einzelnen zu spezifizierende Fähigkeit eines Individuums, mit herausfordernden Situationen adäquat umzugehen ("coping with stress", Ursin et al. 1978), eine besondere Beachtung. Für einen Großteil der Forschungsergebnisse ist es aber nach wie vor typisch, daß die ausschließliche Integrationskraft in einer mannigfaltig aufgefächerten physiologischen Endstrecke gesucht wird. Einzelne Streßdimensionen stehen inhaltlich kaum vermittelt nebeneinander; biologische, psychologische und soziologische Copingmechanismen bleiben weitgehend isoliert. Wenngleich auch interne Reizquellen benannt werden, etwa als schmerzvolle Krankheitszustände, als endogen verursachte oder als selbständig manipulierte Gefühlslagen zu verstehen, überwiegt eine passive Außenorientierung, die vom Individuum eine lediglich rezeptive Interpretationsleistung verlangt. Will eine moderne Streßforschung aber in der Ermittlung der *Bedeutsamkeit von Stimuli* nicht auf eine bloße Intensitätsskalierung rekurrieren, muß sie der *aktiven bewußten und unbewußten Sinnkonstruktion des Individuums vor seinem jeweiligen Lebenshintergrund* vermehrt Aufmerksamkeit schenken, wie dies nur in Ausnahmefällen für notwendig erachtet wird (s.o. Lipowski 1977). Die Erforschung der Determinanten einer Bedrohung menschlicher Homöostase verlangt also ein dominierendes Konzept der personenbezogenen Bedeutung, das einem pauschalisierenden Verständnis von "Streß" entgegentritt (vgl. Karmaus 1979).

Die *Life-Event*-Forschung stellt sich als ein erfolgversprechender Ansatz dar, elementare Emotionen einer Person, erhöhte Anfälligkeiten für somatische Erkrankungen und einschneidende Veränderungen in den Lebensumständen zu einem empirischen Untersuchungsgegenstand zu versammeln. Die hier implizierte soziologische und ökologische Öffnung will der Gefahr einer kurzsichtigen "Subjektivierung" des komplexen biopsychosozialen Feldes entgegentreten (vgl. Joraschky, Köhle 1979). Als zentrales Ergebnis der vielfältigen Untersuchungen von sozialer Veränderung und psychosomatischem Einfluß wird immer wieder die entscheidende Rolle von Trennung und Verlust zitiert, die Aufgabe eines wohletablierten

Lebensstils, eine soziale Desorientierung in einen engen statistischen Zusammenhang mit persönlicher Vulnerabilität und Krankheitsneigung gebracht (vgl. Rabkin, Struening 1977).Daten der Feldforschung bieten somit einen wertvollen relativierenden und gleichzeitig anregenden Hintergrund für eine jede personenzentrierte und damit auch psychoanalytische Perspektive.

Aus dem allenfalls orientierenden Überblick über das aktuelle Forschungsgeschehen der psychosomatischen Medizin sollte klar hervorgehen, daß eine ausschließliche Erörterung von traditionellen psychoanalytischen und psychophysiologischen Grundpositionen die Gesamtdiskussion nur sehr vereinfachen, ja verfälschen würde. Vielmehr ist gerade typisch, daß mittlerweile auch Epidemiologen (vgl. Schwab 1975, Katschnik, Strotzka 1977, Nüssel 1979), Soziologen und Sozialpsychologen (vgl. Pflanz 1962, Brede 1972, 1979) zusammen mit Anthropologen und Systemanalytikern (vgl. Bateson 1972, 1979; Wyss, Gerich 1979, Guntern 1980, 1981) die "Psychosomatik" gleichberechtigt zu ihrem Forschungsgegenstand erklären.

Die Pluralität der Ansätze und die betonte Selbständigkeit unterschiedlicher Theorien hinsichtlich eines gemeinsamen Untersuchungsfeldes beruhen auf einer grundsätzlichen epistemologischen Einsicht, die von den einzelnen Fachvertretern häufig zu wenig berücksichtigt wird. Diese weist jegliche reduktionistischen Versuche als erkenntnistheoretisch unhaltbar zurück, seien sie nun in unserem Zusammenhang vorrangig unter biologisch-physikalischer, psychologischer oder soziologischer Warte vorgetragen (vgl. v. Bertalanffy 1964, Kimball 1977a, Lipowski 1977). Die ideelle wissenschaftstheoretische Grundhaltung bildet gleichzeitig eine prinzipielle Voraussetzung für interdisziplinäre Arbeit. Sie weist auf mögliche Berührungspunkte zwischen den Ansätzen hin. In der Aufstellung von Isomorphien, also von gestaltmäßigen und strukturellen Analogien, die nicht unbedingt auf äußerlicher Ähnlichkeit beruhen müssen, ist der Weg zu gegenseitiger Relativierung und Revision zumindest formal geebnet. Eine reibungslose Übersetzung der einzelnen Wissenschaftssprachen ineinander ist freilich eine nicht einlösbare Utopie. Die vorgegebene Möglichkeit einer Rückführbarkeit auf eine meist physikalistisch gehaltene Einheitssprache stellt einen Hauptgrund für zahlreiche Mißverständnisse und Polemiken zwischen den Disziplinen der Psychosomatik dar (vgl. Feigl 1958). Das Problem der Sprachen in der psychosomatischen Medizin charakterisiert Kimball (1977a) trefflich so:

"Wir müssen die Vorstellung aufgeben, daß die gemeinsame Endstrecke des Verhaltens stets durch das Nervensystem und das Gehirn führt, und eine solche Konzeptualisierung nur innerhalb eines biologischen Kontexts intrinsische Logik aufweist. Nicht notwendigerweise besitzt sie eine solche Realität innerhalb eines psychologischen Systems, wo der Geist, nicht das Gehirn dominiert; oder innerhalb eines Umweltsystems, wo definierte Entitäten und deren Gesetzmäßigkeiten

von diesen beiden Ansätzen abstammen und eine eigenständige Identität haben"
(S. 10, e.Ü.).

Echte *Interdisziplinarität* erfordert aber eine erhebliche Bescheidenheit in der
Reichweite des eigenen Erklärungsansatzes und verpflichtet, die Konkurrenz phänomenologischer Beobachtungen zu identifizieren und ihre verschiedenen konzeptuellen Orientierungen ohne Anspruch auf eine direkte Übersetzung zu akzeptieren.
Gleichzeitig aber rechtfertigt sie die Aufnahme einer *"internen" Diskussion*,
die den psychosomatischen Standpunkt einer Disziplin behandelt und die Originalität ihres spezifischen Beitrags herauszuarbeiten sucht. In meiner Arbeit beabsichtige ich dies für die psychoanalytische Position.

Eine skizzenhafte Darstellung der aktuellen Schwerpunkte in der psychosomatischen Forschung kann sich aber nicht mit einer bloßen Erwähnung begnügen, ohne
die innere Beziehung dieser Tendenzen zur Gesamtsituation der heutigen Medizin
zumindest kurz zu bewerten.

Ich habe das eindeutige Übergewicht präziser, methodenbewußter Designs der experimentellen Psychologie und medizinischen Physiologie hervorgehoben, die zusehends auf persönliche Erfahrungen und theoretische Annahmen der Psychoanalyse
gestützte Ansätze verdrängten. In einer historischen Sicht freilich würde deutlich, daß physiologische Technik sich im Augenblick verstärkt um die Zusammenhänge jener psychologischen Einflüsse auf somatische Prozesse bemüht, die einem
jahrzehntelangen Anpassungsversuch an strikt positivistisches Denken in der
Medizin zum Opfer fielen(vgl. v. Uexküll 1979a). Die innerhalb eines naturwissenschaftlichen Kontextes berechtigtermaßen erfolgte kritische Diskussion um den
Wissenschaftscharakter des psychoanalytischen Beitrags (vgl. Eysenck, Rachman
1965, Eysenck, Wilson 1973, Birbaumer 1977) muß sich jedoch ihrerseits den Konsequenzen eines rein objektiv verstandenen behavioralen Ansatzes stellen und
die Anpassung an ein Krankheitsverständnis mit lediglich rational-funktionalen
Aspekten eines Menschenbilds erkennen.

In der Reduktion psychologischer Wirklichkeiten auf den Ausschnitt des Kontrollierbaren ist menschliches Verhalten nur verstehbar, wenn es unter Experimentalbedingungen hergestellt wird. Dies erzwingt nach Beckmann (1981), historisch gewachsene Wirklichkeiten in Richtung von Laborbedingungen zu ändern, oder auf
Lebensbereiche zu rekurrieren, die in sich bereits Merkmale von Laborbedingungen
tragen. Die Kehrseite der "überwertigen Idee der Quantifizierbarkeit in der Medizin" (Buchborn 1980) drückt sich häufig in einem praktischen Unbehagen aus.
Ich meine jenes Unwohlsein, das hinter der vordergründigen Wissenschaftsdebatte
auch die Kälte und Unpersönlichkeit westlicher Medizin entdeckt, die umso deutlicher hervortreten, je präzisierter und perfektionierter die technische Aus-

stattung gelingt. *Die vorgeschickte Identitätskrise der psychosomatischen Medizin psychoanalytischer Prägung verweist hier zurück auf eine grundlegendere der Medizin selbst.* Mühelos läßt sich skizzieren:

- die Unfähigkeit der etablierten Medizin, den wieder zunehmend beobachteten Zusammenhang von veränderten Lebensumständen und begleitenden somatischen Manifestationen begrifflich zu formulieren, diagnostisch und therapeutisch fruchtbar umzusetzen (vgl. Joraschky, Köhle 1979, Totman 1979)
- das wachsende Bewußtsein der Kluft zwischen der Brillanz des biomedizinischen Hintergrundes und der Schwäche in interaktiven und empatischen Qualitäten der Arzt-Patient-Beziehung (vgl. Beckmann, Scheer 1976)
- die Realisierung, daß diese Kluft nicht durch die Verfeinerung und Vermehrung des biomedizinischen Arsenals überbrückbar ist (vgl. de Boor, Mitscherlich 1973, v. Rad 1974)
- das beunruhigende Gefühl, daß eine ärztliche Aktivität in getreuer Anwendung ihrer wissenschaftlichen Grundsätze trotzdem der eigenen Ethik zuwiderhandeln und schädigende Konsequenzen setzen kann (vgl. Holman 1976, Krakowski 1979)
- eine zunehmende Aufklärung auch breiterer Bevölkerungsschichten um Zusammenhänge von Gesundheit und Krankheit, welche grundsätzliche Erwartungen an eine Arzt-Patient-Beziehung stellt, deren Kommunikationsstil beeinflußt und eine organmedizinische Orientierung übersteigt (vgl. Richter 1978, 1979).

Engel (1977, 1980) legt in seinem Essay "a need for a new medical model" diese Verunsicherung nieder. Er schildert die historisch begreifbare und notwendige Selbstbeschränkung der Medizin auf eine naturwissenschaftliche Grundlinie, die gerade in ihren eng gesetzten Grenzen beeindruckende Erfolge ermöglichte. Deutlich wird aber auch, daß diese Abstraktion zugleich zur Hauptbedingung des vorgetragenen Dilemmas wurde. In seinen Erfahrungen aus dem Alltag einer konsiliarpsychiatrischen Tätigkeit zeichnet sich jedoch eine Neuorientierung auf eine umfassendere, integrative Strategie ab. Diese ist sich der Unsicherheit einer neuen persönlichen und wissenschaftlichen Identität bewußt, glaubt aber nur so die künstliche Dichotomie von Krankheit und Lebensproblem verringern zu können. Und dies betrifft Psychoanalyse, Psychophysiologie und Nachbardisziplinen gleichermaßen.

1.2. Moderne Ansatzmöglichkeiten der Psychoanalyse

Welche Ansatzmöglichkeiten lassen sich nun auf diesem veränderten Gesamtterrain der psychosomatischen Forschung für die Psychoanalyse erkennen?

Die mit den dominierenden Bestrebungen der Chicagoer Schule (vgl. Alexander 1951) verknüpfte Spezifitätsfrage, also die wissenschaftliche Konzentration auf separate, als "psychosomatisch" requirierte Krankheitsentitäten erwies sich in ihrer extremen Ausprägung als historische Sackgasse (vgl. Grinker 1973), bestenfalls als eine zu revidierende Angelegenheit (vgl. Pollock 1977a, b, Nemiah 1982). Sie fand ihre konsequenteste und erfolgversprechendste Fortführung durch zwar psychoanalytisch geschulte, jedoch streng experimentell orientierte Forscher (vgl. Reiser 1966, 1968, Fischer 1976, Weiner 1977a, 1981, 1982).

Was von mancher kritischen Stimme böse als eine "Art Schreckensherrschaft des Symbols" (vgl. Marty et al. 1979) bezeichnet wurde, meinte eine unpassende Grenzüberschreitung, eine kurzschlüssige Extrapolation von einer Ebene symbolisch organisierter psychischer Phänomene auf eine in eigenständigen Gesetzmäßigkeiten funktionierende Ebene biologischer Regelkreise. Ein vornehmlich psychogener Ansatz tat sich schwer, jenen "mysteriösen Sprung" (vgl. Freud 1909) begrifflich zu fassen.

Eine psychodynamische Grundhaltung, die ein reiches Phantasie- und differenziertes Sprachangebot voraussetzte, mußte vor einer auffälligen Stummheit körperlicher Symptome kapitulieren und war eher geneigt, bei akuten Krankheitsprozessen die Zuständigkeit organmedizinischer Experten zu betonen. Die Polarisierung von "Mechanismus contra Bedeutung" (mechanism and meaning) wurde auch von psychoanalytischer Seite her aus Abgrenzungsgründen forciert (vgl. Home 1966, Hill 1971), ihre eigentliche Komplementarität als Antithese verkannt (vgl. Parkin 1979) und in einer nach dem Prinzip der gegenseitigen Delegation und Exklusion aufgeteilten ärztlichen Praxis von "Organikern" und "Psychikern" fundiert.

Zweifelsohne lieferte die Klärung besonders der historischen Wurzeln der Psychoanalyse (vgl. Sulloway 1979), ihre Verbundenheit mit der physikalistischen Tradition und dem Wissenschaftsideal des 19. Jahrhunderts (vgl. Habermas 1973, Ricoeur 1974), ihre Geburt aus der neurologischen Debatte um sogenannte Geisteskrankheiten wie etwa der Hysterie (vgl. Green 1976, Gedo, Pollock 1976), ihre angestrengte Emanzipierung zu einer sich genuin psychologisch darstellenden Disziplin (vgl. Freud 1915a), ihr jedoch letztendliches Verhaftetbleiben an medizinischen Voraussetzungen und ambivalentes Arrangement mit ärztlicher Standespolitik (vgl. Brede 1972, Cremerius 1976, Pohlen 1978) eine wertvolle Verständnishilfe für die oben angedeutete künstliche Dichotomie. Diese wurde umso offensichtlicher, je heftiger der psychosomatische Sonderstatus der Psychoanalyse als einer medizinischen Spezialdisziplin demontiert wurde.

In der Verpflichtung, "organische" Schwierigkeiten "psychisch" in den Griff zu bekommen und reduktives psychobiologisches Einheitswissen zu produzieren, vergaß die Psychoanalyse im unmittelbaren Kontext medizinischer Auftragsstellung häufig jene persönliche, lebensgeschichtliche Grundorientierung, die typisch über den Bereich jeglicher Positivität weist (vgl. Rangell 1969). Das vormals auszeichnende Bekenntnis zum subjektiven Sinn der Äußerungen eines Individuums in Ergänzung zu ihrer rein objektiven Registrierbarkeit (vgl. Loch 1976) mußte

in eine unhaltbare Spannung geraten, wollten demonstrierbare physiologische und
morphologische Veränderungen mit einer linearen Formel der Psychodynamik beantwortet werden.

Ein bloßer Austausch des Erklärungsprimats verfehlte die wesentliche Differenz
zwischen den Abstraktionsebenen der beiden Disziplinen. Auch versäumte er, die
Besonderheiten der resultierenden Handlungsanweisungen zu betonen und das eigentümliche Medium der Begegnung von "Helfern" und "Hilfesuchenden" hervorzuheben.

Gewandelte wissenschaftstheoretische Überzeugungen sprechen nun von einer Pluralität eigenständiger Perspektiven. Sie schaffen auch der Psychoanalyse genügend Freiraum, den traditionellen Zusammenhang von Leib und Seele originell zu
thematisieren und zu interpretieren. Sie bieten die Möglichkeit, ihren Beitrag
zu psychosomatischen Fragestellungen nicht in unmittelbarer Konkurrenz zu anderen, nomothetischen Disziplinen der Medizin zu suchen, d.h. ihn auf pathogenetische und ätiologische Konzepte zu beschränken, um damit ausschließlich den
klinischen Kriterien der Effizienz zu unterliegen.

Die Stärke einer subjektgerichteten Psychoanalyse liegt vielmehr darin, eine
Integrationsfolie zu bieten, welche die interaktiven und innerseelischen Erlebnisformen von Individuen gemäß ihren jeweiligen Lebensstadien auch in ihrer unbewußten Dimension erfassen und therapeutisch vermitteln kann. An die Stelle
einer strikt durchgehaltenen Subjekt-Objekt-Trennung des traditionellen Arzt-Patient-Verhältnisses tritt eine typische Beziehungsform von Teilnahme und Verstehen, die in der Begegnung mit auch körperlich kranken Patienten eine besondere Ausformung finden muß. Diese bezieht notwendigerweise den Bereich der non- und präverbalen Ausdrucksmöglichkeiten ein.

Die Besinnung auf mögliche Aussagen über die vitale Affektivität und Leiblichkeit eines Individuums läßt meines Erachtens das psychosomatische Potential
der Psychoanalyse klarer hervortreten als die ausschließliche Bezugnahme auf
medizinische Beschreibungsgrößen gemäß isolierter Organsysteme. Hierdurch
scheint es mir möglich, die von Rohde (1978) provokativ vorgetragene These
"Psychosomatik: Maquillage, Alibi oder Herausforderung der Klinischen Medizin"
besonders in ihrer Herausforderung ernstzunehmen, ohne aber die notwendige Verbindung zur ärztlichen Tätigkeit zu vergessen.

Als Ziel schwebt mir die Skizzierung einiger Grundpositionen auf dem Hintergrund
einer historisch merklichen Veränderung psychoanalytischer Praxis und Theorie vor,
die vielleicht eine vorsichtige Integration loser Konzepte und eine differenziertere psychosomatische Sichtweise besonders im Lichte ihrer neueren Ergebnisse erlaubt. Einen konstanten Bezugsrahmen sollen hierbei zwei Theorieansätze

bilden, die häufig aufeinander verweisen und sich gegenseitig beeinflussen, die *psychoanalytische Objektbeziehungstheorie* und die *psychoanalytische Entwicklungspsychologie*.

Die klassische triebtheoretische Konzeption, welche maßgeblich die traditionellen psychosomatischen Modelle der Psychoanalyse bedingt, hebt quasi-ontologische Energieprozesse als die zentralen Motivationsgrößen bewußten und unbewußten Erlebens eines Individuums hervor. Ihre Entstehungsbedingungen und spezifischen Ausformungen innerhalb eines zwischenmenschlichen Kontexts vernachlässigt sie weitgehend (vgl. Loewald 1978). Gerade dieser letztere Aspekt rückt in der *Objektbeziehungstheorie* in den Vordergrund. Es gilt aber weniger das real beobachtbare Moment einer Objektbezogenheit zwischen interagierenden Personen als typisch, sondern seine Abbildung und Ausgestaltung innerhalb einer jeweiligen subjektiven Vorstellungswelt (vgl. Meissner 1979). Triebhafte, affektive und körperliche Reaktionsformen bleiben aber nichtsdestoweniger integrierte Bestandteile dieser neuen Sichtweise (vgl. Kernberg 1982). Einen besonders wertvollen Beitrag liefert sie für das Verständnis von frühkindlich erworbenen Psychopathologien mit dominierenden prä- bzw. nonverbalen Störungszeichen (vgl. Grotstein 1982a).In der psychoanalytischen Begegnung vermag sie konkret die Sensibilität für den speziellen Charakter der gerade aktualisierten Interaktionsebenen zwischen Therapeut und Patient zu fördern. Durch ein tieferes Verständnis der Übertragungs- und Gegenübertragungsprozesse wird so der enggesteckte, neutrale Rahmen für eine ausschließlich wortmäßige Darstellung klassischer Neurosenthemen zum umfassenden analytischen Raum für den Austausch existentieller Probleme unterschiedlichen Strukturiertheitsgrades (vgl. Gedo 1979).

Entscheidendes Grundwissen der modernen Psychoanalyse stammt jedoch nicht nur aus der differenzierten Erforschung der psychoanalytischen Beziehung. In gleichberechtigtem Maße, wenngleich unter veränderten methodischen Voraussetzungen (vgl. Mahler et al. 1975) tragen direkte Beobachtungen und Verlaufsstudien der psychoanalytischen *Entwicklungspsychologie* bei. Hauptthemen stellen die phasentypischen Entwicklungsanforderungen und Lösungsversuche dar, die zu einem typischen Neuerwerb von innerseelischen Fertigkeiten oder besonderen Anfälligkeiten des heranwachsenden Individuums führen. Die Benützung eines Modells multipler Entwicklungslinien erweist sich als vorteilhaft (vgl. Freud, A. 1980). Die Annahme eines epigenetischen Entwicklungsverlaufs erlaubt eine sinnvolle Betrachtung des hierarchischen Aufbaus einer Persönlichkeit in seinen "somatischen" und "psychischen" Charakteristika (vgl. Erikson 1980).

Beide Alternativen psychoanalytischen Wissenserwerbs ermöglichen eine Neueinschätzung des psychosomatischen Beitrags der Psychoanalyse. Für meine Arbeit ergibt sich folgende Orientierung:

- Die exklusive Trennung sogenannter psychoneurotischer von psychosomatischen Patienten reflektiert einen historisch begreiflichen Zustand psychoanalytischer Theorie und Praxis. Sie läßt sich in dieser kategorialen Form empirisch nicht aufrechterhalten. Diagnostisch feststellbare graduelle Unterschiede legen eine Differenzierung nach kombinierten intrapsychischen Strukturkriterien nahe. Sie machen aber auch soziale Determinanten wahrscheinlich.

- Die Diskussion des "Alexithymie"-Paradigma verlangt eine Revision tradierter psychosomatischer Konzepte, das Aufzeigen von Unzulänglichkeiten wie die Würdigung ihres vorhandenen Erklärungspotentials. Auch sie schließt sozialpsychologische Überlegungen ein.

- Eine hierdurch geförderte allgemeine psychoanalytische Betrachtung psychosomatischer Phänomene erkennt die Begrenztheit einer vorrangigen Konzentration auf sprachliche Austauschprozesse zwischen Analytiker und Analysand. Sie fordert eine kritische Relativierung des verbalen Primats im klassischen Setting.

- Die gesonderte Behandlung der emotionalen Erlebnissphäre eines Individuums unterstreicht objekt- und subjektbezogene Aspekte seiner psychosomatischen Integrität. Eine differenzierte Sichtweise des Modells von De- und Resomatisierung wird möglich.

- Ein Beitrag zur körperlichen Subjektivität macht auf eine in der traditionellen psychoanalytischen Psychosomatik meist übergangene Dimension aufmerksam. Er würdigt unterschiedliche körperliche Erlebnismodi und Organisationsstufen und zeigt Grundformen einer körperlichen Bezogenheit und Differenzierung wie einer sinnlichen Aufrechterhaltung der psychosomatischen Integrität auf. Er demonstriert schließlich präverbale und symbolische Repräsentationen von körperlichen Erlebniszuständen und deren Störungsmöglichkeiten.

- Die Untersuchung vor allem der frühkindlichen Entwicklung stellt sich hierbei jeweils als genuin psychosomatisches Vorgehen dar. In der Perspektive der psychosomatischen Differenzierung vermeidet sie eine "adultomorphisierende" Haltung. Sie regt eine epigenetische Forschungsrichtung an, die dem besonderen Anforderungscharakter eines jeden wichtigen Lebensabschnittes Rechnung trägt.

- Eine Hierarchie der psychosomatischen Epigenese erlaubt die Forderung unterschiedlicher psychosomatischer Krisen und führt zu einem integrativen Bewertungsversuch der klassischen psychosomatischen Theorieansätze.

- Eine ausführliche kasuistische Arbeit illustriert wichtige Aspekte der vorgetragenen theoretischen Ergebnisse.

Meine Überlegungen stützen sich jedoch auf die bestimmte Überzeugung, daß es auch in einer Revision psychoanalytischer Ansätze zur Psychosomatik unmöglich ist, zu einem Modell zu gelangen, das eine kausale Betrachtungsweise im Sinne einer unidirektionalen Begründung physiologischer Veränderungen durch psychologische Konflikte erlaubt.

2. Die Neurosenkonzeption der klassischen Psychoanalyse und ihre Auswirkungen auf psychosomatisches Denken

2.1. Indikationsbereich und traditionelles Verständnis des psychoanalytischen Geschehens

Die *Psychoanalyse S. Freuds* verstand sich seit ihren Anfängen in erster Linie als *Theorie des neurotischen Konflikts* und seiner Modalitäten. Laplanche und Pontalis (1972) definierten die Neurose als "psychogene Affektion, deren Symptome symbolischer Ausdruck eines psychischen Konflikts sind, der seine Wurzeln in der Kindheitsgeschichte des Subjekts hat; die Symptome sind Kompromißbildungen zwischen dem Wunsch und der Abwehr" (S. 325). Typisch für die Psychoanalyse war ferner die enge Verknüpfung von metapsychologischer Konzeptbildung einerseits und Diagnostik und Therapie andererseits (vgl. Mertens 1981a). Sowohl aus diesem Neurosenverständnis als auch seiner besonderen ideengeschichtlichen Einbettung ergaben sich einschneidende Konsequenzen für die spätere Gestaltung des psychoanalytischen Erfahrungsraums im weiteren, für eine psychosomatische Fragestellung im engeren Sinne. Die klassische Konzeption bleibt trotz erheblicher Veränderungen der psychoanalytischen Praxis und zahlreicher Versuche, diesem Wandel auch theoretisch Rechnung zu tragen (vgl. Green 1975, Fürstenau 1977, Cremerius 1979a), relevant für meine Betrachtung.

Durch die kausale Verbindung neurotischer, speziell konversionshysterischer Symptome mit psychischen Traumata in der frühkindlichen Entwicklung erweiterte Freud in der Zusammenarbeit mit Breuer entscheidend den klinischen Neurosenbegriff des 19. Jahrhunderts. Dieser stützte sich wesentlich auf die somatische Basis angenommener morphologischer oder funktioneller Affektionen des Nervensystems und forderte für die Hysterie eine Degeneration des Gehirns (Charcot) als begründenden dispositionellen Faktor. Die frühen psychoanalytischen Überlegungen verblieben jedoch weiterhin innerhalb eines strikten naturwissenschaftlichen Rahmens (vgl. Lorenzer 1973). Der Krankheitszusammenhang wird als "traumatischer Einfluß auf den Affektablauf" mit einem konsequenten "Einklemmen des Affektes" verstanden, das Krankheitsgeschehen zwar nicht in anatomischen Loci bestimmt, aber nach wie vor als funktionelles neurologisches Syndrom angesehen. Die in der Debatte des Aphasieproblems (vgl. Freud 1891) entstandenen bedeutsamen Vorarbeiten zu einem "neurophysiologischen Apparat" imponierten im "Entwurf einer Psychologie" (vgl. Freud 1895) als strenges Programm einer physikalistischen Psychologie. Die notwendige Aufgabe der "Verführungstheorie", also der Hypothese eines ubiquitären infantilen Sexualtraumas bei Neurotikern bedeutete zunächst das Scheitern eines naturwissenschaftlichen Begründungsversuchs psychischer Prozesse.

An die Stelle der Erinnerung realer, objektiver Kindheitserlebnisse trat die zentrale Beschäftigung mit subjektiven Phantasiebildungen, deren konflikthafter Kern nunmehr pathogenetischen Stellenwert im Krankheitsprozeß erhielt. Schon die theoretische Konstruktion eines "psychischen Apparats" aber verriet in ihrer begrifflichen Analogie zum "neurophysiologischen Apparat" eine ungemindert starke naturwissenschaftliche Grundorientierung. Über die innere Hoffnung S. Freuds berichtet uns Ernst Kris: "... er bezeichnete später den Zusammenhang der psychischen mit biochemischen Vorgängen im Organismus immer wieder als ein zu erforschendes Gebiet und wies immer wieder darauf hin, daß die Sprache der Psychoanalyse eine provisorisch gewählte sei, gültig so lange, als sie noch nicht durch die Physiologie ersetzt werden könnte" (zit. n. Lorenzer 1973, S. 46).

Was sich historisch als notgedrungene Lösungsstrategie darstellte, bot jedoch auch die Möglichkeit der Entwicklung zur Eigenständigkeit und Eigenart psychoanalytischen Geschehens. Freud schuf so einen Raum der Selbstbehauptung für seine junge Disziplin gegenüber medizinischer Konkurrenz, ohne den Zusammenhang mit einem integrierenden naturwissenschaftlichen Rahmen ganz aufzugeben. Diese Brücke sollte künftig im Ausbau einer erst in Anfängen konzipierten Trieblehre gefunden werden; nur ihr blieb eine Kausalgenese psychoneurotischer Symptome vorbehalten. Deren Formalgenese war einem disziplinierten Studium unbewußter psychischer Triebrepräsentanzen freilich schon mit dem psychoanalytischen Provisorium zugänglich. Dieser doppelbödige Denkmodus, der von späteren Kritikern als "szientistisches Selbstmißverständnis" (Habermas 1973) beurteilt wurde, drückte sich spiegelbildlich auch in der psychoanalytischen Methodik aus. Die revolutionäre Neugestaltung des traditionellen Arzt-Patient-Verhältnisses durch die "talking cure", in welcher der Analysand selbst zum Beobachter wurde und in Eigeninitiative den Therapieprozeß vorantrieb, erfuhr ihre naturgesetzliche Relativierung.

Der assoziative Strom von Gedanken und Erinnerungen erschien ausschließlich durch die biologisch fundierten, unbewußten Triebrepräsentanzen determiniert, der Assoziationsapparat war mit dem Modell des psychischen Apparates identisch (vgl. Goeppert, Goeppert 1975).

Auch die formale Gestaltung des klassischen psychoanalytischen Settings unterstrich die Nähe zur naturwissenschaftlichen Untersuchung eines Gegenstands durch den Forscher. Die in der Eigeninitiative des Analysanden angedeutete mögliche Aufhebung einer strengen Subjekt-Objekt-Trennung wurde durch methodische Überlegungen weitgehend korrigiert:

Die analytische Grundregel verlangt die ununterbrochene, nicht-selektive Selbstbeobachtung des Patienten gegenüber seinen aufsteigenden Assoziationen, erschei-

nen sie auch noch so unangenehm, unwichtig oder unsinnig. Hierzu korrespondiert
eine gleichschwebende Aufmerksamkeit des Analytikers, der sich einer Abstinenzregel verpflichtet fühlt, um den Erkenntnisprozeß durch eigene Gefühlsregungen
nicht zu stören. Nüchtern und kontrolliert deutet er die Assoziationen seines
Klienten auf ihre unbewußte, symbolisch jedoch fixierte Bedeutung. Der auf den
Analytiker hin entfaltete Übertragungsprozeß läßt sich als Wiederholung pathologischer Verhaltensformen aus der biographischen Vergangenheit verstehen. Die
Rekonstruktionsarbeit gelingt jedoch nur über eine Vielzahl innerer Widerstände
und affektiver Gegenreaktionen des Analysanden gegen peinliche Einsichten in
seine Triebnatur. Ein ständiges "Erinnern", "Wiederholen" und "Durcharbeiten"
ist Voraussetzung für die mühevolle Aufdeckung des verborgenen Kindheitsdramas.

Waren es nun die ersten, heftig umstrittenen Erkenntnisse, die zur spannungsgeladenen Geburt der Psychoanalyse aus dem Schoß der Neurologie geführt hatten,
die sich ständig weitende Konfrontation mit neuen klinischen Phänomenen eines
noch unsicher abgetasteten Mediums, eine wenig disziplinierte Jüngerschaft
oder die Verpflichtung gegenüber einem Wissenschaftsideal, das seine höchste
Stufe im gelungenen Abstand von jeglicher sinnlichen Erregung und dem Erreichen
einer reinen Einsicht sah, gleichwohl, sie führten zur bekannten Formulierung:
"In der analytischen Behandlung geht nichts anderes vor als ein Austausch von
Worten zwischen dem Analysierten und dem Arzt" (Freud 1916/17, S. 9).

Entsprechend eng ist der Anwendungsbereich dieser "klassischen Einsichtstherapie
oder paternistischen Vernunftsethik" (Cremerius 1979a) gefaßt. Cremerius listet
die wichtigsten Kriterien auf:

- Das Indikationsgebiet erstreckt sich auf Patienten, die in der therapeutischen
  Übertragung die ödipale Stufe der Triebentwicklung bereits aktualisieren kön-
  nen.
- Der Krankheitsbegriff geht von einem Modell des internalisierten Konfliktes
  aus, das einen reifen, strukturierten psychischen Apparat voraussetzt.
- Der Regressionsbegriff hält an der Schranke zur Präverbalität inne.
- Der Heilungsbegriff beruht auf dem Glauben an die verändernde Kraft der inter-
  pretierenden Vernunft.

Diese strikten Forderungen gelten auch und gerade für die als Paradeneurose an-
gesehene Konversionshysterie mit ihrem bunten körperlichen Erscheinungsbild.
Sie sollte nach Freud die psychoanalytische Theorie als die Kodifizierung dessen ausweisen, was sich in der psychoanalytischen Beziehung abspiele (vgl.
Ricoeur 1978a, b):

- Die psychoanalytische Erfahrung bezieht sich nur auf den Teil der Erfahrung,
  der in Worten mitgeteilt werden kann. Der besondere Kontext des Nichtengage-
  ments mit der äußeren Realität "zwingt den Wunsch zum Sprechen".
- In der dialogischen Situation der Übertragung muß das Motiv zur Erinnerung
  werden und eine Wiederholung unter den Bedingungen des Widerstands beenden.
  Das an einen anderen (= den Analytiker) adressierte erotische Verlangen

verdeutlicht unmittelbar die intersubjektive Dimension des Wunsches, der
aus der ödipalen Situation stammt.

- Die Kohärenz und Resistenz gewisser Manifestationen des Ubw verweist auf
  eine "psychische Realität". Ihre dominierenden Phantasien und Symptome berühren infantile Szenen, thematisieren die Domäne der aufgegebenen und be-
  trauerten primären Objekte und verdeutlichen einen klinisch nicht relevanten Gegensatz von Imaginativem und Realem.

- Die Phantasien um das verlorene Objekt und die Suche nach passenden Ersatzobjekten müssen zu einer Geschichte, einem "Narrativ" zusammengruppiert
  werden. Traumatische Ereignisse werden aufgedeckt, die zur Zeit, als sie
  Erfahrungen waren, nicht voll in einen bedeutsamen Kontext integriert werden konnten.

Der enggesteckte therapeutische Rahmen der originalen Freudschen Psychoanalyse stellt somit hohe Reifeansprüche an die Ich-Struktur des Patienten. Die
intellektuelle Fähigkeit einer durchgehenden Selbstbeobachtung, einer distan-
zierenden Selbstrelativierung korrespondiert idealerweise mit einer ausgeprägten Toleranz gegenüber störenden Affektäußerungen, die im ursprünglichen Verständnis als quantitative Erregungsmomente gesetzmäßig strukturierter Triebrepräsentanzen des Unbewußten auftreten (vgl. Green 1979).

Der therapeutische Prozeß ist wesentlich von der intakten Vermittlungsfunktion
des Ich hinsichtlich seiner Wahrnehmungen, Erinnerungen und Triebimpulse abhängig. Psychoanalyse selbst ist gestützt auf die Dechiffrierarbeit von Symbolen. Diese beziehen sich auf verdrängte unbewußte Vorstellungsrepräsentanzen
von Triebäußerungen. Sie besitzen eine relativ fest umrissene Bedeutung mit
weitgehender Allgemeingültigkeit, da sie ontologisch als von interindividuell
gültigen Faktoren der psychosexuellen Entwicklung abhängig beurteilt werden.
Ihr rein semiotischer Aspekt (vgl. Goeppert, Goeppert 1975) beschränkt sich in
der Beziehung zum Dargestellten auf Endprodukte psychischer Arbeit, nicht auf
deren vorgeschaltete Prozesse. Nur die Vermittlung über psychische Repräsentationsleistungen ermöglicht den psychoanalytischen Zugriff auf die konflikt-
trächtige Triebnatur des Menschen.

So bildet der klassische Ausspruch, "der Hysterische leide größtenteils an
Reminiszenzen" (Freud 1896, S. 86), ein deutliches Gegenstück zur Charakterisierung des völlig anders gearteten Mechanismus bei Aktualneurosen. Zu ihnen
zählt Freud die Neurasthenie, die Angstneurose und die Hypochondrie. Die qualitativen Abläufe, die Konflikte und die darauf bezogenen Abwehrmechanismen
bei den Übertragungsneurosen (Hysterie, Zwangsneurose, Phobie) werden strikt
von den quantitativen Faktoren, der Annahme einer veränderten somatischen
Spannung und dem Fehlen psychischer Repräsentation bei den Aktualneurosen,

getrennt (vgl. Laplanche, Pontalis 1972). Die vergleichbare Entstehung von
körperlichen Symptomen infolge mangelnder oder abwesender Verarbeitungskapazitäten des Ich findet bei Freud Beachtung in der Konzeption der traumatischen
Neurose (vgl. Cremerius 1957, Lorenzer 1966, Schneider 1973, Pflaum, Stephanos 1979). Doch war sich Freud (1914) hier der Erkenntnisschranken seiner noch
jungen Disziplin bewußt und mahnte auch seine Schüler: "Es liegt nicht in der
Absicht einer rein psychologischen Untersuchung, die Grenze so weit ins Gebiet
der physiologischen Forschung zu überschreiten" (S. 150).

2.2. Praktische Konsequenzen der künstlichen Trennung von "psychoneurotisch"
vs. "psychosomatisch" in der analytischen Situation und klinischen
Praxis

Die vorangestellte Skizzierung der psychoanalytischen Therapiesituation, die
sich als Operationalisierung theoretischer und klinischer Aspekte der Neurosenlehre versteht, läßt konsequenterweise nur die systematische Beobachtung und
Registrierung verbaler Phänomene zu. Die Vielfalt prä- und nonverbaler Austauschprozesse gerät als zweitrangig aus dem Blickfeld des analytischen Forschers. Die angestrebte Haltung einer spiegelnden Neutralität sieht keine bestaunende und bewegende Begegnung zwischen Analytiker und Analysanden vor. Nur
zwangsläufig erscheint mir, daß die Zielvorstellung von "reinen" Psychoneurosen innerhalb der psychoanalytischen Disziplin als genuiner Forschungsgegenstand ausgegeben wird. Sowohl theoretische als auch therapeutische Grundeinstellungen müssen das Auftreten von körperlichen Symptomen, affektiven Ausbrüchen und motorischen Bewegungen im Verlauf des psychoanalytischen Prozesses
vorrangig als Widerstand gegen eine nüchterne Konfrontation mit ödipalen Verwicklungen, den Kernkonflikten neurotischer Störungen interpretieren. Wenngleich auch Erscheinungen vor der ödipalen Entwicklungsstufe in der Therapie
eine gebührende Beachtung finden, so werden sie doch nur in bezug auf dieses
Stadium als "präödipal" formuliert und lediglich als regressive Abwehrbestrebungen verstanden.

Trotz eindringlicher Mahnung S. Freuds (s.o.) an seine Schüler, sich streng am
psychoanalytischen Kodex zu orientieren, und einer gründlichen Abgrenzung der
psychoanalytischen Position von der normalen medizinischen Tätigkeit (vgl.
Freud 1926a)blieben die entdeckten Zusammenhänge von "Psyche" und "Soma" bei
konversionshysterischen Symptomen eine kühne Herausforderung auch für den
ärztlichen Alltag. So näherten sich erste Pioniere mit Freudschen Gedankengängen auch allgemeineren klinischen Phänomenen und entdeckten in zahlreichen
organischen Befunden einen analytisch aufschlüsselbaren Bedeutungszusammenhang,

der sich einem vollen organmedizinischen Verständnis entzog. In der Übernahme
der anfänglich ontologisch konzipierten Symbollehre Freuds übersetzten sie somatische Symptome gleichsam als Elemente einer Organsprache direkt in das System des psychoanalytischen Wortes. Eine sich verselbständigende Entwicklung
zur Bioanalyse (Ferenczi), zur Annahme eines vitalistischen Panpsychismus
(Groddeck, Schilder) oder eines übergreifenden organologischen Konversionsprozesses (Deutsch) signalisierte eine bedrohliche Entspezifizierung des psychoanalytischen Ansatzes durch verfrühte medizinische Integrationsbemühungen
(vgl. Brede 1971, 1972). Berechtigt klingen die Worte S. Freuds in einem Brief
an V. v. Weizsäcker:

"Von solchen Untersuchungen mußte ich die Analytiker aus erziehlichen Gründen
fernhalten, denn Innervationen, Gefäßerweiterung, Nervenbahnen wären zu gefährliche Versuchungen für sie gewesen, sie hatten zu lernen, sich auf psychologische Denkweisen zu beschränken" (vgl. v. Weizsäcker, 1947).

Nicht zuletzt diese konfliktreichen Versuche, die Integrität der psychoanalytischen Denkweise für einen umrissenen Gegenstandsbereich zu festigen, wie andererseits die doch unvermeidlichen Bestrebungen, Freudsche Einsichten in der
direkten medizinischen Arbeit zu verwenden, bestärkten das widersprüchliche
Verhältnis von Psychoanalyse und Medizin.

Was durch die Theorieentwicklung der Psychoanalyse selbst sich ankündigte,
konnte in der praktischen Abgrenzungsstrategie der Freudschen Lehre gegenüber
der Medizin günstigstenfalls eine institutionalisierte künstliche Trennung der
Bereiche seelischer Störungen und somatischer Krankheitsmanifestationen im
Sinne einer provisorischen Kompetenz- und Zuständigkeitsregelung bedingen. Die
im Zuge einer klinischen Arbeitsteilung notwendige Übernahme auch von "psychisch auffälligen" oder "schwierigen" somatischen Patienten durch die Psychoanalyse vermochte zwar deren ärztlich-standespolitische Position festigen,
dies besonders in den Anfangsjahrzehnten in den USA (vgl. Farber 1977), mußte
aber für einen eigenständigen psychosomatischen Theorieansatz folgenreich sein.

Die unterschiedlichen Ausdrucksformen, die sich in den einzelnen Beobachtungsräumen von Psychoanalyse und Klinik zeigten, wurden in der gleichen Modellsprache beschrieben und zu erklären versucht. Obwohl sich auch in der psychoanalytischen Literatur lange Zeit beinahe ungestört die Vorstellung von einer grundsätzlichen nosologischen Differenz von Psychoneurosen und Psychosomatosen
halten konnte, wurde der existierende phänomenologische Unterschied im theoretischen Verständnis nur durch die Lokalisierung auf einem eindimensionalen,
linearen Kontinuum der libidinösen Entwicklung als ödipal vs. präödipal ausgedrückt.

Konsequent erfolgten die therapeutischen Bemühungen auch bei psychosomatischen Symptomen im gleichen Rahmen, wie ich ihn oben skizziert habe. Auftretende Verschlechterungen des "somatischen" Krankheitsverlaufs machten oft eine Rücküberweisung an "organische" Fachkollegen notwendig, was wiederum eine kritische Reflexion des eigenständigen Stellenwerts somatischer Äußerungen psychosomatischer Patienten innerhalb der psychoanalytischen Beobachtung blockieren mußte. Sehr wahrscheinlich verhinderte sie auch die Entwicklung einer Sensibilität für vergleichbare, wenn auch weniger organisierte körperliche Störungen des "echten" psychoneurotischen Klienten. So überrascht es nicht, in den psychoanalytischen Veröffentlichungen der Anfangsjahrzehnte so gut wie keine systematische Bearbeitung und eigenständige Würdigung der in der psychoanalytischen Situation auftretenden non- bzw. paraverbalen Phänomene zu finden. Ausnahmen bilden die umfassenden klinischen Beiträge S. Freuds selbst und die Arbeiten einiger origineller Schüler wie insbesondere W. Reich (1933), O. Fenichel (1927, 1945) und P. Federn (1956). Sieht man von dem zentralen Interesse an dem bunten Erscheinungsbild der Sexualität einmal ab, das ja einen hervorragenden Zugang zur Erlebnissphäre des Körpers eröffnet, ist für die traditionelle Psychoanalyse die "ideelle" Berührung mit einer Körperlichkeit häufig nur im Gewande einer organmedizinisch unverstandenen Restsymptomatik kennzeichnend.

2.3. Empirische Daten gegen eine psychoneurotisch-psychosomatische Polarisierung

2.3.1. Psychische und somatische Manifestationen in der psychoanalytischen Situation

Erst die letzten Jahrzehnte der psychoanalytischen Theorie und Praxis führen zu einer mehr ganzheitlichen Beachtung der Kommunikationsprozesse zwischen Analytiker und Analysand. Die Gründe hierfür mögen verschiedener Natur sein. So bedingt die bereits zu Beginn erwähnte zunehmende Interdisziplinarität der Humanwissenschaften eine verstärkte "interne" Diskussion und Revision auch psychoanalytischer Ansätze. Die Zusammenhänge zwischen theoretischen Erneuerungen und Konsequenzen für die psychoanalytische Praxis betont etwa de Boor (1968). Dies ermöglicht einen toleranteren Blick auf bislang aus der analytischen Sphäre ausgeklammerten, aber zweifelsohne vorhandenen Äußerungsformen.

- Einzelstudien über abwechselndes oder simultanes Auftreten somatischer und neurotischer Symptome mehren sich (vgl. z.B. Giovacchini 1963, Cremerius 1966, 1972, Mitscherlich 1966, 1967, Ammon 1974, Hahn, Petzold 1974, Schwidder 1975, James 1979, Schöttler 1981).

- Die Bedeutsamkeit von körperlichen und affektiven Manifestationen wird im Rahmen der modernen Konzepte von narzißtischen Persönlichkeitsstörungen und

Borderlinesyndromen besonders deutlich. Kohut (1973, 1979) erkennt das freie Flottieren somatischer Symptome während der psychoanalytischen Behandlung als wichtigen diagnostischen Hinweis für den momentanen Verlust einer intakten Selbstkohäsion. Seine Beobachtungen über hypochondrische Aktivitäten seiner Patienten werden von Kernberg (1975) und Gedo (1979, 1980, 1981) bestätigt, wenngleich theoretisch anders begründet.

- Die eigenständige Abwehrform einer nicht symbolisch vermittelten Somatisierung beschreibt Green (1975, 1979).
- Auch Rohde-Dachser (1979) erwähnt uncharakteristische psychosomatische Beschwerden oder ein unterschiedlich lokalisiertes körperliches Krankheitsgefühl. Sie wertet diese klinischen Symptome als Hinweise auf blande Formen des Borderline-Syndroms.
- Die eigenständige Entwicklungsbedeutung von affektiven Zuständen in psychoanalytischen Behandlungen wird verstärkt betont (vgl. Balint 1960, 1970, Khan 1977, Volkan 1978, Lachmann, Stolorow 1980, Kernberg 1976, 1980).
- Veränderungen des Körperbildes werden auch in Psychoanalysen von Patienten mit hochstrukturierten neurotischen Beschwerden als wichtige Verlaufsparameter herangezogen (vgl. Moeller 1977, Blanck, Blanck 1978, Maguire 1978, 1980).

Neben diesen theoretischen Neuentwicklungen, die zweifelsfrei die psychoanalytische Beobachtung lenken, werden auch Hypothesen über einen generellen Wandel psychischer Störungsformen diskutiert (vgl. Thomä, Kächele 1976, Kutter 1977, Moersch 1978, Kohut 1979, Mertens 1981b).

Für meinen engeren psychosomatischen Diskussionsgang möchte ich unter den zahlreichen Veröffentlichungen besonders auf den Aufsatz von J. McDougall (1974) "The psychosoma and the psychoanalytic process" verweisen. In ihm bekennt die Autorin klar, daß die psychoanalytische Praxis eine konstante Konfrontation mit psychosomatischem Verhalten einer allgemeinen Art bedeutet und auch die Begegnung mit zahlreichen Patienten beinhaltet, die zusätzlich zu ihrer psychoneurotischen Störung eine authentische Körpersymptomatik im traditionellen Verständnis aufweisen.

Schon dieser nur angedeutete Hintergrund der modernen Psychoanalyse legt nahe, daß die skizzierte Trennung psychosomatischer und psychoneurotischer Patienten zum großen Teil auch auf einer zu Beginn der psychoanalytischen Bewegung noch ungenügend entwickelten und verfrüht eingeengten Theorie beruht, die innerhalb des wenig reflektierten institutionellen Rahmens für die Bearbeitung von "psychosomatischen Fällen" lediglich einen psychogen-reduktionistischen Ansatz erlaubt.

2.3.2. "Antriebserlebnis" der Neopsychoanalyse

Einen in weiten Teilen der Psychoanalyse vernachlässigten ganzheitlichen Standpunkt hebt Schultz-Hencke (1951) in der Behandlung neurotischer und psychosomatischer Störungen von Anfang an als zentral hervor.

Nach ihm sind Körpersymptome wie neurotisch-psychische und neurotisch-verhaltensmäßige Manifestationen äquivalente "Sprengstücke eines ursprünglich vollständigen Antriebserlebnisses", das Motorik, Wahrnehmung, Vorstellung, Gefühl, Erregung in gleicher Weise erfaßt. Traumatische Hemmungsvorgänge dieser Antriebsentwicklung, die sich äußerlich am klassischen Libidokonzept und den von Freud postulierten Partialtrieben orientiert, bilden Dispositionen zur jeweils schizoiden, depressiven, zwanghaften und hysterischen Neurosenstruktur aus (vgl. Riemann 1971, Schwidder 1975, Hoffmann 1979). Spezifische Versuchungs- und Versagungssituationen mobilisieren früher gehemmte Antriebe (vgl. Janus 1979). Nur konsequent ist das kombinierte Auftreten von körperlichen und psychoneurotischen Symptomen bei einer entsprechenden Persönlichkeitsstruktur. Bekannt sind die Ergebnisse klinischer Beobachtungen zur Symptommanifestation beispielsweise bei zwangsneurotischen Patienten (vgl. Schwidder 1954):

Von 164 Patienten mit einer deutlichen zwangsneurotischen Charakterstruktur zeigten nur 20 klassische psychoneurotische Zwangssymptome. 144 Patienten waren hingegen primär wegen verschiedener körperlicher Beschwerden aufgenommen worden, unter denen ein Syndrom dominierte: Kopfschmerzen, Obstipation, Schlafstörung, funktionelle Herzbeschwerden.

Dieses "zwangsneurotische Organsyndrom", für das sich keine unmittelbare pathophysiologische Grundlage angeben läßt, legt die vorsichtige Annahme nahe, Persönlichkeitsmerkmale beeinflußten die Symptombildung in Richtung bestimmter Syndrome (vgl. Hagedorn et al. 1971, Studt 1974). Diese beschriebene Korrelation bedeutet jedoch in meiner Sicht keine verbindliche, direkt-linear gemeinte Antwort auf die alte, aber stets neu vorgetragene Spezifitätsfrage, wie prominente Vertreter der Neopsychoanalyse vorgeben (vgl. Bräutigam 1962).

Die häufig bei Zwangsneurotikern gefundene Steife und Starre der Körperhaltung und die Neigung zu muskulären Spannungen und Verkrampfungen (vgl. Reich 1933) erscheinen mir für die weitere Diskussion von großer Wichtigkeit, drücken sie doch das spezifische Verhältnis einer neurotischen Persönlichkeitsstruktur zur eigenen Körperlichkeit aus, ohne Spezifität im nosologischen Sinne zu beanspruchen. Zugleich deuten sie schon jetzt auf die Problematik von zentralen Begriffen der psychoanalytischen Psychosomatik wie etwa der "Desomatisierung" hin.

2.3.3. Direkte Vergleichsstudien

Während die generellen Veränderungen der psychoanalytischen Theorie und Praxis eine verstärkte Hinwendung auch zu eigenständigen körperlichen und affektiven Manifestationen vorbereiten, die traditionelle Konzeption des "Antriebserlebnisses" eine ganzheitlich orientierte Perspektive verspricht, bietet eine direkte Untersuchung eines größeren, nicht selegierten Patientenkollektivs mit einer breiten Streuung von neurotischen und psychosomatischen Störungen die Möglichkeit, die institutionelle Kluft zwischen sogenannten psychoneurotischen und psychosomatischen Patienten weiter zu verringern. Zugleich leitet diese von Overbeck (1975) durchgeführte Vergleichsstudie eine erste empirische Differenzierung zwischen den beiden Gruppen ein. Sie gibt wertvolle Anregungen für eine Revision tradierter psychosomatischer Konzepte innerhalb der Psychoanalyse.

Ins Auge sticht bei Overbeck die große Anzahl von Patienten, die sich weder eindeutig einer vorwiegend neurotischen noch einer weitgehend somatischen Gruppe zuordnen lassen. Diese Mischgruppe (vgl. auch v. Rad 1977) zeichnet sich durch einen fließenden Übergang von körperlichen Beschwerden in rein psychisch empfundene Spannungszustände wie Angst, Unruhe und Unlust aus. Ein analoger Wechsel in umgekehrter Richtung ist ebenfalls beobachtbar. Die differenzierte Beschreibung der drei Orientierungsgruppen (neurotisch = N, gemischt = M, psychosomatisch = S) an Hand von sozialen, familiären und anamnestischen Daten weitet die enge, meist von gesellschaftlichen Rahmenbedingungen abstrahierende klinische Perspektive.

Die wichtigsten Ergebnisse möchte ich summarisch aufführen:

- Eine Unterscheidung nach Geschlechtern zeigt hinsichtlich einer operationalisierten Somatisierungstendenz (Zahl der Körperbeschwerden im BSB) ein stärkeres 'reines' Somatisieren bei Männern an. Bei Frauen scheint hingegen neben der körperlichen auch die subjektiv-seelische Konfliktebene erhalten zu sein. Eine differentielle Sozialisationsleistung und Anpassungsanstrengung, wie es insbesondere Richter und Beckmann aufgeschlüsselt formuliert haben (vgl. Beckmann 1977, 1978a, b, Beckmann, Scheer 1976, Beckmann et al. 1977, Richter 1974, 1979) wird als wahrscheinlich erachtet.
- Ein Vergleich hinsichtlich des Familienstandes belegt, daß die überwiegende Mehrzahl von S verheiratet (76%) ist und eine geringe Scheidungsrate (2,8%) besitzt, bei N aber ein auffällig hoher Anteil (54%) ledig, und die Scheidungsrate vergleichsweise angehoben (9%) ist.
- S haben gegenüber N ein höheres Durchschnittsalter (5 Jahre).
- S werden überwiegend von Ärzten überwiesen, während sich N in der Hälfte der Fälle selbst vorstellen (vgl. auch Cremerius 1975, 1977a).
- Die signifikante Zuordnung von S zum sozialen Hintergrund "niedrige Schulbildung/pflichtversichert" vs. von N zu "höhere Schulbildung/privat versichert" stellt sich wahrscheinlich als Scheinkorrelation dar (vgl. Beckmann et al. 1977, Brähler et al. 1977), zwingt aber auch zu notwendigen Reflexionen über

den aktuellen Stand der Gesundheitsversorgung (vgl. Horn 1980).

- In ihrer Vorgeschichte sind S und M signifikant häufiger als N krank gewesen; diese wiederum geben mehr Ängste an. Die Untergruppe in S mit habituellem Somatisieren, also mit einem chronifizierten Krankheitsgeschehen, zeichnet sich oft schon durch frühkindliche psychosomatische Reaktionsmuster aus. Eine sorgfältige Verlaufsbeobachtung von frühen Somatisierungstendenzen erscheint somit als dringende Notwendigkeit (vgl. Apley, MacKeith 1968, Dowling 1973, Cremerius 1972, 1979b, Zauner 1978) genauso wie die Einschätzung von Angstmanifestationen für eher neurotische Störungsverläufe.

Diesen Abschnitt der Untersuchung Overbecks, der sich um die sozial-anamnestische Differenzierung eines gemischten Patientenguts bemüht und eine pauschalierende klinische Polarisierung vermeidet, stützen Ergebnisse einer ähnlich gelagerten Studie aus dem skandinavischen Raum (vgl. Larsen, Mogstad 1977).

Eine gezielte neurosentheoretische Aufgliederung der Patienten Overbecks, die testpsychologisch im Gießener Test und im Beschwerdebogen (BSB) durchgeführt wird, erinnert in der Gegenüberstellung von Neurosenprofilen und definierten Untersuchungsgruppen (neurotisch-gemischt-somatisch) an die Vorgehensweise der Neoanalytiker, ohne jedoch deren unidirektionalen Spezifitätsanspruch zu erheben.

Allein schon in der Anwendung des GT, der in seiner ursprünglichen Konzipierung Aufschluß über neurosentheoretisch verstandene Persönlichkeits- und psychosoziale Interaktionsunterschiede (vgl. Beckmann, Richter 1972) verspricht, wird offengehalten, wie der Zusammenhang von psychischen und somatischen Ausformungen eines Individuums zu interpretieren ist. Es wird eingeräumt, daß im GT möglicherweise nur die neurotischen Suprastrukturen (vgl. Marty 1958) erfaßt werden.

Eine kurze Zusammenfassung ergibt:

- Im BSB erreichen N einen niedrigeren Gesamtwert als S und M. S verfügen über eine geringfügig höhere Breite der Körperbeschwerden. Unter Berücksichtigung der Intensität zeigen sie jedoch eine stärkere und generalisiertere Tendenz zur Somatisierung, die nach Angaben des Autors wahrscheinlich noch deutlicher würde, wären die im BSB erfaßten Beschwerden nicht überwiegend allgemeine, vegetative, funktionelle Beschwerden.
- In einer allgemeinen Übersicht über die GT-Resultate zeichnet sich folgendes tendenzielle Bild ab:
    - S: zwanghaft - ängstlich - depressiv
    - M: lebendigste Vielfalt der Charakterdiagnosen
    - N: depressiv-hysterisch

Das "ängstlich-bemühte, zur Anpassung bereite und auf Unauffälligkeit bedachte Verhalten" der Patienten mit psychosomatischen Störungen kontrastiert mit den häufiger angebotenen Kontakt- und Sexualstörungen und Perversionen der neurotischen Gruppe. Vielleicht spiegelt sich in dieser Gegenüberstellung auch eine allgemeine Tendenz, den mittlerweile sozial entlarvten und mißbilligten hysterischen Vortrag durch die Stummheit psychosomatischer Symptome einzudämmen, wie Bastiaans (1974) meint (vgl. auch Brede 1971, 1979, Green 1976).

Schon diese kurze Zusammenfassung rückt ein wichtiges Nebenergebnis ins Blickfeld, das Overbeck zwar nicht explizit anspricht, das aber meines Erachtens in der allgemeinen Diskussion psychosomatischer Fragen sehr häufig eine problematische Rolle spielt:

das unterschiedslose Aneinanderreihen von Organkrankheiten, funktionellen Syndromen, Körperbeschwerden und Krankheitseinstellungen, ihr pauschales Zusammenfassen in ein übergreifendes 'Somatisierungskonzept' und ihr verallgemeinerndes Ansprechen als "psychomatische Symptome" (vgl. Schmale et al. 1970, Cohen 1979).

Es ist wichtig festzuhalten, daß die Beziehungen zwischen Organkrankheiten und funktionellen Symptomen vielfältig und noch weitgehend unbestimmt sind, allenfalls aus exakten Verlaufsstudien erschlossen werden können (vgl. Cremerius 1972, 1979b).

Für Magenerkrankungen werden Übergänge als möglich befunden (vgl. Overbeck, Beckmann 1972), bei Herzerkrankungen hingegen als unwahrscheinlich erachtet (vgl. Richter, Beckmann 1973, Schonecke, Herrmann 1979). Auch zwischen funktionellen Symptomen und körperlichen Beschwerden gibt es keine gesicherten Zusammenhänge (vgl. Beckmann 1978b).

Notwendig erscheint es mir, an die Aufgliederung des *Somatisierungskonzeptes* nach Beckmann (1976) zu erinnern. Diese Aufschlüsselung soll es ermöglichen, die therapeutische Begegnung mit vielfältig organisierten, wahrscheinlich auch unterschiedlich begründeten körperlichen Äußerungen in ihrem sozialen Rahmen zu sehen, dessen Voraussetzungen und Akzente selbst Gegenstand einer Reflexion werden müssen.

Beckmann unterscheidet:

(1) Flucht in eine organische Krankheit
(2) Flucht in eine funktionelle Krankheit
(3) Flucht in körperliche Beschwerden
(4) Deutung körperlicher Beschwerden oder Krankheiten
    als seelisch bedingt (Laienätiologie).

2.4. Exkurs (1): Begriffliche Präzisierung des Somatisierungskonzeptes

2.4.1. Chronifizierte organische Erkrankungen

In der nicht selten naiven Grundeinstellung, die psychoanalytische Begegnung könne in einem a-historischen, a-sozialen Raum stattfinden und werde ausschließlich durch das biographisch, insbesondere frühkindlich geformte Unbewußte des Patienten unterhalten, vergißt der psychosomatisch tätige Analytiker leicht, daß ihm in "klassischen Fällen" meist ein chronisch krankes Individuum entgegentritt. Oft liegt eine langjährige Karriere des Patienten vor (vgl. Mayer 1978, Richter 1978); neben den üblichen Einflüssen der medizinischen Institutionen auf diesen Prozeß (vgl. Goffman 1972) ist eine häufig düstere Zukunftsperspektive mit persönlich unterschiedlichem Bedeutungs- und Bedrohungsgehalt bestimmend (vgl. Engel 1962, Lipowski 1975); in vielen Fällen ist bereits eine mehr oder weniger vollständige Ausrichtung der Lebenswelt auf die Krankheit hin erfolgt; die akzeptierte Rolle bietet in einem eingeengten sozialen Leben unter Umständen die einzige Möglichkeit zur Identitätsbildung bzw. -stabilisierung mit den zu erwartenden Auswirkungen auf Denken, Empfinden und Handeln (vgl. Beckmann 1978b).

Jeder Versuch, eine Veränderung ausschließlich durch verbales Bearbeiten möglicher oder auch realer biographischer Bedingungs- und Auslösefaktoren zu erreichen, wie es häufig psychoanalytisches Vorgehen kennzeichnet, geht an entscheidenden Einflußgrößen vorbei (vgl. Weiner 1977a, b).

Chronische Erkrankungen bilden für sich besondere psychosoziale Lebensräume und Ausnahmesituationen aus. Sie stellen in ihrer Eigendynamik außergewöhnliche Anforderungen an jede Form psychotherapeutischer oder psychoanalytischer Betreuung (vgl. Kimball 1977b, Kimball, Krakowski 1979, Freyberger et al. 1979, Castelnuovo-Tedesco 1981, Schöttler 1981).

2.4.2. Funktionelle Syndrome

Daß Patienten mit schwer diagnostizierbaren funktionellen Syndromen einen beachtlichen Prozentsatz in einer durchschnittlichen ärztlichen Praxis (vgl. Wesiack 1975, 1979, v. Rad 1974, Heim 1975), aber auch in Spezialkliniken darstellen (vgl. Kaufmann, Bernstein 1957, Lipowski 1967, v. Uexküll 1979b), ist hinlänglich bekannt. Eine Gruppierung der häufigsten psychosomatischen Leitsymptome nach "charakteristischen Begleitsymptombildern" ermöglicht die Aufstellung von typischen Klustern, die hinsichtlich ihrer Objektivierbarkeit, Kommunikationsart und Verlaufsform differieren und zu unterschiedlichen ärztlichen Anweisungen führen, wie etwa zum Aufnehmen einer somatischen Behandlung oder zur Überweisung an psychotherapeutische Institutionen (vgl. Studt et al. 1974). Eine besonders enge Verbindung zu Belastungssituationen ("Streß") und zu Verlusterlebnissen wird beeindruckend dokumentiert (vgl. Joraschky, Köhle 1979). Doch erst eine detaillierte Erforschung von intrapsychischen und interaktionalen Verarbeitungskapazitäten des Individuums verschafft eine psychodynamische Relativierung und vermittelt wertvolle Anhaltspunkte über Entwicklungsbedingungen von funktionellen Syndromen. Von zentraler Bedeutung erscheint die mangelnde Fähigkeit zu reifer Trauer bzw. pathologisches Trauerverhalten (vgl. Parkes 1972, Schoenberg 1977, Lieberman 1978, Jacobs, Douglas 1979).

Nicht generell kann ein symbolischer Ausdrucksgehalt dieser vornehmlich vegetativ-funktionellen Symptome im Sinne einer Konversion festgestellt werden; viel wahrscheinlicher ist, daß "in der Arzt-Patient-Beziehung Eigen- und Fremdattributionen den symbolischen Gehalt herstellen" (Beckmann 1978b, S. 49). Doch dies ist eine Grundvoraussetzung für den "Übergang vom körperlichen zum psychischen Selbstverständnis des psychosomatisch Kranken" (vgl. Rechenberger 1980).

2.4.3. Körperbeschwerden

Vorgetragene Körperbeschwerden, die als subjektives Erleben körperlichen Leidens (vgl. Beckmann 1978b) von sich aus über die Sphäre organmedizinischer Begriffe hinausweisen, besitzen keine Schicht- jedoch eine ausgeprägte Geschlechts- und Altersabhängigkeit (vgl. Brähler et al. 1977). Faktorenanalytisch ergeben sich vier typische Beschwerdenbereiche (vgl. Brähler, Scheer 1979), die eine differentielle Verteilung auf die beiden Geschlechter und die verschiedenen Altersstufen erkennen lassen. Eine höhere Transparenz von lebensgeschichtlich und geschlechtsspezifisch vermittelten sozialen Rollen wird durch eine Aufschlüsselung in Einzelbeschwerden erreicht. Die überraschende Tatsache, daß Körperbeschwerden nicht vermehrt in den unteren Schichten auftreten, jedoch der Leidensdruck in Form von Mißtrauen, Einsamkeitsgefühlen, sexueller Befangenheit und Depression viel stärker bewußt erlebt und nicht abgewehrt wird (vgl. Beckmann, Richter 1975), läßt sich durch die größere Seltenheit begreifen, in der Leiden als seelisch verursacht interpretiert wird (Beckmann et al. 1977, Brähler et al. 1977). Dies kann im Hinblick auf die aktuelle psychotherapeutische Versorgung als realistische, wenn auch ratlose Strategie gelten (vgl. Beckmann 1978b, Horn 1980).

2.4.4. Krankheitskonzepte

Krankheitskonzepte, die den Zusammenhang von Laienätiologie, Laienindikation und Darstellung des Krankseins im seelischen und körperlichen Bereich beschreiben (vgl. Plaum 1968), stellen das unmittelbare Verbindungsglied zur ärztlichen bzw. psychotherapeutischen Praxis her. Sie können in grundsätzliche Interpretationsschemata und hiermit gekoppelte Therapievorstellungen typologisiert werden (vgl. Scheer, Moeller 1976a, b):

I. "Streß und Schonung" vs. "Seelische Probleme und Psychotherapie"
II. "Körperleiden und Organmedizin" vs. "Unsicherheit und Ermutigung"
III. "Partnerkonflikt und Gespräch" vs. "Konstitutionelle Schwäche und Stützung".

Dieses Krankheitsverhalten läßt sich mit anderen nicht-krankheitsbezogenen Verhaltensmerkmalen zu einem Gesamtkonzept der "assumptive world" (vgl. Frank 1968) gruppieren. Als "komplexe kognitive Syndrome" mit deutlichem Abwehr- bzw. Kompromißcharakter sind sie entscheidend von der spezifischen Arbeits- und Berufswelt und den besonderen Anforderungen der jeweiligen Lebens- und Entwicklungsphase mitgeformt. Möglich ist auch das Unverbundensein von Krankheitskonzept und körperlichem Beschwerdebild. Eine starke Ausprägung körperlichen Leidens bedeutet also nicht notwendigerweise eine verinnerlichte somatische Ätiologievorstellung.

Dieser kurze Exkurs läßt ein komplexes Kontinuum erahnen, das sich von einem Bericht über somatische Reaktionen, die objektiv beobachtbar sind, zu einer Angabe nur mehr subjektiv verspürter Körpersensationen erstreckt. Beide Pole lassen sich freilich nicht durch das Begriffspaar 'objektiv - subjektiv' hinreichend charakterisieren, womit eine naturwissenschaftlich-methodologische Entscheidung über das Vorhandensein physiologischer oder morphologischer Krankheitsparameter gemeint wäre. Schon aufschlußreicher ist es, die aktuelle Begegnung von Arzt und Patient bzw. Therapeut und Klient in einem sozialen Interaktionsrahmen zu beschreiben, der von unterschiedlich zu gewichtenden sozialen und psychologischen Faktoren mitbestimmt wird. Es ist nur eine natürliche Folge dieser Sichtweise, daß die 'psychoanalytische Situation', die intrapsychisch und interpersonal von Übertragung und Gegenübertragung unterhalten wird, diese sozialpsychologischen Determinanten integrieren muß. Eine rein intrapsychische Würdigung des Somatisierungskonzeptes ist hierdurch natürlich erschwert. Sie kann nur mehr idealtypisch verstanden werden.

Doch auch in einer bewußten Konzentration auf die innerseelischen Abläufe, also auf das genuin psychoanalytische Medium, läßt sich den exkursorischen Bemerkungen entnehmen, daß somatische Manifestationen, seien sie nun organpathologischer, funktioneller oder rein körpersensationsmäßiger Natur, in einer psychosomatischen Betrachtung nicht durch eine direkte Rückführung auf eine für die psychische und körperliche Reifung gemeinsame Entwicklungslinie begriffen werden können (vgl. Pierloot 1979).

3. Die psychoneurotisch-psychosomatische Differenzierung im neurosentheoretischen Rahmen

Die in der psychoanalytischen Literatur üblicherweise getrennte Betrachtung der Störungen von psychosomatischen und psychoneurotischen Patienten spiegelt zum Teil auch eine medizingeschichtlich und sozial bedingte Praxisregelung der ärztlichen Versorgung wider. Diese Kluft läßt sich durch den Nachweis kombinierter psychischer und somatischer Erscheinungen bei der Mehrzahl von Patienten empirisch verringern. Sozialpsychologische Determinanten gehen maßgeblich in ein Somatisierungskonzept ein und bilden einen relativierenden Bezugsrahmen. Hierdurch läßt sich jedoch die phänomenologische, interaktionelle und intrapsychische Verschiedenheit beider Ausdrucksformen nicht auflösen. Gerade ihr simultanes oder sukzessives Auftreten in einem spezifischen Lebensabschnitt stellt erneut die Frage nach differentiellen Gesichtspunkten im psychischen Leistungsvermögen des jeweiligen Individuums, persönliche Überlastungssituationen eher somatisch oder eher psychisch zu beantworten.

Neurosentheoretische Ansätze zur psychoanalytischen Psychosomatik reflektieren selbstverständlich immer auch die jeweilige Stufe der psychoanalytischen Theorieentwicklung. Diese kennzeichnet ein bestimmtes zugrunde gelegtes Modell von Psyche und Soma. In der jeweils angenommenen methodischen Dualität drückt sich auch ein besonderes Körperverständnis aus. Der traditionelle triebtheoretische Rahmen weist den Ödipuskomplex als Kern der Neurose aus. Neurosentheoretische Lösungsversuche der psychosomatischen Frage müssen demgemäß ihn zum nosologischen Ausgangspunkt nehmen. Das Erreichen der ödipalen Situation signalisiert innerhalb einer normalen libidinösen Entwicklung eine fast abgeschlossene Strukturierung des psychischen Apparates (vgl. Freud 1923). Die Ausdifferenzierung von Es und Ich als relativ reife Instanzen ist die Voraussetzung für die Bildung eines intrapsychischen Konfliktes (vgl. Laplanche, Pontalis 1972). Funktionstüchtige Abwehrmechanismen des Ich, v.a. die Verdrängung, stellen die Grundlage für eine neurotische Formation (vgl. Ritvo 1974). Konsequenterweise bleiben für die Beschreibung der psychosomatischen Phänomenologie lediglich präödipale, defizitäre Begriffe und Kategorien. Die Hauptrichtung der klinischen Beurteilung ist eindimensional "regressiv", d.h. sie nimmt eine Regression von einem entwicklungsmäßig bereits ausdifferenzierten, hohen psychischen Niveau zumindest psychoneurotischer Prägung auf eine undifferenzierte Entwicklungsstufe mit somatischen Ausdrucksformen an. Die strukturellen Voraussetzungen und Zwischenschritte für diesen Wechsel bleiben größtenteils unreflektiert:

"Von Individuen in klinischen Studien nahm man an, sie hätten ein ödipales Entwicklungsniveau erreicht, was ja eine erfolgreiche Trennung vom primären Objekt, eine Objektkonstanz und eine differenzierte Ich-Struktur implizierte. Man dachte nicht, daß sich Regressionen in der Organisation von inneren Repräsentanzen, sondern in der Trieborganisation ereigneten. Die Hauptvariable bildeten Triebschicksale. Regressionen geschahen angeblich nur auf präödipalen Stufen libidinöser und aggressiver Trieborganisationen" (Greenspan 1977, S. 382, 383, e.Ü.).

Das "ödipale - präödipale Dilemma" bedeutet, daß auch der Hinweis auf spezielle Fixierungspunkte in der als einzig angenommenen libidinösen Entwicklungslinie nicht zu klären vermag, warum somatische Symptome aus dieser regressiven Bewegung resultieren, wo theoretisch gleichberechtigt auch neurotische Symptome erwartet werden können. Die Annahme eines zusätzlichen genetischen Faktors, eines "somatischen Entgegenkommens", liefert aber im psychoanalytischen Kontext zunächst keinen weiteren theoretischen Differenzierungswert.

3.1. Übersicht klassischer psychosomatischer Konzepte

Auf eine ausführliche Diskussion der bekanntesten psychosomatischen Konzepte, deren Inhalt ich als bekannt voraussetze (vgl. Plaum, Stephanos 1979), verzichte ich. Lediglich kurze Charakteristika erscheinen mir für das weitere Verständnis wichtig.

- Das Modell der *Konversion* ist bei Freud (vgl. 1896) aufs engste mit dem Studium der Hysterie verbunden. Es beschreibt die Umwandlung einer unerträglichen ödipalen Vorstellung mit sexuellen und aggressiven Triebwünschen in körperlich demonstrierbare Symptome, die Umsetzung einer "Erregungssumme ins Körperliche". Der Zusammenhang zwischen zugrunde liegender Phantasie und körperlicher Symptomatik ist der einer linearen symbolhaften Kompromißdarstellung des intrapsychischen Konfliktes. Er setzt die Intaktheit der Verdrängungsschranke voraus. Konversion bezieht sich im Rahmen des topischen Modells (vgl. Gedo, Goldberg 1973) auf die libidinöse Entwicklungslinie mit der Ödipalität als Kristallisationspunkt. Rangell (1959) löst die historisch zufällige Verbindung zur Hysterie. Als eigenständige psychische Strategie nimmt Konversion unter dem Druck einer akuten konflikthaften Frustration körperliche Modalitäten in ein hochstrukturiertes Symbolsystem herein. Die Bewegungsrichtung der Symbolisierung zielt hierbei auf den "phantastischen Körper", also auf die bewußten und unbewußten Repräsentanzen des Körpers. Die gleichzeitige Eigenschaft des Körpers als Triebobjekt und Ausführungsapparat von Ich-Funktionen begünstigt diesen Rückgriff. Der Konversionsvorgang beinhaltet eine regressive Tendenz, die zu einer Restabilisierung des emotionalen Feldes führt (vgl. Knapp 1981). Die Inszenierung des "körperlichen Dramas" verlangt seine historische Relativierung zu einer besonderen Arzt-Patient-Beziehung (vgl. Green 1976).

Als offen müssen die Fragen nach den strukturellen Voraussetzungen für den Zusammenhang von Phantasie, Symbolsystem, Körperbild und -funktionen gelten (vgl. Lickint 1970); ungeklärt die vermittelnde Rolle der Affekte und Emotionen in ihrer Stellung zum Konversionsvorgang im engeren, zur Somatisierung im weiteren Sinne (vgl. Green 1979), die Veränderung inner-seelischer Repräsentanzen als Folge der Regression (vgl. Mentzcs 1971, 1980), die Relation von Phantasie und Realitätsbezug, von körperlicher Neurose und sozialer Kommunalität (vgl. Moersch 1978).

- Im Gegensatz zur Konversionsneurose bedeutet das Symptom bei der *vegetativen Neurose* nicht den Versuch, "eine Emotion zum Ausdruck zu bringen, sondern die physiologische Reaktion der vegetativen Organe auf anhaltende und periodisch wiederkehrende emotionale Zustände" (vgl. Alexander 1951, S. 22, 23). Diese vegetative Bereitstellung ist durch eine vom Über-Ich gesteuerte Blockade der psychischen Verarbeitung emotionaler Konflikte bedingt. Die persistierende physiologische Reaktion kann als Affektkorrelat zur vegetativen bzw. zur Organneurose führen.

Also ungelebte, gehemmte Emotionalität steht im Zentrum des pathogenetischen Interesses. Das Ergebnis einer begleitenden physiologischen Dysfunktionalität verweist auf die bedeutsame Rolle der zeitlichen Dimension, welche die vegetative Neurose von der akuten, punktuellen Entlastungsfunktion der Konversion unterscheidet. Charakteristisch für die Konzeptualisierung des Körpers im Alexanderschen Ansatz ist die Vorgabe der anatomischen Zergliederung. Der Körper wird in einer strikten Dualität als physiologischer Organismus verstanden, der in seinen eigenen Gesetzmäßigkeiten auch die Grundmodalitäten psychischer Konflikte bahnt (vgl. Alexander 1935). Nur insoweit psychische Prozesse diesen physischen Spuren folgen, läßt sich eine psychodynamische Beeinflussung des Organismus vorstellen, Psychoanalyse als medizinische Subdisziplin rechtfertigen. Mit der ärztlichen Auftragstellung ist zugleich die Frage nach der psychoanalytischen Effizienz gestellt, die Forschung gemäß anatomischer Organsysteme vorbereitet und die Suche nach dem spezifischen Konflikt nahegelegt. So werden im Konzept der psychodynamischen Spezifität die beiden Komponenten des autonomen Nervensystems mit gesonderten prägenitalen Konflikten korreliert.

Doch auch bei Alexander ist über die Veränderung der Arbeitsfähigkeit des Ich im Verlauf des "Somatisierungsprozesses" wenig ausgesagt. Ebenso ist die Orientierung am klassischen Es-Über-Ich-Konflikt, das Verbleiben innerhalb des Strukturmodells der Psyche (vgl. Gedo, Goldberg 1973) kennzeichnend für seine psychodynamische Grundhaltung. Lediglich das Überwiegen oraler und analer Themen bei vegetativen psychosomatischen Affektionen (vgl. Alexander 1935) trägt zur nosologischen Differenzierung gegenüber den vorrangig sexuell-genitalen Triebinhalten bei Psychoneurosen bei. Der spezifische Konflikt strukturiert auch hier linear das körperliche Symptom.

Wenngleich die psychosomatische Frage bei Alexander vorrangig in der Intention einer möglichen Integration psychoanalytischer Vorgehensweise in medizinische Arbeit gestellt wird, und vermutlich gerade dadurch psychoanalytische Grundpositionen in medizinischen Denkkategorien kurzgeschlossen werden (vgl. Brede 1971, Pollock 1977a, b) und eine eher am "Faktor X" orientierte Gehirnforschung gebahnt wird (vgl. Weiner 1977a, b, 1981), trifft er in der Betonung der Eigengesetzlichkeit des Organismus Wesentliches. Er spricht damit indirekt auch die Voraussetzungen der körperlichen Integrität an, die sich möglichen psychosozialen Identitätsversuchen widersetzen können. In der zentralen Vermittlungsrolle der Emotionen zwischen Organismus und Sozialität, besonders in der Hemmung ihrer elementaren Entfaltung, wird jedoch zugleich auf die Grenzen der Anpassungsplastizität ersteres hingewiesen.

- Fruchtbare ich-psychologische Differenzierungen leistet Schur (1955) mit seinem Konzept der *De-* und *Resomatisierung*. Seine Hypothesen basieren auf entwicklungspsychologischen Zusammenhängen zwischen der Reifung somatischer Funktionskreise und der schrittweisen Errichtung des Ich. Ausgang der Entwicklung bildet ein globales psychosomatisches, präverbales Stadium. Noch ganz an biologische Grundmuster geknüpfte Vorläufer von Ich-Funktionen werden durch Lernschritte und Erfahrungen allmählich überformt, fortschreitend aus dem somatischen Fundament ausgegliedert und zunehmend autonom. Diese graduelle psychische Spezifizierung beschreibt Schur für die Entwicklung der Angst, des Denkens und der Aggression zur reifen Ich-Kapazität einer signalorientierten und antizipierenden Problemlösungshandlung. Bei Versagen der Neutralisations- und Integrationsfähigkeit des Ich setzt eine Resomatisierungstendenz ein. Diese als "physiologische Regression" bezeichnete Bewegung steht nicht in dem postulierten engen Zusammenhang mit spezifischen Konflikten wie bei Alexander.

Zu distinkten somatischen Symptombildern führt sie nur in einer entsprechenden individuellen "Gesamtkonstellation", deren weiter nicht spezifizierter Wirkmechanismus aber im Kontext psychoanalytischer Überlegungen ohne großen Aussagewert bleiben muß.

Einen wichtigen Fortschritt in der psychosomatischen Diskussion erzielt Schur durch das Einführen einer entwicklungspsychologischen Dimension, die freilich noch aus einer Retrospektion konstruiert wird. Neu ist auch die Erkenntnis von prägenden Einflüssen während des präverbalen Abschnittes der menschlichen Entwicklung. Ihre explizite Schilderung wie die Angabe der entwicklungs-psychologisch relevanten Zwischenschritte des Desomatisierungsprozesses können mit dem Grundwissen aus den Anfängen der Ich-Psychologie noch nicht adäquat erfolgen. Auch bleibt die eigentliche Bedeutung einer Desomatisierung als Entwicklungsziel so lange ungeklärt, als auch die Karikatur eines vollständig "desomatisierten Zwangscharakters" einen gelungenen Entwicklungsverlauf bezeichnen könnte.

Der enge Zusammenhang von bedrohter psychischer Integrationsfähigkeit, die noch als triebtheoretisches Neutralisationsvermögen bezeichnet wird, und einer möglichen Resomatisierung bleibt richtungsweisend. Doch auch hierzu werden noch keine näheren psychodynamischen Bedingungen angegeben.

Das psychoanalytische Modell der (Re-)Somatisierung Schurs unterscheidet sich bedeutsam durch seinen Unspezifizitätscharakter von den auf klinische Spezifität bezogenen Arbeiten Alexanders. Es bietet einen breiteren Spielraum für eigenständige psychoanalytische Modelle (vgl. Hunter 1979, Thomä 1980), ermöglicht aber auch eine fruchtbare Operationalisierung im Rahmen medizinischer Forschung (vgl. Reiser 1966, 1975).

- Mit der Angabe von Konditionen für eine Resomatisierung schließen Engel und Schmale (vgl. 1967, 1969) eine wichtige Lücke. Ihr *"giving up - given up"*-Komplex mag als *ein* Paradigma für die Auslösung des Somatisierungsprozesses gelten. Entscheidende Charakteristika sind hierbei die Affekte der Hilf- und Hoffnungslosigkeit, die aus einem Befriedigungsverlust in Objektbeziehungen oder in sozialen Rollen resultieren, mit einem entwerteten Selbstbild korrespondieren und das Band zwischen Vergangenheit, Gegenwart und Zukunft zerreissen, also zu einem Zusammenbruch der persönlichen historischen Perspektive führen. Wenngleich der formulierte Komplex eher aus Beobachtungen an Patienten mit schwersten Organ- und Systemerkrankungen oder tiefen depressiven Verstimmungen gewonnen wurde (vgl. Bahnson 1979, Grossarth-Maticek 1976, 1979, v. Rad 1979, Schmale, Iker 1966) und vermutlich nicht als isoliertes Initialmoment einer somatischen Störung, sondern vielmehr als Kennzeichen des gesamten Krankheitsprozesses zu verstehen ist, erzielen die Autoren durch die Betonung der Rolle eines "Objektverlustes" im weitesten Sinne eine entscheidende Akzentverlagerung.

Es werden notwendige Querverbindungen zwischen Objektbeziehung und Selbstregulierung angedeutet, erstmals auch Voraussetzungen der eigenen Persönlichkeits- und Verhaltensorganisation vermutet, die nicht nur auf die Ebene höchster sprachlich-symbolischer Leistungen beschränkt bleiben, sondern immer auch die psychosomatische Integrität betreffen. Klar wird, daß Beziehung als rein individuelles Geschehen verstanden diese Fragen ungelöst läßt und eine systemische Perspektive, ein Objektbeziehungs-Modell integrieren muß (vgl. Gedo, Goldberg 1973).

- Als Zusammenfassung der vorgestellten Ansätze und Fortführung zu einem Verständnis der Chronifizierung psychosomatischen Leidens sind die Arbeiten Mitscherlichs (vgl. 1966, 1967, 1977) zu bewerten. Sein Modell der *"zweiphasigen Abwehr"* läßt folgende Voraussetzungen erkennen:

1. eine "vorausgehende grobe neurotische Fehlhaltung"
2. eine "Resomatisierung des Affektgeschehens"
3. einen realen oder phantasierten Objektverlust in der Auslösesituation
4. eine resultierende "Grundstimmung der Hoffnungslosigkeit und Hilflosigkeit".

Mitscherlich verbleibt damit im Rahmen des klassischen Neurosenkonzeptes, integriert aber die von Schur beschriebenen Veränderungen des Ich, die sich aus dem Zusammenbruch seiner psychischen Verarbeitungsmöglichkeiten ergeben.

3.2. Theoretisches Ungenügen

Offene Fragen, ungelöste Probleme und Mängel der einzelnen Kernkonzepte der psychoanalytischen Psychosomatik habe ich bereits angedeutet. Allen kurz skizzierten Theorieansätzen aber ist die kaum hinterfragte Überzeugung gemeinsam, psychosomatische Reaktionen resultierten generell aus der Regression von einem höheren psychischen Funktionsniveau, und "Somatisierung" stünde im Dienste der Abwehr eines intrapsychischen Triebkonflikts. Besonders die vorausgesetzte hohe strukturelle Reife des psychischen Apparates mit einer funktionstüchtigen Anpassungs-, Abwehr- und Verarbeitungskapazität trifft allenfalls auf eine Sondergruppe von psychosomatischen Patienten zu. Sie kann schwer mit den speziellen Eindrücken der Psychoanalytiker über Verlauf und Resultate von Therapien mit der Mehrzahl ihres psychosomatischen Klientels in Einklang gebracht werden (vgl. z.B. Sifneos 1967, 1975).

Sieht man von den ichpsychologischen Modifikationen Schurs und den Beiträgen von Engel und Schmale ab, so dominiert die Konzentration auf eine blockhaft formulierte libidinöse Entwicklungslinie. Selbst bei Autoren, die sich um eine objekttheoretische Ergänzung bemühen (vgl. Garma 1950, 1953, 1958), die typische frühkindliche Mutter-Kind-Interaktionen nach dem Vorbild von M. Klein berücksichtigen (vgl. Sperling 1978) oder eine mit den libidinösen Stufen parallelisierte Reihe von aggressiven Ausdrucksformen einführen (vgl. Bastiaans 1969, 1972, Elhardt 1974), bleibt meist eine lineare Zuordnung von Phantasiemodalität mit phasentypischem Konfliktinhalt, ätiogener Libidophase und assoziiertem Organsystem vorherrschend, wie etwa orale Phantasie - Trauma in der Oralphase - Störung des Gastrointestinaltraktes (vgl. Arlow 1963). Zugleich wird in dieser kurzschlüssigen Argumentationsweise eine Lösung des bei weitem nicht eindimensional zu begreifenden Spezifitätsproblems vorgegeben. Noch nicht integriert sind Erkenntnisse über die Entwicklung und Reifung der Ich-Funktionen und ihre Einbettung in eine differenzierte Objektbeziehungstheorie. Entsprechend können auch nicht verschiedene diagnostische Reifekriterien berücksichtigt werden. Die klassischen neurosenpsychologischen Lösungsversuche sehen sich somit in eine Widersprüchlichkeit verwickelt:

Einerseits gelingt es ihnen nicht, theoretisch ein konsistentes Erklärungsmodell für die zweifelsohne phänomenologisch unterschiedlichen somatischen und psychischen Reaktionsmöglichkeiten *eines* Individuums vorzulegen.

Andererseits leisten sie gerade dadurch einer Tendenz Vorschub, die empirisch zwar nicht strikt haltbare, jedoch institutionell vollzogene Trennung *zwischen* "psychoneurotischen" und "psychosomatischen" Patienten durch eine konsequente Forderung nach einer "andersartigen" theoretischen Fundierung weiter zu bekräftigen.

Eine gewinnbringende Fortführung der psychoanalytischen Diskussion des psychosomatischen Standpunktes läßt sich nun aber gerade dort finden, wo sie auf einen ersten Blick nicht sofort vermutet werden kann, nämlich in der seit einigen Jahren lebhaft geführten Debatte um das Alexithymie-Konzept.

4. Das Alexithymiekonzept: Ein psychoanalytisches Paradigma der psychosomatischen Forschung

4.1. "Psychosomatisches Unbehagen" und die Folgen

Die erheblichen Schwierigkeiten einer adäquaten Einordnung psychosomatischer Phänomene im weitesten Sinne in traditionelle psychoanalytische Theoriekonzepte laufen den bekannten problematischen Erfahrungen im therapeutischen Umgang mit diesen Manifestationen parallel. Bedeutet psychoanalytische Praxis doch stets auch Konfrontation mit einer Fülle unerwarteter körperlicher Reaktionen oder Erkrankungen. Nur selten verschafft die klasse Widerstandshypothese einen fruchtbaren Zugang zu diesen nicht-symbolischen Leistungen. Fehlende neurotische Symptom- und Charakterstrukturen und stattdessen hervortretende sensorimotorische Äußerungen, nicht präzis verbalisierbare Störungen der Körperfühlsphäre oder diffuse Schmerzsensationen dokumentieren beispielhaft diese Herausforderung an jegliche psychoanalytische Arbeitsweise. Sie charakterisieren im besonderen Maße psychosomatische Patienten im herkömmlichen Verständnis, beschränken sich aber nicht auf sie. Sie kennzeichnen eine große Anzahl von Patienten, die zwar eine bereitwillige Anpassung an die formale analytische Situation, nicht aber an den eigentlichen psychoanalytischen Prozeß zeigen (vgl. McDougall 1980a).

Nicht selten bedarf es der Prägung einer originellen Begriffsschablone, um häufig beobachtete und längstbeschriebene Phänomene erneut einem konzentrierten Forschungsinteresse zuzuführen. Nemiah und Sifneos (1970a, b) ist dies mit der Einführung des "Alexithymie-Konzepts" zweifelsohne gelungen.

Die Vorstellung der wichtigsten Grundpositionen führender Autorengruppen läßt eine große Übereinstimmung in der Beschreibung der klinischen Auffälligkeiten "psychosomatischer" Patienten erkennen, betont aber bedeutsame Unterschiede in den theoretischen Begründungsversuchen, in den geforderten künftigen Forschungsschwerpunkten und den Folgerungen für die therapeutische Praxis. Sie verlangt vor allem eine empirische Relativierung zahlreicher Einzelbeobachtungen und das Herausarbeiten wichtiger Kernkonzepte für eine allgemeinere psychosomatische Diskussion.

4.1.1. Ruesch und die "Infantile Persönlichkeit"

Die wörtliche Übersetzung von "Alexithymie" als die Unfähigkeit, eigene Gefühle wahrzunehmen und sprachlich zu beschreiben (vgl. auch Philippopoulos 1977), verweist auf die umfassenden klinisch-phänomenologischen Merkmale, die Ruesch bereits 1948 in seinem Aufsatz "The infantile personality: the core problem of psychosomatic medicine" als typisch für einen psychosomatischen Patienten erachtete. Sein Portrait der *"infantilen Persönlichkeit"* zeigt:

- ein Defizit an üblicherweise durch soziales Lernen erworbenen Fähigkeiten
- uniforme, sicherheitsbetonende Belohnungen
- häufig Änderungen äußerer Lebensumstände als unmittelbare Auslösesituationen für auftretende körperliche Symptome
- eingeschränkte symbolische Ausdrucksmöglichkeiten auf emotionalem und sprachlichem Gebiet und ein ausweichender Rückgriff auf undifferenzierte Handlungsmuster in Konfliktsituationen
- lineare Verallgemeinerungen von persönlichen Erfahrungen in der Vergangenheit auf die Gestaltung und Beurteilung der Gegenwart und Zukunft
- eine unsichere Identität, ein mangelndes Selbstwertgefühl und eine fehlende innere Sicherheit, welche die konkrete Anwesenheit einer stützenden Bezugsperson erfordern
- ein rigides Über-Ich, eine fehlende individuumszentrierte Ziel- und Wertehierarchie
- Störungen im präverbalen Bereich, eine nur mangelhaft integrierte Sexualität.

Konsequent fordert Ruesch eher aktive Lernangebote als Basis einer Psychotherapie bei psychosomatischen Patienten und stellt reine Einsichtsinterpretationen nur ausnahmsweise als sinnvoll und fruchtbar hin.

Die Aufzählung beobachteter psychopathologischer Kennzeichen einer größeren Anzahl als "psychosomatisch" diagnostizierter Patienten verzichtet erstmals auf eine vorschnelle Verknüpfung von gesonderten Konfliktmustern und spezifischen Krankheiten. Sie strebt vielmehr eine vorläufige Skizzierung einer grundlegenderen Persönlichkeitspsychologie des "psychosomatischen Patienten" an. Ungeachtet statistischer Bedenken und notwendiger empirischer Relativierung läßt sich in Rueschs Arbeit eine neue psychosomatische Perspektive erkennen, wenn somatische Reaktionen in psychosozialen Belastungssituationen nicht mehr als Resultat einer pathologischen Regression, sondern als Ergebnis eines persönlichen Entwicklungsstillstands, als Mangel an Progression eingeschätzt werden. Die Annahme einer Störungsquelle in den präverbalen Entwicklungs- und Reifungsmonaten unterscheidet sich deutlich von ätiologischen Überlegungen der an der ungelösten Ödipalität orientierten Konzepte.

In einer allgemeinen kommunikationstheoretischen Sicht erscheinen Psychosomatosen bei Ruesch als eigentümliche, aus der frühen Kindheit überbliebene Kommunikationsmittel, bei denen die Eindrücke der leibnahen sensorischen Quellen die Informationen aus dem Sehen und Hören überwiegen. Bedeutsame Nachrichten werden vorrangig in einem intimen persönlichen Kontakt übermittelt, der sich in erster Linie auf Berührung, Schmerz, Temperatur, Vibration, Geruch und Geschmack gründet. So können körperliche Symptome innerhalb dieses Mediums vorgeformten Kommunikationszielen dienen. Auffällig tritt bei den "infantilen Persönlichkeiten", den hauptsächlichen Trägern von psychosomatischen Manifestationen die Überzeugung hervor, sie und ihre unmittelbaren Partner seien untrennbare Bestandteile ein und derselben körperlichen Matrix (vgl. Ruesch, Bateson 1951).

Die angeführten Besonderheiten der mangelnden Konfliktlösungsmöglichkeiten mittels sprachlicher und emotionaler Fertigkeiten, der außergewöhnlichen Beeinflußbarkeit durch äußere Gegebenheiten und des auffälligen Angewiesenseins auf eine ununterbrochene emotionale Zuwendung durch konkrete Personen für das eigene leib-seelische Wohlempfinden stehen noch unvermittelt nebeneinander. Doch sprachliche und affektive Charakteristika, eine typische Gestaltung von Objektbeziehungen und eine ausgeprägte Tendenz in Spannungsmomenten zu somatisieren, rücken erstmals zu einem distinkten Syndrom zusammen, welches in den Grundarbeiten späterer Forschungsteams wiederkehren wird.

4.1.2. Sifneos, Nemiah und die Verabschiedung der Psychoanalyse in psychosomatischen Belangen

Die Neubezeichnung "Alexithymie" pointiert die erwähnten Eindrücke aus den mühsamen Therapien von psychosomatischen Patienten entscheidend. In dem doppeldeutigen, von den Autoren vermutlich aber eindeutig verstandenen Titel "Psychosomatic illness: a problem in communication" beschreiben sie ihre enttäuschende therapeutische Arbeit. Ungewollt aktualisieren sie hierbei die schon bei Ruesch formulierte Eigentümlichkeit "psychosomatischer Kommunikation".

Nemiah und Sifneos (1970a) studierten anfänglich wörtliche Protokolle psychiatrischer Interviews, welche mit Patienten geführt wurden, die in ihrer Anamnese mindestens zwei psychosomatische Krankheitsepisoden aufwiesen. Der Explorationsstil war hierbei angelegt, zu freier Assoziation und Phantasieproduktion anzuregen. 16 von 20 Patienten zeigten

"eine bemerkenswerte Schwierigkeit in der sprachlichen Ausdrucksfähigkeit und Beschreibung von Gefühlen...(und)... eine Abwesenheit oder auffällige Verringerung der Phantasie" (S. 28, e.Ü.).

Eingeengtes Sprachverhalten ("I can't say", "I can't put it into words") und *seltene spontane Affektregungen* stellen also nach Nemiah und Sifneos zentrale

Schwächen bei psychosomatischen Patienten dar, die immer wieder überbrückende ärztliche Initiativen provozieren. In einer Abgrenzung zu den farbigen Schilderungen psychoneurotischer Patienten erheben sie die grundsätzliche Frage nach der Fähigkeit psychosomatischer Patienten, Gefühle und Phantasien überhaupt zu erfahren und auszudrücken (vgl. Nemiah 1972). Sie fordern auch zu einer kritischen Revision der in Analogie zur psychoneurotischen Symptombildung konzipierten Verdrängungs- bzw.Verleugnungshypothese psychosomatischer Reaktionen heraus. Während eine einsichtsorientierte Therapie mittels Widerstandsanalyse schließlich zu einer merklichen Symptomreduktion führen kann, lassen die klinischen Erfahrungen aus den monatelangen Psychotherapien von psychosomatischen Patienten ihrer Meinung nach nur das frustrane verbale Aufdecken verborgener Phantasien und Erinnerungen und eine nur kärgliche Mobilisierung assoziierter Affekte ohne eine entscheidende Symptombesserung erkennen. Nemiah (1975) argumentiert, daß die Unfähigkeit dieser Patienten, mit ihren eigenen Gefühlen und Phantasien Kontakt aufzunehmen und ihre innerseelische Subjektivität wiederzugewinnen nicht das Resultat von Verdrängung bzw. Verleugnung, sondern eines grundsätzlicheren Defekts sei.

In einem direkten Bezug auf Erfahrungen aus Tierexperimenten und pharmakologischen Studien wird ein *neurophysiologisches* bzw. *-chemisches Defizit* postuliert und mit psychochirurgischen Daten untermauert. In Anlehnung an beschriebene Fälle eines kongenitalen Fehlens der Schmerzwahrnehmung wird ein angeborenes oder frühkindlich erworbenes Unvermögen einer emotionalen Wahrnehmung postuliert (vgl. Sifneos 1974). Die Autoren greifen auf ein neurophysiologisches Erklärungsmodell für psychosomatische Phänomene von MacLean (1949, 1977) zurück. Dieser stellt bei psychosomatischen Patienten die primitiven oralen Bedürfnisse, die infantilen Persönlichkeitszüge und die in emotionalen Situationen vorrangig körperlichen Reaktionen heraus. Er verknüpft die klinische Phänomenologie mit hypothetischen fehlerhaften Austauschprozessen zwischen dem phylogenetisch älteren Rhinenzephalon (visceral brain) und dem Neokortex (word brain). Emotionale Regungen, die in hippocampalen Bezirken entstünden, würden nicht an den Neokortex zur intellektuellen Bewertung übertragen. Sie fänden vielmehr direkten Ausdruck über Kanäle des autonomen Nervensystems. Ohne entwickelte Sprache von Gefühlen und Symbolen kommunizierten diese Patienten durch eine Art "Organ-Sprache". Nemiah (1977) erweitert diese Hypothese und spezifiziert sie für die Alexithymie. Theoretisch resultierten alexithyme Züge aus der Diskontinuität zwischen Limbischem System und Neokortex. Das Striatum modulierte sowohl den Zugang des sensorischen Inputs zum Neokortex wie den affektiven Zustrom aus dem Limbischen System.

Während mit Stevens (973) ein angenommenes Modulationsdefizit bei der Schizophrenie in der Überschwemmung des Bewußtseins mit Informationen aus dem Limbischen System zu sehen sei, herrsche bei der Alexithymie genau das Gegenteil, eine Blockade vor. Die Polaritäten von Schizophrenie und psychosomatischen Krankheiten wären somit reduziert auf eine antagonistische Funktionsweise im Paläostriatum. Nemiah (1977) deduziert auch erste psychopharmakologische Überlegungen. So erwartet er bei der Behandlung von "Alexithymikern" mit Phenothiazinen eine erhöhte Auftretenswahrscheinlichkeit eines Parkinsonoids, umgekehrt vermehrte alexithyme Merkmale bei Parkinson-Patienten und eine erhöhte Fähigkeit zur Gefühlswahrnehmung unter einer L-Dopa-Therapie.

Vor diesem Hintergrund wird eine Kontraindikation für eine Einsichtstherapie bei psychosomatischen Patienten ausgesprochen. Allenfalls stützende Maßnahmen gelten als sinnvoll (vgl. Sifneos 1975). Nicht primär psychologische Konstellationen, sondern gerade die Existenz des alexithymen Defekts wird für das Auftreten internalisierter Konflikte verantwortlich gesehen (vgl. Sifneos et al. 1977). Wenn auch in Einzelfällen psychologische Einflußgrößen den Ausschlag geben können (vgl. Nemiah, Freyberger, Sifneos 1976, Nemiah 1977), so ist doch ein entscheidender Wechsel im Erklärungsprimat vollzogen. Die Unzufriedenheit mit offensichtlichen Schwächen traditioneller psychodynamischer Modelle ist beseitigt. Das interpersonelle Unbehagen in der mühevollen Arzt-Patient-Beziehung ist durch eine versöhnliche organmedizinische Erklärungsgrundlage für "echte" psychosomatische Krankheitsbilder aufgelöst.

Die theoretischen Annahmen und therapeutischen Folgerungen stützen sich zweifelsohne auf zutreffende Beobachtungen im Umgang mit einzelnen "psychosomatischen" Patienten. Doch berücksichtigt die Argumentation der Autoren lediglich Oberflächenstrukturen einer klinischen Phänomenologie, ohne sich um eine Differenzierung der vorschnell als homogen angenommenen Gruppe psychosomatischer Patienten zu bemühen, die Qualität der pauschalen Beziehung "psychosomatisch = "alexithym" zu bestimmen oder zu klären, unter welchen Bedingungen von Alexithymie als variablem, prozeßhaftem Zustand (state) oder als unverrückbarem Defizit (trait) zu sprechen ist. Nicht die Versuche, exakte neurophysiologische Hypothesen für registrierbare somatische Veränderungen im Rahmen einer psychosomatischen Forschung zu formulieren, auch nicht Bemühungen, psychophysiologische Korrelationen und Bedingungsnetze zu finden, sind zu kritisieren. Von der Zusammenarbeit psychoanalytischer Autoren mit neurobiologischen Forschern sind im Gegenteil fruchtbare Ansätze für die Klärung wichtiger psychosomatischer Fragen zu erwarten (vgl. z.B. Meyersburg, Post 1979, Flannery, Taylor 1981, Weiner 1982). Vielmehr gilt es dem allzu beschwingten Übersprung von fraglos noch mangelhaften psychologischen Vorstellungen auf und deren Ersetzung durch angeblich fundierende physiologisch-anatomische Konzepte zu entgegnen. Hinter diesem Vorgehen verbirgt sich häufig ein grundlegendes Mißverständnis angesichts getrennter Bedingungs- und Sprachebenen (vgl. Bertalanffy 1964, Smithies 1973, Kimball 1977a), nämlich Psychologie lediglich als vorläufiges Behelfsvehikel einer noch unverstandenen Neurochemie und -physiologie zu betrachten, das bei einer nur entsprechend raffinierten Weiterentwicklung der Forschungstechnologie überflüssig werde. Das *Problem der Beziehung zwischen neuroanatomischen Befunden* aus dem klinischen Studium der Gehirnfunktionen und -strukturen *und der Beschreibung menschlichen Erlebens* (vgl. Wolff 1977a) wird durch die Annahme der klassischen Position eines biologischen Reduktionismus ausgeklammert.

Anekdotisch möchte ich die auffallende Verwandtschaft der "hirndegenerativen Hysterikerin des fin de ciecle" (vgl. Janet 1894, Freud 1896) und des "limbisch-defizitären Psychosomatikers der Moderne" festhalten.

Für eine erstrebte Aufhellung des psychoanalytischen Beitrags zur Psychosomatik sind jedoch der Ausgang der Kritik von den Mängeln der herkömmlichen neurosenpsychologischen Annahmen, der eigentümliche Charakter der zwischen Therapeut und Patient entstehenden Gefühle von Enttäuschung, Langeweile und Wut und die potentielle therapeutische Kraft der psychoanalytischen Beziehung im Gedächtnis zu behalten. In einer späteren Diskussion dieser hier angesprochenen Gegenübertragungs-Übertragungsreaktionen soll den Strukturen ein besonderes Augenmerk geschenkt werden, die durch ihre a-symbolischen und scheinbar sinnleeren Erscheinungsformen erhöht anfällig sind, in den ausschließlichen Zuständigkeitsbereich der physiologischen Forschung abgeschoben zu werden, um hier eine begründende naturwissenschaftliche Komplementierung zu erfahren.

4.1.3. Pariser Schule und die "Pensèe opèratoire"

Unabhängig von den Arbeiten der Bostoner Schule um Nemiah und Sifneos vollzieht die Pariser Schule, die sich aufs engste mit den Namen Marty, Fain, de M'Uzan, David und Sami-Ali verknüpft, einen ähnlich radikalen Trennungsschritt weg vom "homogenen" Erklärungsmodell der psychosomatischen Manifestationen. In ihrem "heterogenen" Ansatz treten Aspekte der klinischen Erfahrung in den Vordergrund, die einer ausschließlich neurosentheoretisch geschulten Aufmerksamkeit leichter entgehen: stumme Gesichtsbewegungen, körperliche Haltungen und Gesten, somatische Dysfunktionen und physischer Schmerz, globale Handlungsmuster und undifferenzierte Affektregungen.

Während jedoch Nemiah und Sifneos angesichts dieser therapeutisch nur schwierig zu beherrschenden Zustände auf neurophysiologisch-anatomische Vorstellungen ausweichen, postulieren die französischen Autoren einen psychologisch faßbaren Entwicklungsstillstand mit resultierenden ichpsychologischen Strukturdefekten. Wenngleich ihr Bemühen um eine spezifische Psychologie *des* "psychosomatischen Patienten" nicht unproblematisch ist, und zahlreiche metapsychologische Spekulationen sehr gewagt erscheinen, bieten die detaillierte Schilderung klinischer Beobachtungen, das Herausarbeiten einer Eigenart von psychischen Funktionen, die einer empirischen Relativierung zugängig sind, und die notwendigen Fragen nach entwicklungspsychologischen Voraussetzungen aber einen lohnenden Ausgangspunkt für eine eigenständige psychosomatische Perspektive der Psychoanalyse.

Die klare Abgrenzung eines *"heterogenen"* von einem *"homogenen" Erklärungsmodell* psychosomatischer Affektionen spiegelt den "Aspekt der Diskontinuität" zwischen psychosomatischem Symptom und eventueller begleitender Konfliktlage wider. Sie knüpft historisch gesehen an eine grundsätzliche Unterscheidung S. Freuds (1894) der Übertragungs- und Aktualneurosen, speziell der traumatischen Neurose an. Konversionshysterisches und aktualneurotisches Symptom stellen hierbei die zwei Extremformen eines Somatisierungsprozesses dar. Während das Somatische in der Aktualneurose kein Resultat eines biographisch auflösbaren Konfliktes, sondern im Freudschen Verständnis die direkte Umsetzung eines gestörten Metabolismus vor allem der Sexualtriebe ist, also hier "sinn-lose" Symptome mit einer gegebenenfalls primärsymbolischen Bedeutung einer organischen Eigengesetzlichkeit imponieren, fügen sich Psychik und somatisches Entgegenkommen in der Konversionshysterie zu einem "Erinnerungssymbol" zusammen:

"Während der Körper in einem Aktualsymptom schweigt, spricht er in der Hysterie die Sprache der Anspielung, welche durch ihre Verschiebungen und Kondensationen mit der Bilderwelt des Traumes identisch ist, und er macht es so geschickter, als wenn er tatsächlich spräche" (Sami-Ali 1969a, S. 202, e.Ü.).

Schon jetzt sollte jedoch verdeutlicht werden, daß die Assimilation eines psychosomatischen Symptoms in die Konzeption der Aktualneurose allenfalls approximativ ist, schließt diese doch die Kategorie des Sinns, also das eigentlich Psychoanalytische aus. Vielmehr gilt es in einer *psychoanalytischen Psychosomatik zwei komplementäre Aspekte* zu berücksichtigen, nämlich die Spezifität des somatischen Ausdrucks wie den Stellenwert in der historischen Dimension. Homogenes wie heterogenes Erklärungsmodell verfehlen je eine der Positionen. So betont ersteres die *biographische Seite des Symptoms,* vernachlässigt jedoch

den *spezifischen Charakter der körperlichen Reaktion;* letzteres hebt gerade
diese Spezifität hervor, ohne jedoch den lebensgeschichtlichen Bezug herzustellen. Diese wichtige Differenzierung ist in den frühen Schriften der Pariser
Psychosomatiker noch nicht klar vollzogen. Sie tritt auch in deren deutschsprachigen Vermittlung nicht gesondert hervor (vgl. v.a. Stephanos 1979a). Zu stark
liegt der Akzent noch auf dem "Aspekt der Diskontinuität".

4.1.3.1. Die Psychologie des psychosomatischen Kranken

Kennzeichnend für psychosomatische Erkrankungen, gleichsam als Differentialdiagnostikum gegenüber psychoneurotischen Leistungen gelten der Mangel oder das
völlige Versagen der Verarbeitungskapazität des psychischen Apparats. Während
das psychoneurotische Konversionssymptom die symbolhafte körperliche Endstrecke
einer psychischen Elaboration von innerseelischen Konflikten ist, fehlt bei der
psychosomatischen Reaktion gerade dieser durchgehende Zusammenhang zu einer
psychischen Vermittlung. Die unspezifischen somatischen Reaktionsformen sind
lediglich Ausdruck der Notwendigkeit, Spannungen sofort abzureagieren und Folge
einer mangelnden Fähigkeit, Konflikte auf mentalem Niveau auszutragen (vgl. de
M'Uzan 1974).

Die Argumentation der Autoren zielt auf eine *"psychosomatische Struktur"*, welche in unterschiedlichem Ausmaß allen psychosomatischen Formationen zugrunde
liegen soll. Für diese postulierte allgemeine Krankheitsspezifität ist eine
Trias von *"pensée opératoire"*, *"reduplication"* und *"inhibition fantasmatique
de base"* pathognomonisch (vgl. de M'Uzan 1977). Damit ist die Eigenart der
Denktätigkeit in ihren sprachlichen Ausformungen und in ihrer zeitlichen Orientierung gemeint, die Besonderheit der Wahrnehmung von Objekten und der Beziehung zu ihnen betont und schließlich die charakteristische Leere des seelischen
Innenlebens und die mangelhafte Phantasiebegabung zahlreicher psychosomatischer
Patienten angesprochen. Die einzelnen Komponenten werden klinisch beschrieben
und metapsychologisch eingeordnet. Einige entwicklungspsychologische Annahmen
werden formuliert:

- Die pensée opératoire meint ein steriles teils primär-, teils sekundärprozeßhaftes Denken. Sie ist stets dem Aktuellen und Konkreten verhaftet. Ihr pragmatisch instrumenteller Charakter liefert eine unpersönliche, formelhafte
  Beschreibung des Alltags. Eine enge Verknüpfung zu sensumotorischen Aktivitäten ist typisch. Die Berichte der Patienten verraten ein mangelhaft ausgebildetes Zeitgefühl und eine statische Weltorientierung, die eine Zusammenhanglosigkeit von äußeren Ereignissen, inneren seelischen Veränderungen und

somatischen Dysfunktionen duldet. Die Sprache ist affektarm.

- Die Objektbeziehungen werden als stereotyp und mechanistisch beschrieben. Potentiellen Partnern wird jegliche Originalität und Individualität abgesprochen. Ihre Wahrnehmung erfolgt nach der Vorgabe des eigenen unstrukturierten Selbstbildes. Reduplikation stellt einen entwicklungsmäßig tiefer stehenden Anpassungsmechanismus dar als die Projektion, die bereits differenziertere Selbst- und Objektrepräsentanzen voraussetzt. Reduplikation steht in einem engen Zusammenhang zu frühen pathologischen Identifikationsmechanismen. Zu primären Objekten besteht eine symbiotische Abhängigkeit.

- Die bewußte und unbewußte Phantasietätigkeit und Traumaktivität zeichnen auffällige Strukturschwäche, Inhaltsleere und Affektarmut aus. Hypermotorik oder Apathie können stellvertretend sein.

Eine Zusammenfassung dieser vorrangig *kognitiv* beschriebenen "psychosomatischen Struktur" läßt also typische Kennzeichen eines Denk- und Sprachmodus, einer Realitätsorientierung in Raum und Zeit, eines unvermittelten, linearen Zusammenhangs von Wahrnehmung, Phantasie und Traum, einer Beziehungsfigur zu Objekten und zur eigenen Person erkennen.

Alle drei schematisch herausgestellten Grundfunktionen der "pensèe opératoire", "reduplication" und "inhibition fantasmatique de base" dienen überwiegend *psychoökonomischen Zielen,* nämlich dem Schutz des strukturell defizitären psychischen Apparats vor einer traumatisierenden Reizüberflutung. In einer *"vie opératoire"* erfüllen sie grundlegende psychobiologische Zwecke der Sicherheit. Am auffälligsten erscheint bei allen drei Komponenten psychischer Aktivität die gänzlich fehlende libidinös-affektive Besetzung. Ich verstehe hierunter nicht eine pseudophysiologisch beschreibbare Eigenart menschlicher Triebe, sondern die erzielte Synthese einer erfahrungsgebundenen erotischen Qualität.

Wichtig erscheint mir ferner die Erkenntnis, daß eine intrapsychische Konfliktfähigkeit, wie sie in homogene Neurosenmodelle als Selbstverständlichkeit mit einfließt, auf differenzierten, strukturellen Entwicklungsleistungen beruht und nicht grundsätzlich vorausgesetzt werden kann.

Deutlich wird auch, daß diese prinzipiell defensiv beschriebene Lebenshaltung neben einer erschreckenden Verarmung des psychischen Innenraums eine alarmierende soziale Desorientierung und Entfremdung schildert, die nicht nur auf die klinische Beobachtungssituation bezogen werden darf. Als idealtypische Grundlinie sei die Skizzierung jedoch vorläufig hingenommen.

4.1.3.2. Entwicklungspsychologische Aspekte der psychosomatischen
        Reaktionsweise

Die aufgeführten Merkmale eines psychosomatischen Patienten werden aus der Perspektive des klinischen Interviews formuliert. Die Autoren bedienen sich hierbei teilweise einer sehr abstrakten Metapsychologie. Eine ausschließlich kognitive Aufschlüsselung des psychopathologischen Syndroms muß aber schon jetzt auf eine gleichwertige Untersuchung der Dimensionen der Affektivität (vgl. Green 1973) und der Körperlichkeit (vgl. Sami-Ali 1969b) innerhalb des psychosomatischen Zustands verweisen.

Sami-Ali (1969a, b) trägt wichtige allgemeine entwicklungspsychologische Hypothesen zu einer psychosomatischen Genese vor. Unter Hinweis auf die Analyse zahlreicher Kinderzeichnungen durch René Diatkine verdeutlicht er, wie sich die Räumlichkeit des psychischen Lebens (l' espace imaginaire), also die Fülle und Differenziertheit der innerseelischen Repräsentanzen eines Kindes in einer engen Wechselwirkung mit seinen Vorstellungen vom Körperinneren der Mutter und vom eigenen Körper konstituieren.Ein reifes Körperbild umfaßt aber eine leibliche Orientierung am jeweiligen Ort, ein Zeitgefühl, ein Empfinden für körperliche Lateralität, binokulares Sehen usw.

Einzelne Sequenzen im Aufbau eines integrierten Körperschemas seien kurz umrissen. Grundlegend für eine psychobiologische Entwicklung nach Sami-Ali ist, daß jedes Subjekt sein ihm eigenes primäres Objekt erschaffe. Aber nur im Aufbau eines imaginären Raums könne ein "bedeutsamer Anderer" als Objekt entstehen. Das werdende Subjekt sei in der ersten Lebensperiode noch ausschließlich in physiologischen Aktionsschemata verankert. Als "corpus propre" verfüge es noch nicht über psychische Reaktionsformen. Die physiologischen Mechanismen würden von der Fürsorge und liebenden Zuwendung der Mutter aufrecht erhalten. Sie wiesen noch keine autoerotische Qualität auf. In dieser ersten Phase der psychischen Entwicklung werde die Mutter noch nicht als getrenntes und bezogenes Objekt wahrgenommen. Erst in einer verläßlichen koenästhetischen Interaktion wandle sich der "corps propre" nach einer gewissen neurophysiologischen Reife zum "corps tactile". Das Objekt könne sich nun an der körperlichen Berührungsfläche in seiner Zweidimensionalität profilieren, es sei aber als "surface plane" vom sich entwickelnden Subjekt noch nicht in seiner Eigenständigkeit erfaßt. Eine autoerotische Besetzung des "taktilen Körpers" sei jedoch jetzt schon möglich, eine erste Identität als "image spéculaire" (Spiegelbild) und eine "imaginäre" Präsenz des Objekts im Subjekt würden gewonnen. Eine absolute Angewiesenheit auf die Realpräsenz des Objekts werde so schrittweise überwunden. Im Erwerb einer motorischen Autonomie gelinge hinter der Wahrnehmung der

Mutter auch die langsame Entdeckung des Vaters. Eine hinzutretende Tiefendimension verwandle die Flächenorientierung (surface plane) in eine räumliche Struktur. Hiermit korreliere das Überwechseln von einer Stufe des "corps tactile" auf eine des "corps visuel".

Der schrittweise errichtete Raum, der aufs engste mit den hinzugewonnenen Dimensionen der erlebten Körperlichkeit verbunden sei, stelle für das Kind nicht nur einen Ort passiv verspürter Kräfte dar, sondern ermögliche auch mehr und mehr die Ausbildung von persönlich bedeutsamen Zusammenhängen. Während auf der Ebene der Zweidimensionalität noch die ursprünglicheren Mechanismen der narzißtischen und projektiven Identifikation vorherrschten, werde die neu errichtete Dreidimensionalität durch die psychischen Leistungen der Projektion und Introjektion gestaltet. Erstere kennzeichne auch eine reziproke Inklusion (inclusion réciproque, Sami-Ali 1969b). Sie ziele auf die Beobachtung, daß auf dieser Entwicklungsebene das Kleinkind seinen Körper als noch vermischt mit den Körpern und Körperorganen seiner Eltern, vor allem seiner Mutter erlebe. Erst auf einem späteren Niveau der "depressiven Position", welche nach M. Klein die menschliche Entwicklung entscheidend mitbestimme, sei das Gefühl möglich, einen eigenen Körper zu besitzen, sei der Übergang von "corps tactile" zu "corps visuel" vollzogen.

Sami-Ali vertritt nun die Meinung, *psychosomatische Erkrankungen* seien durch eine *grundlegende Störung auf der Ebene des "corps tactile"* und durch einen konsequent mangelhaften Aufbau des "corps visuel" bedingt. In einer psychosomatischen Regression dominiere eindeutig die taktile Organisation über die imaginative Aktivität. Ähnlich vollzieht auch Bégoin (1981) eine Trennung zwischen *"espace psychique"* und *"espace psychosomatique"*. Er betont, daß Somatisierung nicht auf einer Desintegration innerhalb der psychischen Repräsentanzenwelt beruhe, sondern auf einer Nicht-Integration wichtiger Persönlichkeitsanteile in die psychische Realität, da auf der körperlichen Begegnungsebene keine bestätigende Annahme durch die Mutter vollzogen worden sei:

"Die Somatisierung impliziert die Existenz von Selbstanteilen, welche niemals ein adäquates umfassendes Objekt (objet contenant adéquat) gefunden haben" (Bégoin 1981, S. 307, e.Ü.).

Beide Autoren, Sami-Ali wie Bégoin, erinnern in ihren Hypothesen an analoge Überlegungen von Wisdom (1959). Dieser hält als Differenzierungskriterium gegenüber psychoneurotischen Manifestationen fest, psychosomatische Erscheinungsbilder stellten sich dann ein, wenn es nicht mehr möglich sei, die Konflikte im Medium bildlicher Vorstellung auszudrücken und mehr taktile und kinästhetische Sensationen verspürt würden. "Disorders of psycho-soma" könnten hierdurch von "disorders of imagination" (Wolff 1965) unterschieden werden.

Die Beiträge von Sami-Ali und Bégoin besitzen gegenüber den Arbeiten ihrer französischen Kollegen den wichtigen Vorteil, eine statisch-strukturelle Perspektive durch eine dynamisch-entwicklungsmäßige ergänzt zu haben. Durch die Beschreibung des Subjektivierungsprozesses im Kontext einer parallelen "Objektentstehung" wird der Anschluß an moderne Erkenntnisse der psychoanalytischen Theorie der frühen Objektbeziehungen möglich. Dies erscheint mir umso nutzbringender, als das besondere Augenmerk einem Entwicklungsaspekt der Körperlichkeit gilt, der für mein Interesse später lohnende Anhaltspunkte liefert.

Wenngleich sich bei gezielter Untersuchung jene von Sami-Ali erwähnten Störungen des körperlichen Raumempfindens in Desorganisationsprozessen häufig als Vorläufer somatischer Komplikationen entdecken lassen (vgl. Stephanos, Berger 1979a), versteht es sich von selbst, eine defekte Integration des Körperschemas nicht kausal-linear in die Diskussion einzubringen, wie es Sami-Ali vermutlich beabsichtigt. Vielmehr muß die Bewertung dieses Defektes im Verein mit anderen Beschreibungsgrößen erfolgen, vor allem die Beziehung zur oben herausgestellten verminderten oder fehlenden psychischen Verarbeitungskapazität bestimmt werden.

Beobachtungen an psychosomatisch gestörten Säuglingen und Kleinkindern liefern weitere entwicklungstheoretisch bedeutsame Beiträge (vgl. Kreisler, Fain, Soulé 1974). Auch diese konzentrieren sich auf den Übergang von einer Ebene sensumotorischer Registrierung auf ein Niveau bildlicher Darstellung und Verfügbarkeit von bedeutsamen Umweltvorgängen. Sie beleuchten also den Ursprung repräsentativer Funktionen, der ja im Zentrum unseres Interesses steht.

An Hand zweier detaillierter Fallgeschichten, so eines Patienten mit einem schweren Asthma sei frühester Kindheit und eines Patienten mit einem Syndrom aus psychogenem Erbrechen, Merycismus und Asthma bronchiale, schildern Fain und Kreisler (1980) sowohl die Folgen einer *übermäßig beschützenden Anwesenheit* wie einer *stark traumatisierenden Abwesenheit der Mutter* auf die sich entfaltenden Integrations- und Organisationsmöglichkeiten des *kindlichen Ich*. Die Autoren verbinden ihre Ideen mit den Aussagen von R. Spitz über die *psychischen Organisatoren*. Sie illustrieren, wie eine ständige physische Verfügbarkeit der mütterlichen Bezugsperson eine individuationsfördernde Verarbeitung der Erfahrungen eines fremden Gesichtes, also die Ausbildung der Acht-Monats-Angst blockiere. Aber auch die termingerechte Konsolidierung des ersten psychischen Organisators, des lächelnden Erkennens eines vertrauten Gesichts werde hierdurch erheblich erschwert. Die um den dritten Lebensmonat zu erwartende Verschmelzung quasi

somatischer Gedächtnisspuren einer primären Befriedigung durch die Mutter
mit ihrer visuellen Repräsentanz und kindlichen autoerotischen Handlungen sei
unmöglich, da der Raum für die selbständige Erforschung der Lustquellen des
eigenen Körpers verstellt sei. Ein Stadium der "wunscherfüllenden Imagination"
könne deshalb nicht erreicht werden. Ebenso verhindere die totale Abwesenheit
der Mutter die klare Repräsentanz der notgedrungen gehäuft auftretenden aggressiven Impulse und deren Projektion. Sie überfordere die Strukturierungskapazitäten des ersten psychischen Organisators und forciere eine verfrühte Öffnung der Mutter-Kind-Beziehung gegenüber einer väterlichen Figur, die freilich
nicht in ihrer bedeutsamen Funktion für die spätere sexuelle Differenzierung
des Kindes, sondern lediglich als entlastendes Objekt benötigt werde.

"Eine verfrühte Triangulierung belastet den ersten psychischen Organisator
mit der Aufgabe der Kohäsion bis zur Gefahr einer Überflutung. Sie dehnt seine
Reaktionsmodalität möglichst lang hinaus zum Schaden des zweiten psychischen
Organisatiors, dessen grundlegende Aufgabe vor allem in der Organisation der
Triangulierung bestünde" (Fain, Kreisler 1980, S. 43, e.Ü.).

Die vollständige Präsenz der Mutter behindere also eine Erprobung des autoerotischen Potentials und eine erste "imaginative Wunscherfüllung", weil ja
nicht gedacht werden könne, was niemals abwesend sei. Eine extreme Abwesenheit
hingegen erlaube wiederum keine Übernahme in einen persönlichen Vorstellungsraum, weil das mütterliche Objekt ja niemals anwesend sei. Die benötigte Funktion eines Reizschutzes, welche in den Anfangsmonaten normalerweise von der
Mutter geleistet werde, müsse durch intensive autoerotische Betätigungen ersetzt werden. Diese stießen jedoch bald auf die Grenzen eines noch sehr labilen Selbstsystems:

"Je stärker autoerotische Manipulationen gegen die Abwesenheit des Objekts ankämpfen, desto größer ist die Tendenz zu bloßen Handlungsvollzügen. Jenseits
einer bestimmten Schwelle verschwindet selbst die Autoerotik. Dann besteht
lediglich ein Bedürfnis nach Entladung einer destruktiven Energie" (Fain,
Kreisler 1980, S. 50, e.Ü.).

An beiden Extremen führen somit die Nicht-Darstellung bzw. die Nicht-Darstellbarkeit des mütterlichen Objekts und die behinderte bzw. die überforderte
Autoerotik zu somatischen Erregungsformen, die schwere Erkrankungen initiieren können.

Es ist mir wichtig festzuhalten, daß die Autoren für eine vergleichbare somatische Symptomatik durchaus verschiedene Ausgangspositionen formulieren. Eine unverhältnismäßige Ausdehnung der Reizschutzfunktion führt zu einem Stimulationsdefizit und wird so selbst zu einer störenden Stimulationsquelle. "Das Bedürfnis, die abwesende Mutter darzustellen, obwohl sie körperlich präsent ist" (ibid. S. 42, e.Ü.), kann nur mehr durch eine abgrenzende somatische Reakton befriedigt werden. Der verzweifelte Versuch hingegen, in Eigenregie beruhigende und luststiftende Funktionen der nicht erreichbaren Mutter zu übernehmen, scheitert schließlich in einer allgemeinen physischen Erschöpfung. Die notwendige Erledigung einer desorganisierenden Reizüberflutung mit affektiver Unruhe, Schreien und generalisierten somatischen Dysfunktionen besitzt aber nur den Charakter einer reinen Entladung ohne eine erotische Qualität. Eine lediglich schreiende Äußerung von Schmerz bedeutet jedoch keine wachstumsstimulierende Verarbeitung dieses Schmerzes. Noch vor jeder seelischen Formgebung des Ich, vor jeder Möglichkeit einer innerseelischen Bearbeitung bewirkt eine andauernde Erschöpfung den Ausschluß wichtiger Persönlichkeitssektoren des Kindes von weiteren Entwicklungsprozessen durch massive Spaltungsvorgänge. "Spaltung aber findet in Begriffen von Psyche/Soma statt" (ibid. S. 45, e.Ü.). Eine partielle geistige Verkümmerung und eine wenig "libidinös" erfahrene Körperlichkeit können resultieren.

4.1.3.3. Psychosomatische Regression und progressive Desorganisation

Die entwicklungspsychologische Vorstellung Sami-Alis, der Basisdefekt einer psychosomatischen Störung liege in einer mangelhaften Integration des Körperschemas, die Ausführungen von Kreisler, Fain und Soulé über ein nicht erreichtes Stadium einer "halluzinatorischen bzw. imaginativen Wunscherfüllung", sowie die auf denselben Sachverhalt abzielende metapsychologische Behauptung, das Es habe keine Repräsentanzen ausgebildet (vgl. Fain, Marty 1965), und schließlich die Annahme einer biologischen Prädisposition zu einer typischen Ausgestaltung von Objektbeziehungen, so beispielsweise die Hypothese eines humoralen Diathesefaktors für allergische Manifestationen und deren Auswirkungen auf sogenannte "allergische Objektbeziehungen" (Marty 1958, 1969), alle Beiträge benennen unterschiedliche primäre Fixierungsmechanismen. Gemeinsam aber sollen sie die auffällige *psychosomatische Ökonomie* eines für somatische Reaktionsformen anfälligen Individuums bedingen. Die nur schematisch zusammengefaßten Mechanismen werden freilich auf noch unterschiedlichen, nicht vermittelten und teilweise theoretisch inkonsistenten Ebenen vorgetragen.

Marty (1976) sieht die ontogenetische Entwicklung des Menschen innerhalb eines Evolutionsmodells. Er beschreibt sukzessiv erreichbare Niveaus mit jeweils charakteristischen Desorganisationen und nachfolgenden Reorganisationsmöglichkeiten. Entscheidende Bedeutung erlangen für seine psychosomatische Diskussion jene Situationen, in denen das werdende Subjekt seine schon ausgebildeten, wenn auch noch primitiven psychischen Verarbeitungsmöglichkeiten verliert, hilflos traumatischen Einflüssen unterschiedlichster Art ausgesetzt ist und nicht bald an wieder stabilisierende Reorganisationsprozesse Anschluß finden kann. Hierunter versteht er unterschiedlich strukturierte Barrieren, die regressiven Tendenzen entgegenwirken können. Auf einer unteren Stufe postuliert er primäre homöostatische Regulationsbedingungen, die der Desorganisation einen vorübergehenden biologischen Einhalt gebieten. Diese Möglichkeit setzt aber die Präexistenz eines Wahrnehmungssystems voraus, welches den Ablauf der verschiedenen Funktionen steuert. Es handelt sich hier um ein *Prinzip einer grundlegenden Sensibilität* gegenüber drohenden Reizüberflutungen durch die Außenwelt und elementaren Triebregungen des Unbewußten.

Die nächsthöhere evolutive Stufe in der psychosomatischen Ordnung (l'ordre psychosomatique, vgl. Marty 1980) ist durch das *Prinzip der "Automation"* oder Wiederholung gekennzeichnet, welche die Konzentration auf wenige, nur gering schwingungsfähige psychische Funktionen zur Erhaltung einer basalen Stabilität nahelegt. Auf dieser Ebene entfaltet sich voll das oben beschriebene Syndrom der "pensèe opératoire". Es stellt eine nur sehr brüchige Überformung der allgemeineren Sensibilität dar. Zwischen beiden Niveaus bestehen laufende Rückkopplungsprozesse. Reduziert sich das geistige Leben auf eine "vie opératoire", verändert es auch dieses Wahrnehmungssystem. Das bei optimalen Entwicklungsbedingungen sehr feinfühlige Instrument im Umgang mit der subjektiven und objektiven Realität verliert seine diskriminative Fähigkeit und signalisiert eine ständige Bedrohung der elementaren psychophysiologischen Gleichgewichte. Eine harmonische Eingliederung in das reifste Niveau der Entwicklungshierarchie mit dem *Prinzip der "Programmation"*, also der Funktionalität eines hochstrukturierten psychischen Apparats ist somit blockiert.

Lebenserhaltende Funktion kommt zu Beginn der Ontogenese freilich in erster Linie der Zuwendung durch ein primäres Objekt, in der Regel der Mutter zu, die auch das Ausmaß und die Qualität der erotischen Entwicklung und damit ein überragendes Reorganisationspotential mitgestaltet.Charakterneurotische Abwehrformationen und eine sekundäre Erotisierung von somatischen Symptomen etwa in perversen Handlungen können dieses Potential verstärken und stellen wichtige Kompensationsmöglichkeiten primärer Defizite dar.

Desorganisations- und *Reorganisationsprozesse* bestimmen den Umfang und die Intensität der Anfälligkeit, in unspezifischen Spannungssituationen zu somatisieren. Marty schlüsselt diese Vulnerabilität in aufsteigendem Grade auf:

1. partielle Regressionen (Marty et al. 1979)
2. globale Regressionen (Marty 1969)
3. progrediente Desorganisationen (Marty 1968a).
4. primäre strukturelle Mangelzustände (Marty 1976).

Den einzelnen Niveaus ordnet Marty verschieden stark ausgeprägte Potenzen des Individuums zu, möglichen Desorganisationen entgegenzuwirken. Diese zunehmende Fähigkeit ist eng mit der Höhe der erreichten "libidinösen" Stufe korreliert. Eine grundsätzliche Defizienz der biopsychischen Abwehrmechanismen (primäre strukturelle Mangelzustände) vermag allenfalls ein spurenhaftes Selbstwert-und Sicherheitssystem aufrechtzuerhalten. Eine größere Stabilität erzielen archaische, aber sekundär libidinisierte Anpassungsformen, welche beispielsweise in perversen Aktivitäten durch ein buntes sexualisiertes Verhalten imponieren, das jedoch grundlegenderen Zielen der Selbsterhaltung dient. Symbiotische Lebensstile kennzeichnen schließlich sogenannte "allergische Objektbeziehungen" (globale Regressionen), die ebenfalls noch stark narzißtische Interessen unterstützen, aber schon lockere Ansätze von charakterneurotischen Strukturen zeigen. Ausgebildete Charakterneurosen gehen meist nur mit partiellen Regressionen einher.

In einer analogen Reihe werden qualitative Unterschiede in der Güte der Objektbeziehungen und das Ausmaß einer interpersonalen Abhängigkeit des jeweiligen Individuums aufgezeigt. Den klinischen und theoretischen Schriften Martys ist jedoch zu entnehmen, daß eine lineare Zuordnung der einzelnen Niveaus zu typischen Regressionsformen nicht gelingt, daß es sehr wohl fließende Übergänge zwischen den Ebenen gibt, wie er beispielsweise für eine Anzahl von "allergischen" Patienten beschrieben hat (Marty 1958). Die leicht mißverständlichen Bezeichnungen der diversen Regressionsverläufe zielen weniger auf Unterschiede in der aktuellen klinischen Symptomatik, sondern bedeuten mehr das Ausmaß der Neigung zur Somatisierung sowie die Chancen einer Reorganisation. Sie besitzen somit in erster Linie prognostische Bedeutung.

In den einzelnen Regressionskategorien häufen sich zwar einzelne distinkte Krankheitsbilder, ihre Auswahl scheint jedoch eher in der persönlichen Vorliebe des Forschers begründet zu sein. Dies bedarf sicher einer umfassenderen empirischen Überprüfung.

Besondere Aufmerksamkeit schenkt Marty (1976) jener Gruppe von Patienten, die seiner Meinung nach über keine neurotischen Mechanismen verfügen und durch eine extrem brüchige biologische Ökonomie gekennzeichnet sind. Konstitutionelle Faktoren und das Fehlen einer adäquaten mütterlichen Fürsorge bedingen diese "apparentes inorganisations". Auf sie trifft die beschriebene pathognomonische Trias, die "vie opératoire" in extremer Weise zu. Schon geringe Erschütterungen eines höchst labilen psychischen Gleichgewichts, das u.U. im Schutz einer starren Familienfassade geraume Zeit "Scheingesundheit" vorschützen kann, lösen schwer verlaufende Krankheiten aus, die nicht selten tödlich enden. Marty schildert in dieser Gruppe bestimmte Patienten mit plötzlichem Einsatz und malignem Verlauf eines juvenilen Diabetes.

Wenn Marty von einer *"psychosomatischen Regression"* spricht, so ist nicht die übliche neurosenpsychologische Konzeption einer *"libidinösen Regression"* gemeint, wie sie offensichtlich in den klassischen psychosomatischen Ansätzen intendiert war. Vielmehr charakterisiert er eine gerade durch das Auflösen sekundärer libidinöser Strukturen der psychischen Innenwelt, durch den Zusammenbruch lebenswichtiger Beziehungsstützen in Gang gesetzte Desorganisation. Diese greift störend auf fundamentale Regelkreise des Körpers über. Die "kurzschließende" Somatisierung, die in schweren Fällen als "progressive Desorganisation" (Marty 1968a) bezeichnet wird, läßt sich in milderer Ausprägung jedoch auch bei einigen vormals relativ stabilen, unauffällig angepaßten charakterneurotischen Patienten erkennen.

Die phänomenologisch verschiedenen Resultate der beiden Prototypen von "libidinöser" bzw. "psychosomatischer" Regression müssen auch zu einer differentiellen Gewichtung der traumatisierenden Auslösesituationen führen. Während psychoneurotische Reaktionen vor einem relativ intakten, wenngleich konflikthaften Gefüge der Objektbeziehungen und des narzißtischen Selbstwertsystems erfolgen und schnell auf bremsende systematische Abwehrmechanismen stoßen, bewirken vor allem narzißtische Kränkungen in "psychosomatisch strukturierten" Menschen die Aufgabe eines gesamten emotionalen Interessengebietes. Sie lösen eventuell "essentielle" oder "objektlose Depressionen" aus. Marty (1968b) versteht hierunter eine hoffnungslose, ohne psychischen Inhalt ausgezeichnete, durch innere Leere geprägte Grundstimmung des Individuums, die ein häufiges Vorstadium von schweren körperlichen Krankheiten charakterisiert.

Der *Zusammenhang von essentieller Depression, operativer Einstellung, psychosomatischer Regression* und *progressiver Desorganisation* rückt bei Marty nochmals die Eigenart des psychischen Apparats ins Licht der Aufmerksamkeit. Die seelische Instanz des Vorbewußten verliert mehr oder weniger ihre Doppelfunktion der Vermittlung gegenüber Unbewußtem und äußerer Realität. Die Wahrnehmung der Zerstörung tragender libidinöser Strukturen erzwingt eine Reihe von Handlungsmustern, welche ohne größeren "Gegenbesetzungswert" für die Auseinandersetzung mit unbewußten Strebungen oder wenig geeignet für die Aufrechterhaltung des Selbstwertsystems sind.

"Physische Erschöpfung bei einer wenig besetzten Arbeit ist zu einem der am stärksten frustrierenden Momente geworden, weil sie einen Zustand andauernder libidinöser Unbefriedigtheit hervorruft. Man arbeitet ohne direkte oder sublimierte libidinöse Befriedigungen, und in der Folge verhindert die Müdigkeit jede mögliche Befriedigung ebenso wie die aggressiven Reaktionen, die aus solchen Reaktionen resultieren" (Fain in: Marty et al. 1979, S. 892).
Und

"Der Kranke, der von einer operativen Funktionsweise seines psychischen Lebens betroffen ist, nimmt seinen Mangel korrekt zu funktionieren traumatisch wahr und riskiert eine gefährliche Regression" (Fain 1981, S. 281, e.Ü.).

4.1.4. "Dora" und die psychosomatische Frage

Ich bin mir bewußt, die Positionen der einzelnen französischen Psychosomatiker nur in groben Umrissen skizziert zu haben. Mit Absicht sind die schemenhaften Bilder der Klinik, welche die "Spezifität" psychosomatischer Patienten in ihrer typischsten Ausprägung widergeben sollen, unkommentiert an den Anfang gestellt. Entwicklungstheoretische Überlegungen schließen sich an und geben eine gegenüber neurotischen Manifestationen differentielle Fixierung und Grundstörung an. Der Hinweis auf die unterschiedliche Ausprägung der pathologischen Entwicklung erlaubt die Beschreibung mehrerer Somatisierungsniveaus.

Doch erweckt nicht die thesenhafte Darstellung einen Eindruck, den ich in meinen einführenden Bemerkungen gerade vermeiden wollte, nämlich psychosomatische Erscheinungen seien durch eine prinzipielle Schranke von psychoneurotischen getrennt? Führt die behauptete Diskontinuität nicht etwa in eine vergleichbare Sackgasse, die bei den amerikanischen Forschern zu einer konsequenten Ausgliederung des psychosomatischen Gegenstands aus der psychoanalytischen Perspektive drängte?

Zweifelsohne scheint mir in einigen Arbeiten besonders aus den Anfangsjahren der Pariser Schule ein zu hoher Preis für die Betonung des differentiellen Kriteriums bezahlt worden zu sein. Diese scheinbar strikte Opposition zwischen neurotischen und somatischen Phänomenen relativiert sich aber beachtlich, berücksichtigt man die Tatsache ihrer gemeinamen Verbundenheit innerhalb eines Individuums. Und sie verringert sich noch stärker, betrachtet man die klinischen Fakten in einer mehrdimensionalen Verflechtung anstelle einer unidirektionalen und additiven Ergänzung.

Einen präzisierenden und für eine integrative Sichtweise wertvollen Beitrag leisten die Autoren selbst durch die detaillierte Diskussion jenes Falles, der paradigmatisch die klassische psychoanalytische Position mitbegründen sollte: die Krankengeschichte der Dora (vgl. Marty et al. 1979). Sie wird in einen historischen Entwicklungsgang gestellt, der vom psychophysiologischen Standpunkt des "Entwurfs" (Freud 1895) zur Schaffung der originellen Metapsychologie (Freud 1915a)führte. Jene später lehrmäßig strikt getrennten aktual- und übertragungsneurotischen Anteile fanden in der Arbeit über die Hysterie Doras noch ein beispielhaft verquicktes wissenschaftliches Interesse. Die kritische Rezension der Freudschen Kasuistik durch die Pariser Psychosomatiker betont vor allem auch den ökonomischen Aspekt, der zwar in die neue Metapsychologie wohl integriert war, jedoch in der gängigen psychoanalytischen und damit auch psychosomatischen Literatur der Nachfolgejahre fast systematisch übergangen wurde (vgl. Parkin 1979). Sie zielt auf die ebenfalls von Freud vermerkte Undurchdringlichkeit, den unbestimmten Rest der Konversionshysterie ab, der allein schon durch den Einsatz des Körpers als Darstellungsebene für innerseelische Konflikte ins Spiel gelangt.

Diese deutende Nicht-Faßbarkeit kehrt aber als Grundelement einer psychoanalytischen Psychosomatik wieder und demonstriert, daß die Kategorie der Bedeutung bei allen verbal-interpretativen Auflösungsversuchen nicht das volle Wesen der klinischen Symptomatik umfaßt.

Christian David und Michel de M'Uzan (in: Marty et al. 1979) verweisen auf die großartige Technik S. Freuds, den Sinn der erzählten Träume, der vorgetragenen Assoziationen und produzierten Symptome von Dora zu erschließen. Sie unterstreichen aber auch seine Erkenntnis, von jenem "anderen, unbekannt gebliebenen Teile desselben Materials", der sich seinem Interpretationsbemühen entzog und der gerade zahlreiche somatische Reaktionen der Klientin betraf:

"Sie *agierte* so ein wesentliches Stück ihrer Erinnerungen und Phantasien, anstatt es in der Kur zu reproduzieren" (Freud 1905, S. 283).

Ein paradoxes Gegenüber von "Überdeterminierung" und "Indeterminiertheit" spiegelt sich besonders in der Doppeldeutigkeit der Konzeption des "somatischen Entgegenkommens", der organischen Grundlage der von Freud beobachteten hysterischen Phänomene wider. Nach Ansicht der Autoren sirnalisiert das hysterische Geschehen durch den entlastenden Rückgriff auf den Körper ein partielles Versagen der psychischen Arbeit und schränkt somit "den Wert einer Perspektive ein, der nur die Ausbildung rein psychischer Krankheitsformationen in den Blick kommt" (in: Marty et al. 1979, S. 900). Obwohl das klinische Bild der Hysterie nicht die mentale Komplexität der übrigen Psychoneurosen wie Phobie oder Zwang aufweist, ist das Konversionssymptom infolge einer leichten Verschieblichkeit libidinöser Ausdrucksweisen in somatische Funktionen besser geeignet, "nacheinander oder gleichzeitig mehrere Tendenzen zu repräsentieren und unterschiedliche Bedeutungen zum Ausdruck zu bringen" (ibid. S. 902).

Wenn auch die originelle Entdeckung Freuds von der "legendären Unwissenheit des Hysterikers" durch den Bezug auf einen "phantastischen" Körper die akademische Trennungslinie zwischen Psyche und Soma als willkürlich und künstlich identifiziert, so ist doch der potentielle Beitrag des Körpers zu einer Konfliktlösung nur im Rahmen der Integrationsfähigkeit der schon ausgebildeten psychischen Funktionen einzuschätzen. Dies macht es auch verständlich und sinnvoll, den Begriff des "somatischen Entgegenkommens" nur für Erwachsene mit einer ausgeprägten Beziehungs- und Phantasiestruktur zu verwenden. Die psycho-physische Ungeschiedenheit der frühkindlichen Verarbeitungsmodalität weist nämlich noch nicht jene Integrationskraft auf, die eine konstante Wahrnehmung einer veränderten Funktionalität von Organen und eine sich anschließende Symbolisierung voraussetzte.

Das Moment der *psychischen Arbeit,* das bereits konstitutiv in die psychoanalytische Definition des Triebes Eingang fand (vgl. Laplanche, Pontalis 1972), die *Repräsentationsleistung,* die A. Green (1980) als *Hauptfunktion des psychischen Apparates* ansieht, kann vornehmlich dann erkannt werden, wenn durch den Körper in Form einer somatischen Dysfunktion eine Erleichterung angeboten wird, "der an sich keinerlei Sinn zuzukommen scheint; erst sekundär wird er ihr verliehen. Es versteht sich von selbst, daß ein solcher Prozeß erst vorstellbar wird, wenn eine ausreichende Fähigkeit vorhanden ist, einen Wunsch oder einen Konflikt symbolisch darzustellen und ihm innerhalb einer Geschichte aus der Vergangenheit des Individuums Form zu verleihen" (in: Marty et al. 1979, S. 905).

Die Ersetzung eines persönlichen Problems durch einen körperlich-affektiven Zustand, nach Green (1976) dem Wesen der hysterischen Konversion, fordert aber eine noch weitergehende Untersuchung der Bedingungen dieses Manövers. Wisdom (1961/62) demonstriert, daß die symbolische Verkettung eines Körper-

teils mit dem, was er symbolisiert, eine weitere Verwendung als eigentliches
Funktionsorgan ausschließt, also den Verlust über die volle Verfügbarkeit des
Körpers bewirkt. Ferner scheint die psychoökonomische Entlastung durch den
Einsatz körperlicher Ausdrucksmittel nur auf Kosten einer Entdifferenzierung
des Symbolisierungsvorgangs möglich zu sein. Dies betrifft sowohl Funktionen
der Beobachtung wie der Darstellung. Mentzos (1971) spricht von einer "Veränderung der Selbstrepräsentanz in der Hysterie: Eine(r) spezifische(n) Form
der regressiven De-Symbolisierung". Es wird deutlich, daß die "Übersetzung"
einer Konfliktlage in eine primitive Körpersprache eine gewisse Plastizität
im Aufbau des Körperschemas, vor allem ein Unbestimmtwerden der Körpergrenzen
voraussetzt. Die Verwendung von körperlichen "Paläo-Symbolen" im Sinne Arietis (1967) führt aber sehr nahe an ein Niveau heran, auf dem die freie Kontrolle über Signale und Symbole verlorengeht und eng mit wahrnehmungsmäßigen und
motorischen Komponenten verknüpften, ursprünglicheren Aktionsschemata weicht.
Der hysterische Modus einer Konfliktlösung geht also parallel mit der zunehmenden Tendenz zu agieren (vgl. Freud-Zitat oben).

So ist es leicht vorstellbar, "daß es auch Symptomatiken ohne Konversionscharakter gibt, bei denen sich keine Beziehung mehr zwischen einer pathologischen
funktionellen Organisation und einer Konfliktkonstellation herstellen läßt,
die in jener vollständig zum Ausdruck käme. In diesen Fällen verweist das Symptom vielmehr auf eine Unfähigkeit zur Symbolisierung" (David, de M′Uzan in:
Marty et al. 1979, S. 905).

McDougall (1974) betont denselben Sachverhalt, wenn sie erklärt, daß jedes
somatische Ereignis innerhalb eines psychoanalytischen Prozesses darnach tendiere, sich an gerade aktualisierte Vorstellungen und Phantasien zu heften,
und so neue Möglichkeiten geschaffen werden könnten, auftretende Spannungen
besser zu erledigen. Die Tatsache der Verbindung von psychischen und somatischen Prozessen leugne jedoch nicht die Tatsache ihrer fundamentalen Verschiedenheit. Beide Ebenen seien vielmehr durch eine Eigengesetzlichkeit bestimmt.

Die Pariser Autoren sprechen meines Erachtens in ihrer Kritik eine oft gezeigte psychoanalytische Schwäche an, die sich insbesondere in einer psychosomatischen Diskussion als hinderlich erweist. Wenn viele Psychoanalytiker in
ihrer literarischen Arbeit häufig mit metaphorischen Begriffen einer "Körper"-
oder "Organsprache" argumentieren, vergessen sie sehr oft die Charakteristika
dieser "Sprache" anzugeben, die ein besseres Verständnis des verbalen Übersetzungsprozesses innerhalb der psychoanalytischen Situation erlauben würden.
Unter Bezug auf die originelle Grundarbeit Freuds wird nicht selten übersehen,

daß diese *Sinnkonstituierung von körperlichen Äußerungen meist nur durch die stellvertretende "aktive Arbeit" des Therapeuten möglich ist.* So können Interpretationsleistungen nicht an der Expressivität einer Konversionssymptomatik abgesichert werden, sondern in erster Linie an begleitenden psychischen Manifestationen wie etwa Träumen. Ja in gewisser Weise sei der Aktionsmodus des Hysterikers in seiner Beziehung zum Körper mit den Interpretationsversuchen des Analytikers gegenüber den noch sinnlosen somatischen Äußerungen seines Analysanden zu vergleichen. Stillgelegte Funktionen könnten so u.U. wieder mobilisiert und erste Konturen in eine amorphe Reaktionslage gesetzt werden. Der funktional enge Zusammenhang von Traummaterial und Konversionssymptomatik einerseits und dem Wiederholungscharakter zahlreicher Trauminhalte und dem Aspekt des verstärkten Agierens andererseits unterstreicht die eingeschränkten Möglichkeiten einer seelischen Verarbeitung in der Hysterie. Noch deutlicher zeichnen sich diese Momente bei grundlegenden somatischen Störungen ab.

Mit seiner "Fallgeschichte der Zeinab" ergänzt Sami-Ali (1969a) die psychosomatische Diskussion der Dora-Geschichte. In dieser klinischen Demonstration seiner genetischen Theorie des Körperbildes (s.o.) gibt er zugleich ein lehrhaftes Beispiel, wie psychosomatische Phänomene in ihrer spezifischen und historischen Dimension psychoanalytisch zu studieren sind. Er zeigt, daß sich die "essentielle Depression" seiner Klientin im Anschluß an eine Scheidung auf dem Hintergrund ihrer Charakterneurose entfaltet. Die Störung erlaubt ihr zwar einen Zustand, der frei von eigentlicher Trauerarbeit ist, bereitet aber letztendlich auch eine schwerere Somatisierung mit Urtikaria vor. Die Analyse sieht sich zunächst mit den typischen Problemen der "pensèe opératoire" konfrontiert. Sie kann sich aber an zwei unterschiedlichen Pfaden orientieren, nämlich an den Traumberichten und den einzelnen aktualisierten Stufen des Körperschemas. Die analytische Übertragung bewegt sich hierbei von einer oberflächlichen ödipalen Situation zu einer prägenitalen Beziehungskonstellation mit der Mutter. Sie erfaßt hier die narzißtische Organisation der Patientin und charakterisiert schließlich den Somatisierungsprozeß als eine vorübergehende Zerreißung des basalen Gleichgewichts der Patientin. Sami-Ali verdeutlicht, wie sich Träume und erlebte Körperlichkeit im Verlauf dieser Entwicklung verändern. So reflektieren die herausragenden Themen der Körpergrenzen des "Sich-Öffnens", "Sich-Schließens", "Eindringens", "Abweisens" in der Traumtätigkeit die Wagnisse der aktuellen Objektbeziehung. Auffällig erscheint die Parallelität zwischen Körperraum und der Raumkoordination des Traumes: das geträumte Gefühl der körperlichen Hemmung, der motorischen Sperre, des spannungsvollen Verlangens nach unmittelbarer muskulärer Entladung, die geträumte panische Angst vor dem Verlust des Verstandes, die vergeblichen Versuche zu denken und sich im Raum zu orientieren: "Eine Parallelität zwischen Körperbildern, die sich im Schutze der Träume loslösen, und der erlebten Körperlichkeit, welche diese beseelt" (Sami-Ali 1969a, S. 212, e.Ü.) ist offensichtlich.

Ganz klar bezeichnet der Autor zwei von einander zu trennende Niveaus des Körperschemas, so die ins Visuelle transponierten Körperbilder und das gespürte Körperliche (corps visuel und corps tactile). Während jedoch die Traumbilder vom eigenen Körper im Augenblick einer zwischen Analytiker und Analysandin real blockierten Beziehung eine Pufferfunktion übernehmen können, also entfachte Konflikte durch ihre Transfiguration in den Rahmen des Traumes weniger bedrohlich und bedrängend machen, ist diese relative Intaktheit der psychischen Arbeit, die einer Konversion vergleichbar ist, in der tatsächlichen körperlichen Erkrankung nicht mehr gegeben. Das Bild eines "zerschundenen Körpers" setzt sich von einer Urtikaria als Resultante des Somatisierungsprozesses strikt ab. Es ist festzuhalten, daß sich die eben angesprochene Beziehungsfunktion des Traumes nicht in der Verwendung eines bestimmten Traummaterials artikuliert, sondern in der Produktion der Träume selbst. Interessant ist, daß allein die Affekte einer szenischen Darstellung entweichen und sich außerhalb des Kontextes, abgespalten von ihrem wahren Objekt manifestieren (s.u.). Bedeutsam wirkt ferner, daß das Auftreten der Urtikaria mit dem allmählichen Verschwinden der Traumtätigkeit korreliert ist. Die Differenz zwischen dem "gesehenen" (corps vu) und dem "gespürten Körper" (corps senti) deckt zwei essentielle Strukturen auf, die verschiedenen Entwicklungsstadien entstammen. Die Urtikaria der Patientin erscheint innerhalb der analytischen Situation als prävisuelle Organisation des Körpers und des Raums mit der besonderen Funktion, eine fundamentale Veränderung des Beziehungssystems zu verhindern.

Während das *taktile Körperbild* bei der Urtikaria *relativ genaue Kenntnisse der Körperlichkeit* verrät, die jedoch *nicht verbalisierbar* sind, und u.U. erst im psychoanalytischen Prozeß rudimentären Sinn erlangen können, erlaubt das *visuelle Körperbild* in der Hysterie die *Übernahme von szenischen Rollen gemäß den populären Vorstellungen über den Körper*. Die psychische Ökonomie der Hysterie drückt sich in der fundamentalen Rolle der Repräsentanzen von Affekten, körperlichen Zuständen und Handlungen aus, welche zu Problemen von Liebe und Haß, aber auch von Verlust und Zerstörung in Beziehung gesetzt werden können (vgl. Green 1974). So ist auch Fains Behauptung (in: Marty et al. 1979, S. 921) "das hysterische Erleben kompensiert häufig frühe narzißtische Störungen" zu verstehen. Es gilt also stets im Kontext des jeweiligen Entwicklungsstandes zu entscheiden, ob bildhafte Repräsentationen eines Patienten, etwa in Träumen eine Abwehr gegen unbewußte Triebimpulse beinhalten, oder ob der bloße Status der Repräsentation selbst schon defensiven Zwecken dient. Mit Green (1980) könnte man auf die beiden seelischen Funktionen von *"contents"* und *"container"* verweisen, welche genau diese Differenz von lustvoller, wenn auch konfliktträchtiger Teilbefriedigung *(contents)* und elementarem Schutz *(container)* ausdrücken.

Für das diagnostische und therapeutische Vorgehen in der psychosomatischen Klinik muß deshalb eine umfassende Würdigung der Besonderheiten der Objektbeziehungen und des Übertragungsgeschehens, der Träume, Phantasien und der formalen Eigentümlichkeiten ihrer Mechanismen, der Aspekte der Gesamtsymptomatik und der allgemeinen Ökonomie des Verhaltens gefordert werden.

Nur in einer mehrdimensionalen Orientierung, die meiner Meinung nach modernen Vorstellungen der Ich-Psychologie sehr nahe kommt (vgl. deskriptive Entwicklungsdiagnose, Blanck, Blanck 1978, 1979) gelingt es, jene fruchtlosen, direkten lexikalischen Übersetzungsversuche aus zu Unrecht äquivalent eingestuften Darstellungsebenen zu umgehen. Diese Sichtweise ermöglicht es, von einer Beurteilung der reinen Phänomenologie der körperlichen Symptome abzurücken und die erschlossenen zugrundeliegenden Wunschphantasien als nur einen Endpunkt eines Entwicklungskontinuums aufzuzeigen, an dessen Anfang vielleicht unkoordinierte körperliche Reaktionen auf einen Objektverlust hin stehen.

Parallel hierzu steht die Erkenntnis, daß die Beschränktheit der funktionellen Integration im Sinne einer reifen psychischen Repräsentation eine deutliche Tendenz zum Agieren bedeutet und daß Konversion hier einen Versuch darstellt, diesem Flottieren wieder Sinn und Festigung zu geben, die eine bloße motorische Abfuhr nicht zuließe. Dieser doch sehr komplexe Ansatz bedeutet eine entschiedene Absage an die eindimensionalen, meist ausschließlich an der libidinösen Entwicklungslinie ausgerichteten klassischen Konzeptionen der Psychosomatik.

Die Vielschichtigkeit von somatischen Dysfunktionen und psychoneurotischen Bearbeitungsversuchen schließt jedoch die traditionelle Orientierung nicht aus, sondern integriert sie, wie Fain an der möglichen Umwandlung einer psychosomatischen Störung in eine hysterische Manifestation aufzeigt (s.o.). Daß hysterisches Erleben frühe narzißtische Störungen kompensieren, aber auch in einer Dekompensation depressive, paranoide oder stumme somatische Formen annehmen kann (vgl. Easser, Lesser 1965, Bastiaans 1974, Khan 1974, Kernberg 1975, Green 1976), führt an die aktuelle Diskussion der Psychoanalyse über Borderline-Erkrankungen und narzißtische Persönlichkeitsstörungen im Lichte einer modernen Objektbeziehungstheorie heran.

Eine kurze Zusammenfassung dieser grundsätzlichen psychosomatischen Standortbestimmung der Psychoanalyse an Hand der berühmten Fallgeschichte "Dora", ergänzt durch die Vignette der "Zeinab" ergibt folgende im Auge zu behaltende Gesichtspunkte:

- ein Plädoyer für eine multimodale Erforschung psychosomatischer Phänomene, die sich im Herausarbeiten selbständiger, jedoch miteinander zu verbindender Entwicklungslinien (vgl. Freud, A. 1963) ermöglichen ließe, insbesondere aber für die Berücksichtigung der subjektiven Affektivität und Körperlichkeit als notwendige Ergänzung zur traditionellerweise betonten bewußten oder unbewußten Kognitivität

- damit einhergehend die strenge Absage an eindimensionale, lineare Strategien und Erklärungsmodelle

- ein geforderter Verständnisansatz für das Zusammenspiel "narzißtischer" und "libidinöser" Größen innerhalb einer entwicklungstheoretischen Perspektive

- einen zuverlässigen Indikator für die Qualität der "Beziehung" von Psyche-Soma in der Reife und im Strukturierungsgrad des psychischen Apparats, was nicht das Axiom ihrer grundsätzlichen Dualität erfordert, sondern auf eine komplexe Entwicklungsleistung hinweist

- das de facto Aufgeben der ödipalen Entwicklungsstufe mit ihren psychischen Strukturierungskonsequenzen als diagnostische Hauptbezugsachse und das Betonen einer Entwicklungsdiagnose, welche der Sicht vom "ego as organizing process" (vgl. Blanck, Blanck 1979) sehr nahe steht.

4.2. Differenzierte Heterogenität des "psychosomatischen Phänomens"

Die Kritik an den theoretischen Mängeln der klassischen psychosomatischen Konzepte der Psychoanalyse geht einher mit der Enttäuschung über die mühevolle und sehr oft wenig fruchtbare praktische Arbeit mit psychosomatischen Patienten im traditionellen Rahmen der orthodoxen Psychoanalyse.

- Ruesch formuliert dieses Unbehagen treffend in seiner "infantilen Persönlichkeit". Trotz der prinzipiellen Schwierigkeiten, die sich aus einer Überzeugung vom entwicklungsmäßigen Stillstand, vom Reifedefekt psychosomatischer Patienten ergeben, bleibt für ihn ein Rest an therapeutischem Optimismus. Dieser gründet sich auf eine spezifische Adaptation der psychoanalytischen Technik, auf die Veränderung von der ausschließlichen Einsichtslehre zur Therapie der lernenden Erfahrung.

- Bei Nemiah und Sifneos bedingt die Frustration eine Verabschiedung der Psychoanalyse in der Psychosomatik und bedeutet die Hinwendung zur vermeintlichen Sicherheit der neuroanatomischen und -physiologischen Forschungsansätze.

- Das Konzept der "pensèe opératoire" der französischen Schule führt die behauptete "Heterogenität" der psychosomatischen Erkrankung in ihrer extremen Ausprägung vor Augen, bereitet aber durch die Unterscheidung verschiedener Regressions- bzw. Somatisierungsniveaus eine sinnvolle klinische Relativierung vor.

Die Existenz der "Alexithymie", der "pensèe opératoire" oder des "psychosomatischen Phänomens" (Stephanos 1973) scheint in der klinischen Erfahrung der psychosomatischen Medizin unbestritten zu sein. Die globalen Konzeptionen verraten jedoch noch wenig über die nosologische Verbreitung, die therapeutische Veränderbarkeit, den prozeßhaften Stellenwert oder den Beitrag zur Ätiologie, Pathogenese und Aufrechterhaltung von somatischen Symptomen. Es ist nur einleuchtend, daß ein psychoanalytischer Ansatz all diese Fragen nicht vollbefriedigend zu beantworten vermag. Einige Möglichkeiten möchte ich doch herausgreifen:

- Sieht man die in den phänomenologischen Größen implizierte "Heterogenität" nicht als eine prinzipielle Trennung von psychosomatischen und psychoneurotischen Patienten an, sondern als qualitative Differenzierung zugrundeliegender Mechanismen des psychischen Apparats, über die potentiell jedes Individuum in unterschiedlicher Ausprägung verfügt, so läßt sich jener Faden vom differentiellen Vergleich der "Psychosomatiker" und "Psychoneurotiker" auf einer gemeinsamen Beschreibungsebene für die vorgestellten psychischen Funktionen wieder aufnehmen.

- Eine kursorische Übersicht über wenige Krankheitsbilder erlaubt das Ausmaß des "alexithymen" Anteils sinnvoller einzuschätzen und läßt Spekulationen über seinen Beitrag zum Krankheitsgeschehen zu.

- Eine inhaltliche und formale Analyse der Träume von psychosomatischen Patienten liefert wichtige ergänzende Erkenntnisse, die sich oberflächlichen empirischen Interviewsituationen häufig entziehen.

4.2.1. Empirische Relativierung

4.2.1.1. Empirische Untersuchung des alexithymen Aspekts bei psychoneurotischen und psychosomatischen Patienten

Die Arbeiten von Rads (1977, 1979, 1981) versuchen an Hand objektivierbarer

Parameter, die *theoretisch postulierte "Heterogenität" testempirisch zu überprüfen*, durch den Bezug auf Vergleichsgrößen wie Selbst- und Idealbild (Gießentest), Phantasietätigkeit (Rorschach), Sprachverhalten (kontentanalytische Auszählung von Sprachvariablen) und Aufschlüsselung der Angst- und Aggressionsformen (Gottschalk-Gleser-Kontentanalyse) über eine *differenzierte klinische Gemeinsamkeit* von sogenannten "psychosomatischen" bzw. "psychoneurotischen" Patienten herzustellen. Seine Untersuchungen erfolgen im Rahmen einer poliklinischen psychosomatischen Ambulanz. Sie werden an zwei hinsichtlich Intelligenz, Alter, Geschlecht und sozialer Determinanten abgestimmten Gruppen von Patienten mit einem dominierenden seelischen (N, 40 Patienten) bzw. körperlichen Beschwerdeangebot mit organdestruierendem Prozeß (P, 40 Patienten) durchgeführt. In beiden Gruppen sind die Strukturdiagnosen (hysterisch, zwanghaft, depressiv, schizoid) etwa gleich verteilt. Die diagnostische Aufteilung erfolgt gemäß eines psychoanalytisch geführten Erstinterviews und nach internistischer Abklärung der somatischen Beschwerden. Bei den "psychosomatischen" Patienten (P) überwiegen eindeutig Störungsbilder aus dem Gastrointestinaltrakt (Ulcus = 14, Colitis ulcerosa/Crohn = 11), während die "psychoneurotischen" Patienten (N) vorrangig über Ängste, Konzentrationsstörungen, Unwertsgefühlen, Depressionen und Kontaktschwierigkeiten klagen. Innerhalb der Großgruppen (N, P) wird für den Verlauf der Studien nicht weiter nach Einzeldiagnosen aufgeschlüsselt. Es muß offen bleiben, inwieweit eine andere Zusammensetzung der Krankheitsbilder zu einer Verschiebung der zu berichtenden Resultate geführt hätte. Es ist ferner im Auge zu behalten, daß sich die testpsychologischen Untersuchungen auf das sprachlich-kognitive Medium beschränken. Erinnert man sich der vorangestellten Hinweise auf eine fundamentale Störung in der Affektivität und Körperlichkeit zahlreicher "psychosomatischer" Patienten, so ist der notwendige kritisch-relativierende Rahmen gesetzt.

1. Die Beschreibung des *Selbst- und Idealbildes* von P, die uns hier hauptsächlich in der abgrenzenden Formulierung gegenüber N interessiert, zeigt mittels *Gießen-Test*:

   - einen eher angepaßten, unauffälligen Menschen, der in der Regel seine Interessen im "Lebenskampf" besser durchsetzt,
   - der weniger in Auseinandersetzungen verwickelt ist und mehr als von außen gelenkt beschrieben werden muß,
   - der sich selbst jedoch durch Änderungen äußerer Lebensbedingungen weniger beeinflußt sieht,
   - der seltener sehr bedrückt ist und kaum Gedanken über innere Probleme anstellt
   - der behauptet, er könne seinem Partner weniger Liebe schenken, und eine

tiefe Verunsicherung unter seiner "Pseudonormalität" verrät,
- der in seinen Idealvorstellungen einen allgemein geringeren gefühlsmäßigen Aufwand in Hinsicht auf Bedürfnis nach und Schenken von Liebe zeigt,
- der mehr Wert darauf legt, nach außen zu gefallen und sich überraschenderweise hier wenig Änderungen der seelischen Verfassung durch äußere Umstände erwartet,
- der aber eine Steigerung seines Selbstwertgefühls durch positive Veränderungen an seinem Arbeitsplatz erhofft.

Selbst- und Idealdarstellung des "Psychosomatikers" verraten tendenziell einen ausgeprägteren Mangel an Autonomie. Sowohl die Gestaltung seiner Objektbeziehungen als auch der Hang zur unauffälligen Mitte und "Normalität" decken starke Bedürfnisse nach psychosozialer Stabilität frei, die grundlegende Unsicherheiten der Selbstorganisation ausgleichen sollen.

V. Rad gibt sich überrascht, wie "deutlich bereits auf der relativ eindimensionalen Ebene eines Fragebogentests sich die beiden Gruppen voneinander unterscheiden". Er stellt fest, "daß diese unterscheidenden Merkmale den Hypothesen entsprechend indirekt ein Bild widerspiegeln, das mit dem psychosomatischen Phänomen gut in Einklang zu bringen ist" (v. Rad 1977, S. 67).

2. Ein wertvoller Beitrag gelingt von Rad, indem er die *klinisch-deskriptiv behauptete Phantasiearmut* eines "psychosomatischen" Patienten mit metapsychologischen Aspekten der *psychoanalytischen Phantasielehre* verknüpft und die Basis für eine empirische Überprüfung schafft.

Die in der Phantasie verankerten psychischen Funktionen der Entlastung des Triebdrucks durch ihre wunscherfüllende Eigenschaft und des Triebaufschubs im Probehandeln betreffen sehr wichtige Momente der inneren und äußeren Realitätsanpassung und signalisieren eine potentiell größere Unabhängigkeit von der konkreten Situation und der Realpräsenz eines bedürfnisbefriedigenden Objekts.

Beide Funktionen lassen sich in einem vorher definierten *Rorschach-Phantasiesyndrom* (vgl. Vogt, v. Rad et al. 1979) operationalisieren. Die Rorschach-Parameter der 'Menschenbewegungen', der 'Proportion von formbetonten und formunabhängigen Farbantworten', der 'Gesamtantwortzahl', die 'Variabilität der Inhalte' erlauben die markierende Festlegung eines restringierten und eines damit konstrastierenden geweiteten Erlebnistyps. Sie geben Aufschluß über Denkstil, Objektbeziehungen, raum-zeitliche Orientierung und Triebimpulskontrolle (v. Rad 1977, Vogt, v. Rad et al. 1977):

- Ein gut ausgeprägtes Phantasiesyndrom findet sich signifikant häufiger für die hysterische und narzißtische Untergruppe von N.
- Der Rorschach-Test vermag die zwischen "depressiv-zwanghaft" und "alexithym" mögliche klinische Unterscheidung nicht widerzuspiegeln.
- Der Erlebnistypus bei P muß als restringiert beschrieben werden. Er kennzeichnet im Vergleich zu N eine erheblich eingeengte Erlebnisfähigkeit auf der Ebene der Selbsterfahrung, der Vorstellung und Phantasie und des mitmenschlichen Kontaktbereichs.

Wenngleich anzunehmen ist, daß der psychoanalytische Phantasie-Begriff aspektweise komplexer und vielschichtiger als das Rorschach-Phantasie-Syndrom ist, und einige testtheoretische Unsicherheiten zu diskutieren wären, läßt sich auch in diesem Abschnitt eine postulierte Differenz zwischen P und N im Sinne der Hypothese bestätigen.

Wichtig erschiene mir eine ähnliche, empirisch abgesicherte Aufschlüsselung von Struktur- und Inhaltsunterschieden, wie sie beispielsweise de Boor (1965/65) klinisch-anekdotisch vorbereitete. Er charakterisierte die Phantasiegehalte bei Psychosomatosen im Vergleich zu Neurosen als:

- inhaltlich generell vager und strukturell diffuser
- ohne personale Ganzheitsobjekte mit einem Überwiegen von Zwei-Personenkonflikten (= Mutter-Kind)
- dynamisch schwer verbalisierbar
- ohne Bearbeitung durch reifere Ich-Organisationen
- mit häufigem Unlustcharakter, der mehr Züge eines totalen Selbstverlustes und weniger einer Kastrationsangst trägt
- zwar bildlich beschreibbar, jedoch hauptsächlich taktil wahrnehmbar.

De Boors unvermittelt vorgetragene Skizzen einer eigentümlichen Phantasiestruktur zahlreicher "psychosomatischer" Patienten erhalten die Möglichkeit einer ontogenetischen Einordnung, wenn sie mit Susan Isaacs (1948) klassischer Abhandlung von "nature and function of fantasy" verknüpft werden. So weisen sie eine große Ähnlichkeit mit den ersten Stufen der Phantasieentwicklung auf, die als frühe Wahrnehmungen und affektive Interpretationen von Körperempfindungen beurteilt werden müssen. Diese Phantasien werden als Empfindungen registriert und erst später in plastischen Bildern und Szenen überformt. Sie finden nicht unbedingt Anschluß an verbale Systeme. Die in den Ergebnissen v. Rads auftretende Eingeschränktheit des Phantasiesyndroms bei "psychosomatischen" Patienten könnte also in einer ungenügenden Überführung dieser frühen körperlich-affektiven Wahrnehmungsgehalte in imaginative und verbal-kognitive Repräsentanzen mitbegründet sein. Folglich müßten sie auf einer vorrangig sprachlichen und vorstellungsbezogenen Untersuchungsebene als Mangel imponieren. Der Nachweis einer ätiologischen Relevanz dieser unvollständigen Transformation für eine somatische Reaktionsbereitschaft in Belastungssituationen wäre freilich noch zu führen.

3. Eine *klassisch-kontentanalytische Auszählung* verschiedener *Sprachvariablen* in einer TAT-Untersuchung, einer Erlebnisgeschichte mit offenem, zu komplementierendem Ende und eines psychoanalytischen Erstinterviews zeigt eine ebenfalls hoch signifikante Differenz zwischen beiden Gruppen. Sowohl die Analyse auf dem strukturalformalen Niveau der Worte und Sätze wie auf der Ebene der dyadischen und dialogischen Variablen von Sprechsequenzen der einzelnen Partner und konkreten unterstützenden Interventionen des Interviewers demonstriert bei P im Vergleich zu N (v. Rad 1977, v. Rad et al. 1977, vgl. zur Ergänzung Overbeck 1975, 1977a):

- eine niedrigere Gesamt-Wortproduktion
- einen selteneren Gebrauch von "ich" und einen vermehrten von "man"
- eine häufigere Verwendung von Hilfsverben (sein, haben) und eine seltenere von Adjektiven
- einen verschwindenden Einsatz von "Gefühlsworten" bei einem Dominieren von Begriffen mit kaum subjektiv gefärbter Konnotation
- zahlreiche grammatikalisch-unvollständige Sätze
- das Auftreten häufiger, als inhaltsleer und gespannt verspürter Gesprächspausen und zahlreiche für den weiteren Fortgang des Interviews notwendige Vorgaben des Therapeuten.

Die Ergebnisse scheinen also wiederum auf einer verbal-kognitiven Ebene die vor allem von der Bostoner und Pariser Schule festgehaltenen klinischen Beobachtungen zu unterstützen, ohne natürlich deren therapeutische Konsequenzen im einzelnen nahezulegen. Aufgreifen möchte ich jedoch eine Bemerkung von M. Mitscherlich(1977, S. 71), welche den Hinweis auf die geringe Gefühlsbetontheit des Sprachstils von psychosomatischen Patienten weiter relativieren könnte (vgl. auch Zepf, Hartmann, Wagner 1981). Sie betont eine von ihr häufiger beobachtete Eigenart von "Psychosomatikern", auftretende subjektive Probleme in Metaphern körperlichen Empfindens und Schmerzerlebens auszudrücken, die für einen bestimmten Persönlichkeitssektor eine sensumotorische Wahrnehmungsstufe im Piagetschen Sinne verraten.

4. Die *Gottschalk-Gleser-Kontentanalyse* erlaubt eine differenzierte Beschreibung und qualitative Erfahrung verschiedener *Aggressions-* (nach außen - offen/verdeckt/gesamt, nach innen - ambivalent/gesamt) *und Angst-* (Todes-, Verletzungs-, Trennungs-, Schuld-, Scham-, diffus, Gesamt-) *Formen,* wie sie

sich bewußtseinsnah in der manifesten Sprache eines psychoanalytisch geführten Interviews ausdrücken. Diese Inhaltsanalyse liefert bei v. Rad (1977, v. Rad et al. 1979) den einzigen direkt-indirekten empirischen Beitrag für die uns interessierende affektiv-körperliche Dimension bei "psychosomatischen" Patienten in einer konkreten sozialen Situation.

Die Profile in den Gottschalk-Gleser-Skalen bestätigen, daß P durchgehend weniger manifeste ängstliche und aggressive Gefühle äußern. Besonders auffällig sind die Unterschiede der nach innen gerichteten Aggression sowie der Schuld-, Scham- und Trennungsangst. Bedeutsam erscheint die für N hohe Korrelation von Schuldangst und nach außen gerichteter Aggression und die für P von Schamangst und nach innen geleiteter Aggression. Die Skalen erfassen freilich nur aktuelle und möglicherweise schnell sich verändernde bewußte und weniger vorbewußte oder "gebundene" Affekte. Auffallend ist aber der im Gegensatz zu anderen Affektskalen überraschend hohe Wert von P für die Unterskala "Verleugnung" (vgl. als Gegenargument zu Nemiah 1975).

Mit seinen grundlegenden empirischen Beiträgen möchte v. Rad keineswegs ätiologische Hypothesen entscheiden oder metapsychologische Folgerungen voreilig ziehen. In der Übernahme der theoretischen Einsichten der französichen Psychosomatik und in der testpsychologischen Präzisierung und Operationalisierung ihrer Gedanken, die er trendmäßig bestätigen kann, mahnt er aber zur Vorsicht gegenüber linearen und eindimensionalen Erklärungsmodellen, wie sie in der klassischen Psychosomatik der Psychoanalyse vorherrschen.

Es ist aber weiterhin klar, daß die gefundenen Unterschiede in den beiden Gruppen N und P nicht eine exklusive klinische und theoretische Trennung fordern, sondern ein gleitendes Spektrum, welches den Übergang zwischen den Extremvarianten charakterisiert. Eine Nachuntersuchung von N und P nach einigen Jahren mit ähnlichen Meßinstrumenten, vor allem mit dem Gießen-Test vermittelt folgendes Bild:

"Neurotisch Kranke entwickeln sich durch eine Gruppen-Psychotherapie in Richtung einer gestärkten Fähigkeit zu stabilen Partnerbeziehungen, sie empfinden sich als unbefangener und interessierter am anderen Geschlecht, gehen auf eine feste "Objektbeziehung" zu. Man kann dies als eine Entwicklungsveränderung *auf ödipalem Niveau* ansehen. Bei den *psychosomatisch Kranken* zeigt sich ein gestärktes Selbstwertgefühl im Sinne größerer Unabhängigkeit: Sie können Gefühle (Ärger) zeigen, sich durchsetzen und besser bei einer Sache bleiben, und sie erleben sich jetzt als viel phantasievoller. (Bei diesem Item ändert sich bei den Neurotikern überhaupt nichts!) Hier finden sich also Entwicklungen, die mehr den *prägenitalen Konfliktbereich* berühren. Beiden Gruppen gemeinsam ist dann schließlich das Gefühl, weniger bedrückt zu sein, und somit leichter aus sich herausgehen zu können....
Die eingangs beschriebenen Auffälligkeiten psychosomatischer Kranker dürfen keinesfalls als starre, festliegende und unveränderliche Persönlichkeitsdefizite angesehen werden. Sie sind vielmehr, zumindest in der Tendenz,

durch eine Psychotherapie erreichbar und korrekturfähig" (v. Rad 1981, S. 16, 17).

4.2.1.2. Differentielle Ausprägung des alexithymen Potentials bei heterogenen Krankheitsbildern

Die Untersuchungen von Rads sprechen für generelle Unterschiede in zwei heterogen gruppierten "psychoneurotischen" und "psychosomatischen" Patientenkollektiven. Sie bestätigen tendenziell die Existenz des alexithymen Phänomens bei der "psychosomatischen" Stichprobe. Von größtem Interesse sind aber Angaben über die *Prävalenz der "Alexithymie"* oder "pensée opératoire", um realistische Schätzungen über den Beitrag dieses Zustands zu einem Krankheitsgeschehen treffen zu können, wie sie der theoretische Vorspann über den Zusammenhang von der mangelhaften Funktionstüchtigkeit des psychischen Apparats und einer größeren Somatisierungstendenz nahelegt.

Mehrere Arbeiten Overbecks (1975, Overbeck, Biebl 1975, Overbeck 1977a, 1979) zielen auf eine Teilbeantwortung dieses Fragenkomplexes. Seine Ergebnisse sind um so aufschlußreicher, als sie an einer großen Anzahl von Ulcus-Patienten erhoben sind, die ja bei der Gruppe der "Psychosomatiker" v.Rads weit über ein Drittel stellten.

Während die Einzeldurchführung des Gießen-Tests Aussagen über die psychische Struktur, die Grundstimmung und das psychosoziale Beziehungsgefüge eines individuellen Patienten ermöglicht, erlaubt die statistische Analyse gemäß der in einer Selbstwahrnehmung hervortretenden Dimensionen der Abhängigkeitskonflikte, des despressiven Rückzugs, des sozialen Scheiterns, der Überangepaßtheit und der interpersonalen Beziehungsprobleme eine faktorenanalytische Aufschlüsselung der bunt gemischten Krankheitsgruppe der Ulcuspatienten und damit die eventuelle Entdeckung einer "alexithymen" Untergruppe. Eine weitere Verfeinerung der statistischen Verarbeitung der Daten gemäß einer abgestuften Diskriminanzanalyse ergibt einen Darstellungsraum mit den Achsen der psychosozialen Integration, der Triebregulierung und der Lösungsmöglichkeiten internalisierter Konflikte.

In der Tat kristallisiert sich mit dieser kombinierten statistischen Technik eine gesuchte "alexithyme" Untergruppe heraus (Gruppe der "alexithymen" oder "psychosomatischen" Ulcus-Patienten). Sie läßt sich folgendermaßen charakterisieren:

- Die Patienten dieser Gruppe gestalten die Interviewsituation steril, leer und kurz.

- Sie sprechen über keinerlei konflikthafte Abhängigkeitsbedürfnisse, kennen kein Ausagieren, verfügen also über kein offensichtliches Bedürfnis- oder Konfliktbewußtsein.
- Sie liefern ein uncharakteristisches, diffuses Bild ihrer körperlichen Beschwerden im BSB (s.O.), was eine schwache Wahrnehmung oder eine Unsensibilität gegenüber körperlichen Prozessen oder eine verleugnende Grundeinstellung gegenüber der Krankheit reflektieren könnte.
- Sie stammen aus einem relativ schlechten sozialen Milieu, fühlen sich sozial sehr integriert und angepaßt und legen größten Wert auf stabile Objektbeziehungen.
- Sie erkranken typischerweise oft schon bei geringsten familiären Veränderungen, erleben jedoch keinerlei depressive Gefühle, verneinen jegliche Unterschiede zwischen sich und den Familienmitgliedern und sind hartnäckige Verfechter einer "somatischen" Krankheitstheorie.

Eine relativierende Übersicht über die *heterogene Gruppe der Ulcus-Patienten* ergibt:

"1. Der psychisch "gesunde" Ulcuskranke

   Persönlichkeiten mit guten Ich-Funktionen und stabilen Objektbeziehungen, die bei massiver, unspezifischer oder spezifischer (aus dem oralen Erlebnisbereich stammender) psycho-sozialer Belastung unter starker Ich-Regression und Resomatisierung bei gewisser Disposition des Magens an einem Ulcus als einer einmaligen psychosomatischen Reaktion erkranken. (Von Ulcus-Krankheit im engeren Sinne würde man hier nicht sprechen).

2. Der charakterneurotische Ulcuskranke

   Die charakterneurotischen Ulcuskranken mit pseudo-unabhängigen Reaktionsbildungen oder zwanghaft-depressiven Zügen mit den auch für ihre Umgebung spürbaren oralen Konflikten (z.B. der aggressive Spannung verbreitende "leitende Angestellte"), die schließlich bei chronischem Verlauf unter besonderen Erlebnissen einer Kränkung, einer Versagung, eines Liebesverlustes nach zweiphasiger Verdrängung mit einem Ulcus dekompensieren.

3. Der soziopathische Ulcuskranke

   Die ich-schwachen, passiv-abhängigen Patienten mit extremer Objektangewiesenheit, die zu Triebdurchbrüchen oder paranoid-querulatorischen Verhaltensweisen neigen, die ihre oralen Konflikte auch als "asoziale Patienten" (z.B. ulcuskranke Alkoholiker, Rentenneurotiker) agieren, schon bei kleinen äußeren Versagungen an Liebe und Zuwendung erkranken, und deren Magen-Darm-Störung als ein ihren psychischen Bedürfnissen entsprechender Organmodus oder physiologisches Korrelat verständlich erscheint.

4. Der "psychosomatische" Ulcuskranke

   Die ausdruckslosen, phantasiearmen Persönlichkeiten, die eigentümlich starr und mechanistisch in Lebensweise und Objektbeziehungen erscheinen, die auch im Untersucher das Gefühl der völligen Beziehungsleere erzeugen, in Mitmenschen sich nur selber zu sehen vermögen und die bei unspezifischen Belastungen und Krisen (oft auch im Zusammenhang mit einem Objektverlust) habituell psychosomatisch reagieren. Häufig kommt es neben der Ulcuserkrankung auch zu anderen psychosomatischen Störungen, wie Fieberreaktionen, Herzbeschwerden, Rheumatismus, Tuberkulose etc. Weiterhin findet man bei diesen Patienten gehäuft Unfälle und Operationen.

5. Der "normopathische" Ulcuskranke

Die extrem auf Verhaltensnormalität bedachten, überangepaßten Ulcuskranken mit deutlichen Ich-Einschränkungen aufgrund starker Verleugnungstechniken (z.B. gegenüber der Realität und dem eigenen Erschöpfungszustand und körperlichem Befinden), die sich als Arbeiter oder kleine Angestellte meist mit doppel-beruflicher Tätigkeit in einem chronischen autodestruktiven, streßähnlichen Überbelastungszustand befinden, aus dem heraus sie dann häufig mit foudroyanter Ulcussymptomatik erkranken" (Overbeck, Biebl 1975, S. 562-563).

Zweifelsfrei zeigen einige Patienten, vor allem der Gruppe 4 und 5 die typischen Charakteristika der "Alexithymie" oder "pensèe opératoire". Overbeck sieht sich jedoch nicht imstande, von einem allgemeinen "psychosomatischen Phänomen" mit dem Anspruch einer generellen Validität für alle psychosomatischen Erkrankungen zu sprechen, weisen testpsychologische Daten doch in nur 20% und klinisch-psychotherapeutische Angaben in nur 15% in diese Richtung. Der Autor läßt die Frage der *Beziehung von Alexithymie und Entwicklung einer psychosomatischen Erkrankung offen*. Als sehr erforschungswürdig erachtet er jedoch den Zusammenhang von unterschiedlicher Ausprägung der Alexithymie und distinkten Krankheitsformationen und ferner die Interrelation von Schwere und Dauer einer Erkrankung und Umfang alexithymer Charakteristika.

Genau diesem ersten Sachverhalt nähert sich die japanische Forschergruppe um Nakagawa, Sugita, Nakai und Ikemi (1979). In *vergleichenden Studien* liefert sie erste Ergebnisse über die *Ausprägung alexithymer Merkmale bei verschiedenen Verdauungskrankheiten,* so bei Patienten mit chronischer Pankreatitis, Ulcus pepticum, Colitis ulcerosa und Colon irritabile. Die testtheoretische Aufgliederung des je typischen Verhältnisses von alexithymen zu neurotischen Persönlichkeitszügen ist hierbei beabsichtigt. Ihre Befunde legen nahe, daß Patienten mit einem Colon irritabile die häufigsten neurotischen Auffälligkeiten bieten, Patienten mit einem "definitiven" Typus einer chronischen Pankreatitis und solche mit Colitis ulcerosa trotz der Ernsthaftigkeit ihrer Krankheit sich nach außen hin stabil und sozial angepaßt geben, aber die höchsten alexithymen Werte erreichen. Patienten mit Ulcus pepticum rangieren mit ihrer Scores für Neurotizismus und Alexithymie zwischen diesen beiden Gruppierungen.

Eine nähere Betrachtung der Daten für die einzelnen Krankheitsbilder vermittelt einen aufschlußreichen Einblick in eine bunte Heterogenität. Die Gruppe der Patienten mit chronischer Pankreatitis gliedert sich in einen "definitiven" (definite) und einen "mutmaßlichen" (suspicious) Typus, bei dem etwa der Alkoholkonsum keine primäre Rolle spielt.

Die Untergruppe des *D-Typus* umfaßt vorrangig Männer im Alter von 40-50 Jahren, mit Klagen über Verdauungsstörungen und klar lokalisierbaren Bauchschmerzen, ausgiebigem Alkoholkonsum und Genuß von fetten Speisen als präzipitierenden Krankheitsauslösern, Alkoholabhängigkeit als bestimmenden Faktor für das Anhalten der Symptome, hervorstechende normale Charakterzüge, die bei näherer Untersuchung ausgeprägte Zwanghaftigkeit, Perfektionismus, Rigidität und Überanpassung erkennen lassen, sehr schwierigen, vor allem rationalisierenden Kommunikationsmustern in der Arzt-Patient-Beziehung, zahlreichen Trennungserlebnissen von den Eltern in der frühen Kindheit und häufigen ernsten, mitunter lebensbedrohlichen Ereignissen in der übrigen Anamnese.

Diese Daten sprechen trotz der relativ guten sozialen Stellung und der geringen unmittelbaren Rolle psychosozialer Streßfaktoren für tieferliegende Störungen im Prozeß der Persönlichkeitsbildung, für eine Überangepaßtheit als dominierendem Muster gesellschaftlicher Orientierung und Trinkgewohnheit als einzige Entlastungsmöglichkeit für chronische Spannung und blockierte Emotionalität, Alkoholabhängigkeit mit konsequenter chronischer Pankreatitis.

Die Untergruppe des *S-Typus* hingegen umfaßt in erster Linie Frauen unter 30 Jahren, mit einem ziemlich undifferenzierten somatischen und psychischen Beschwerdeangebot, depressiven, hypochondrischen oder angstbetonten Spannungszuständen vor und während der Erkrankung, psychosozialem Streß als bestimmenden Faktor für Entstehung und Dauer der Symptome, ausgeprägten neurotischen Tendenzen, aber gutem emotionalen Rapport in der Arzt-Patient-Beziehung.

Trotz zahlreicher Gemeinsamkeiten im klinisch-internistischen Bild unterscheiden sich Patienten mit Colon irritabile und Colitis ulcerosa fundamental in ihrer psychologischen Struktur. Erstere tendieren dazu, ihre Probleme in neurotischen Symptomen auszudrücken, letztere zeigen sich ausgesprochen alexithym und verdecken ihre Beeinträchtigung hinter Pseudonormalität und Überanpassung zu ungunsten bewußt erlebbarer Emotionen, vor allem aggressiver Impulse und körperlicher Sensationen. Ihre schier völlige psychische Unauffälligkeit bei oberflächlicher psychiatrischer Untersuchung (vgl. Feldman et al. 1967), die mit Zügen schwerer Psychopathologie und tiefer Störung bei psychoanalytisch orientierter Exploration kontrastiert (vgl. Jackson 1977), ist seit langem bekannt.

Die unterschiedliche Ausprägung von alexithymen und neurotischen Persönlichkeitsanteilen, ihr beinahe reziprokes Verhältnis bei diversen Störungen des Gastrointestinaltraktes führt bei den japanischen Autoren zur *Hereinnahme weiterer relevanter Faktoren in das Alexithymie-Konzept:*

- eine Überanpassung an die unmittelbare soziale Umwelt,
- das Beibehalten verzerrter, schädigender Lebensstile,
- das mangelnde Gewahrwerden körperlicher und affektiver Regungen.

Die empirische Tatsache der ungleichen Verteilung alexithymer Merkmale definiert nach wie vor nicht eindeutig die Natur der Beziehung von Alexithymie und Krankheitsformation. Wenngleich ein *ursächlicher Beitrag des alexithymen Potentials zum Krankheitsgeschehen* sehr wahrscheinlich ist, lassen sich bislang nur gesicherte Angaben über seinen engen Zusammenhang zur *Aufrechterhaltung der somatischen Symptomatik* formulieren (vgl. Dirks, Robinson, Dirks 1981, Kleiger, Dirks 1980), ebenso zur sehr ungünstigen *Gestaltung der Arzt-Patient-Beziehung* infolge einer hauptsächlich diffus vorgetragenen, unverständlichen Schmerzsymptomatik, welche einen Circulus vitiosus von zahllosen diagnostischen Prozeduren, ineffektiven Behandlungsversuchen und notgedrungener psychiatrischer Überweisungen eröffnet (vgl. Flannery 1977, 1978, Brown, Fukuhara, Feiguine 1981). Es geht auch bei eingeleiteten psychotherapeutischen Heilverfahren mit einer hohen "drop-out"-Quote einher (vgl. Pierloot, Vinck 1977).

Der kurze Überblick über einige empirische Untersuchungen zum Konzept der Alexithymie legt *zusammenfassend* eine allgemein differentielle Ausformung bei psychosomatischen gegenüber psychoneurotischen Patienten nahe, er läßt den jeweiligen Anteil bei einer vermutlich stets heterogenen nosologischen Einheit erkennen, verweist auf die verschiedene prozentuale Beteiligung bei anatomisch verwandten Krankheitsprozessen und erlaubt erste Spekulationen über den Beitrag zur Ätiologie, Pathogenese und Aufrechterhaltung von distinkten Krankheitsbildern.

Den einzelnen empirischen Forschungsvorhaben ist der psychoanalytische Hintergrund immer noch anzusehen, doch die gewählte Selbstbeschränkung auf eine weitgehend objektive Datenerhebung ist sehr deutlich.

Einen tieferführenden, eher am genuin psychoanalytischen Vorgehen orientierten Ansatz liefert uns eine detaillierte formale und inhaltliche Analyse von Traumserien psychosomatischer Patienten. Sie liefert wichtige ergänzende Erkenntnisse zum Phänomen der Alexithymie.

4.2.1.3. Alexithyme Auffälligkeiten in Träumen psychosomatischer Patienten

Das Unvermögen, Gefühle zu erleben und auszudrücken, läßt als Möglichkeiten ein prinzipielles Versagen zu, Gefühle trotz intensivster Provokation überhaupt zu verspüren, aber auch ein gewisses Registrieren von Gefühlen ohne die Fähigkeit freilich zu einer adäquaten Beschreibung oder Lokalisierung innerhalb des Körpers. Einen wertvollen Beitrag zur Aufhellung dieses Sachverhalts leistet Levithan in zahlreichen Einzelarbeiten über die Traumcharakteristika von psychosomatischen Patienten mit alexithymen Merkmalen (vgl. Levithan 1976/77, 1978, 1980a, b, c, 1981a, b, c, 1982).

Levithan (1980a) bezeichnet bei ihnen als *häufigste wiederkehrende inhaltliche Dimensionen des manifesten Traums* Situationen, welche den Verlust von wichtigen Bezugspersonen, die Trennung von Partnern, traumatische Ereignisse, die Verleugnung der eigenen Krankheit, persönliche Kränkungen und Niederlagen oder Terrorerlebnisse darstellen. Die Träume lassen die höchst aufschlußreiche *Abstufung der Affektschicksale* erkennen (1978):

1. keinerlei Wahrnehmung von Gefühlen in erschreckend fordernden Szenen,
2. besonders intensive und anhaltende traumatische Erlebnisse, die trotz einer gewissen Aufnahme durch den Träumenden zu keinem Aufwachen führen,
3. die Projektion von eigenen Gefühlen auf einen anderen Traumcharakter,
4. das intensive Erleben von Traumgefühlen, die in völligem Kontrast zur strikten Emotionskontrolle des Patienten im Wachleben stehen.

Von besonderem Interesse scheint hierbei der Einsatz der Projektion zu sein, der eine gewisse Entwicklungsstufe der seelischen Funktionstüchtigkeit verrät und einen ersten Schutz für das Traum-Ich ermöglicht. Der Gebrauch der Projektion hat eine Spaltung von psychischen und somatischen Prozessen zur Voraussetzung: So erlebt der Träumende, wie seine eigenen Gefühle, beispielsweise heftige Trauer von einer anderen Traumfigur stellvertretend ausgedrückt werden, muß jedoch entdecken, wie er selbst indessen sein Kopfkissen naßgeweint hat. Die Beziehung zwischen Traumperson und anderem Traumcharakter ist nicht beliebiger, sondern narzißtischer, vor allem spiegelnder Natur (vgl. Kohut 1973). Zweifelsohne liefert der *projektive Abwehrmodus* ein sinnvolles klinisches Kriterium, die globale Gruppierung psychosomatischer Patienten weiter zu differenzieren.

Die inhaltlichen Momente des manifesten Traums machen das überwiegende *Auftreten weitgehend grober Affekte und Triebregungen* verständlich. Es dominieren Gefühle von Traurigkeit und Panik (1980a, c), gefolgt von offen-aggressiven und inzestuösen Motiven (1981a, b, c, 1982), die keiner Traumzensur unterliegen.

Die Existenz von gefühlhaften Zuständen, die dem Wachbewußtsein entzogen sind, belegt eindeutig die Möglichkeit unbewußter Affekte, die durch eine Konzeption der Affekte als ausschließlich energetische Entladungsphänomene in Frage gestellt würden.

Eine vorsichtige Abgrenzung der *Träume in psychosomatischen* von solchen *in traumatischen Situationen* bringt einen zusätzlichen Erkenntnisgewinn (1980b, c, 1981).

Schon S. Freud (1920) hob als entscheidende Bedeutung des traumatisch induzierten Wiederholungszwangs die Bindung einer exzessiven Energie innerhalb des psychischen Apparats hervor. Nach verschiedenen Traumata einsetzende repetitive Traummuster zeigen nicht nur das Versagen der wunscherfüllenden Funktion an, sondern gleichzeitig das Zusammenbrechen eines wirksamen Schutzes für den Organismus gegenüber den Effekten eines voll wahrgenommenen wiederkehrenden Traumas.

Typische Katastrophenträume stützen sich auf einen spezifischen Ereignistyp im Wachleben, der zur Registrierung eines Erlebnisses mit der Auflösung des Körperbildes führte, ohne aber den Körper zu zerstören. Levithan nennt Beispiele von Grand-mal-Anfällen, Stürzen aus großer Höhe, Narkosezwischenfällen oder Verbrennungen. Es ist bezeichnend, daß die realen Erlebnisse in ihrer originalen Form fast nie im Wachleben erinnert werden können:

"Wie auch immer, keiner dieser Träume umfaßt in seinem manifesten Inhalt die erschütternde Erfahrung. Wir können deshalb annehmen, daß der Anteil des ursprünglichen Erlebnisses, welcher das Körperbild direkt affizierte, als sensorischer Eindruck auf einem basalen geistigen Niveau registriert worden ist, aber keinen Anschluß an das Wach-Ich fand" (1980b, S. 278, e.Ü.).

Die Schaffung einer kohärenten psychischen Erfahrung, also "die Aufgabe, das vorstellungslose Trauma ins Bildhafte zu übersetzen" (1976/77, S. 6), scheint folglich der Stufe der wirklichen Abwehr vorauszugehen (vgl. auch Fain 1981, S. 288). Das Traum-Ich ist tatsächlich aber zu schwach, das Trauma zu modifizieren oder den Träumer noch rechtzeitig vor dem Augenblick der Vernichtung zu wecken.

Eine Gegenüberstellung von wiederkehrenden traumatischen Aspekten in Träumen psychosomatischer Patienten läßt ebenfalls das Versagen der Ich-Abwehrfunktionen zum Schutz des Selbst erkennen; in den typischen Traumpassagen kommt es hierbei weniger zu einer totalen Zerstörung, aber immerhin zu einer fundamentalen Deformation des Körperbildes. Während also in traumatischen Zuständen Traumerlebnisse der Desintegration und Fragmentierung überwiegen, treten bei psychosomatischen Prozessen Angriffe auf die körperliche Hülle etwa in Form von Erstechen und Erschießen in den Träumen hervor. Erstere führen am nächsten Morgen häufig zu einem Erwachen in Depersonalisation und Stupor und nehmen den im Traum demonstrierten "mind-body-split" ins Wachleben herüber, letztere resultieren eher in der Dysfunktionalität eines Organsystems. Diese Befunde kommen der theoretischen Unterscheidung einer traumatischen Neurose von einer Psychosomatose durch Sami-Ali (1969a, s.o.) überraschend nahe.

Tatsächlich vorherrschende Affekte, aggressive und sexuelle Impulse und vor allem schmerzliche Trauerprozesse, die aber dem Bewußtsein entzogen sind, eignen sich für das Verständnis einer Überstimulierung physiologischer Systeme ohne aktuellen externen Streß. Die *Möglichkeit einer Schrittmacherfunktion für somatische Krankheiten von typischen, sich wiederholenden Traummustern* muß ernsthaft in Erwägung gezogen werden, ist doch die Feed-back-Schleife zwischen tieferen Hirnstrukturen und kortikalen Zentren durch das Wegfallen der Gefühlskomponente, der Signalfunktion der Affekte unterbrochen, der zähmende und integrierende Einfluß auf die physiologischen Anteile der Affekte nicht mehr gegeben, und somit die Bahn für eine ständig aufs neue einsetzende, desorganisierende Reizüberflutung geebnet:

"Es ist deshalb anzunehmen, daß diese Träumer nicht imstande sind, Intensität und Dauer des physiologischen Outputs zu regulieren, der (z.B.) mit Trauer verbunden ist, so daß er unter Umständen Grenzen überschreiten kann, die für eine gesunde Funktionsweise statthaft sind" (1980a, S. 234, e.Ü.).

Ein eventuelles Forcieren von somatischen Dysfunktionen durch den Zusammenbruch funktionstüchtiger Abwehrmechanismen während des Traumes wird noch wahrscheinlicher, berücksichtigt man die größere Labilität der autonomen und hormonalen Systeme während der Traumphasen und kalkuliert man ein, daß diese Belastung bereits Jahre vor dem definitiven Ausbruch der Krankheit bestehen kann (1981a).

Der Autor (1981b) fügt einen weiteren bedeutsamen Gesichtspunkt hinzu, der die traditionellerweise auf die innerseelische Perspektive konzentrierte psychoanalytische Psychosomatik ergänzt. Das Studium der Krankheitsverläufe von Anorexie-Patientinnen demonstriert eine unverstellte, ungehemmt-triebhafte Ausdrucksform ihrer Träume.

Das offensichtliche Versagen der Abwehrprozesse innerhalb des psychischen Raums macht häufig eine supplementäre externale Abwehr in bulimischen Attacken notwendig. Dieses Bulimiepattern leitet eine hyperaktive, zuweilen hypomanische Stimmung ein, in der eine ausgezeichnete Kontrolle von negativen Affekten gelingt, die aber in Phasen von Nicht-Essen einem Mischzustand aus Angst, Depression, Ruhelosigkeit und allgemein körperlichem Unwohlsein weichen kann.

Bereits Lewin (1950) hatte auf die potentiell euphorisierende Stimmungsveränderung während des Essens hingewiesen, da es glückliche Erinnerungen wiederbelebe, die das schläfrige und satte Kleinkind im Verschmelzungsprozeß mit der Mutter erfahre. Die präverbale Repräsentation dieser Eindrücke erlaubten eine spätere Übernahme in Dienste der Abwehrprozesse. Die defensive Operation mittels aktivierter oraler Lust würde sehr effizient ungünstige Vorstellungen aus dem Bewußtsein fernhalten, aber gerade durch dieses triebhafte Eßverhalten den eigentlichen Krankheitsprozeß weiter vorantreiben.

Die detaillierte Analyse von Träumen bei psychosomatischen Patienten gibt Aufschluß über die Schicksale affektiver Erlebnis- und Ausdrucksformen, die dem Wachbewußtsein entzogen sind. Sie erkennt im Versagen der innerseelischen Abwehrmechanismen während des Schlafes eine bedeutsame Analogie zu traumatischen Zuständen und eine mögliche Schrittmacherfunktion in der somatischen Symptomproduktion (vgl. Warnes, Finklestein 1971). Die in Träumen zutage tretenden unwirksamen Verarbeitungsmodi verlangen häufig ergänzende Verhaltensstrategien, die im Rahmen einer versuchten Affektkontrolle direkt den Krankheitsverlauf beeinflussen können.

Setzt man diese psychoanalytisch gewonnenen Erkenntnisse über die Funktionalität von Träumen in Beziehung zu modernen neurobiologischen Daten über Schlaf, Traum und Phantasie, so ergeben sich einige erstaunliche Parallelen (vgl. Flannery, Taylor 1981). Traum wird hier zwar weniger als "Hüter des Schlafes" konzipiert, sondern Schlaf unter normalen Bedingungen so gesehen, daß Träumen möglich wird, also als kontinuierliche neurale Aktivität mit phasischen Veränderungen, die eine Flut von Bildern freisetzen, die wiederum das Unbewußte infiltrieren, um hier wunscherfüllenden Ausdruck zu finden. Die komplementären Phantasieproduktionen werden als fortgesetzte Phasen eines Tageszyklus identifiziert.

Die individuelle Fähigkeit, bewußte und vorbewußte Phantasien zu unterhalten und wunscherfüllende oder experimentierende Träume auszubilden, wird in einem engen Zusammenhang mit der Aufrechterhaltung einer autonomen Stabilität, eines leibseelischen Wohlbefindens gesehen (vgl. Fiss 1979). Psychosomatische Störung als Alternative zur Phantasie (vgl. Tennes, Lampl 1969), die Relation von psychophysischer Symptombildung, Alexithymie und Schlafstadien (Warnes 1976/77, Tantam, Kalucy, Brown 1982) und das reziproke Verhältnis von Phantasie, Traum und Schmerzwahrnehmung (vgl. Kaplan, Wogan 1976/77) bilden einige ergänzende Schwerpunkte dieser empirischen Forschungsrichtung.

4.2.2. Objektbeziehungstheoretische Eingliederung

Die gesicherte klinische Beobachtung "alexithymer" oder "operativer" Phänomene in der Therapie zahlreicher psychosomatischer Patienten konzentriert sich auf die strukturellen Charakteristika der demonstrierten Psychopathologie, führt zu einer metapsychologischen Einschätzung und versucht einen allgemeineren Beitrag zu einer Persönlichkeitspsychologie des "psychosomatischen Patienten".

Dieser *individualpsychologische Standpunkt* fordert zwar unterschiedliche Akzente in der psychoanalytischen Therapie, läßt aber häufig das aktuelle Geschehen zwischen den analytischen Partnern und die entsprechenden Rahmenbedingungen dieser Begegnung außer Acht. Er verstellt somit eine wichtige Informationsquelle psychodynamischer Prozesse. Daß "die Psychoanalyse eine Technik der menschlichen Entwicklung oder Verwandlung und nicht ein Verfahren ist, in dem es um die Enthüllungen der Einstellungen eines 'je schon gebildeten Apparates' geht" (Loch 1974), kennzeichnet aber beispielhaft den Ansatz zu einer psychoanalytischen *Objektbeziehungstheorie*. Diese thematisiert die engen Zusammenhänge zwischen dem Aufbau innerseelischer Strukturen und den bestimmenden Austauschprozessen eines Individuums mit seinen wichtigen Bezugspersonen, seinen primären Objekten. Sie stellt auch den theoretischen Hintergrund für die Arbeiten von S. Stephanos (1973, 1975, 1976, 1978a, b, 1979a, b, 1980, 1982, Stephanos, Auhagen 1977, 1978, 1979, Stephanos, Berger 1979a, b, Stephanos, Biebl, Plaum 1976) dar, der mit seiner Konzeption des "psychosomatischen Phänomens" die originellen Anregungen der französischen Autoren zu reformulieren versucht und sie derart in die Psychosomatik der Bundesrepublik einführt.

Die zentrale Rolle der Subjekt-Objekt-Transaktionen auch in einer somatischen Pathologie wird deutlich, wenn er postuliert:

"Eine Person kann körperlich erkranken, wenn Veränderungen im Feld seiner interpersonalen Beziehungen seine innere Sicherheit zerstören und seine grundlegende Ökonomie erschüttern" (1980a, S. 234, e.Ü.).

Eine Objektbeziehungstheorie als organisierender Rahmen für die im Wechselspiel von Übertragung und Gegenübertragung aktualisierten klinischen Prozesse stützt sich auf die Hypothese, daß Objektbeziehungen im Erwachsenenleben Schemata reflektieren, die in früher Kindheit strukturiert worden sind, daß jedoch keine realen Homologien zwischen den zeitlich entfernten Entwicklungsstadien bestehen (vgl. Sadow 1979). Gerade für das Auftreten von präverbalen affektiven und körperlichen Dysfunktionen im analytischen Geschehen muß festgehalten werden:

"Diese archaischen Erinnerungen sind für das Bewußtsein zumeist unveränderlich nicht verfügbar, bevor sie als Übertragungen gewöhnlich in der Form von Handlungssequenzen auftauchen" (Gedo 1981, S. 214, e.Ü.).

Es sind also die eigenständigen Bedingungen des analytischen Raums notwendig mitzudenken, wenn Stephanos in seinem Entwurf des "psychosomatischen Phänomens" entwicklungstheoretische Argumente anführt, ohne dabei auf eigentliches Wissen einer psychoanalytischen Entwicklungspsychologie zu rekurrieren.

Die Sonderstellung, welche die realen Objekte der Lebenswelt für das leib-seelische Befinden des "Psychosomatikers" einnehmen, berührt eine von Anfang an in der psychoanalytischen Literatur der Psychosomatik als typisch erachtete Abhängigkeitsthematik zahlreicher psychosomatischer Patienten. Es sei aber nochmals erwähnt, daß diese nicht als ein isoliertes Spezifikum anzuführen ist, sondern nur im Verein mit den weiteren Charakteristika der diversen Entwicklungslinien (vgl. Freud, A. 1963), die multidimensional den psychanalytischen Beitrag zur Psychosomatik begründen sollen. Doch auch dieses Vorgehen vermag letztlich keine kausalen Bezüge für umrissene Krankheitsbilder zu formulieren. Ein reduktionistischer Standpunkt, die Position einer reinen "Psychogenität" ist deshalb auch von psychoanalytischer Seite her zu verlassen.

So entfällt zunächst die Verpflichtung, eine spezifisch "psychosomatogene" Objektbeziehung zu skizzieren. Trotz einer unbestreitbaren formalen Eleganz engt beispielsweise der in einem Sozialisationsmodell herausgearbeitete Objektbeziehungstypus bei Zepf (1976a, b, 1981) die theoretische Perspektive angesichts einer bunten Fülle klinischer Eigenheiten eher ein. Allenfalls läßt sich in dieser einen Entwicklungslinie eine Äquivalenz der Beziehungsstruktur etwa zur Borderline- oder narzißtischen Persönlichkeitsstörung formulieren, wobei jedoch ein pauschaler Verweis auf "Narzißmus" oder "Psychosenähe" vermieden werden sollte. Eine differentielle psychoanalytische Charakterisierung ist vielleicht mit dem schon erwähnten Breitspektrumansatz ("fulcrum") der einzelnen Entwicklungslinien durch Blanck und Blanck (1979) zu erzielen, die aufeinander bezogene Probleme der Selbstwertregulierung und Objektabhängigkeit im Rahmen einer sukzessiven Subjekt-Objekt-Ausgliederung der frühkindlichen Entwicklungen herausarbeiten.

4.2.2.1. Psychosomatisches Phänomen, primäre Identität und primäre Mütterlichkeit

Ich möchte kurz die Gedankengänge Stephanos wiedergeben, dabei aber einige wichtige ergänzende theoretische Querverbindungen zu anderen Autoren aufzeigen.

Stephanos greift die Annahmen der französischen Schule von frühen ontogenetischen Störungsbedingungen für das Auftreten der "pensèe opératoire" und die damit eng verbundenen psychosomatischen Prozesse auf. Seine modifizierte Vorstellung vom *"psychosomatischen Phänomen"* ergibt sich hauptsächlich aus der konzeptuellen Verknüpfung *"psychosomatischer Fixierungsmechanismen"* in einer *"physiologischen Vor-Ich-Phase"* (vgl. James 1966) mit den Ideen einer *"Grund-

störung" (vgl. Balint 1970), eines *"environmental failure"* während der frühkindlichen Entwicklung (vgl. Winnicott 1965).

Nach Stephanos (1978a, b, Stephanos, Berger 1979a) weist die typische Rolle eines realen Objekts für die Aufrechterhaltung der inneren Balance und des "narzißtisch-energetischen Gleichgewichts" (Stephanos 1973), die nicht auflösbare Verflechtung von extremer Objektangewiesenheit, Selbstsicherheit und Selbstwertgefühl, auf Defekte im Bereich der "primären Identität" (vgl. Lichtenstein 1964).

Die *"primäre Identität",* eng verwandt mit der "primären Identifikation" (Loch 1969) vermittelt in den ersten Lebensmonaten noch kein eigentliches Identitätsgefühl, da sie in der symbiotischen Kind-Mutter-Einheit, in einer noch völligen Subjekt-Objekt-Ungeschiedenheit gründet. Als das Resultat einer mütterlichen Spiegelung, einer Reflexion durch Berührung, Geruch und andere koenästhetische Sensationen stellt es für das Kind aber ein erstes Organisationsprinzip zur Verfügung, auf das hin die Repräsentation von gesonderten physischen und psychischen Zuständen orientiert wird. Dieses Entwicklungsstadium ist in seiner Funktionalität eher davon bestimmt, übermäßige unlustvolle, traumatisierende Stimulationen zu vermeiden als primär lustvoll aktiv zu bewirken. Diese fundamentale Strukturbildung garantiert noch vor den beginnenden Individuationsschritten und den Möglichkeiten der Selbstregulierung den Zusammenhalt labiler Organsysteme des Säuglings. In ihrem Gehalt deckt sie sich jedoch fast vollständig mit der Bedeutung, welche das heranwachsende Wesen für die unbewußten Bedürfnisse der Mutter hat. Loch (1981a) sieht in der Gegebenheit dieses primären Selbst ein erstmalig gelungenes Zusammenspiel von erotischen und destruktiven Kräften, die eine Weiterentwicklung prinzipiell ermöglichen. Sein symbiotisches Potential übt aber zeitlebens eine regressive Anziehung aus. Es strebt danach, sich zu "duplizieren" (S. 55). Sein besonderes Gewicht erhält es, da es eine erlebnismäßige, immer in Wahrnehmung und unmittelbarer Motorik vollzogene erste legitimierte Existenzform trägt. Seine subjektive Triebrealität bleibt hierbei noch von der "narzißtischen Struktur" der Mutter bestimmt. Die erlebnishaft-affektiven Qualitäten dieser archaischen Erfahrungen bilden eine ständig aktive Motivationsquelle für individuelles Verhalten und sind auch einer späteren bildhaften oder sprachlichen Überformung nicht unbedingt zugängig (vgl. Gedo 1979). Sie sind dem bewußten Zugriff meist rätselhaft entzogen.

Ohne sich im einzelnen näher auf zeitliche Abschnitte festzulegen und entsprechende Parallelen zur unterschiedlichen Ausformung des "psychosomatischen Phänomens" zu ziehen, besteht die "psychosomatische" Bedeutung dieser Entwicklungsphase für Stephanos darin, daß sie eine allgemeine präverbale Grundlage für entscheidende Differenzierungsschritte im Aufbau tragender Objektbeziehungen und reifer Selbstinstanzen darstellt, also den Weg der Individuation begünstigt oder erschwert. In psychopathologischer Hinsicht vermittelt sie Einblick in Funktionsmechanismen zahlreicher Patienten der psychosomatischen Klinik.

Das Prinzip der Vermeidung von Unlust oder auch der Sicherheit (vgl. Sandler 1961, Bastiaans 1974, 1977) steht in direkter Korrespondenz zur "*primary maternal preoccupation*" (Winnicott 1958), einer Fähigkeit, die Stephanos als die Bereitschaft der Mutter beschreibt, "ihren libidinös besetzten Körper, ihre psychobiologischen Funktionen, für kürzere oder für längere Zeit, immer aufs neue, doch immer uneingeschränkt, ihrem Kind, das sie als Bestandteil ihres Selbst erlebt, zur Verfügung zu stellen" (Stephanos, Berger 1979a, S. 238). Diese Form der Mütterlichkeit (vgl. obige Beschreibung der "primären Identität") kann nur gelingen, wenn sie auf einer gesicherten feminin-sexuellen Identität beruht, was im Anschluß an Braunschweig und Fain (1971) für Stephanos (1978a, b) bedeutet, daß die Mutter nicht nur als umklammernde Beschützerin ihres Kindes (als "objet de pare-excitations"), sondern auch als die sexuell Geliebte und Liebende ihres Mannes (als "l'amante") klar erkennbar sein muß. Die akzeptierte Sexualität der Mutter ist somit eine entscheidende Voraussetzung dafür, daß das Kind in den unvermeidlichen Phasen vorübergehender Trennung, in denen sich die Mutter u.a. ihrem Mann zuwendet, zu einer ersten "Besitzergreifung des Objektes" (vgl. Sami-Ali 1969b) gelangen kann. Von gleichrangiger Bedeutung ist jedoch auch, daß die Mutter ihrem Kind zu Zeiten des Beisammenseins vermittelt, daß es einen geliebten und lustvollen Körper besitzt, den es in Phasen der Trennung als einen wichtigen Trostspender aktiv erfahren kann (vgl. Stephanos 1979a). Entscheidende Marksteine für die sukzessive Entfaltung autoerotischer Aktivitäten werden in diesem Abschnitt gelegt.

Den Zusammenhang von Reizschutz, Phantasie und Autoerotik habe ich bereits bei Fain und Kreisler (1980) erwähnt, welche zwei Prädispositionen zu einer mißlingenden *Kompensation* einer zugrundeliegenden tieferen Störung anführen:

- ein strenges mütterliches Verbot jeglicher autoerotischer Erfahrungen,
- das kontinuierliche Sich-Anbieten der Mutter als einziges Objekt der Befriedigung und der leibseelischen Wegbarkeit.

Diese tiefere Störung betrifft aber die Gestaltung der symbiotischen Phase selbst und führt zur Prägung einer pathologischen Objektbeziehung mit zugeordneten "psychosomatischen Fixierungsmechanismen" als deren klinischer Ausdruck. Diese machen mit Marty (1976) die "ligne de faiblesse", die latente

Schwäche im "mechanistischen Sektor" eines Individuums aus, im späteren Leben unter Belastung somatisch zu dekompensieren.

4.2.2.2. Psychosomatisches Phänomen und Grundstörung

Wenngleich Stephanos die Konzeption Balints (1970) der *"Grundstörung"* zum näheren Verständnis heranzieht, gelingt meines Erachtens die Thematisierung für eine psychosomatische Perspektive nicht vollständig. Balint bezeichnet mit "Grundstörung" einen spezifischen Abschnitt in der psychoanalytischen Therapie, in dem der Analysand objektgerichtete Wünsche zunächst nur andeutungsweise, oft begleitet von Widerwillen und sporadischer Panik, schließlich aber in freudiger Erwartung an den Analytiker stellt, als Ausdruck eines urtümlichen, in der Kindheitsentwicklung ungesättigten Liebesbedürfnisses. Diese aktualisierte "primäre Liebe" beinhaltet weniger eine leidenschaftliche sexuelle Erregung als mehr ein zärtliches Wohlgefühl, eine extreme Einseitigkeit im Verlangen, geliebt zu werden, eine angestrebte "allumfassende Harmonie mit der Umwelt", welche eine "ohnmächtige Abhängigkeit" schafft. Dieses prekäre Verhältnis ist jedoch ständig bedroht von Versagungen, die vernichtende Angst und zerstörenden Haß freizusetzen vermögen.

"Grundstörung" (basic fault) drückt so eine zweifache Regression aus, in der sich Ziele der narzißtischen Befriedigung und der originären Objektsuche verschränken. In diesem Stadium der psychoanalytischen Behandlung sind Worte ohne konkrete, symbolhafte Mitteilung, sie tragen lediglich die erlebnisgebundene Bedeutung von "Anwesenheit", "Zuwendung", "Begegnung" versus "Angriff", "Rücksichtslosigkeit", "Zurückweisung":

"Dieser vermeintliche Sprachverlust ist im Grunde ein Distanzverlust, durch den das Geschehen in der Behandlung magische, überwältigende Bedeutung für den Patienten erhält, der scheinbar nur noch nach Anerkennung oder Ablehnung gewichten kann" (Ermann 1980, S. 317).

Der Dynamik der "Grundstörung", dem "Mangel, in der Beziehung nicht erkannt zu werden", kommt jedoch auch die Chance eines "Neubeginns", eine wichtige Reparationsfunktion zu. Innerhalb einer tragfähigen analytischen Begegnung, die vor allem die spannungsgeladenen symbiotischen Wünsche toleriert, kann "die Transformation einmal der inneren Präobjekte in die inneren Objekte der Vorstellung und Empfindung (*Subjekt*konstitution) sowie die äußeren Objekte der Wahrnehmung (*Objekt*konstitution), zum anderen der inneren und äußeren Objekte in innere und äußere Objektrepräsentanzen (logische Trennung von Subjekt und Objekt) mit Ziel der *psychischen Strukturbildung*" (Goeppert 1976, S. 67) vorangetrieben werden.

Es ist jedoch charakteristisch, und dies erscheint mit sehr bedeutsam, daß dieses Geschehen an die Bedingungen des psychoanalytischen Rahmens gebunden ist. In Alltagskommunikationen bzw. in der Anfangsphase der psychoanalytischen Begegnung treten Patienten vielmehr mit einer eifrigst verdeckten Pathologie der "Grundstörung" auf und zeigen eher spezifisch ausgebildete Anpassungs- und Kontrollmechanismen. Im demonstrierten klinischen Bild imponieren also die sekundären Folgeerscheinungen der Grundstörung. Balint (1960) liefert uns durch die Beschreibung zweier extremer Typen des Bindungsverhaltens gegenüber Objekten unterschiedliche Ausgänge einer mißlungenen *"primären Objektliebe"*, welche Stephanos in seinen Arbeiten nicht ausdrücklich berücksichtigt, die aber nichtsdestoweniger eine vorteilhafte Differenzierung von Objektbeziehungen psychosomatischer Patienten ermöglichen:

- Der *"Oknophile"* setzt sich mit der traumatischen Erfahrung der gestörten Harmonie einer Subjekt-Objekt-Einheit autoplastisch auseinander. Er paßt sich dem geliebten Objekt an, macht sich unter Preisgabe weiter Teile seiner Identität von ihm abhängig. Er sieht sich jedoch in dieser Dualunion mißtrauisch der ständigen Gefahr des Verlassenwerdens gegenüber.

"Die Oknophilie ist demnach verbunden mit einer *Fixierung an die Verleugnung der unabhängigen Existenz des Objektes*" (Goeppert 1976, S. 68).

- Der *"Philobat"* bildet zunächst ebenfalls seine Ich-Funktionen im unmittelbaren Wirkkreis des primären Objekts aus, versucht jedoch bald aktiv seine Umwelt im eigenen Interesse zu verändern und zu manipulieren, seine narzißtische Kränkung alloplastisch zu kompensieren. Um eine eigene Abhängigkeit zu verleugnen, strebt er danach, neue Objektbeziehungen überlegen und herablassend zu gestalten, ist aber stets gedrängt, eine symbiotische Beziehung aktiv wiederherzustellen.

"Der Philobatismus ist demnach verbunden mit einer *Fixierung an den Zwang der ständigen Wiederholung traumatischer Situationen*" (Goeppert 1976, S. 69).

Es sei nur angemerkt, daß die Resultate der "Grundstörung" weitgehend der Spaltung des Selbst (self split) in ein wahres (true self) und in ein falsches Selbst (false self) bei Winnicott (1965) entsprechen. Für eine psychosomatische Diskussion bedeutsam ist die bislang weitgehende Vernachlässigung der "philobatischen" Kompensationsmöglichkeit.

4.2.2.3. Psychosomatisches Phänomen und symbolhafte Repräsentanzenbildung

Der wechselhafte Verlauf der Mutter-Kind-Interaktionen in der symbiotischen

Phase bahnt aber nicht nur die Ausformung unterschiedlicher Charakterpathologien (s.o.), sondern beeinflußt auch entscheidend den Aufbau innerseelischer Repräsentanzen; er formt die psychischen Modi der Phantasie, des Traums, des Denkens, der Realitätsanpassung. Eine traumatisierende Erlebniswelt in diesem Entwicklungsabschnitt vermag deshalb auch einen Aufschluß über die klinischen Manifestationen der Alexithymie oder Pensée opératoire im Rahmen von charakteristischen Objektbezügen liefern.

Von Zepf stammen hierzu wertvolle Erkenntnisse aus seinem Sozialisationsmodell, demgemäß *Alexithymie eines Individuums* im engeren Sinn, seine *Erkrankung* im weiteren Sinn die Folge einer *restriktiven Lebenspraxis* sind. Zepf (1978) versteht Symbole als Begriffe mit Intention und Extension. Während jedoch Extension, die rein denotative Breite eines Begriffes, auch durch einfache äußerliche Anschauung am Modell oder durch metasprachliche Definitionen zu erwerben ist, muß Intention, der subjektiv-konnotative Gehalt eines Begriffes, in affektiv relevanten Interaktionen eingeübt werden. Der Schritt von einer Stufe der bedingt-reflektorischen Signale auf eine Ebene der sprachlichen Symbole erfolgt über zahlreiche Aufgliederungen und Identitätsbildungen. Er bedeutet den Übergang vom signalgebundenen, "bewußtlosen" Verhalten zum symbolvermittelten, bewußtseinsfähigen Handeln. Während zunächst nur ein Erkennen und Wiedererkennen in der Aktion möglich ist, kann jetzt auch eine Reflexion über die "Geschichtlichkeit individueller Lebenspraxis" (Zepf 1976a) einsetzen. Die Praxis der Primärsozialisation des "Alexithymikers" engt die vielfältigen Pfade der Abstraktion und der gegenläufigen Konkretion ein und klammert so zahlreiche Triebregungen und spontane Lebensäußerungen aus dem Prozeß der Symbolbildung aus:

"Bleibt die individuelle Erfahrung aus der Intentionsbildung der sprachlichen Begriffe ausgespart, dann werden die Individuen genau jene emotionale Leere zeigen, die unter dem Stichwort der Alexithymie beschrieben wird" (Zepf 1978, S. 333).

Die körperlichen Spannungszustände bleiben also in einer "psychosomatogenen Primärsozialisation" im wesentlichen undifferenziert. Besonders als unlustvolle Korrelate von Trennungserfahrungen wirken sie traumatisch.

Dieser formalen Analyse Zepfs lassen sich auch inhaltliche Aspekte hinzufügen. Loch (1981) verweist nachdrücklich auf die Tatsache, daß "enaktive Protorepräsentanzen", also die im jeweiligen Handlungs- und Erlebnisvollzug gründenden Schemata der frühesten Welterfahrung nur über eine Hemmung des Triebgeschehens in mögliche Repräsentanzen von Wort und Bild überführt werden können. Erst

eine behinderte Befriedigung elementarer Triebregungen drängt zur eigentlichen
Wahrnehmungsanalyse, zur Verwendung von Realitätszeichen der äußeren Umgebung
im ständigen Zusammenspiel mit "eigenen Körpererfahrungen, Empfindungen und
Bewegungsbildern". Diese *Hemmung des Triebablaufs,* die durch eine momentane
Abwesenheit der unterstützenden Mutter bedingt ist, beinhaltet aber Momente
der Unlust und unmittelbaren Bedrohung. Nur bei einer erträglichen Intensität
gelingt die projektive Verbindung des Schmerzes mit der vermeintlich verursa-
chenden Person der Mutter, und ermöglicht in einer projektiven Identifizierung
mit ihr einen erfolgreichen Umgang mit eigenen objektvernichtenden Aggressionen.

Ausmaß der Versagung und *eigene Frustrationstoleranz* bestimmen, ob die Abwesenheit der Mutter, "keine Brust" als Gedanke faßbar wird und durch den Abwehrmechanismus der *Projektion* immerhin innerhalb eines psychischen Feldes verbleiben
kann, oder ob im Verständnis von de Monchaux (1962) auf eine *"negative Halluzination"* zurückgegriffen werden muß, auf die subjektive Wahrnehmungsleistung,
daß etwas nicht existiert und daher einer weiteren fördernden Bearbeitung entzogen ist, obwohl seine reale Wirkung andauert. Kann der *Schmerz eines frühen
Objektverlustes nicht ertragen* werden, so bewirkt dies in dem umschriebenen
Lebenszusammenhang den *Verlust der Sprache,* den bewußten Zugriff zu einem zerstörerischen Prozeß. Dieser Sprachverlust hinsichtlich der Unterscheidung von
Sach- und Wortbeziehungen (vgl. Freud 1915b) dient letztlich der Erhaltung
des "primären Objekts", welches ja eine "primäre Identität" in einer körperlich
fundierten Existenzform vermittelt, wenngleich auf Kosten einer möglichen
Selbstzerstörung.

"Die Erhaltung (bzw. Duplikation) des narzißtischen 'Selbst-Systems' hat als
eine wesentliche Funktion des Ich zu gelten, dessen 'organisierende Prozesse'
zu diesem Zweck 'nicht-Realitäts-orientierte Kategorien' benutzen, im Unterschied zu den 'Objekten' und 'konzeptuellen Kategorien', die 'einer Realität
entsprechen, die außerhalb und unabhängig vom Individuum existiert'" (Noy 1973,
S. 126 ff., zit. n. Loch 1981a, S. 71).

A. Green verdanken wir die hier vorteilhaft einzufügende Skizzierung einer
"blanden Psychose" ("psychose blanche", vgl. Donnet, Green 1973), welche die
psychische Spannung bei einer Störung dieses Entwicklungsabschnitts modellhaft
herausarbeitet.

Die "blande Psychose" meint eine typische Existenzform, die einen psychotischen
Kern trägt, jedoch ohne sichtbare Psychose bleibt. Die Beziehungen des Subjekts
sind nach Green im Hinblick auf Vater und Mutter auch hier triangulär, wenngleich die Dualität von Mutter und Kind im Vordergrund steht. Doch sind Vater
und Mutter nicht wie in der ödipalen Struktur durch ihre Geschlechtsunter-

schiede und sexuellen Funktionen repräsentiert. Die Unterscheidung wird vielmehr einerseits durch das "gute" und das "böse" Objekt, durch seine Nichtexistenz und beherrschende Präsenz andererseits getroffen. Die Dreiecksbeziehung stellt das Subjekt in Relation zu zwei symmetrisch entgegengesetzten Objekten, die nur eines ausdrücken:

- Liebe - Haß - Verbindungen und
- den Einfluß dieser Beziehungen auf das Denken bzw. die Repräsentationsleistung.

Green kommentiert weiter, daß, was niemals abwesend ist, nicht gedacht werden, und was niemals anwesend ist, nicht in den persönlichen Raum übernommen werden kann, in einer imaginären Präsenz verfügbar wird. Das Spannungsfeld dieser klinischen "Borderline"-Bilder (vgl. Green 1977) liegt zwischen einer *erdrückenden Anwesenheit des ambivalenten Objekts,* die in Extremfällen ein Beeinflussungsgefühl und Wahn provoziert, und einer *Unerreichbarkeit,* die zu einer primären Depression führen kann. Eine Idealisierung des unerreichbaren "guten" Objekts hält sich die Waage mit dem Gefühl der Verfolgung durch das "schlechte" Objekt. Diese Konstellation führt aber nach Green weder zu einer klinisch manifesten Psychose, bei der Projektionsmechanismen sich voll entfalteten, noch zu einer ausgeprägten Depression, in der Trauerarbeit geleistet werden könnte. Das Resultat ist jene merkwürdige Blockierung der Repräsentationsvorgänge in Denken und Vorstellung. Es scheint mir plausibel, diese dialektische Beschreibung einer "Grundstörung" je nach Überwiegen eines Pols in einen "oknophilen" bzw. einen "philobaten" Kompensationsmodus entwicklungsmäßig aufzulösen.

Die von Green und Loch charakterisierte *Übergangsphase,* welche von den beiden Entwicklungszielen des "ich bin" am einen, des "ich kann" am anderen Ende bestimmt wird, ist jenen analogen klinischen Theoremen "von der schizoiden zur depressiven Position" M. Kleins oder "vom corps tactile zum corps visuel" Sami-Alis an die Seite zu stellen. Diese Entwicklungsstrecke, welche sich später an Hand des "Seperations-Individuations"-Konzeptes M. Mahlers noch deutlicher entwicklungspsychologisch verfolgen läßt, enthält zahlreiche Möglichkeiten für "psychosomatische Fixierungsmechanismen". Im klinischen Kontext weist sie zum ersten Mal auf den engen Zusammenhang von Objektverlust, seelischer Trauer, Symbolbildung und somit psychischem Entwicklungsfortschritt einerseits und von Objektverlust, körperlichem Schmerz, Alexithymie und somit psychischem Entwicklungsstillstand andererseits hin.

4.2.2.4. Psychosomatisches Phänomen und Objektdifferenzierung

Balints Konzept der "Grundstörung" illustriert mögliche Entwicklungsresultate einer affektiv unbefriedigend erfahrenen Mutter-Kind-Symbiose. Oknophiler und Philobat unterhalten distinkte Objektbeziehungen, um auf ihre Art dem ursprünglichen Trauma zu entkommen, schaffen aber gerade dadurch die Voraussetzung für seine Wiederbelebung in späteren Partnerschaften. Ihre klinisch beobachtbaren Verhaltensweisen lassen sich prinzipiell mit einer gestörten Errichtung der innerseelischen Repräsentanzenwelt korrelieren, die durch mangelhafte Subjekt-Objektdifferenzierung und im extremen Falle durch emotionale Sterilität auffallen, wie Zepf in einer formalen Interaktionsanalyse nachweist. Loch verbindet dieses Übergangsstadium zwischen Zuständen globaler somatischer Spannung und bereits verfügbaren ersten gefühlhaften Vorstellungsbildern und sprachlichen Symbolen mit intrapsychischen Mechanismen einer grundlegenden Trauerarbeit. Ein gravierendes Versagen bedingt keine Verdrängung, sondern zerstört durch Spaltungsvorgänge Verbindungsstellen zwischen körperlicher und seelischer Realität eines Individuums. Green (1975) formuliert hierzu die Hypothese einer traumatischen Erfahrung von Trennung und/oder Intrusion während der frühen Individuationsprozesse.

Die theoretische Hervorhebung dieses zeitlichen Abschnitts kann aber meines Erachtens nicht bedeuten, eine jegliche psychosomatische Erkrankung finde ihre erschöpfende psychodynamische Erklärung in der Fixierung auf dieser Stufe. Vielmehr beabsichtigt sie, die statische Psychopathologie der "Alexithymie" oder "Pensèe opèratoire", also die klinisch postulierten Vorstufen oder Korrelate somatischen Geschehens im Kontext primärer Objekterfahrungen wiederzuentdecken, *ein "idealtypisches" Modell eines "psychosomatischen Kerns" innerhalb einer Persönlichkeitsentwicklung* zu skizzieren.

Bei Stephanos scheint die "ätiologische" Perspektive vielleicht voreilig auf jene "physiologische Vor-Ich-Phase" (vgl. James 1966) eingeengt zu sein. Aber der Hinweis auf die entscheidenden Marksteine in der Überwindung des "psychosomatischen Phänomens", die von der Einstellung zum Partner als unverzichtbares omnipotentes Objekt (vgl. Stephanos 1982), als experimentelles Übergangs- und beliebig austauschbares Sexualobjekt zur Würdigung als "libidinöses Objekt" führen, legt die diagnostische Möglichkeit nahe, den psychosomatisch besonders relevanten Störungsbereich genauer auf die Entwicklungsleistungen zu beziehen, die auf dem Weg zum Erwerb einer reifen Objektkonstanz zu erbringen sind (vgl. Mahler, Pine, Bergman 1975).

Dem Entwurf einer sukzessiven Objektkonstituierung durch das Individuum läuft das weitere Bemühen Stephanos parallel, die klinischen Erscheinungsweisen des "psychosomatischen Phänomens" in einem Entwicklungskontinuum anzuordnen, welche das unterschiedliche Ausmaß des operativen Verarbeitungs- und Reaktionspotentials mit ebenfalls ausgebildeten reiferen psychoneurotischen Modi zusammensieht (vgl. Stephanos, Berger 1979a). Ein solches Vorgehen erlaubt, die psychosomatische Pathologie eines Patienten nach den jeweiligen "mechanistischen" und "neurotischen" Anteilen einzustufen, ätiologische Hypothesen zu bilden und eine nosologische Aufgliederung anzustreben.

Dies beugt zahlreichen Mißverständnissen vor, die freilich nicht zuletzt extreme Formulierungen einiger französischer Autoren auslösten, nämlich das "psychosomatische Phänomen" mit seinem Potential zur progressiven somatischen Desorganisation auf alle Persönlichkeitssektoren zu beziehen. Eine differentielle Ausprägung des mechanistischen Bereiches ließe sich aber durchaus auch mit den psychosomatischen Erkrankungen so kreativer und phantasiebegabter Männer wie M. Proust, F. Kafka oder S. Freud in Einklang bringen, die zu Recht gegen die Extremvariante des französischen "Psychosomatikers" kritisch angeführt werden.

4.2.3. Aspekte der Narzißmus-Diskussion

Ähnlich wie der objektbeziehungstheoretische Rahmen ordnende und verständniserleichternde Anmerkungen zu einigen psychopathologischen Auffälligkeiten psychosomatischer Patienten ermöglicht, können Aspekte der Narzißmus-Debatte einen klärenden Einblick in psychosomatische Prozesse eines Individuums verschaffen. Dies ist umso eher zu erwarten, als ja Störungen im Aufbau eines kohärenten Selbst, in der Ausbildung eines tragenden Selbstwertgefühls Besonderheiten in zwischenmenschlichen Beziehungen zur Voraussetzung und/oder in ihrem Gefolge haben (vgl. Kohut 1973, Kernberg 1975).

Ohne auf die breite Narzißmus-Literatur und die eng verwandten Arbeiten zur Borderline-Thematik näher eingehen zu können (vgl. als orientierenden Überblick: Mertens 1981b), möchte ich auf die bedeutsame klinische Unterscheidung zwischen "narzißtischen Persönlichkeits"- und "Borderline-Störungen" einerseits und Errichtung einer Selbstorganisation und korreliertem Selbstwertsystem mit ihren prinzipiellen Störungsquellen andererseits hinweisen.

Borderline-Pathologien lassen bedeutsame unbewältigte Entwicklungsaufgaben vermuten, so vor allem eine äußerst unvollständige Differenzierung der Subjekt-Objekt-Bilder, eine Intoleranz gegenüber Erlebnissen der Trennung, des Verlustes oder der persönlichen Kränkung, eine mangelhafte Internalisierung wichtiger Funktionen wie beispielsweise Angst-Toleranz, Triebkontrolle, Sublimierungsfähigkeit, Realitätsprüfung (vgl. Zetzel 1971, Kernberg 1980). Ihre bunte klinische Phänomenologie (vgl. Rohde-Dachser 1979, 1981) spricht für unterschiedliche Organisationsstufen im Persönlichkeitsaufbau. Ein *frühes Niveau* verrät eine *suchtartige, präverbale "Bedürfniswiederholung"* ("continued search for narcissistic supplies" Blanck, Blanck 1979) aus den ersten Mutter-Kind-Interaktionen, ein *späteres Niveau* das *Bestreben nach einer "Objektwiederherstellung"*, das Begehren des Objekts als notwendig zum Selbst gehörig ("persistent search for replication of experience with the primary object" Blanck, Blanck 1979).

Narzißtische Persönlichkeitsstörungen im Verständnis Kohuts (1973) zeichnen sich durch eine weitgehend vollzogene Trennung der Subjekt-Objekt-Bilder, aber durch charakteristische Schwächen in der Kohärenz der umfassenderen Selbstorganisation aus. Diese gehen mit Fixierungen an ein archaisches Größen-Selbst und/oder eine idealisierte Elternimago einher. Typischerweise existieren Größenphantasien neben quälenden Minderwertigkeitsgefühlen. Beide sind nicht durch eine Verdrängungsschranke voneinander getrennt, sondern durch eine "vertikale Spaltung". Gegen unmäßige Ansprüche des Größen-Selbst können innerseelische Abwehrmechanismen, eine "horizontale Spaltung" (in Anlehnung an die topographische Metapher S. Freuds über den psychischen Apparat) errichtet werden. Eine entwicklungsgemäße Umformung dieser erlebnishaften Selbst- und Objekt-Anteile ist blockiert. Große Sektoren der Persönlichkeit sind von ihrer affektiven und triebhaften Grundlage abgeschnitten und unterstehen irrealistischen Ambitionen und Idealen. Im Gefolge einer ständig bedrohten Selbst-Kohäsion auftretende Gefühle der emotionalen Leere, Sinnlosigkeit, Depression, Schamanfälligkeit oder Kränkbarkeit erfordern ausgeklügelte Manöver in der Gestaltung der *Objektbeziehungen*. Sie erfolgen *nach dem Muster der "Spiegelung" und/oder "Idealisierung"*. Sie decken die tiefe Angewiesenheit des Individuums auf unterstützende konkrete Objekte, sogenannte narzißtische oder Selbst-Objekte auf.

Vorteilhafter für eine allgemeine psychosomatische Diskussion, die später erfolgen soll, ist aber die Identifizierung des Narzißmus als eines umfassenden Selbstwertgefühls, welches auf den sukzessiven Organisationsstufen der Subjekt-Objekt-Differenzierung ausgebildet wird und selbstverständlich in den verschiedenen Zeitabschnitten der Symbiose und Individuation gestört werden kann (vgl. die Revision des Narzißmus-Konzepts durch Blank und Blanck 1979).

Als Ensemble von unterscheidbaren affektiv-kognitiven Erlebnismodi trägt es das gefühlsmäßige Erbe der symbiotischen Entwicklungsstufe mit ihren Kennzeichen der garantierten Sicherheit, der halluzinatorischen Omnipotenz und des bedingungslosen Geliebtseins. Diese Gefühlszustaände in die verläßliche Zuständigkeit der Selbstorganisation zu übernehmen, bedeutet die Erfüllung von bestimmten Entwicklungsleistungen auf dem Weg der ersten Individuation. Internalisierungsprozesse zielen auf den Erwerb des *"Selbstvertrauens"* (self-reliance), des Kompetenzgefühls, sich auf sich selbst auch ohne den Schutz der Symbiose verlassen zu können, ferner der *"Selbstachtung"* (self-esteem), der nach der Trennung vom primären Objekt modifizierten Omnipotenz und resultierenden Wertschätzung der eigenen aktiven Leistungsfähigkeit und schließlich der *"Selbstliebe"* (self-love), der ausgewogenen Orientierung an einem realistischen Über-Ich und Ich-Ideal.

Die privilegierte Stellung des Objekts für die leibseelische Integrität, wie sie in den vorangehenden Ausführungen anklang, legt nahe, diesen Zusammenhang im Rahmen eines Narzißmuskonzeptes zu wiederholen. Eine kurze Erörterung narzißtischer Aspekte im somatischen Leiden schließt sich an. Narzißtische Kompensationsmöglichkeiten einer "psychosomatischen Grundstörung" werden diskutiert.

4.2.3.1. "Narzißtisches Objekt", Selbstwertregulierung und psychosomatische Reaktion

Die spezifische Wahrnehmung, welche strikt nur jene Aspekte eines Objektes selegiert, die der inneren Balance des narzißtischen Gleichgewichts dienen, "Selbstvertrauen", "Selbstachtung" und "Selbstliebe" garantieren, beschreibt einen Entwurf von Objekten gemäß der Vorstellung vom eigenen Selbst. Sie kennzeichnet die Illusion einer persönlichen Identität bei Individuen einer besonders narzißtischen Brüchigkeit. Diese Rolle des Anderen in der Ökonomie der subjektiven Identität (vgl. "Narcissus in search of reflection", Mc Dougall 1980b) kann ähnlich für eine Untergruppe psychosomatischer Patienten konzeptualisiert werden.

In einer klassischen Arbeit demonstriert Marty (1958) idealisierende und spiegelnde Objektbeziehungsstile für allergische Patienten. "Beschlagnahme" (saisie) und "Aneignung" (aménagement) des Objektes erfolgen nach Mustern einer sehr frühen, nur groben Subjekt-Objekt-Differenzierung, entsprechen also noch nicht den Manövern "narzißtischer Persönlichkeitsstörungen" im engeren Sinne; spätere Ergänzungen (vgl. Marty 1969) aber lassen die ganze Bandbreite narzißtischer Identifikationsformen für diesen Patientenkreis erkennen. Typisch ist der Versuch, die *Konstanz eines Beziehungstypus* durch die *beliebige Variabilität von Objekten* zu sichern, die temporär narzißtische Interessen nähren, bei Abweichen von dieser Ideallinie jedoch ohne größere emotionale Anteilnahme ersetzt werden. Können entdeckte Züge der "Andersartigkeit" eines Objektes nicht ausgeblendet oder zwischen zwei gleichrangigen Objekten keine entscheidende Wahl getroffen werden, tritt eine somatische Reaktion in Form einer Hauteffloreszenz ein.

Es wird nicht argumentiert, ein narzißtisches Beziehungsmuster sei die Ursache dieser somatischen Pathologie, sondern es sei vielmehr der objektbezogene interaktionale Ausdruck eines höchst labilen Selbstsystems, das bei Versagen auf primitivere Existenzformen zurückgreifen muß.

Objekte werden nicht als Partner in ihrer autonomen Selbständigkeit wahrgenommen und akzeptiert. Im Gegensatz zu jener von Goeppert (1976, s.o.) nachgezeichneten Subjekt- und Objektkonstituierung und deren resultierenden logischen Trennung innerhalb einer psychischen Repräsentanzenwelt, sind hier noch unvollständig desomatisierte Prä-Objekte anzutreffen. Versuche, externe Objekte an die Stelle einer fehlenden symbolischen Dimension zu setzen, sind zum Scheitern verurteilt (vgl. McDougall 1974, S. 455).

Ähnliches gilt für die prekäre Kohäsion der Selbstorganisation im weiteren, für den Körper als psychisches Objekt, als innerseelische Repräsentanz im engeren Sinne:

"Man kann weder seine narzißtische Integrität noch seine Sexualität wirklich besitzen, bevor man sich seinen Körper nicht symbolisch angeeignet hat" (Mc Dougall 1974, S. 252, e.Ü.).

Einer sexuellen Beziehung kann freilich eine zunächst nicht offensichtliche, außergewöhnliche Bedeutung für die leibseelische Identität zukommen, wenn sie gegen tiefer liegende Gefährdungen schützt. Ihre Stellung als einzige Individuationsform wird deutlich, sobald der Verlust eines sexuellen Partners nicht nur die Aufgabe jeglichen sexuellen Begehrens und Handelns einleitet, sondern gleichzeitig das Selbstwertempfinden erschüttert, grundlegende Funktionen der Entspannung, des Schlafs und der Verdauung aufhebt, den Organismus in einen andauernden Zustand höchsten Alarms versetzt und schwere somatische Entgleisungen bahnt. McDougall (1974) schildert dies eindrucksvoll an klinischen Fallbeispielen. Der Verlust des konkreten Objekts deckt eine ebenfalls verlorene bzw. nie gestiftete Verbindung zwischen einem Körperselbst und der Fähigkeit zu sexuellem Wunsch auf. Er signalisiert eine Lücke zwischen dem Körper als physiologischem Organismus und belebenden, integrierten Triebimpulsen. Diese

Lücke besitzt aber eine verheerende Auswirkung auf das Identitätsgefühl.

Zepf (1981) argumentiert vergleichbar, wenn er darauf hinweist, daß innerhalb einer "psychosomatogenen Primärsozialisation" die subjektiv erfahrenen körperlichen Spannungszustände im wesentlichen undifferenziert bleiben und ihr traumatischer Charakter in Trennungssituationen offen zutage tritt:

"Je insuffizienter sich nun das Kind in der selbständigen Bewältigung seiner undifferenzierten Spannungszustände erlebt, desto mehr wird das Entspannung vermittelnde Objekt idealisiert werden" (S. 96).

Auch Loch (1972) betont, daß diese Patienten "zur Aufrechterhaltung ihres 'narzißtischen Gleichgewichtssystems' auf die Realpräsenz des das Ideal-Selbst repräsentierenden Ideal-Objektes angewiesen" sind (S. 353). Die typische Außenorientierung vieler psychosomatischer Patienten, d.h. die konkrete Abhängigkeit von der konstanten emotionalen Zuwendung eines konkreten Objektes, das nur in seinen funktionalen Leistungen für die eigene Lebensfähigkeit anerkannt werden kann, macht die möglicherweise fatalen Folgen von Veränderungen im interpersonalen Beziehungsfeld verständlich. Die Aufgabe eines inneren Sicherheitsgefühls und die Erschütterung einer basalen Ökonomie in Folge eines Verlusterlebnisses identifizieren auftretende somatische Reaktionen als Aspekte einer umfassenden narzißtischen Krise.

Eine treffliche Schilderung für dieses akute Geschehen wagt M. Mitscherlich (1978), die sich auf die fehlende Erschaffung eines Übergangsobjektes im Sinne einer ersten *symbolischen* Leistung (s.u.) bei Psychosomatikern konzentriert und ihre *konkreten* Objekte als "narzißtische" bzw. "Selbst-Objekte" ausweist:

"Wenn das Übergangs-Objekt fehlt, dann fehlt auch die Trennung zwischen dem eigenen Körper und dem Körper des mütterlichen Objekts. Der Körper als solcher wird nicht in das Selbst integriert und ist ihm nicht unterworfen. Er gehört zur äußeren Welt und wird durch magische Omnipotenzphantasien kontrolliert, so wie sie am Lebensbeginn, und bevor die erste Trennung stattfindet, normal sind. Das Übergangsobjekt bildet offensichtlich eine nützliche Gegenregulation gegen die Verdrängung auf diesem ersten symbiotischen Niveau. Wenn es darüberhinaus deutlich wird, daß den psychosomatisch Kranken Übergangs-Objekte fehlen oder daß sie über ihre Zeit hinaus fortbestehen, so kann angenommen werden, daß diese Personen einen bestimmten Schritt in ihrer Entwicklung nicht abgeschlossen haben, nämlich den der Symbolisierung, der Separierung von und Wiedervereinigung mit der Mutter, dem ersten Objekt. Das heißt, daß Trennung und Wiedervereinigung nicht auf der Ebene des Symbols stattfinden im Hinblick auf das Übergangs-Objekt, sondern auf der Ebene körperlichen Geschehens. Damit ist nun deutlich geworden, daß psychosomatische Krankheit als die Inkorporation eines tief verhaßten Objekts betrachtet wird, wobei mit der Vernichtung des Objekts auch der eigene Körper zerstört wird" (S. 199/200).

Die eben geschilderten Verbindungen zwischen Qualität der Objektbeziehung und Funktionalität des Selbstwertsystems lassen einige häufig zitierte psychodynamische Charakteristika von psychosomatischen Patienten verständlicher hervortreten:

- die oft von Hilflosigkeit und Hoffnungslosigkeit gekennzeichnete depressive Grundstimmung nach einem realen oder phantasierten Objektverlust (vgl. Engel, Schmale 1969, Schmale et al. 1970, Drees et al. 1976),
- der als narzißtische Kränkung interpretierte Objektverlust mit konsequenter emotionaler Ohnmacht und Wut (vgl. Kohut 1973, Freyberger 1976),
- strukturelle Ähnlichkeiten von Suizidversuchen und manchen "Krankheiten zum Tode" (vgl. Sifneos 1970, 1981, Ammon, K. 1975, Henseler 1974, 1976, Klussmann 1978, Widok 1978),
- der hierfür typische Modus der Aggressionsabwehr, der keine bewußte volle Annahme der Aggression duldet und Verhaltensnormalität diktiert (vgl. Elhardt 1974, Zepf 1976a, b, Bastiaans 1974, 1976, 1979),
- das Aufsuchen narzißtischer Ersatzziele und die autonarzißtische Besetzung des eigenen Körpers in hypochondrischen Selbstbeschäftigungen (vgl. Freyberger 1979, Zepf 1981),
- die typische introspektive Einschränkung, mangelhafte Empathiefähigkeit und lückenhafte Realitätskontrolle, die mit den Abwehrmechanismen der Spaltung, Verleugnung und Idealisierung einhergehen (Freyberger 1977, 1979, Zepf, Gattig 1981).

Die Parallelisierung akuter, nicht selten tödlich verlaufender *psychosomatischer Erkrankungen* mit einer Gruppierung *suizidaler Akte* erscheint nur auf den ersten Blick gewagt, wenn auch der Vergleich natürlich nicht die Gleichsetzung bedeuten darf.

Henselers (1974) Sichtweise der Suizidhandlung als einer Konfliktlösung, welche das Aufgehen des Individuums in einem Zustand illusionärer Harmonie und Sicherheit unter Verzicht auf eine eigenständige Identität beinhaltet, den Rückzug auf eine Position der Verschmelzung mit einem diffus erlebten primären Objekt anstrebt, läßt sich auch für eine psychosomatische Diskussion verwerten. Sie spricht eine vergleichbare starke Selbstwertverunsicherung an, Verleugnungs- und Idealisierungstechniken und somit eine eingeschränkte Realitätskontrolle. Sie hebt ferner eine ähnlich dominierende Aggressionsproblematik hervor. Lediglich ein der drohenden Katastrophe aktives Zuvorkommen unterscheidet die Psychodynamik des suizidalen Individuums, die biologische Prädisposition selbstverständlich ausgeklammert, von der eines psychosomatischen Patienten, den vielleicht Marty (1976) bei der Charakterisierung der "primären Mangelzustände" (s.o.) im Auge gehabt haben könnte.

Widok (1978) liefert uns aus seiner psychosomatischen Klinik einen sehr anschaulichen Bericht über Patienten, die im Anschluß an häufig nur geringe Erschütterungen ihres Selbstsystems schwerste Verschlimmerungen ihres Gesundheitszustandes boten, und in Einzelfällen völlig unerwartet verstarben.

Auch Stephanos (1982) schildert eine vergleichbare Fallgeschichte. Er berichtet aber auch von der prinzipiellen, wenngleich glücklichen therapeutischen Überwindbarkeit dieser *narzißtischen Krise*.

Wesentlich undramatischer gestaltet sich die Karriere jener Individuen, die ebenfalls ausgestattet mit einer brüchigen Selbstkohäsion es jedoch lernten, hinreichend defensive und kompensatorische Fertigkeiten auszubilden, um ein pathologisches Ich-Ideal zu befriedigen. Die ständig klaffende Spanne zwischen Erfolgspflicht und drohender Depression bedingt die selektive Ausbildung nur der Ich-Funktionen, welche eine *aggressive Machtposition* zu garantieren versprechen. Die verständlicherweise nur mangelhafte Internalisierung von sicherheitsstiftenden, spannungsregulierenden und integrierenden Selbst- und Objekt-Repräsentanzen verlangt eine rigorose Kontrolle der Emotionen angesichts möglicher verwirrender Schmerzerfahrungen in persönlichen Beziehungen. Der *Zustand der affektiven Nicht-Kommunikation* (vgl. Modell 1980) erlaubt die *narzißtische Leugnung einer Objektabhängigkeit* und schafft zugleich die Voraussetzung für eine *illusionäre Selbstgenügsamkeit* (vgl. Modell 1975). Der Verlust einer emotionsgesteuerten Prüfung der inneren und äußeren Realität erzwingt aber eine einseitige materielle Orientierung, um überhaupt eine basale Sicherheit zu garantieren. Die *Spirale der Entfremdung* weitet sich konsequent (vgl. Bastiaans 1977).

Kohut (1979) charakterisiert diese Patienten treffend: "Es ist nicht schwer, die defensive Natur - eine Pseudovitalität - der offenkundigen Erregung zu erkennen. Dahinter liegen geringe Selbstachtung und Depression - ein tiefes Gefühl der Verlassenheit, Wertlosigkeit und Zurückweisung, ein ständiger Hunger nach Widerhall, ein Verlangen nach Bestätigung. Alles in allem muß die erregte Hypervitalität des Patienten als Versuch verstanden werden, durch Selbststimulierung einem Gefühl von innerem Abgestorbensein und Depression entgegenzuwirken" (S. 22). Das Nichterkennen der Unlust der Angst und des Schmerzes der Trauer bedeutet also eine gefährliche Bedrohung der psychosomatischen Einheit. Die Konsequenzen sind einschneidende Veränderungen in der Wahrnehmung der Emotionalität und der Erlebnisfähigkeit des eigenen Körpers (vgl. Mitscherlich, M. 1976). Die andauernd behinderte Erfahrung elementarer Gefühle, die ja zu einer wesentlichen Stabilisierung des psychophysischen Gleichgewichts beitragen (vgl. Knapp 1981) läßt häufig nur mehr eine vorübergehende Entlastung des strukturell stark eingeschränkten Ichs in psychovegetativen Beschwerden zu (vgl. Ermann 1982). So hält Kohut (1973) von einem seiner Patienten fest: "Die Symptomatik war vage, ausgedehnt und nur schwer in

Worte zu fassen. Sie bestand in einem alles durchdringenden Gefühl des Nicht-
ganz-Lebendigseins (obwohl er nicht deprimiert war), in schmerzhaften Spannungszuständen, die an der Grenze zwischen körperlicher und psychischer Empfindung
lagen und in einer Neigung zu besorgtem Grübeln über seine körperlichen und
geistigen Fähigkeiten" (S. 224).

Mit James (1979) läßt sich zusammenfassend feststellen:

"Besondere psychosomatische Symptome sind allen narzißtischen Zuständen gemeinsam. Sie sind leicht untereinander austauschbar... Wenn das falsche Selbst
einen pathologischen Grad erreicht, ruft es ein Gefühl der Nichtigkeit hervor.
Dieses entsteht aus einem Verlust des Gespürs für Affekte wegen einer Lostren-
nung von körperlicher Erfahrung... "

"Psychosomatische Symptome sind ein Spezialfall dieses Einsatzes von Spaltung
als einer wertvollen Abwehr; denn ernstgenommen auf einer medizinischen Ebene
kann die Suche nach ärztlicher Hilfe dem Leben Sinn verleihen und die Aufmerksamkeit von einem Gefühl innerer Leere ablenken" (S. 414, 415).

4.2.3.2. Narzißmus des somatischen Leidens

Während im vorausgehenden Abschnitt mehr die prozeßhafte Bewegung auf einen
Zustand somatischer Erkrankung hin interessierte, zum einen die krisenhafte
Bedrohung der leibseelischen Identität, zum anderen die eher durch eine chronische Charakterpathologie hervorgerufene Gefährung des leibseelischen Gleichgewichts in einer jeweiligen Abhängigkeit von typischen Beziehungsverhältnissen,
so muß jetzt die Eigenart dieses Zustands selbst näher betrachtet werden. Sowohl die Gefährdungen wie auch die möglichen Chancen in ihm müssen benannt werden.

Die französischen Autoren erkannten in der "progressiven Desorganisation"
(vgl. Marty 1968a) die Auflösung konfliktorientierter psychischer Strukturen
und die Regression auf ein psychophysisches Niveau. Dieses berge zwar die bekannten Nachteile somatischen Leidens, aktualisiere aber auch im Physiologischen verankerte, schützende Reaktionsbereitschaften, setze sogenannte "psychosomatische Fixierungsmechanismen" frei. Diese ermöglichten ein regressives Leben auf Sparflamme (vie opéraoire), welches durch eine charakteristische psychische Leere imponiere. Sie schafften Abstand von belastenden Objektbeziehungen, reduzierten selektiv äußere und innere Reize durch die Konzentration auf
körperliches Erleben und mobilisierten so ein primäres Abwehrreservoire und
Lebenspotential (vgl. Stephanos, Auhagen 1978). Diese theoretischen Annahmen

träfen sich auch mit der alten klinischen Erfahrung, nach der funktionelle somatische Symptome oder organpathologische Prozesse häufig mit einer Verbesserung der seelischen Befindlichkeit einhergingen, wenngleich der Preis hierfür sehr hoch erscheint (vgl. Beck 1981). Es wird freilich inhaltlich nicht näher ausgeführt, warum eine biologische Desorganisation zugleich die Basis für strukturierende Reorganisationsprozesse sein sollte. Das klinische Phänomen stellt sich modellhaft als körperliches Leiden eines Patienten mit einer auffallenden emotionalen Leere in weiten Teilen des psychischen Feldes dar. Eine überraschend anzutreffende Ich-Stabilisierung (vgl. Ermann 1982) ist aber offensichtlich erkauft auf Kosten einer Entdifferenzierung der Wahrnehmung, welche sich weitgehend körperlichen Vorgängen zuwendet und des affektiven Erlebens, welches von einem dominierenden Schmerzempfinden abgelöst ist. Eine weitere Überlegung erkennt, daß diese augenblickliche seelische Ruhe nur eine Fortsetzung jener "pensèe opératoire" eines vielleicht lange Zeit kompensierten Lebens ist, welche jetzt nach einer vorübergehenden Erschütterung in einer "psychosomatischen Regression" durch körperliche Symptome verstärkt ist. Mit McDougall (1980c) ist dieses "operative Verhalten" aber auch als Beziehungsphänomen zu begreifen. In Anlehnung an ein frühes Modell traumatisierender Mutter-Kind-Interaktionen versucht das betroffene Individuum eine Leere zwischen sich und wichtigen Anderen zu schaffen, deren psychische Existenz auszulöschen, um einem unerträglichen seelischen Schmerz, der ja in der Anfangszeit der menschlichen Entwicklung noch ungeschieden von körperlichem Schmerz ist, zu entgehen. Die Verwerfung des ganzen Konflikts aus der symbolischen Kette seiner entstehenden Repräsentanzenwelt geht aber einher mit der Unfähigkeit, diese Lücke zu schließen. Eine Wiederkehr droht nicht in neurotischen Symptomen, sondern eher in vagen wahnhaften Projektionen oder Somatisierungen.

Diese Ausgangsposition erinnert an die bereits zitierte Vorstellung Greens von der "blanden Psychose" (vgl. Donnet, Green 1973), die freilich nur den Zusammenhang bestimmter primärer Objektbeziehungen und die Blockierung einer gedanklichen Vorstellungswelt schildern sollte. Der "antineurotische", aber auch "antipsychotische" Charakter einer operativen Existenzform muß deshalb betont werden. Er ist durch das Fehlen adäquater neurotischer Abwehrmechanismen einerseits, durch eine Überanpassung an die äußere Realität, durch das Aufrechterhalten einer "Pseudonormalität" andererseits offenkundig. Während in der Psychose die Verbindungen zwischen psychischer und körperlicher Realität zerstört, aber wahnhaft rekonstruiert werden können, dominiert hier ein anderer Spaltungsmechanismus, durch den der triebhafte Körper nicht halluziniert, sondern in psychischer Verarmung verleugnet wird (vgl. McDougall 1974).

Es entsteht also die analytische Schwierigkeit, die *psychische* Funktionsweise hinter dem "psychosomatischen Körper" besser zu verstehen, da man ja mit dem Mangel gerade jener Repräsentanzen konfrontiert ist, die man zu studieren wünscht:

"Körperlicher Schmerz ist so lange nicht unser Anliegen, bis er Teil des analytischen Diskurses wird und so symbolische Bedeutsamkeit erlangt" (McDougall 1980d, S. 421, e.Ü.).

Der Versuch, psychisches Leben vor einer völligen Auflösung dadurch zu schützen, daß der psychische Raum mit seinen potentiell schmerzhaften Affekten weitgehend anulliert wird, stellt vor ein Paradox:

"Angesichts des drohenden Schreckens für das kindliche Ich, verweigert die Psyche jegliches Anerkennen von Leiden, deshalb stellt sich der Körper auf einen Kampf gegen eine biologische Gefahr ein" (ibid. S. 449, e.Ü.)

und obwohl

"die Reaktion des Körpers auf drohende Situationen seelischen Schmerzes und Stresses in den meisten Umständen inkohärent und in jedem Fall völlig ineffizient für die Auseinandersetzung mit der bedrückenden Last erscheint" (ibid. 1980d, S. 448, e.Ü.),

lassen sich in den archaischen biologischen Prozessen Ziele einer fundamentalen Anpassung und Konservierung von Lebenskräften erkennen. Vom "wahren Selbst", das zusammen mit dem "falschen Selbst" das Ergebnis einer "psychosomatischen Spaltung" in der präverbalen Entwicklungsphase darstelle, behauptet Winnicott (1963), es befinde sich schweigend und isoliert in einem Zustand permanenter Nicht-Kommunikation. Er sieht dies jedoch nicht als Pathologie an, zielt doch die Nicht-Kommunikation auf den Schutz des für das Selbst Wesentlichsten ab. Während er die Leere schon in normalen Gegebenheiten als Vorbedingung für eine innere Sammlung erachtet ("emptiness to gather in", 1974, S. 105), entdeckt er in der somatischen Regression zusätzlich die Chance der Wiedervereinigung beider voneinander abgespaltener Selbst-Anteile (vgl. 1966). Eine körperliche Krankheit vermag nämlich das grandiose Selbst wiederzubeleben und das Körper-Ich, eine frühe Entwicklungsstruktur, in der Körper und Seele noch ungetrennt sind, narzißtisch wiederzubesetzen. Im Körperleiden ist der Patient nur auf sich selbst konzentriert, erfährt bewußt eigene Grenzen und verspürt eine ursprüngliche körperliche Existenz. Er kann die meisten belastenden Objektbeziehungen zurücknehmen.

Das körperliche Schmerzempfinden trägt somit prinzipielle Ansätze eines "Neubeginns" in sich. Man muß mit Balint (1970) von einer "benignen Regression" sprechen. Die hierin liegenden primären Phantasiegehalte der Vereinigung (s.o.), der affektiven und körperlichen Wiederaufnahme eines Kontakts mit abgespaltenen Persönlichksitssektoren kommen der metapsychologischen Hypothese S. Freuds (1914) vom "primären Narzißmus" sehr nahe, ohne daß deren quasi-energetische Implikationen geteilt werden können. Diese Charakterisierung scheint also das *positive Potential des Narzißmus im "schweigenden", "leeren" Zustand des körperlichen Leidens* zu betreffen. Mitscherlich (1967) schreibt:

"Daß es die Möglichkeit der Regression auf die "biologische Intelligenz" gibt, wenn die "höhere Intelligenz" der psychischen Instanzen versagt hat, und daß diese Regression sich dadurch legitimiert, daß sie nach ihrer Überwindung zu einer Stärkung der Ich-Leistungen verhilft, ist eine Tatsache und kann beobachtet werden" (S. 74).

Es wäre jedoch verfehlt, anzunehmen, das Reaktionspotential einer Körperkrankheit im Sinne einer "emotionalen Ich-Erweiterung", einer "Verlustverarbeitung", einer "Sühne", einer "narzißtischen Reparation" (vgl. Beck 1981) entfalte sich in jedem Fall automatisch ohne die Bedingung funktionstüchtiger, nur temporär außer Kraft gesetzter psychischer Verarbeitungsmodi oder ohne die schützende Vorgabe eines therapeutischen Raums. Auf jene andere Seite des narzißtischen Gleichgewichts stoßen wir, wenn wir uns nochmals der von Marty (1976), Widok (1978) oder Beck (1981) berichteten "malignen" Krankheitsverläufe von einigen Patienten erinnern, hinter deren "psychischer Leere" sich eine andere Dimension mit der Konsequenz des biologischen Todes eröffnet.

Green (1967) liefert in seiner Beschreibung der *Doppelstruktur des primären Narzißmus* hierzu eine wertvolle Verständnishilfe. Er stellt zu dem eben geschilderten *positiven Aspekt* einen *negativen* hinzu, der nicht die Bedeutung von Einheit trägt, sondern eine Tendenz ausdrückt, so nahe wie möglich an den Nullpunkt der Erregung zu gelangen. Diese Strukturvariante bildet sich zu Zeiten einer nicht zu verarbeitenden Abwesenheit der Mutter heraus. Ihre Funktionsweise der bereits erwähnten "negativen Halluzination" stellt das Pendant zur "halluzinatorischen Wunscherfüllung" dar. Eine durchschnittliche psychische Entwicklung des Menschen schafft aber zahlreiche Kristallisationspunkte, welche als Barrieren gegen diese "Versuchungen des Nichts" dienten. Einer der letzten Dämme ist nun in der Regression auf ein psychophysisches Niveau zu sehen, auf welchem die präverbale Auseinandersetzung mit frühesten Objekten neu inszeniert wird, im extremen Fall die ausschließliche mit dem schlechten mütterlichen Objekt (vgl. Mitscherlich, M. 1978, S. 200, s.o.). Es handelt sich um den Bereich jener Phänomene, von denen S. Freud (1920) behauptete, sie befänden sich "jenseits des Lustprinzips", und worüber Pontalis (1981a) raisonnierte:

"Was anderes ist im eigentlichen Sinn *jenseits* des Prinzips von Unlust-Lust, wenn nicht Schmerz?" (S. 197, e.Ü.).

Green (1975) führt weiter aus:

"Nach meiner Erfahrung sprechen die Rückfälle, die aggressiv gefärbten Verschlimmerungen, die periodischen Zusammenbrüche nach spürbaren Fortschritten für ein Bedürfnis, um jeden Preis eine Beziehung mit dem schlechten inneren Objekt beizubehalten. Wenn das schlechte Objekt seine Macht verliert, scheint es keine andere Lösung zu geben, als es wieder erscheinen zu lassen....
Es geht weniger um die Unzerstörbarkeit des schlechten Objekts oder um den Wunsch, sich mit seiner Hilfe der Kontrolle zu versichern, als um die Furcht, daß sein Verschwinden das Subjekt in dem Horror der Leere zurückläßt...
Das Objekt ist schlecht, aber es ist gut, daß es existiert, selbst wenn es nicht als gutes Objekt existiert....
Aber diese zwanghafte Wiederholung ist an die Tatsache gebunden, daß die Leere hier nur negativ besetzt werden kann. Das Verlassen des Objekts führt nicht zur Besetzung eines persönlichen Raums, sondern zu einem tantalusartigen Streben nach dem Nichts, das das Subjekt auf einen bodenlosen Abgrund zutreibt, bis zur negativen Halluzination seiner selbst" (S. 531, 532).

Green berührt in seiner Skizzierung der narzißtischen Kehrseite Sachverhalte der psychoanalytischen Praxis, die S. Freud in Bestürztheit und Faszination zugleich schließlich zu jener gewagten metaphysischen Forderung eines "Todestriebs" geführt haben. Das spekulative Konzept als solches ist einer berechtigten Kritik weitgehend gewichen. Der intendierte Inhalt freilich, der sich gerade aus einem konstanten Zuwiderhandeln gegenüber dem Lust-Prinzip ergibt, die Existenz jenes rätselhaften Wiederholungszwangs harrt nach wie vor einer befriedigenden Aufklärung. Er ist aufs engste mit dem Phänomen des körperlichen Schmerzerlebnisses verknüpft, welches in den erwähnten klinischen Fällen eine primäre Existenzform garantiert. Massive Schmerzerfahrungen erlauben in der wahrnehmungsmäßigen Selbstzuwendung des Individuums eine vorübergehende Stabilisierung und verhindern das weitere Absinken der psychischen Leere auf ein Stadium, das einem psychischen Tod gleichkäme. Als Ausdruck eines nicht erreichbaren externen Schutzes etwa durch ein mütterliches Objekt blockiert die ausgelöste Übererregung aber eine mögliche seelische Bearbeitung, eine entwicklungsfördernde Trauer. Die Existenzform wird zum Trauma; bleibt sie die einzige Daseinsweise, ist sie zur Wiederkehr verurteilt. Die potentielle Chance einer individuierenden Aneignung des Körpers und damit eines seelischen Wachstums im Schmerzempfinden ist vertan.

Das Dilemma liegt in der *Doppelseitigkeit des Geschehens:* Als Konsequenz einer traumatischen Erfahrung bieten körperlicher Schmerz und begleitende seelische Leere Schutz vor weiterer gefährdender Affektivität. So bemerkt Pontalis (1981a):

"Besteht nicht die Funktion von Leiden darin, seelischen Schmerz zu entleeren?" (S. 203, e.Ü.).

Der resultierende Mangel grundlegender symbolischer Strukturen beeinträchtigt aber den weiteren Aufbau von Repräsentanzen und läßt bedeutsame Sensationen und affektive Erfahrungen außerhalb eines elaborierten Systems. Michaux kommentiert:

"Was die leidende Person nicht erfaßt, ist die schwierige Aufgabe, eine Beziehung zum Leiden herzustellen" (zit. n. Pontalis 1981a, S. 199, e.Ü.).

So wird *der vorübergehende Schutz der Leere* selbst wiederum *zur Bedrohung der persönlichen Identität.* Das Versagen des Individuationsprozesses in weiten Teilen einer symbolischen Vorstellungswelt macht das brüchige Ich um so abhängiger von elementaren Erfahrungen auf einem körperlichen Niveau. Seine gefährdete Kohäsion erfordert die Intervention einer massiven sensorischen Stimulierung. Körperlicher Schmerz bietet eine ökonomische, wenngleich sehr zweischneidige Lösung (vgl. Overbeck 1977b).

Auf diese fundamentalen Zusammenhänge von körperlichem und seelischem Schmerz im Zuge eines Objektverlusts bzw. seiner Nichtverfügbarkeit, auf die Spanne zwischen Trauma und Trauer und den Wechsel von einer narzißtischen zu einer Objektbesetzung verweist S. Freud (1926b) nachdrücklich.

Es überrascht nicht, daß diese Konstellation einer behinderten menschlichen Entwicklung, von der McDougall (1974) erklärt, sie liege als Substruktur allen "Handlungsstörungen" zugrunde, den Ausgangspunkt für zahlreiche psychopathologische Überformungen und damit für sekundäre Stabilisierungen der "Grundstörung" bilden kann.

Nur in Paranthese möchte ich die hoch interessanten Übergänge körperlichen Schmerzempfindens in erotisierte Formen erwähnen. Sie betreffen beispielhaft die Verbindungen zwischen masochistischer Perversion und psychosomatischer Symptombildung. So argumentiert de M'Uzan (1973):

"Die klinische Erfahrung mit psychosomatischen Störungen lehrt uns, daß ein Defizit in der Fertigkeit der Phantasieschöpfung auf dem sensorimotorischen oder dem viszero-humoralen Sektor Dysfunktionen korrespondiert, die, wie auch immer verhängnisvoll, immer eine Anstrengung des Wiedererkennens repräsentieren".

Und er verknüpft mit dem "ökonomischen Problem des Masochismus":

"Der Schmerz nimmt klar an einer sexuellen Erregung teil, aber er ist vor allem das Instrument des Individuationsprozesses und nur in zweiter Linie die Quelle eines erhöhten Bedürfnisses nach der Entladung von sexueller Erregung" (S. 466, e.Ü., vgl. ferner Stüttgen 1982).

Ähnlich stellt Kahn (1981) fest, Masochismus meine nicht nur eine sexuelle Perversion, sondern auch einen spezifischen Affekt innerhalb des Phantasieraums. Es könne so eine Atmosphäre des Schmerzes geschaffen, unter die Kontrolle des Ich gestellt und libidinisiert werden:

"Masochismus ist eine besondere Variante einer manischen Abwehr, welche das Ich zum Zusammenhalt des Selbst vor einem seelischen Schmerz einsetzt, der es mit Zerstörung bedroht, und folglich auch das Ich vernichte" (S. 415, e.Ü.).

Die klinischen Formen alexithymen oder operativen Verhaltens interessierten mich in ihren grundsätzlichen Mechanismen und Strukturen. Aus dem häufigen phänomenologischen Zusammentreffen mit einer somatischen Pathologie wird nicht gleichzeitig ein kausales Verhältnis gefolgert. Als ein besonderes Paradigma für eine gefährdete psychosomatische Integrität erscheinen mir freilich "Alexithymie", "Pensèe opératoire" oder "Psychosomatisches Phänomen" als wertvolles psychoanalytisches Diskussionsthema. Sein Reiz liegt gerade in dem Überschreiten des traditionellen psychoanalytischen Terrains der "Bedeutung" und dem Erfassen eines eher stummen, aber lebensgesichtlich nichtsdestoweniger "bedeutsamen" Ausdrucksfeldes. Im Gegensatz zur zugrundeliegenden Erinnerung des hysterischen Symptoms ist die Geschichte des somatischen erst noch zu erzählen. Die Eigenart dieser Re-Konstruktion charakterisiert McDougall (1974):

"Wegen der nicht-symbolischen Qualität solcher Manifestationen sind sie vor ihrer körperlichen Realisierung vollkommen still. Es ist deswegen notwendig, auf etwas hinzuhören, was nicht da ist, auf eine psychische Lücke, in welcher eine somatische Kreation anstelle einer psychologischen erscheinen könnte" (S. 451, e.Ü.).

4.3. Exkurs (2): Sozialpsychologische Faktoren in der Alexithymie-Debatte

Die Lebhaftigkeit der Diskussion orientiert sich weniger am Phänomen der "Alexithymie" oder "Pensèe opératoire", an deren Existenz kaum gezweifelt wird, sondern sie betrifft mehr die Konsequenzen aus bestimmten Interpretationen und theoretischen Überzeugungen. Daß verschiedene Grundhaltungen zu unterschiedlichen Handlungsanweisungen führen können, leuchtet unmittelbar ein. An den einzelnen Arbeiten der Bostoner Gruppe zeigt sich dies besonders deutlich.

Die Stufen von der Übersetzung eines psychologisch-interaktionellen Unbehagens in ein organ-medizinisches Problem, das auf dieser Ebene die Lösungsalternativen einer psychopharmakologischen Beeinflussung oder einer psychochirurgischen Intervention offen läßt, sind leicht nachvollzogen und hinterlassen in dieser extremen Option größere Unruhe als die ursprüngliche Erfahrung zu vermitteln vermochte.

4.3.1. Untersuchungsmethodik, "Pensée opératoire" und die Unterschichtsproblematik

In der Bundesrepublik wurden die Aussagen zur "Pensée opératoire" zunächst in einem übereiligen Spezifitätsanspruch für eine Persönlichkeitstypologie *des* "Psychosomatikers" bekannt. Zu Recht erhoben sich ernstzunehmende Einwände vor allem gegen eine mangelhafte Untersuchungsmethodik (vgl. Cremerius 1977a, b, Cremerius et al. 1979, Schneider 1977). Die Gruppe um Cremerius demonstriert dies anhand der Analyse eines Interviews mit einer Patientin einer Pariser Krankenstation. Ihre thesenhaft vorgetragene Kritik erfaßt vor allem die Rahmenbedingungen der Explorationssituation. Ich möchte sie verkürzt wiedergeben:

- Der Patientin wird der Realitätsbezug im Rahmen einer Fallvorstellung unmöglich gemacht. Sie wird systematisch verwirrt.
- Die soziale Dimension des klinischen Interviews wird nicht reflektiert.
- Die Übertragungsbereitschaft und damit die freie Entfaltung von subjektiven Phantasien und lebensgeschichtlichen Assoziationen werden durch die spezifisch vorstrukturierte Interviewsituation und durch eine direktive Untersuchungstechnik stark eingeengt.
- Es dominiert eine autoritär ausgerichtete Subjekt-Objekt-Beziehung.
- Die Wahrnehmungsfähigkeit des Explorateurs ist durch die theoretische Beweisabsicht sehr herabgesetzt.
- Die Konzepte von Widerstand und Übertragung werden in der Gesprächspraxis nicht dynamisiert.

Den *institutionellen Rahmen* und die *Art der Situationsgestaltung* gilt es besonders zu beachten, will man die von den Pariser Autoren herausgestellten mimischen und gestischen Zeichen, die motorische Unruhe und Verspannung, die Schmerzäußerungen und vegetativen Reaktionen, den charakteristischen Mangel an Phantasietätigkeit und verbaler und interaktioneller Ausdruckskraft nicht nur im Sinne eines intrapsychischen Strukturdefizits interpretieren und vorschnell auf die diffamierende Bezeichnung von "Primitivpersönlichkeiten" (vgl. Mitscherlich 1967, S. 139) zurückgreifen. Vielmehr zeigt sich hier beispielhaft der überragende Einfluß aktueller Situationsdeterminanten auf innerseelisches Leistungsvermögen und verdeutlicht dessen interaktionelle Voraussetzungen.

Vielleicht wirft dies auch schon ein klärendes Licht auf *mögliche hinderliche Auswirkungen des klassischen psychoanalytischen Settings*, das in seiner *allgemeinen Orientierungslosigkeit* und *Verweigerung von aktiven Impulsen*, d.h. in seinem weitgehend offenen, noch unstrukturierten Begegnungsraum, u.U. ein sicherheitsdefensives Verbalverhalten mit den zitierten Charakteristika verstärken könnte. Es sei nicht bestritten, daß Eigenschaften wie persönliche Flexibilität, Umsicht und aktive Aufnahme einer verunsichernden Situationsherausforderung bzw. ein Fehlen dieser Fertigkeiten möglicherweise zwischen mehr neurotischen und mehr psychosomatischen Patienten differenzieren könnten.

In diesem Zusammenhang ist es aber von Vorteil, sich der Anmerkungen zu den einzelnen "Somatisierungsformen" (vgl. Beckmann 1976) zu erinnern. Man muß überlegen, ob nicht die psychoanalytische Situation für eher "somatisch" vortragende Patienten ein vergleichbar unübersichtliches, bewußt identitätsverweigerndes soziales Feld darstellt, das ein Abrücken von einer letzten Sicherheitsbastion, dem konkretisierenden, identitätsbildenden Monolog über feste Daten der äußeren Realität als ungeboten erscheinen läßt. In dieser Sichtweise wäre das literarische Zeugnis der "Pensèe opèratoire" durchaus modifiziert haltbar, ließe aber neben der Beschränkung auf einen Strukturdefekt die Möglichkeit einer sinnvollen, realistischen Abwehrstrategie offen. Es führte zudem in der Reflexion auf die analytische Situation als aktuellem sozialen und nicht ahistorisch-anthropologischem Raum zu neuen therapeutischen Versuchen.

Vor allem die unter dem Anspruch der Krankheitsspezifität vorgestellte "psychosomatische Struktur" provoziert Cremerius zu einem Vergleich mit Therapieerfahrungen aus Analysen mit psychoneurotischen und psychosomatischen Patienten der verschiedenen Gesellschaftsschichten. Eine direkte Gegenüberstellung der französischen Patientengruppe und einer Gruppe psychoneurotischer Patienten ohne Körperbeschwerden aus derselben Einkommens- und Bildungsschicht, also der sozialen Unterschicht, weist eine überraschende Ähnlichkeit in vielen von der Pariser Schule als spezifisch proklamierten Parametern auf. Als besondere Gemeinsamkeit zeigt sich in kritischen Momenten das Auftreten leiblicher Innervationen in Form von Bewegungen, Handlungen, Schmerzen und vegetativen Reaktionen anstelle von psychischen Vorstellungen (vgl. Cremerius 1977a, b). Das Scheitern des Angebots eines psychotherapeutischen Gesprächs etwa auf Poliklinik-Ebene mit dem Ziel einer verstehenden Reflexion verbindet Cremerius mit den "schichtspezifischen Schwierigkeiten bei der Anwendung der Psychoanalyse bei Unterschichtspatienten" (Cremerius 1975, 1977a). Eine Berücksichtigung des besonderen sozioökonomischen Milieus, vor allem der "extrem triebfeindlichen, phantasie- und spontaneitätsbremsenden Erziehung", "der Eigenart der frühen Mutter-Kind-Beziehung, in der gewisse Interaktionsformen gar nicht oder nur als affektive Aktion ohne begreifende Sprache" erfolgte, läßt eine *sozialpsychologische Relativierung der analytischen Interaktionsprobleme* zu.

Wenngleich diese Einsichten durch die Ergebnisse anderer Autoren (vgl. Overbeck 1975, Borens et al. 1977) gestützt werden, so ist eine direkte "Unterschicht-Alexithymie"-Paarung mit Vorsicht zu interpretieren, und jedenfalls differenzierter aufzuschlüsseln:

- Mit Beckmann und Brähler (vgl. Beckmann et al. 1977, Brähler et al. 1977) mißtrauen wir vor allem dem Versuch, die *korrelative* Häufigkeit von Unterschichtszugehörigkeit und alexithymer, körperbezogener Beschwerdetendenz in eine kausal interpretierte Unterschichts*spezifität* überzuführen.
- Von Goeppert und Goeppert (1975) erfahren wir über die Naivität, einfache Reihen von seelischer Erkrankung, z.B. Psychosomatose - Sprachverhalten - Sozialstruktur zu eröffnen, ohne Untersuchungskriterien innerhalb einer soziolinguistischen Konzeption zu formulieren.
- Zepf und Gattig (1981) wenden sich gegen die von Cremerius mangelhaft beschriebene Methodik der Datensammlung und Befunderhebung. Sie stellen zugleich die als Nebenbefund untergehende Entdeckung heraus, daß auch Oberschichtspatienten häufige alexithyme Charakterzüge aufweisen. Vielmehr fordern sie die Durchführung einer vergleichbaren Untersuchung im Rahmen eines von ihnen favorisierten interaktionellen Sozialisationsmodells, das die Auswirkungen einer "restriktiven Praxis" auf die Errichtung symbolhaft strukturierten Bewußtseins von Subjekten verfolgt.
- In ähnlicher Weise argumentiert Muck (1980) bei der Beantwortung der Frage "Gibt es unterschichtsspezifische Persönlichkeitsmerkmale?". Was sich bei Cremerius als unterschichtsbezogene Verhaltensmerkmale auf sozialer Ebene formulieren läßt, ergibt sich bei psychosomatischen Patienten als Typologie auf einer Syndromebene (vgl. M'Uzan 1977), wird bei Delinquenten (vgl. de Boor 1976) als juristisch bewertbare Auffälligkeit beschrieben und kann bei zwangsneurotischen Patienten als prä-ödipale neurotische Charakterpathologie (vgl. Reich 1933) festgestellt werden.

Alexithyme Charakteristika können folglich in verschiedensten Dimensionen der Betrachtung entdeckt werden. Es muß deshalb gefolgert werden, daß der gemeinsame Faktor so beschaffen ist, "daß bei dem jeweiligen Anteil schwerbehandelbarer Unterschichtspatienten, psychosomatisch Kranker, Delinquenter und Charakterneurotiker offenbar zu geringe Voraussetzungen für innerpsychische Konfliktverarbeitungen möglich geworden sind, so daß ihre Konflikte auf verbleibende mögliche Bereiche des somatischen, des sozialen Umfeldes und einer starren, der psychischen Verarbeitung zunächst nicht zugänglichen Charakterstruktur verschoben werden mußten; der Bereich psychischer Konfliktverarbeitung ist der einzige, der ausgespart bleibt. Je nach Lebensgeschichte und körperlichem Entgegenkommen erscheinen diese Bereiche dann als eben noch verbleibende Ausdrucks- und "Bearbeitungs"-Felder der Konflikte und bilden so die Grundlage für eine rein deskriptive Abgrenzung der Gruppen untereinander" (Muck 1980, S. 43).

4.3.2. Psychoanalytische Situation als aktuelle Realität und
       die soziale Identität

In ihrem Essay "The Anti-Analysand in Analysis" beschreibt McDougall (1980a) Patienten, welche eine bereitwillige Anpassung an die formalen Bedingungen der analytischen Situation zeigen, jedoch erhebliche Schwierigkeiten haben, sich den Unwegsamkeiten des eigentlichen psychoanalytischen Prozesses zu überlassen. Ihre psychodynamisch zu erfassende "innere Leere" ist begleitet von einer äußeren "scheinbaren Normalität". Einem durch die seelische Labilität drohenden Identitätsverlust begegnen diese Patienten mit der strikten Befolgung von Verhaltensregeln und sichern damit zumindest die Möglichkeit *einer* Existenz. Dies gilt auch und gerade innerhalb der psychoanalytischen Begegnung. Bei Verständnisschwierigkeiten zwischen Arzt und Patient, die auf divergierenden Anforderungen und Erwartungen beruhen, ist deshalb an diese Konstellation zu denken. Es ist dann "zu unterscheiden zwischen einem unbearbeitbaren neurotischen Anfangswiderstand auf seiten des Kranken und einer völligen Verständnislosigkeit für die kritische Selbstdistanzierung, die in einem Gespräch mit dem Psychotherapeuten gefordert wird. In letzterem Fall ist die Ich-Reifung nie bis zur kritischen Selbstwahrnehmung fortgeschritten"(Mitscherlich 1967, S. 139, 140).

Aber enttäuschende Therapieerfahrungen dürfen nicht einfach zur einzigen, zwar sozialpsychologisch als Sozialisationsdefizit ausgewiesenen Größe einer außergewöhnlichen Rigidität des Über-Ich kondensiert werden (vgl. Cremerius 1977c). Auf seine ebenso wichtige inhaltliche Dimension zielt Trimborns (1979) Arbeit über den "progressiven Abwehrcharakter des Über-Ich". Trimborn versteht die Therapiesituation als eine für viele, vor allem aus der Unterschicht kommenden Patienten fremde und bedrohliche soziale Realität. Eine dadurch ausgelöste Abwehrhaltung des Über-Ich dient dem Erhalt eines persönlichen narzißtischen Gleichgewichts und des Kontexts der ursprünglichen sozialen Realität des Patienten. Diese *inhaltliche Komponente der Über-Ich-Struktur* trägt also maßgeblich zur sozialen Identität bei. Sie korrigiert die allgemeine Überzeugung, den Einfluß des Über-Ich nur von seiner Strenge her beurteilen zu müssen.

Neben dem klassischen "ödipalen" Über-Ich und den Vorläufern aus den frühen Mutter-Kind-Interaktionen gelangen hier differenzierend ein *"soziales" Über-Ich und Ich-Ideal* zur Geltung, die besonders in Augenblicken von Trennungsangst aktualisiert werden und die soziale Orientierung der Ursprungsgruppe aufrechterhalten.

Mit der Betonung des *Identitätsbegriffs* gelangt ein Zentralterminus in die Diskussion, der für die *Balance zwischen psychischer Wirklichkeit und "Realität"* ausschlaggebend ist.

Die von Trimborn aufgezeigte Entwicklungslinie der sozialen Identität wird zunächst im Anschluß an Sandler (1961, 1976a) als "Wahrnehmungsidentität" mit dem grundlegenden Prinzip der Sicherheit und dessen Strategien der wunscherfüllenden Halluzination, der Phantasie und des Traums verbunden. Die sinnstiftende Funktion der Identität (vgl. Loch 1976), die sich im Kontext von bedeutsamen Objektbeziehungen entfaltet, unterstreicht das soziale Fundament der entstehenden Subjektivität.

Sie ist verankert in der lebenslangen Aufgabe, subjektive und objektive Wirklichkeit, wie sie durch "signifikante Andere" vermittelt werden, zur Deckung zu bringen (vgl. Berger, Luckmann 1971). In einer psychoanalytischen Situation aber, wo eine ahistorische Sichtweise der einzelnen Entwicklungsprozesse keine Differenzierung vorsieht und besonders im klassischen Setting eine Distanzierung von der sozialen Bezugsgruppe fordert, mag diese Aufgabe sehr erschwert sein und provoziert geradezu jene Abwehrreaktion des "sozialen" Über-Ich. Sie macht den Teil der äußeren Realität innerhalb der Behandlungssituation sichtbar, den Menne (1980) als "soziale Distanz" zwischen den analytischen Partnern bezeichnet.

Dieses Praxisdilemma kann zudem verdeutlicht werden, bedenkt man, daß die intrasubjektive Verfügbarkeit von psychischen Inhalten, wie sie in der Analyse als Leistung der Einzelperson verlangt wird, lediglich die idealtypische Konfiguration eines Internalisierungsprozesses ist, der auf bestimmten sozialen Voraussetzungen beruht und bei vielen Gruppen der Gesellschaft weit eher durch extern gehaltene Dauerkonflikte ersetzt wird (vgl. Hoffmann, Trimborn 1979).

Selbst Skinner (1963) ist sich dieser Schwierigkeit bewußt, wenn er feststellt, "knowing the private, inner world is far more difficult than to know the public outer world", und damit Konzepte von "private life" und "private world" in eine historische Reihe stellt, die vielleicht beginnend mit Kierkegaard zum Verständnis des "modernen Menschen" mit seiner Fähigkeit zur Selbst-Erforschung (self-investiagtion) führte (vgl. Shands 1977, Foucault 1977).

Auch hier erscheint es mir wichtig, nicht dem Irrtum zu erliegen und anzunehmen, in der analytischen Praxis beobachtete und in der spezifischen Fachterminologie fixierte Phänomene lösten sich durch einen soziologischen und sozialpsychologischen Rahmen auf und erübrigten eine individualpsychologische Stellungnahme.

Gerade die Erkenntnis, daß externe Verhältnisse nie direkt nach außen beobachtbare Leistungen bedingen, sondern typischerweise durch die individuelle Vermittlung und Interpretation wirken, läßt eine sozialpsychologische Relativierung metapsychologischer Aussagen zur indirekten Erweiterung und Fortentwicklung der Fachtheorie selbst geraten.

Die kritischen Thesen zur Untersuchungsmethodik der französischen Psychosomatik deuteten an, daß befremdende und orientierungslose, d.h. für das Individuum sozial unstrukturierte Situationen intrapsychische Äußerungen wie differenzierte Phantasien und farbige Selbstdarstellungen blockieren oder deren Neuaufbau verhindern können und stattdessen körperlich-affektive Reaktionen hervorrufen oder defensive sicherheitsstiftende Realitätsbeschreibungen favorisieren. Die Arbeiten zur Schichtenproblematik der Alexithymie würden so einen wichtigen Zusammenhang zu Strategien der sozialen Identitätsbildung herstellen. Es ließen sich nun die im aktuellen Milieu der Psychoanalyse gezeigten Verhaltensformen vieler Patienten in einem "internen" und damit zweifelsohne historisch bedingten Werte- und Normensystem metapsychologisch als defizitär beschreiben, die sozialpsychologisch relativierend als durchaus sinnvolle, identitätserhaltende Versuche bezeichnet werden müssen.

4.3.3. Soziale Desorientierung und das Risiko einer psychophysischen Vulnerabilität

Auf dem Hintergrund der Gedanken von Cremerius, Muck und Trimborn könnte man die *klassische psychoanalytische Situation* provokativerweise als ein unter bestimmten Bedingungen gültiges *Modell einer sozialen Desorientierung*, einer im Widerspruch zu eigenen erklärten therapeutischen Maximen fortgesetzten Ent- und Verfremdung begreifen (vgl. Haley, Jackson 1963). Diese vielleicht überspitzte Unterstellung käme vor allem dann zum Tragen, wenn die "soziale Distanz" zwischen Analytiker und Analysand eine Angleichung der "sozialen Deutungsmuster" (vgl. Menne 1980) und damit deren fruchtbare Durcharbeitung verhinderte. Wenngleich die Problematik eines Übergangs von dieser quasi mikroskopischen sozialen Modellsphäre auf umfassendere gesellschaftliche Gebilde offensichtlich ist, ergäbe sich meines Erachtens so ein interessanter Einblick in die aktuellen *interpersonalen* Entstehungsmechanismen von *individuellen* Identitätskrisen und in die in Gang gesetzten somatischen und psychischen Lösungsstrategien.

Mit Moss (1973) erkennen wir die entscheidende Bedeutung, welche "Identifikation" und "Involvierung" einer Person mit seiner sozialen Umwelt, der konstante Informationsaustausch eines Individuums mit seiner gesellschaftlichen Bezugsgruppe einerseits, mit seiner unmittelbaren leibseelischen Erfahrungswelt andererseits und vor allem eine mögliche Inkongruität zwischen den beiden Sektoren für die Resistenz gegenüber gesundheitsbeeinträchtigenden Faktoren besitzen. Totman (1979) konzeptualisiert diesen Zusammenhang zwischen persönlicher Identität und Wertschätzung und grundlegendem sozialen Konsens in der These:

"Die Wahrscheinlichkeit eines Auftretens von Symptomen steigt, wenn häufiges Registrieren von Konsistenz fehlt" (S. 177, e.Ü.).

Konsistenz und damit eine Grundbedingung für ein umfassendes Gesundheitsverständnis bzw. Inkonsistenz und damit Voraussetzung für eine verminderte Widerstandsfähigkeit betreffen aber:

- Verhaltensregeln, die mit der physischen Umgebung vereinbar sein, die Befriedigung organismischer Bedürfnisse garantieren und nicht zu einem Überschreiten physiologischer Grenzen führen sollten,
- die Bekräftigung dieser Regeln durch gewohnheitsmäßiges Ausführen von zweckgerichteten Aktivitäten und durch einen anhaltenden Dialog auf einer gemeinsam geteilten Kommunikationsbasis.

Es würde einsichtig, daß ein verstärkter Anspruch an Rollenflexibilität, wie er weite Teile der gesellschaftlichen Verkehrsformen charakterisiert, notwendigerweise bei den Individuen einer Gruppe erhöhte Anfälligkeit und Verletzbarkeit bedeutete, die sich auf festgefügte Regeln und Formen des Zusammenlebens stützte (vgl. Parin 1977). Klar zeichneten lange aufrechterhaltene Traditionen, die sich in einer schnell veränderlichen Umwelt plötzlich unangebracht und nutzlos gegenüber neuen sozialen Anforderungen erwiesen, eine fehlende gemeinsame Kommunikationsbasis mitverantwortlich für das Auftreten von somatischen Reaktionen ohne tiefere "sinnvolle" Bearbeitung, die ja eine "verstehende" und bezogene Kommunalität voraussetzte (vgl. Moersch 1978). Und so ließe sich mit Shands (1975) formulieren:

"Es ist verführerisch zu vermuten, daß der psychosomatische Aspekt der sogenannten psychosomatischen Krankheiten in Wirklichkeit eine Manifestation der Unfähigkeit ist, starre Erwartungen zu modifizieren und tief verwurzelte soziale Beziehungsmuster zu verändern" (S. 280, e.Ü.).

Doch auch diese modellhafte Überlegung, die *für den jeweiligen Mobilitätsgrad der Gesellschaft eingeschränkte und wenig adaptierbare Lebensformen* und eine *mangelhafte oder fehlende Öffentlichkeit* als *einen der prädisponierenden sozialen Faktoren für diffuse psycho-somatische Reaktionsformen* hält (vgl. Shands 1976/77), deckt nicht das gesamte "alexithyme" Erscheinungsbild ab.

Für die Betrachtung freilich von psychosomatischen Aspekten etwa bei zahlreichen Krankheiten alter Menschen in unserer Gesellschaft, denen ein identitätsbildender Dialog (vgl. Berger, Luckmann 1971) weitgehend verweigert wird und die allenfalls in einem hypochondrischen Vortrag ab und zu eine medizinische Öffentlichkeit erreichen können, ergeben sich wertvolle Anregungen. Gleiches gilt für soziale Gruppierungen oder Volksstämme, denen die Gewalt einer sinnlos geplanten Industrialisierung und Urbanisierung fundamentale Größen einer früheren, tragenden Lebensordnung zerstört hat (vgl. Lumsden 1975, Stumpfe 1980).

4.3.4. Instrumentelle Einstellung, Alexithymie und die psychophysische Dekompensation

Ein kritischer Blick muß sich aber auch auf jene Gruppen einer Gesellschaft richten, die trotz erhöhtem Flexibilitäts- und Ungebundenheitsanspruch in leicht veränderlichen Subsystemen *scheinbar* störungsfrei funktionieren. Daß eine getreue Ausrichtung an der Normalität von Rollensystemen zwar eine faktische Existenz ermöglicht, jedoch keineswegs eine umfassende psychosomatische Integrität sicherstellt, dokumentieren die bei psychosomatischen Patienten gehäuften individuellen Merkmale der sozialen Angepaßtheit, gesellschaftlichen Erfolgstüchtigkeit und ausgeprägten Aggressionskontrolle (vgl. Zept 1976a). Der Preis für die Meta-Kapazität, ständig neue Rollen einnehmen zu können, liegt aber in einer die ganze Lebenspraxis bestimmenden "instrumentellen Einstellung" (vgl. Ahrens et al. 1979, 1980). Diese individuelle Gleichgültigkeit gegenüber Arbeitsinhalten und -formen und die weitgehende Ausblendung eines persönlichen Engagements beschreiben auf soziologischer Ebene einen gültigen Kodex der Arbeits- und Berufswelt, was in der klinischen Praxis des psychosomatisch denkenden Arztes als Individualpathologie der "Alexithymie" diagnostiziert wird. Es signalisiert letztlich den Verlust einer übergreifenden Lebensperspektive.

Die Erklärungsversuche der Psychoanalyse konzentrieren sich in der Regel auf die Pathogenität der "primären" Sozialisation, also auf mögliche Störungen im Verlauf der frühen Kindheit und vernachlässigen wichtige Einflüsse aus späteren Abschnitten des Lebenszyklus. Zu Recht behaupten Ahrens et al. (1980):

"Der Bereich der "sekundären" und "tertiären" Sozialisation ist bis heute ein Stiefkind psychosomatischer Theorienbildung geblieben" (S. 119).

Führt man sich vor Augen, welch immensen Stellenwert der *Arbeitsplatz* beispielsweise für soziale Kontakte, Kompetenzgewinnung, Selbstbewußtsein, individuelles Realitätskonzept und gesamtgesellschaftliche Orientierung besitzt (vgl. Stuhr 1981), erscheint es dringend geboten, *pathogene Auswirkungen* auch dieses Lebensbezeiches *für eine Symptombildung* zu berücksichtigen. Dies gilt in erster Linie für den Bereich körperlicher Arbeit. Er schreibt eine Auseinandersetzung vorrangig mit Dingen vor, stellt auch menschliche Beziehungen in einen versachlichten Arbeitskontext, verhindert durch Abhängigkeit und Monotonie in kleinen Arbeitssektoren Erfahrungen von Kausalitäten und bietet so kein Medium für eine persönliche Selbstverwirklichung (vgl. Pohlen 1973). Ahrens et al. (1980) verdeutlichen diesen Zusammenhang in ihrem Begriff der *"instrumentellen Einstellung" bzw. "Orientierung"*. Dieser meint:

- eine arbeits- und berufsspezifische Einengung von Individualität und Identtität,
- eine Verringerung des persönlichen Spielraums,
- eine Reduzierung des Interaktionsstils im Sinne der ausschließlichen Ausrichtung auf Zweck-Mittel-Perspektiven,
- ein typisches emotionsleeres Repertoire an Kommunikationsmöglichkeiten.

Die Autoren betonen ferner die Tendenz dieser "instrumentellen Orientierung", auch auf den Privatbereich zu generalisieren, so daß dieser nicht mehr zu tieferer Entspannung und kompensatorischer Persönlichkeitsentwicklung zur Verfügung stehe. Vielmehr stelle er häufig das einzige Sammelbecken für zu bewältigende Spannungen, Ohnmachtsgefühle und Aggressionen dar. "Was in anderen gesellschaftlichen Subsystemen nicht als Krankheit 'zugelassen' wird, muß in der Familie bewältigt werden" (Thorbeke 1975, S. 53). Es fehlen somit elementare Voraussetzungen einer gesundheitsfördernden Repräsentation und individuierenden Bearbeitung von affektiven und körperlichen Äußerungen. Die *soziale Identität muß auf Kosten der persönlichen Identität* hochgehalten werden und drückt lediglich eine starre Rollenübernahme aus.

Der hierin erkenntliche Verlust an Subjektivität weist eine eventuelle "Reduplikation" (s.o.), d.h. die Wahrnehmung von Mitmenschen gemäß undifferenzierter Vorstellungen der eigenen Person nicht als primären psychischen Funktionsmechanismus aus, sondern als mitunter getreue Widerspiegelung einer Mechanisierung realer Objektbeziehungen.

Der stille Zusammenhang zwischen einem die wirtschaftliche Öffentlichkeit beherrschenden "Zweck-Mittel-Prinzip", seiner Ausbreitung auf den privaten Bereich und der klinisch erfaßten Dekompensation kann an dem gesellschaftspolitisch brisanten Streßkonzept verdeutlicht werden (vgl. Karmaus 1979):

"Die "Reduzierungen der Gesamtbedingungen" der Arbeits- und Lebenswelt (vgl. Lipowski 1973a, b, Goen 1974), die "Parzellisierung der Realität" und die "Labilisierung der Reizsituation" bewirken in Parallele zur Modellsituation des

Labors (vgl. Holzkamp 1972), daß jeder beliebige Situationsreiz eine konstante
Reaktion auslösen kann. Die möglicherweise resultierenden Erschöpfungssyndrome
(vgl. Selye 1976) weisen in der Tat wenig Symbolgehalt und interpersonale Ausdruckskraft auf.

Störungen des Körpers und der Gefühlswelt können in dieser Perspektive aber nicht
mehr als persönlichkeitsvermittelte Ereignisse begriffen werden. "Gesundheit ist
eine Sache des Körpers allein und nicht auch ein Problem des je eigenen Körpers
(im Sinne von Sozialisation und Individuation) und eines zeitweiligen Scheiterns
dieser Beziehung. Der Körper ist aus dieser Sicht in erster Linie eine Art (zu
reparierender) Maschine" (Horn 1980, S. 179, 180). Und innerhalb einer ausschließlich auf naturwissenschaftliche Konzepte bezogenen "stummen Medizin" (Lüth 1974)
entspricht "dieser Objektivierungstendenz auf seiten der Ärzte auf seiten der
Kranken eine Bewußtseinsänderung in Richtung einer Anonymisierung des Krankheits-
erlebnisses" (Mitscherlich 1954/55, S. 284).

Die "Pensèe opératoire" der Pariser Schule, die "Alexithymie" der Bostoner Gruppe, das "Psychosomatische Phänomen" von Stephanos und die "traumatische Neurose"
S. Freuds erfahren hier möglicherweise eine wichtige soziale Dimension.

Ohne diese Relativierung halte ich auch die von Overbeck (1977b) formulierte
Fragestellung "Psychosomatisches Symptom: Defizienz oder generative Ich-Lei-
stung?" nicht für sinnvoll beantwortbar. Meine Argumentation würde sich in gleicher Weise gegen eine pauschale Vorstellung richten, das psychosomatische Symptom sei im Gegensatz zur psychoneurotischen Manifestation nur Ausdruck einer
defekten Ich-Organisation, wie gegen die Meinung, es sei eine bestimmte Form
eines listigen, hochorganisierten neurotischen Protests (vgl. Overbeck 1977b).

Zweifelsohne liefert die hauptsächlich von K. Brede vertretene These, *psychosomatische Krankheit* sei auf den *Verlust von subjektiv-motivationaler Freizü-
gigkeit in den Interaktionen* zurückzuführen, einen wertvollen Ansatz, bestimmte
durch einen Sozialisationsprozeß vermittelte Motivationsstrukturen mit den Regeln und der Dynamik des kollektiven Handelns zu verbinden. Dies gilt in besonderer Weise für:

- den Zusammenhang von sozialer Unauffälligkeit und der Wahl des Körpers als
  Symptomstätte,
- das Moment der unbewußten Intentionalität in der Symptombildung,
- die Einbettung psychosomatischer Krankheiten in soziales Handeln,
- die Bedeutung gesellschaftlicher Interpretationsmuster der Dualität von Leib
  und Seele, der Spaltung von Körpersubjekt und Körperobjekt und der Verdinglichung eines nur "physiologischen" Körpers im Kontext vermittelter Lebensformen für die Genese psychosomatischer Krankheiten (vgl. Brede 1971, 1979).

Aber die von Brede postulierte hohe psychische Integrationsleistung und Resorption einer sozialen Abweichung im hervorgebrachten psychosomatischen Symptom (vgl. Brede 1978) mag allenfalls eine Untergruppe psychosomatischer Patienten charakterisieren. Doch der generell für die Psychosomatogenese verantwortlich erklärte Typus der Konfliktverarbeitung, der nach Brede (1972) unabhängig vom Entwicklungsstand und unterschiedslos für Erwachsenen und Kind ausschlaggebend sein soll, appelliert aber gerade an eine wohldifferenzierte Ich-Instanz, die kritisch selegierend und sensibel im unbewußten Zusammenhang mit einer umfassenden Kommunalität normative Veränderungen intentional für persönliche Handlungen einspannt. Und diese allgemein behauptete Ich-Funktionstüchtigkeit widerspricht sowohl Erkenntnissen aus der Kinderpsychosomatik als auch den zahlreichen Erfahrungen aus Analysen erwachsener "Psychosomatiker". Brede vernachlässigt außerdem eine für psychosomatische Störungen überragende Bedeutung von zerstörten oder verweigerten Öffentlichkeiten, die für jegliche soziale Bezogenheit und Intentionalität generativer Ich-Leistungen notwendig ist.

Damit verweist die Fragestellung Overbecks "Defizienz vs. Generativität" erneut auf eine differenzierte metapsychologische Betrachtungsweise, die sich an den schon mehrfach erwähnten Entwicklungskontinuen und -linien orientiert und die globale Bezeichnung von den "Psychosomatikern" zu vermeiden sucht. Diese berücksichtigt jedoch die sozialen Einflußgrößen und weiß besonders nach dem zweiten Exkurs um die Gefahren ihrer idealtypischen Ausrichtung.

Zusammenfassung

In den letzten Jahren wendet sich die Psychoanalyse verstärkt Persönlichkeitsmerkmalen zu, die sie als typisch für psychosomatische Patienten erachtet. Diese neuen Ansätze betonen am klinischen Erscheinungsbild weniger das Endresultat einer pathologischen Regression als vielmehr den psychischen Entwicklungsstillstand. Die Charakterisierung der "Infantilen Persönlichkeit" durch Ruesch dient hierbei sowohl dem Konzept der "Alexithymie" als auch der Idee von der "pensèe opèratoire" als historisches Vorbild. Während die Hypothese eines neurophysiologischen Defizits eher für die Verabschiedung der Psychoanalyse in psychosomatischen Belangen plädiert, eröffnet der Zusammenhang von "vie opèratoire" und psychoorganismischer Vulnerabilität einen vielversprechenden Anschluß an moderne psychoanalytische Theorien von Objektbeziehung und Narzißmus.

Traditionelle Vorstellungen der Psychoanalyse zur Psychosomatik orientierten sich am klassischen Neurosenverständnis. Im neuen Paradigma rückt aber gerade die Begrenztheit der als selbstverständlich vorausgesetzten Funktionstüchtigkeit des psychischen Apparats in den Mittelpunkt des Interesses. Der Brennpunkt der Untersuchung bewegt sich weg von der Domäne der symbolhaften und sprachlichen Strukturen auf jenes "Übergangsfeld" der prä- und non-verbalen Phänomene.

Die psychopathologische Charakterisierung verweist zunächst auf ein kognitiv beschreibbares Defizit und unterstreicht eine mißlungene Integration einer subjektiven Emotionalität und Körperlichkeit als wesentliches Merkmal. Typische Objektbeziehungen, die durch ihre strikte emotionale Distanzierung oder aber auch durch eine verzweifelte Suche nach undifferenzierter Nähe auffallen, der häufig gezeigte Mangel an spontanen Phantasieproduktionen bei einem Festhalten an äußerlichen Tatsachenberichten und instrumentellen Intelligenzleistungen tragen eindeutig "alexithyme" Züge. Eine auch für nonverbale interaktive und innerseelische Erlebnisformen sensible Grundhaltung erkennt in dieser "operationalen" Übertragung das zwanghafte Bemühen des Patienten, eine Leere zwischen sich und den anderen zu schaffen, um einen unerträglichen Schmerz zu meistern. Zugleich wird aber auch seine Unfähigkeit ersichtlich, diese Lücke durch intrapsychische Kreationen zu schließen. In den damit korrespondierenden somatischen Dysfunktionen, globalen Handlungsmustern und undifferenzierten Affektregungen versteht der Analytiker nicht eine vermeintlich implizite symbolhafte Bedeutung, sondern im Gegenteil gerade eine verhinderte bildliche oder sprachliche Verfügbarkeit früher traumatisierender Eindrücke innerhalb eines Repräsentanzensystems. Er verspürt aber auch die Forderung seines Analysanden, jene mangelnde symbolische Funktion für ihn zu übernehmen, zugrunde liegende pathogene Erfahrungen überhaupt erstmals zu thematisieren und somit eine Überwindung des präverbal strukturierten Wiederholungszwangs zu versuchen. Die dabei zutage tretende zerstörte Verbindung zwischen körperlicher und seelischer Realität ist nicht das Resultat einer neurotischen Verdrängung, sondern einer psycho-somatischen Spaltung. Das entstehende alexithyme Potential wird aber nicht als unmittelbare kausale Verursachung einer somatischen Desorganisation verstanden, sondern als wichtige allgemeine Prädisposition *und* bezeichnende Folge des körperlichen Krankheitsgeschehens.

Erste empirische Relativierungen sprechen nicht für eine prinzipielle Trennung von "psychoneurotischen" und "psychosomatischen" Patienten, sondern für eine qualitative Differenzierung gemäß fundierender Mechanismen des psychischen Apparats, über die potentiell jedes Individuum in unterschiedlicher Ausprägung verfügt.

Eine Schätzung des alexithymen Anteils in verschiedenen Krankheitsbildern erlaubt Spekulationen über seinen jeweiligen Beitrag in der Pathogenese somatischer Symptome. Sie legt ein fließendes Kontinuum von verschieden strukturierten "psychosomatischen" Leistungen nahe, die eigenständige Krisensituationen charakterisieren. Diese sprechen wiederum für entscheidende Entwicklungsvoraussetzungen und -aufgaben auf dem normalen Sozialisationsweg zu einer gefestigten leibseelischen Integrität.

Als wesentliche Kernkonzepte dieser psychosomatischen Identität kristallisieren sich Phantasie und Traum einerseits und Affektivität und Körperlichkeit andererseits heraus.

Gerade letztere versprechen einen für den psychoanalytischen Standpunkt unverzichtbaren Zugang zur psychosomatischen Fragestellung.

5. Affektivität: ein psychosomatisches Thema der Psychoanalyse

Der Beitrag der französischen Schule enthüllt bei zahlreichen psychosomatischen Patienten eine "Armut des repräsentativen Elements" und einen "ökonomischen und funktionellen Mangel an Phantasietätigkeit". Zu Recht weist A. Green (1970) auf das Fehlen einer ebenso fundierten Betrachtung der affektiven Modalität in diesen Zuständen hin. Er sieht dies mit den Besonderheiten des affektiven Lebens verbunden, das in psychosomatischen Prozessen eigentümlich auf ein Minimum gedrückt sei und sich auch in langjährigen Therapien nur sehr mühsam mobilisieren lasse, selbst wenn das "repräsentative Element" in seinen Funktionen der Phantasie oder des Traums schon weitgehend restauriert sei. Genauso problematisch gestalte sich die Wiederbelebung bzw. das erstmalige Erwecken eines Gespürs für die notwendige Zugehörigkeit des eigenen Körpers zur subjektiven Welt, das Erlangen einer "psychosomatischen Integrität". Die unbehinderte Verfügbarkeit von Affekten und körperlichen Empfindungen innerhalb eines psychischen Apparates rückt folglich in den Mittelpunkt einer eigenständigen Dimension der Psychoanalyse, die ja auf das Studium von psychischen Repräsentanzen angewiesen ist:

"Das Verständnis der psychosomatischen Pathologie wird uns unvermeidlich zu einem besonderen Interesse am Studium affektiver Zustände führen" (McDougall 1980d, S. 432, e.Ü.).

Die besondere Schwierigkeit im Umgang mit leiblichen und gefühlshaften Phänomenen erklärt sich zum Teil aus deren nichtlinearen, sondern gebrochenen Beziehung zur sprachlichen Darstellung. Sie manifestiert sich vorrangig dann, wenn die psychoanalytische Arbeit gerade mit dem Mangel dieser affektiven und körperlichen

Repräsentanzen konfrontiert ist. Es gilt dann den Schicksalen und Verwandlungen nachzuspüren, denen eine affektive Erfahrung unterworfen ist, sobald sie von der innerseelischen Darstellung ausgeschlossen wird. Einen psychoanalytischen Leitfaden gibt wiederum McDougall (1980d) an die Hand:

"Da wir hier mit der Repräsentation des Körpers und dem Erfassen affektiver Begleitumstände triebhafter Äußerungen befaßt sind, ist es hoch wahrscheinlich, daß die mit einer psychosomatischen Pathologie verbundenen Phänomene mit psychobiologischen Vorgängen einer ursprünglichen und präverbalen Ordnung zu tun haben, und daß diese vergeblich in wirklich symbolische Prozesse transformiert worden sind, was ihnen Zugang zur psychischen Repräsentation verschafft hätte" (S. 437, 438, e.Ü.).

"Der allgemeine Erwerb einer psychosomatischen Einheit verlangt deshalb, daß das Körperbild, die erogenen Zonen und die zugehörigen Affekte und Empfindungen Anschluß an den symbolischen Prozeß finden können" (S. 431, e.Ü.).

Losgelöst von den enger umrissenen Vorstellungen, welche die Psychoanalyse angesichts der delegierten Aufgabe "psychosomatischer Fälle" zu entwickeln hatte, führt der oben angedeutete Sachverhalt zur Frage, wie Leiblichkeit grundsätzlich innerhalb der eigenen Theorie und Praxis wahrgenommen und integriert ist.

Der Entwicklungsgang der Psychoanalyse demonstriert paradoxerweise, daß sie sich seit ihrem Entstehen in der Auseinandersetzung mit den spezifisch körperlichen und affektiven Ausdrucksweisen der Hysterie kontinuierlich zu einer Disziplin des Rationalen entfaltete:

"Wo Es war, soll Ich werden" (Freud 1923, S. 86) geriet zum einzigen Programm einer "klassischen Einsichtstherapie oder paternistischen Vernunftstechnik" (Cremerius 1979a);und fast vergessen schien die umfassendere Alternative: "Das Unbewußte spricht mehr als nur einen Dialekt" (Freud 1913, S. 405).

Für die Fortentwicklung der Psychoanalyse hatte es die praktische Konsequenz, daß körperliche Sensationen und Ausdrucksformen entweder übersehen oder gering eingeschätzt wurden (vgl. Grunert 1977). Selbst die überragende Rolle der Affekte, die noch in den Anfangsjahren gebührend beachtet worden war, wurde auf ihre potentiell desorganisierende Wirkung innerhalb des psychischen Apparats eingeengt, und auch dies nur meist im Gewande einer Triebtheorie. Und doch festigte sich die klinische Überzeugung, daß ohne Affekt-Änderung kein günstiges Therapieergebnis zu erzielen sei. Falsch war aber die hierbei zugrunde gelegte Annahme, das Aufdecken der kognitiven Aspekte einer Erinnerung oder eines Konfliktes bedeute die automatische Erledigung der störenden Affekte (vgl. Krystal 1977). Eine Strategie, die nur jenen Aspekt des Affektiven aufgriff, der durch die Sprache ausdrückbar ist, mußte sein Wesentlichstes verfehlen und Interpretationen häufig zum bloßen Klischee werden lassen.

Diese Einseitigkeit der Betrachtung konnte erst dann reflektiert werden, als sich das Verständnis der Neurose von einer wohlstrukturierten Repräsentation des ödipalen Konfliktes erweiterte zur Konzeption einer Ich-Störung, die auch traumatisierende Momente der frühesten Mutter-Kind-Interaktionen thematisierte und sich behutsam an die Grenze der vormals tabuisierten Präverbalität (vgl. Freud A. 1969) wagte.

In seinem Essay "Psychoanalyse im Wandel" führt P. Kutter (1979) unter anderem zwei grundlegende Akzentverlagerungen in der neueren psychoanalytischen Theorie an, die für das eben vorgestellte Dilemma von Bedeutung sind und einen wichtigen Beitrag zum umfassenderen psychosomatischen Standpunkt der Psychoanalyse leisten:

a. die Entwicklung von der psychoanalytischen Triebtheorie über eine Affekttheorie und Lehre der Emotionen zu einer Psychologie der Leidenschaften

b. die Verlagerung der Beschäftigung mit subjektiven Phantasien über eine zunehmende Beachtung psychischer Faktoren in Krankheiten hin zur Betonung einer körperlichen Subjektivität.

Diese Tendenzen sind aber nicht als Reihen historisch abgeschlossener und verlassener Stufen eines praktischen und wissenschaftlichen Interesses, sondern als eine sich sukzessiv weitende Perspektive zu verstehen. Sie stellen der *traditionellen Betonung der Intellektualität in der Psychoanalyse* ein *eigenständiges Gewicht der Emotionalität und Affektivität* gleichberechtigt an die Seite. Auch lockern sie eine zu enge Verflechtung mit psychosomatisch-medizinischen Fragen durch die Öffnung zu einer *allgemeineren Theorie der Leiblichkeit*. Sie spannen damit einen Integrationsrahmen für die psychoanalytische Beleuchtung von Wahrnehmung, affektiver Kognition und Motorik auf.

Ein Versuch, diese gefühlsmäßigen und körperlichen Komponenten innerhalb der Psychoanalyse zu würdigen, verlangt aber zunächst ein Abrücken von der Überzeugung, psychische Entwicklung bedeute ausschließlich den linearen Fortschritt vom "undifferenzierten Somatischen" zum "differenzierten Psychischen", wie etwa der Kernbegriff der "Desomatisierung" vorschlägt. Er fordert auch die Berücksichtigung von nonverbalen Ausdrucksformen, die selbständige Entwicklungslinien aufweisen und nur ausnahmsweise die Stufe einer vorstellungsmäßigen oder sprachlichen Repräsentation erreichen. Die Möglichkeiten einer Übersetzung sollen freilich nicht ausgeklammert werden. Zugleich gilt es hiermit der aristotelischen Trennung von Affekt und Denken entgegenzuarbeiten und eine künstliche Polarisierung selber als Resultat einer einengenden Sozialisierung zu erkennen.

5.1. Affektivität

Die Herausnahme des Affektiven aus einer übergeordneten "psychosomatischen Einheit" (s.o. McDougall 1980d, S. 431) ist sich eines willkürlich trennenden Moments bewußt. Die gesonderte Betrachtung gegenüber weiteren Dimensionen der Körperlichkeit kann aber gerechtfertigt werden. Beanspruchen doch Affekte und Gefühle in ihrer Brückenstellung zwischen "Soma" und "Psyche" einen selbständigen konzeptuellen Status. Zudem läßt sich vorteilhaft an eine ausführliche historische Diskussion anknüpfen, die gerade diesem Thema gilt.

5.1.1. Affekte und die psychoanalytische Situation

Die Annäherung S. Freuds an eine *psychologische* Begründung der Psychoanalyse verrät eine deutliche Kluft zwischen "Affekt" und "geistiger Vorstellung", die von zahlreichen psychoanalytischen Nachfolgern noch weiter vertieft worden ist. Sein Gesamtwerk bietet aber wertvolle, wenngleich häufig übersehene Ansätze zu einer differenzierteren Darstellung des affektiven Phänomens (vgl. Green 1979). Einige Dimensionen möchte ich nach den aufeinander folgenden Schaffensepochen geordnet programmatisch voranstellen:

- Das Ich verrichtet die Aufgabe der homöostatischen Regulation des aus dem Unbewußten andrängenden Affektbetrags. Es kanalisiert mit einer "spezifischen Aktion" in das motorische System oder bindet in einer Assoziationsarbeit.

  Der *Affekt* gilt zum einen als *stets potentieller Desorganisator* einer jeglichen psychischen Tätigkeit und unterstreicht seinen biologischen Aspekt, er stellt zum anderen eine *Modalität des Erinnerungsvermögens* dar und demonstriert seinen semantischen Aspekt.

  Während der Affekt eine sichere Auskunft über den inneren Zustand des Körpers erlaubt, birgt die Vorstellungsleistung des Wunsches die Möglichkeit einer Täuschung.

- Trieb- und Affektkonzeption beinhalten eine *Arbeitsanforderung* an den psychischen Apparat. Sie drücken die Bindung der seelischen Funktionsweisen, auch des Denkens an den Körper aus.

- Die in Affekten gründende *"innere" Wahrnehmung* erweist sich elementarer und zuverlässiger als die nach "außen" gerichtete.

- Die Unterscheidung von somatischer und psychischer bzw. psychosexueller *Angst* erhält ihr Gewicht innerhalb einer gesonderten affektiven Entwicklungsreihe. Im erreichbaren Signalcharakter verringert sich die Kluft von Affekt und Denken.

Freud betrachtet somit Affekte als komplexe Zustände, die in der Biologie des Menschen verwurzelt und mit direkten Gefühlen von Lust und Unlust versehen sind. Ihren Sitz haben sie im Ich. Sie erfüllen perzeptive, evaluative und kognitive

Aufgaben. Affektstrukturen tragen Signalcharakter und spielen deshalb eine wichtige Rolle in der Organisation geistiger Funktionsweisen und des Verhaltens (vgl. auch Emde 1980a).

5.1.1.1. Allgemeine Rolle der Affekte in der Vielschichtigkeit der analytischen Interaktion

Der psychoanalytische Prozeß zwischen Analytiker und Analysand zielt traditionellerweise auf die Entschlüsselung unbewußter Bedeutungen im Denken und Handeln des Patienten. Im Medium einer sprachlichen Verständigung wird durch eine gemeinsame Anstrengung versucht, beeinträchtigende Konflikte des Klienten aufzudecken, in einem deutenden Dialog durchzuarbeiten und die neugewonnenen Zusammenhänge seiner freien Entscheidung und günstigeren Gestaltung zu überlassen. Der Erwerb psychoanalytischen Wissens wird häufig als Erkenntnisprozeß beschrieben, und Einsicht in die verwirrende Komplexität menschlicher Motive als Heilung verstanden. Eine dem Ideal der Ratio verpflichtete Grundhaltung legt diese Charakterisierung nahe. Seit den Anfängen der psychoanalytischen Disziplin als Therapie besteht aber gleichzeitig die sichere Erfahrung, daß der Einigungsprozeß um die wesentlichen Bedeutungen biographischer Erlebnisse des Analysanden entscheidend von begleitenden Gefühlsregungen bestimmt wird. Dieser gelingt nur dann, "falls eine Koinzidenz des Gesagten mit dem Gefühlten bei beiden Partnern des Dialogs stattfindet" (Loch 1981b, S. 986, vgl. auch Modell 1973, 1978). Die Wahrheitsfindung gründet folglich in der Evidenz gemeinsamen affektiven Erlebens. Wird sie hingegen verbal umschrieben, begegnet man der Schwierigkeit ihrer lediglich partiellen Mitteilbarkeit. Wenngleich also Erkenntnisse durch Emotionen abgesichert werden müssen, so stellt sich die Phänomenologie letzterer innerhalb der psychoanalytischen Begegnung doch wesentlich komplizierter dar. So weiß Schafer (1964), daß die Manifestation eines Gefühls die Frage offen läßt, ob es echt oder falsch ist, seine verbale Äußerung nicht notwendigerweise ein eigentliches Verspüren miteinschließt, ein Fehlen von Affekten nichts besagt, ob sie etwa zurückgehalten, verdrängt werden oder überhaupt existieren, ihre histrionische Darstellung wiederum nicht einen Beweis für ihre Künstlichkeit liefert. "In jedem Falle stellt der Affekt eine Herausforderung für das Denken dar" (Green 1979, S. 682).

Die eigentümliche Stellung der affektiven Äußerungen wird ferner unterstrichen, wenn man sich die üblichen Rahmenbedingungen einer klassischen Analyse nochmals vorstellt. In einer Beziehung, die nur eine geringe Ausgewogenheit zwischen Befriedigung und Enttäuschung ankündigt, äußerstes Vertrauen gegenüber einem Fremden fordert, die Sprache zum dominierenden Medium der Kommunikation erklärt und häufig nicht berücksichtigt, daß die meisten Affekte nicht adäquat in Worten faßbar sind, den Augenkontakt unterbindet und Bewegungen einschränkt, überrascht es nicht, wenn Analysanden nach anderen Ausdrucksmöglichkeiten suchen und unvorhergesehene Gefühle schaffen. Es läßt sich behaupten, *das psychoanalytische Setting selbst induziert auf seiten des Patienten wegen der Unmöglichkeit zur Handlung und der Unzuverlässigkeit der Wahrnehmung Affekte* (vgl. Jaffe, Naiman 1978).

Nicht selten erfolgt in einer voreiligen Deutung die "analytische Klarstellung" als "Agieren". Sie schafft aber mit dieser von Sandler (1972) als Bewältigungsstrategie der Analytiker bezeichneten Intellektualisierung Voraussetzungen für ein mögliches Stagnieren der therapeutischen Begegnung. Das diffizile *Verhältnis von Affekt und Sprache* ist dann gestört, die Wege einer fruchtbaren Übersetzung sind kurzgeschlossen, und eine kritische Reflexion auf das Fortschreiten des psychoanalytischen Prozesses blockiert. Limentani (1977) beschreibt die Konsequenzen:

"Weil Worte als unwirksam angenommen werden, fühlt sich der Analytiker geneigt, den analytischen Standpunkt aufzugeben. Und er mag schon beim geringsten Anzeichen eines nahenden Problems derart handeln" (S. 178, e.Ü.).

Eine psychoanalytische Leseart, die gezeigten Interaktionsphänomene nur auf einen verborgenen, verbal strukturierbaren Vorstellungsgehalt hin abtastet und annimmt, dieser lasse sich unverfälscht aus seinem affektiven Beiwerk deutend gewinnen, sieht sich vor unlösbaren Schwierigkeiten, wenn dieser gefühlsmäßige Rahmen als ausschließliches Element die analytische Situation trägt. An seinen Polen kann er sich als "Affektsturm" wie als "affektive Leere" artikulieren.

5.1.1.2. Eigenständige affektive Ausdrucksarten in psychischen "Grenzzuständen"

Erst eine im praktischen und theoretischen Selbstverständnis gewandelte psychoanalytische Grundhaltung nähert sich wieder einer fruchtbaren Bestimmung der eigentlichen Existenzform und des selbständigen Wesens der Affektivität. Sie reflektiert grundsätzlich alle sprachlichen und außersprachlichen Handlungsweisen

a. vor dem Hintergrund der spezifischen Übertragungs- und Gegenübertragungsprozesse zwischen Analytiker und Analysand und

b. unter der Berücksichtigung der jeweils realisierten therapeutischen Ebene.

Sie erkennt, daß *Symbole* in ihren umfassenden affektiven und kognitiven Dimensionen nicht nur *Träger unbewußter Bedeutungen,* sondern "substantiell *am Aufbau,*

an der *Manifestation* und der *Erhaltung von Objektbeziehungen* beteiligt sind"
(Goeppert, Goeppert 1975, S. 66).

Sie erst ermöglicht eine differenzierte Sicht auch jener affektiven Äußerungen,
die den klassischen Rahmen der Psychoanalyse endgültig überschritten und parallel dazu den Indikationsbereich der neutralen Interpretation als einziges therapeutisches Instrument eingeengt haben. Das veränderte oder durch eine sensibilisierte Wahrnehmung beeinflußte klinische Bild zeigt nun verwirrend (vgl. Limentani 1977):

- Artikulationsschwächen von Gefühlen trotz möglicherweise hohem intellektuellem Niveau,
- schwere diffuse Angstzustände ohne psychische Konkretionen,
- heftige affektive Auftritte neben wortlosen Kommunikationsformen,
- eine Nähe von explosivem Ausagieren und implosiven somatischen Manifestationen,
- ärmlich beschriebene Gefühle der inneren Erstarrung, eine seelische Leere und motorische Bewegungslosigkeit.

Diese flüchtige Skizzierung bereits macht auf ein Kontinuum affektiver Organisationen aufmerksam, an dessen einem Ende stehen könnte:

"Genauso wie diskursives, logisches Denken ein Weg ist, zielgerichtetes Verhalten zu planen und seine Ergebnisse zu antizipieren, so bieten Emotionen eine Möglichkeit, die Konsequenzen eines möglichen Handlungsverlaufs zu kalkulieren. Emotionen sind subjektiv erfahrene Zustände und verweisen immer auf ein Konzept des Selbst gegenüber einer besonderen Situation" (Basch 1976a, S. 768, e.Ü.).

Es handelt sich somit um einen *Typus der Emotionalität, der in ausgewogener Weise mit Kognitionen und Verhaltensentwürfen verbunden* ist. Einer rationalisierenden Sicht der klassischen Psychoanalyse fügte er sich noch. Überraschenden und herausfordernden Stellenwert besitzen jedoch jene *affektiven Formen,* die sich durch eine *hohe Intensität* oder aber eine *fehlgeschlagene Integration* mit differenzierten Vorstellungs- und Handlungsaspekten auszeichnen. Volkan (1978) beispielsweise unterscheidet drei Formen diffuser affektiver Zustände, die innerhalb der psychoanalytischen Behandlungssituation auftreten können:

- emotionales Abreagieren
- Affektualisierung
- emotionale Überflutung.

Ihre unterschiedlichen Wirkungsniveaus und der Zusammenhang zu bestimmten Situationsaspekten sind zu beachten:

- "Abreagieren" wird als emotionales Wiedererleben ausgewiesen, wenn eine Verknüpfung mit vorhandenen, aber noch getrennten Vorstellungs- und Handlungssektoren gelingt. Dies verlangt jedoch ein ausreichend differenziertes Ich, das mit Hilfe sekundär-prozeßhafter Beobachtung und Integration eine Beziehung herstellen kann. Der emotionale Ausbruch trägt deshalb noch Signalcharakter. Im Analyseverlauf bei Borderline-Patienten setzt dieses Verarbeitungsniveau aber schon eine erfolgreiche Kohäsionsarbeit voraus.

- Der von Valenstein (1962, 1974) geprägte Begriff der *"Affektualisierung"* bezeichnet eine Abwehrfunktion der Emotionalität, eine Vermeidung rationalen Verständnisses durch starke, relativ undifferenzierte Affektreaktionen. Er betrifft eine Entwicklungsstufe, auf der gewisse Erfahrungsaspekte von primären Bezugspersonen abgelehnt werden müssen, noch keine Objektkonstanz möglich ist, und empfundene Spannungen sofort agiert werden.

  In reiferen Ausgestaltungen der Affektualisierung ist ein Gegenpol zu Manifestationen der Intellektualisierung zu sehen. Es stehen sich also grundsätzliche Strategien der Hysterie und des Zwangs gegenüber.

- Für die psychische Verarbeitungsform einer ähnlichen oder noch früheren Entwicklungsstufe spricht die *"Überflutung durch das Gefühl"*, die sich gegen noch nicht geschiedene Selbst- und Objektrepräsentanzen wendet. In der Behandlung aktualisierte bedrohliche Bilder des "bösen Objekts" provozieren eine Art globaler Kontrolle durch Angriff, der aber wegen der noch teilweisen Verschmelzung von Selbst- und Objekt-Imagines illusorisch bleiben muß. Volkan beschreibt aufschlußreich einzelne Phasen dieses Reaktionstypus: Gewöhnlich steht zu Beginn die Akkumulation von Erinnerungen und Phantasien (Überflutung im Vorstellungsbereich), die dasselbe Gefühl tragen. Es folgen fragmentarische Sätze, Stottern, Schreien und unkoordinierte motorische Bewegungen. Das beobachtete Schütteln des Kopfes vor dem Höhepunkt der Sequenz deutet der Autor als Verneinungsgeste und verbindet sie mit der von Spitz (1957) beschriebenen ersten symbolischen Mitteilung des "Nein", in der die aggressive Selbstbehauptung des Kindes durch die Identifikation mit der "angreifenden Mutter" gelingt, und gerade dadurch weitere aufflammende Aggressionen eingedämmt werden können.

Während in diesen emotionalen Ausbrüchen, aber auch in den vorher angedeuteten affektiven Flachheiten bedeutsame *formale Charakteristika* sichtbar werden, bietet der psychopathologische "Grenzbereich" auch Gelegenheit, *distinkte Affektinhalte* in schneller Abfolge zu studieren. Hartocollis (1977) gibt einen kurzen Überblick:

- *Wut* dominiert gleichsam als pathognomonisches Zeichen. Sie drückt sich in dramatischen Haßtiraden aus und wendet sich auch gegen geliebte Personen. Sie trägt eine auffällig destruktive Qualität.

- *Depressive Niedergeschlagenheit* ist mehr durch innere Vereinsamung, Leere oder Entfremdung gekennzeichnet als durch gewissensgesteuerte Schuld. Merkmale von Ärger, Hilf- und Hoffnungslosigkeit mischen sich eigentümlich.

- *Langeweile* bleibt häufig unauffällig und wird nicht selten als Abneigung, Indifferenz oder Depression mißverstanden. Als ein grundlegender affektiver Zustand wird sie durch eine unbestimmte Sehnsucht nach etwas charakterisiert, was nicht nur nicht verfügbar, sondern vermutlich nicht-existent, bestenfalls nicht identifizierbar ist.

- Nicht selten wechselt Langeweile unerwartet in eine *hypomanische Grundstimmung* mit einem begleitenden Gefühl der Omnipotenz über, um alsbald wieder in tiefe Traurigkeit zu versinken.
- *Neid* resultiert aus der wiederholten Erfahrung einer ungewöhnlich heftigen, in der Regel oralen Frustration.
- *Ekel, Verfolgungsängste* und *Gefühle der Sinnlosigkeit* ergänzen in einem typischen Wechsel die inhaltliche Palette dieser Affekte.

Die Beiträge von Limentani, Volkan und Hartocollis schneiden wichtige Themen des Affektiven an. Ein *Zusammenhang der Ausdrucksqualitäten mit verschiedenen Organisationsstufen* wird deutlich und legt wiederum eine *Verbindung zu einzelnen Entwicklungsetappen der menschlichen Ontogenese* und zu deren schrittweisen *Re-Aktualisierung innerhalb der therapeutischen Situation* nahe (vgl. Stolorow, Lachmann 1980). Nicht nur eine drangvolle Expressivität eines unterschiedlichen Differenziertheitsgrades, auch ein unmittelbarer in Szene gesetzter Beziehungsaspekt von Subjekt- und Objektrepräsentanzen treten hervor. Der Anschluß affektiver Erlebnismodi an symbolische Strukturen erweist sich aber als bedeutungsvolle Leistung des psychischen Apparates, in die näher zu spezifizierende Entwicklungsvoraussetzungen der Differenzierung und Integration eingehen. Emotion stellt auf diesem fortgeschrittenen Niveau bereits einen Zustand der Reflexion her ("Bewußtsein der Bedeutung des Affekts für das Selbst", Basch 1976a, S. 770, e.Ü.), meint jedoch nicht die Auflösung des Affektiven im Kognitiven. Der Unterschied zwischen "Gefühle haben" und "Gefühle verbalisieren" (vgl. Shands 1977) wird so klarer. Eine gelingende Übersetzung aus dem Medium des Affektiven in den Bereich des Sprachlichen muß als metakommunikative Fähigkeit verstanden werden, die in den therapeutischen Bemühungen um schwer gestörte Patienten, die ja das Eigentümliche des affektiven Phänomens erst erkennen ließen, nicht gegeben ist. Sie spricht vielmehr für eine hohe introspektive Kapazität auf seiten des Analysanden, für ein geschultes empathisches Vermögen auf seiten des Analytikers.

Die Sichtweise vom *Affekt als hochorganisiertes Signal* für eine überlegte Handlung des Ichs einerseits und *als jegliche rationale Tätigkeit überwältigendes Entladungsgeschehen,* wie sie bereits als grundsätzliche Alternativen in der Konzeption S. Freuds enthalten waren, faßt A. Green (1979, S. 719) prägnant zusammen:

"1. Der Affekt, der sich dem übrigen signifikanten Material der unbewußten (oder vorbewußten) Kette integriert: In diesem Fall ist der Affekt der Organisation der Kette untergeordnet, und sein Sinn liegt in der Abfolge, deren Bestandteil er ist. Wie die Vorstellung und jedes andere Material, das in die Bildungen des Unbewußten eintritt, übernimmt der Affekt hier die Funktion

eines Signifikanten.
2. Aufgrund seiner Intensität und seiner Bedeutung sprengt der Affekt die unbewußte Kette; er desorganisiert die Sinnstrukturen. In diesem zweiten Falle hat man es nicht mit einem Signalaffekt des Ich zu tun, sondern vielleicht mit direkten Triebregungen des Es, die die Barriere des Ich durchbrochen haben. Die Desorganisation ist verantwortlich für die traumatischen Affekte, die eine lähmende Wirkung haben oder eine zwanghafte Neigung zum Handeln auslösen, jedenfalls solange sie nicht eine Erstarrungsreaktion nach sich ziehen. Während der Affekt im voraufgegangenen Fall im Rahmen einer Beziehung bleibt, die der Umwandlung durch Bearbeitung in der Analyse zugänglich ist, übersteigt er im zweiten Fall die Möglichkeiten zumindest der klassischen Analyse und zwingt den Patienten zu Abwehrmaßnahmen, die dessen psychisches Leben verstümmeln".

Die Leistungsfähigkeit des psychischen Apparats ist zwischen den metaphorischen Grenzen des biologischen Organismus und der sozialen Handlung zu sehen (vgl. Def. des psychoanalytischen Triebbegriffs, Laplanche, Pontalis 1972). Die *psychische Arbeit* oder *Repräsentationsleistung,* die eine Überführung von Triebimpulsen, Affekten und körperlichen Zuständen in den intrapsychischen Raum meint und durch die Verknüpfung mit visuellen Bildern, Gedanken und Worten eine reflexive Verfügbarkeit in differenzierten Handlungsbereitschaften erreichen kann, ist in dem zweiten von Green geschilderten Spannungsfeld gescheitert.
Es kennzeichnet das bereits modellhaft skizzierte erste Drama der Kindheit, in dem die entscheidenden, nicht erfolgreich gelösten Krisenaspekte des Überlebens und der Trennung zur Ausbildung einer sogenannten "Blanden Psychose" (Donnet, Green 1973) führten. Die ständig drohenden Gefahren des totalen Verlustes oder der völligen Beherrschung durch das mütterliche Objekt verhindern eine normale Individuierung der Person. Sie verursachen eine Überlastung der noch mangelhaft ausgebildeten psychischen Strukturen.

Die ausgelösten Abwehrmechanismen bedingen in ihren Auswirkungen ein vollständiges oder teilweises Verlassen bzw. Umgehen des psychischen Raums. Anstatt zu einer *"Symbolisierung"* führen sie zu einer *"Egalisierung" der auftretenden Spannungen*. In einem Verweis auf die Freudsche Interpretation des Affektes als Abfuhrprozeß, der ein physiologisches Phänomen mit einem korrespondierenden psychischen Ausdruck umfaßt und die Wahrnehmung einer inneren Bewegung vermittelt (vgl. Freud 1917), beschreibt sie Green als grundsätzliche Reaktionsmöglichkeiten des Individuums, sich der eigenen Existenz durch sehr lebhafte, häufig auch schmerzvolle Affektäußerungen oder aber durch eine affektive Erstarrung, eine emotionale "Aphanisie" (Jones 1930) zu versichern: "Alle diese Manöver entspringen dem Streben nach Dissoziation und Spaltung, das im Zustand der Isolation funktionieren kann und zur Errichtung eines toten Raums im Inneren des Subjekts führt" (Green 1979, S. 723).

Auch für unsere psychosomatische Diskussion bietet diese Reihe von Abwehrmechanismen einen wertvollen Beitrag. Eine kurze Zusammenfassung ergibt:

- *Verschmelzung und Replikation*
  Die Aufgabe persönlicher Grenzen schafft einen Zustand der erneuten Ungeschiedenheit von Subjekt und Objekt. Die wiederbelebte ursprüngliche affektive und körperliche Erfahrungswelt ermöglicht in einer Verwirrung die Auflösung konflikthafter Spannungen, trägt aber eindeutiges psychotisches Potential.

- *Somatische Erledigung*
  Die Abwehr durch Somatisierung erlaubt im Gegensatz zur Konversion keinerlei intrapsychische, symbolische Bearbeitung mehr. Sie stellt ein Agieren auf den nicht "libidinös" besetzten Körper dar. Sie ist die Folge einer für Subjekt und Objekt zerstörerischen Begegnung.

- *Erledigung durch Ausagieren*
  Das "acting out" ist handlungsmäßiges Pendant des psychosomatischen "acting in". Es beabsichtigt, eine bedrohliche psychische Realität durch "Kurzschluß" des Bearbeitungsraums zu entleeren.

- *Perverse Erregung und Affektualisierung*
  Durch Stimulation erogener Zonen soll ein Erregungszustand erreicht werden, der eine primäre Vereinigung mit dem innerseelisch abwesenden Objekt und somit ein Lebensgefühl sichert.

- *Besetzungsentzug*
  Es wird ein Zustand der Leere, des Nichtseins intendiert, um einer Vernichtung durch das beherrschende Objekt zu entgehen.

- *Spaltung*
  Als grundlegender Abwehrmechanismus garantiert er wenigstens das Verbleiben von Teilsektoren der Persönlichkeit innerhalb der psychischen Sphäre. Er sichert den Schutz des "wahren Selbst" durch eine geheime Zone des Nichtkontaktes (vgl. Winnicott 1960a, b).

Es liegt jedoch auf der Hand, daß diese Überlebensstrategien nur vorübergehende Erleichterung schaffen können, und die ständige Gefahr einer existentiellen Zerstörung droht. Die beschriebenen Formen der "Egalisierung" tragen in sich die Tendenz zu potentiellem physischem Tod, geistiger Verwirrung, sozialer Ächtung und psychischem Absterben in innerer Leere.

Die noch allgemein geschilderten Extremvarianten affektiver Befindlichkeit lassen sich auch für eine psychosomatische Perspektive der Psychoanalyse thematisieren. Die spezifische Darstellung der in Analogie zur "Pensèe opératoire" oder "Alexithymie" gefaßten klinischen Bilder emotionaler Leere und der hiermit häufig korrespondierenden "Verwerfung" ungezügelter Affekte und Leidenschaften aus der "symbolischen Kette" erfolgt in einem späteren Abschnitt.

Zunächst erhebt sich freilich *die grundsätzliche Frage nach einem verstehenden*

Zugang zu diesen Zuständen und damit *nach den Voraussetzungen für eine eventuelle psychoanalytische Beeinflussung*. Denn bedeutet die Unfähigkeit des Patienten, sein innerseelisches Drama im Rahmen einer vorstellungsbezogenen, sprachlich faßbaren Kommunikation zu entfalten, nicht eine Barriere für therapeutische Bemühungen, nur indirekt rekonstruierbare Einflüsse präverbaler Traumata ohne den festen Status einer psychischen Repräsentation nicht gar deren Ende? Ein erweitertes Verständnis des Übertragungs- und Gegenübertragungskonzeptes bietet hier vielleicht einen Ausweg. Dieses betont die Position des aktiv handelnden Analytikers und ist geprägt von einem Gedanken Greens (1975), daß die Wahrnehmung einer (= in der analytischen Situation) gegenwärtigen Veränderung in erster Linie eine Veränderung beim Analytiker betreffe. Es steht weniger eine neutrale Dechiffrierarbeit von vermuteten unbewußten Inhalten im Mittelpunkt des analytischen Vorgehens als vielmehr die Aufnahme und das Studium von Beziehungen, die eine Verknüpfung von psychischen Elementen, eine Errichtung von symbolischen Strukturen erst ermöglichen. Green (1977, 1978) spricht hier von der Konstruktion des "analytischen Objekts", die der komplementären Zusammenarbeit beider Partner bedarf. Der Prozeß dieser "primitiven Kommunikation" (McDougall 1978) weist nicht selten hartnäckig sinn- und bedeutungslose Merkmale auf den verschiedenen Ebenen auf, wird aber parallel von einer schwer handhabbaren affektiven Invasion des Analytikers begleitet. Ein direkter Zusammenhang zu den Inhalten des Kommunizierten ist zunächst noch nicht ersichtlich. Benützt der Patient die Sprache, trägt diese mehr den Charakter einer Aktion, sein Sprechen wird zum Handlungssymptom, zur "Antikommunikation". Da er in zentralen Bereichen seiner Persönlichkeit lediglich ein "Double" unstrukturierter affektiver und körperlicher Erfahrungen zu entwerfen vermag, ist er hier auf die formgebende Leistung des Therapeuten angewiesen. Dieser versucht ein Bild des psychischen Funktionsablaufs zu konstruieren und wagt erste sprachliche Übersetzungen. Deutlich verspürt er bei diesem Unternehmen das prekäre Gleichgewicht der analytischen Beziehung. Deutende Vorgaben können u.U. im Patienten das Chaos einer "eindringenden Anwesenheit" provozieren oder aber in einer abwartenden Zurückhaltung die Gefahr einer "zerstörenden Abwesenheit" erhöhen, also pathogene Muster der ursprünglichen Mutter-Kind-Beziehung erneut aktualisieren. Gelingt der Balanceakt von "wirksamer Distanz" und "nützlicher Differenz" (Green 1975), so öffnet sich die analytische Situation zu einem "potentiellen Raum" im Sinne Winnicotts (1971). In ihm wird die Kreation von neuen tragenden Strukturen und Bedeutungen möglich.

5.1.1.3. "Alexithymie", die affektive Herausforderung in psychosomatischen Erkrankungen: subjektives Erlebnis emotionaler Leere vs. abgespaltene Leidenschaften

Auf dem Hintergrund der bisherigen Argumente erhalten die in der Alexithymie-Konzeption beschriebene a-symbolische und bedeutungslose Stummheit zahlreicher psychosomatischer Patienten und die ebenfalls protokollierte ärgerliche Enttäuschung vieler Therapeuten einen neuen Stellenwert:

So erblickt Taylor (1977) in der Ruhelosigkeit, Irritation, Frustration und Schläfrigkeit des Analytikers, im Einsetzen einer vorbewußten Phantasietätigkeit mit den aggressiven Inhalten einer "tödlichen" Langeweile eine komplexe Gegenübertragungsreaktion. In der Einsicht, dies schließe auch die Beteiligung des Patienten ein (vgl. Sandler 1976b), der mittels "projektiver Identifikation" (vgl. Klein, M. 1952) vernichtende Gefühle an den Analytiker delegiere, deckt er auf, daß die geschilderten unbehaglichen Affekte ihrerseits vom Analytiker rückprojiziert werden können und ihm die rationalisierende Schlußfolgerung erleichtere, bei seinem Patienten handle es sich um ein mechanistisches Wesen mit einem vermutlich neurophysiologischen Defekt. In dem veränderten Verständnis der aktuellen Situationsmechanismen kann der Analytiker auch hier wertvolle Informationen über frühe internalisierte oder abgespaltene Objektbeziehungen des Patienten erhalten. Der therapeutische Gebrauch dieses Wissens, seine behutsame Umsetzung entscheiden über die Veränderung oder das Beibehalten jener professionalen Haltung, die das Label der "Untauglichkeit für Psychotherapie" verteilt und die ihrerseits als Alexithymie der Ärzte (vgl. Köhle 1977, Wolff 1977b) beschrieben werden darf. In einem Abrücken von einer reinen Interpretationsstrategie, die nur den spezifischen Anteil des affektiven Lebens aufgreifen kann, der durch die Sprache ausdrückbar ist (vgl. Schneider 1977) und damit aktiv das erwähnte kommunikative Problem des "klassischen Psychosomatikers" (vgl. Nemiah, Sifneos 1970a) mitschafft, sieht Taylor die Chance für adäquatere Vorgehensweisen in der psychosomatischen Therapie. In der differentiellen Anpassung an das jeweilige strukturelle Entwicklungsniveau erscheint es ihm möglich, an entscheidende Kernsituationen der frühen Kindheit anzuknüpfen, in denen Erfahrungen des Körpers im unmittelbaren emotionalen Kontext der wichtigen Bezugspersonen gesammelt worden sind.

Während sich die kognitive Störung der "Pensèe opératoire" in einer Sterilität und Monotonie von Ideen, in einer schweren Verarmung der Phantasie, aber in einem erfolgreichen Funktionieren einer sachbezogenen Intelligenz manifestieren kann und hier differenziert beschrieben worden ist, findet die korrespondierende affektive Auffälligkeit bei weitem weniger Beachtung. Häufig verbleibt es bei dem Hinweis auf ein beeinträchtigtes Erkennen und Benutzen von Emotionen als Signale für die betreffende Person, auf die vage Übersetzung von Affekten in Worte. Das diagnostische Etikett der "Alexithymie" betrifft pauschal das *subjektive Erleben von emotionaler Leere*.

Eine Darstellung kann durch das Hervorheben von polaren Standpunkten profitieren. In den vorangegangenen Abschnitten hielt ich dieses Vorgehen für vorteilhaft, war jedoch bemüht, auf die verbindenden Positionen aufmerksam zu machen. Dies gilt auch für eine detailliertere Erörterung des affektiven Phänomens, von dem Kernberg (1975) feststellt:

"Wenn aus verschiedenen Gründen die normale Beziehung zwischen dem Selbst und der inneren Welt der Objekte (den integrierten Objektrepräsentanzen) bedroht ist, und, was man als inneres Verlassenwerden des Selbst von seiten der inneren Objekte bezeichnen könnte, deren Verlust geschieht, entwickeln sich pathologische subjektive Erfahrungen einer schmerzlichen und störenden Natur. Unter diesen Erfahrungen dominieren Gefühle der Leere und Sinnlosigkeit des Lebens, der chronischen Ruhelosigkeit und Langeweile und ein Verlust der normalen Fähigkeit, Einsamkeit zu erfahren und zu überwinden" (S. 213, e.Ü.).

Mit Singer (1977) läßt sich dieses affektive Erscheinungsbild, das klinisch von einer leichten, innerlich verspürten Hohlheit, über eine schmerzliche Suche nach fühlbarem Sinn bis zu einem chronischen Zustand der Leere, des Nichtseins variieren kann, vorteilhaft aufgliedern in eine

a. Dimension triebbezogener Konflikte
b. Dimension widersprüchlicher Ideale und uneingelöster Ansprüche des Größenselbst
c. Dimension defekter Ich-Zustände.

ad a. Die klassische Sichtweise beurteilt "Leere" als den subjektiven Ausdruck eines introjizierten Mangelzustands an positiven Befriedigungserlebnissen auf der oralen Entwicklungsstufe. Komplementär hierzu erkennt sie eine Abwehr gegen "oral-kannibalistische" Angriffe auf die sich verweigernde "böse Mutter". Kernberg (1975) erachtet diese Konstellation als typisch für *chronische neurotische Depressionen* oder *depressive Persönlichkeitsstrukturen*. Solche Patienten klagen in Perioden innerer Leere über den Verlust eines Kontaktes zu anderen Leuten, die ihnen nun fern, unerreichbar und mechanistisch wie sie selbst erschienen, ferner über die Unfähigkeit, Gefühle der Liebe und des Geliebtwerdens zu verspüren. Ein unbewußtes Schuldgefühl läßt sich aufdecken, die "Entleerung" der subjektiven Erfahrungswelt als Vergeltung des Über-Ichs für destruktive Wunschphantasien gegenüber inneren Objekten verstehen.

ad b. Eine unüberbrückbare Diskrepanz zwischen persönlichen Idealen und Ambitionen und tatsächlich erreichten Leistungen eines Individuums bilden eine andere psychopathologische Grundlage. Seelische Fülle und Kohäsivität charakterisieren eine reife Selbst-Organisation. Hingegen sind nach Kohut (1973) *überhöhte Ansprüche eines Größenselbst,* das abgespalten von einem unzureichend integrierten realen Selbst unmodifiziert bestehen bleibt, und ein *Mangel an positiven Objektintrojekten* mitverantwortlich für eine innerseelische Strukturschwäche, die sich in den typischen Gefühlen von Leere, Wertlosigkeit, Scham und Desintegrationsängsten vor allem bei *narzißtischen Persönlichkeiten* reflektiert. Für Kernberg (1975) wiederum bewirkt gerade die starre Ausbildung einer *"negativen Objektrepräsentanz",* also nicht der Mangel an intrapsychischen Strukturen die *defensive* Errichtung eines grandiosen Selbst. Sie geht einher mit der bedenklichen Verschlechterung aller internalisierter Objektbeziehungen. Starke Gefühle der Langeweile und Ruhelosigkeit treten zusätzlich auf. Hinter dem Abwehrmanöver verbirgt sich die quälende Furcht, von der Intensität objektgerichteter Affekte überwältigt zu werden, was einer omnipotenten Kontrolle durch andere gleichkäme. Der Zustand der affektiven Nicht-Kommunikation erlaubt hingegen die narzißtische Leugnung einer Objektabhängigkeit (vgl. Modell 1980) und schafft zugleich die

Voraussetzung für eine illusionäre Selbstgenügsamkeit (vgl. Modell 1975). Allenfalls geäußerte dysphorische Gefühle wie Wut dienen vorrangig der heiklen Regulierung von Distanz zu potentiell gefährlichen Objekten. Der begleitende Verlust einer Empathiefähigkeit und einer emotionsgesteuerten Prüfung der inneren und äußeren Realität erzwingt aber eine einseitige materielle Orientierung, um eine basale Sicherheit zu gewährleisten.

ad c. Das subjektive Erlebnis von Leere unterscheidet sich bei *schizoiden Persönlichkeiten* fundamental von dem bei depressiven, narzißtischen oder Borderline-Patienten. Ihre Störung betrifft isoliert die affektive Sphäre und beinhaltet eine *lähmende Furcht vor persönlicher Nähe in Objektbeziehungen*. Dies führte schon in frühen Entwicklungsjahren zu einer fast vollständigen Rücknahme eines emotionalen Engagements im Umgang mit anderen Leuten bei ansonsten mehr oder weniger intakten Objektrepräsentanzen. In Abgrenzung zu pathogenetisch verwandten narzißtischen Persönlichkeiten sind sie *nicht* von einer ständigen sozialen Bestätigung oder Selbstspiegelung und Idealisierung in Objektbeziehungen abhängig. Auch besitzen sie durchaus beachtliche emphathische Qualitäten. Nach Kernberg (1975) erleichtert ihnen ein Gefühl der subjektiven Unwirklichkeit mit einer passiv beruhigenden Qualität die innere Leere zu ertragen.

Borderline-Persönlichkeiten haben das Entwicklungsziel einer Objektkonstanz und Selbstkohäsion nicht erreicht. Sie besitzen deshalb keine strukturellen Voraussetzungen für das Bewußtsein von persönlicher Integration in reifen Objektbeziehungen. Typischerweise wechseln bei ihnen in rascher Abfolge divergierende Subjekt- und Objektbilder mit assoziierten Affekten.

Innere Leere ist *ein* Ich-Zustand in dem widersprüchlichen innerseelischen Mosaik. Repräsentiert er aber die Lösung für den zur Verzweiflung gesteigerten emotionalen Aufruhr ("emotional turmoil", Bion 1977), so entwickelt er zuweilen ein gefährliches "negatives Anziehungspotential" (vgl. "negativer Strukturaspekt des primären Narzißmus", Green 1967). Viel häufiger löst er jedoch ein hektisches Bestreben aus, diese Lücke zu schließen. Da ein Borderline-Patient noch unfähig ist, die Repräsentanz eines potentiell befriedigenden Objekts in dessen Abwesenheit phantasiemäßig zu evozieren, sondern sie nur durch ein konkretes Wahrnehmungsobjekt wiederbeleben kann, besteht bei ihm das fast suchtartige Bedürfnis, einen körperlich-affektiven, sensorisch-befriedigenden Kontakt zu ausgewählten Objekten aufrechtzuerhalten.

Die Unzulänglichkeit von Ich-Funktionen als Bedingung für emotionale Leere läßt sich unabhängig von der Kontroverse um ein Modell des Ich-Defekts vs. der konfliktausgelösten Abwehr an den konkreten Auswirkungen eines schweren *psychischen Traumas* illustrieren. Schlüsselbegriffe sind hier die subjektive Erfahrung der völligen Hilflosigkeit, des Sichfügens in das unvermeidliche Schicksal, der Überflutung durch panische Vernichtungsängste, die schließlich in eine kataleptische Passivität münden können. Extremzustände beschreibt Krystal (1978a) mit den Begriffen "robotization", "automatization", "depersonalization", "psychic closing off".

Die *unmittelbare posttraumatische Affektivität* zeichnet sich durch eine typische Vagheit, einen Verlust an emotionaler Spezifität aus. Das Trauma kann hier als Modellsituation für Alexithymie gelten: Es bedingt das Erleben eines gemischten physiologischen Reaktionsmusters, eine behinderte Verbalisierung von groben Emotionen, eine eingeschränkte spontane Phantasiebildung und eine hohe Rate an bestimmten psychosomatischen Krankheiten (vgl. Krystal 1979, Niederlang 1981).

Noch verheerender können die zunächst unauffälligen *Langzeiteffekte* das psychophysische Erscheinungsbild prägen: Es dominiert dann der Schrecken vor der Wiederkehr der Katastrophe, reflektiert in charakteristischen Horror-Träumen. Emotionen generell werden als Erinnerungsträger des Traumas wahrgenommen. Furcht vor eigenen Affekten, vor allem ein Kontrollverlust über aggressive Wünsche mit magischen Zerstörungsphantasien, eine reduzierte Affekt-Toleranz überhaupt stellen sich ein. In extremen Fällen tragen sie zu einer allgemeinen und lebenslangen Anhedonie bei. Trauma muß hier folglich als ein überwältigender Zustand mit einer Einbuße an Ich-Funktionen, einer Regression und obligatorischen Psychopathologie der Emotionalität und Körperlichkeit definiert werden.

Die differentielle Beschreibung des den Konzepten der *"Pensée opératoire"* und *"Alexithymie"* zugehörigen Bildes der *"emotionalen Leere"* liefert für unsere psychosomatische Diskussion wertvolle Anregungen. Aspekte einer *pathologischen Trauer*, eines *schizoiden Lebensstils*, eines *labilen Selbstwertsystems* und einer *bedrohten Selbstkohäsion*, einer *mangelnden Integration widerstrebender Persönlichkeitssektoren* und schließlich einer *traumatischen Paralyse des allgemeinen Reizschutzes* kristallisieren sich als wesentlich heraus. Auffallend häufig nämlich bestimmen diese auch das pathogenetische Geschehen in psychosomatischen Krankheiten. Sie bedeuten aber wiederum nicht einen linearen, direkten Verständniszugang zu einzelnen Krankheitsbildern. Der auffällige Zusammenhang zu bestimmten Organisationsniveaus des psychischen Lebens legt einen breiten psychogenetischen bzw. entwicklungstheoretischen Ansatz nahe (vgl. Stolorow, Lachmann 1980). Das *reziproke Verhältnis* von *innerseelischer Strukturbildung* und typischer *Objektangewiesenheit*, die damit einhergehenden Prozesse der Affektdifferenzierung und Spannungsregulierung machen das Studium der Pathologie von "Trennung und Individuation" (vgl. Pine 1979) notwendig.

Wenngleich das Affektgeschehen auch in frühen Arbeiten zur psychoanalytischen Psychosomatik großen Raum einnahm, so erfolgte dies stets in engster Union mit postulierten Triebkonflikten der Sexualität und Aggression. Das beeindruckende klinische Bild einer affektiven Armut in vielen psychosomatischen Zuständen erfordert eine verstärkte Berücksichtigung der wesentlich breiteren emotionalen Reaktionsmöglichkeiten in ihrer Eigenständigkeit, wobei die Art einer eventuellen Beziehung zur Triebsphäre des Individuums noch offen bleiben soll.

Eine differenzierte Betrachtung des "alexithymen" Phänomens in den vielschichtigen Prozessen von Übertragung und Gegenübertragung zeigt, daß sich hinter einer affektiv starren Fassade durchaus ein leidenschaftliches Potential verbirgt, das für eine Wiedergewinnung bzw. Neuschaffung einer psychosomatischen Identität entscheidend ist. Denn

"Gefühle der Qual, Verzweiflung, Glut, Schuld und Wut können für eine psychische Repräsentation unzugänglich bleiben und so als Information nicht verfügbar sein, welche einer Person gestattete, klar zu denken und entsprechend zu handeln" (McDougall 1980d, S. 433, e.Ü.).

Auf diese Erfahrung stützt Kutter (1980) seine theoretischen Anmerkungen zu einer "Emotiogenese psychosomatischer Störungen". Er trifft hierbei vorausschickend folgende Unterscheidung in der Phänomenologie der Gefühle:

- *Affekte* stellen für ihn vitale Reaktionsmöglichkeiten dar, die in ihrem heftigen, zeitlich aber kurzen Ablauf von einem physiologischen Erregungszustand begleitet sind.

- *Emotionen* bedeuten die Herausbewegung einer lebensgeschichtlich bedingten, spezifisch persönlichen Subjektivität. Sie beziehen sich auf die beiden Pole von Lust und Unlust. Auch sie tragen Zeichen einer körperlichen Erregung, weisen jedoch nicht die Sequenz von "Spannung - Entspannung" auf.

- *Leidenschaften* sind intensive, lang andauernde, auf ein Ziel konzentrierte, triebhafte Erregungsformen. Auch sie weisen keinen zyklischen Verlauf auf.

Für Kutter (1978) stehen *allgemein die Angst vor und die Abwehr von zentralen Emotionen und Leidenschaften in besonderer Verbindung zu psychosomatischen Manifestationen*. Wenngleich er es für möglich hält, bestimmte Leidenschaften auch psychosexuellen Entwicklungsstufen zuzuordnen (vgl. Kutter 1979) und ihr Entstehen im Spannungsverhältnis von kindlichen Triebäußerungen und spezifischen, von den Eltern vermittelten sozialen Anforderungen sieht, begeht er nicht den Fehler, den ich bei Neoanalytikern kritisiert habe, nämlich eine lineare Zuordnung von Leidenschaft, psychosexueller Entwicklungsstufe und psychosomatischer Entität zu treffen.

In einem *spezifischen* Studium psychosomatischer Erkrankungen arbeitet Kutter (1981) vier, seiner Meinung nach typische Grundmuster von Konflikten mit jeweils abgrenzbaren Emotionsschicksalen heraus:

1. Eine unempathische, ängstliche Mutter verweigert sich den Bedürfnissen des Kindes nach Symbiose und drängt es in einen autistischen Rückzug.

2. In oral verschlingender Gier bedrängt sie die Eigenständigkeit des kindlichen Selbst. Das Kind erlebt sich in seiner Existenz bedroht und erleidet Vernichtungsängste.

3. Ihr Nichtbeachten triebhafter oder emotionaler Wünsche des Kindes nach Zärtlichkeit, In-Ruhe-Gelassen- oder Angeregt-werden-Wollen oder ihr schlichtes Verachten engen seine Entfaltungsmöglichkeiten fundamental auf die trügerische Errichtung eines "falschen Selbst" ein, was der weitgehenden Entfremdung von einer subjektiven Emotionalität und Körperlichkeit gleichkommt.

4. Ihr Eindringen in den schutzbedürftigen Bereich des Kindes zur rücksichtslosen Befriedigung eigener unerfüllter narzißtischer Bedürfnisse erschweren die Entfaltung einer integrierten Selbstorganisation und stabilen Regulierung des Selbstwertsystems.

Diese vier pathogenen Beziehungsmuster, die sich in der Sicht des Autors noch
erweitern ließen, behindern die Etablierung eines vorwiegend guten Mutter-In-
trojekts, in dessen Schutz ein "wahres Selbst" entstehen könnte. Sie bedingen
im Gegenteil ein "malignes, aggressiv besetztes Selbst", welches die jeweiligen
pathogenen Einflüsse reflektiert. Die in der noch weitgehend undifferenzierten
Welt der Subjekt- und Objektbilder provozierten *archaischen Emotionen der kalten
Verweigerung, verschlingenden Gier, totalen Verachtung oder bedrängenden Rücksichtslosigkeit* müssen aus Überlebensgründen abgespalten werden. Sie erfahren
keine weitere lebensgeschichtliche Modifizierung und behalten folglich eine
potentielle leidenschaftliche Virulenz bei. Die verständlicherweise mangelhafte
Internalisierung von sicherheitsstiftenden, spannungsregulierenden und integrierenden Selbst- und Objektrepräsentanzen verlangt auch in weiteren Objektbeziehungen eine rigorose Kontrolle der Emotionen angesichts bedrohlicher Schmerzerfahrungen und unbeherrschbarer Affektausbrüche.

Kutter (1981) siedelt die traumatischen Fixierungsstellen psychogenetisch im
frühesten Abschnitt der "Trennungs-Individuation", der Subphase der "Differenzierung" (vgl. Mahler et al. 1975) an. Seine Arbeitshypothese "Sein oder Nichtsein, die Basisstörung der Psychosomatose" ist dadurch vermutlich zu sehr eingeengt, vernachlässigt sie doch weitere wichtige Typen menschlicher Identitätskrisen, die in unmittelbarem Zusammenhang zu psychosomatischen Pathologien stehen können. Differenzierter (vgl. Wolff 1972) wäre hier zu sprechen von:

- Krisen des Überlebens und der Furcht vor der Nicht-Existenz
- Krisen der Trennung und des Schreckens des Alleinseins
- Krisen des Konfliktes und des Verlustes der persönlichen Kontrolle.

Ferner muß betont werden, daß die im Verlauf einer psychoanalytischen Therapie
auftauchenden *"Emotio-Phantasien"* archaischer Erlebnisse nicht als die kausale
Ursache der körperlichen Symptomatik gelten können. Als aktive Re-Konstruktio-
nen verweisen sie vielmehr auf Basisstörungen der frühen Mutter-Kind-Beziehung,
die gerade diese Phantasien weder tolerieren noch ausarbeiten konnte. Sie sind
als Versuche zu bewerten, wortlosen Schrecken aus der präverbalen Zeit erstmalig sprachliche und vorstellungsmäßige Konturen zu verleihen, um sie damit
einer intrapsychischen Bearbeitung zugängig zu machen.

Meinem Versuch, eine breitere Basis für den psychosomatischen Standpunkt der
Psychoanalyse zu finden, bedeuten die Ausführungen Kutters eine wichtige Anregung. Eine Integration der Sinnlichkeit in die psychoanalytische Betrachtungsweise erscheint mir nötig, will man die besonderen Beiträge zu einem "erotischen Wirklichkeitssinn" (Ferenczi 1924) aufdecken, der in einem strikten

Freudschen Gegensatz von Trieb und Kultur zu verschwinden droht. Es geht um die
Erfassung von spezifischen Erlebnisformen, die auf eine spontane körperliche
Hinwendung zu begehrten Objekten drängen, und die häufig als sozial nicht tolerierbar in Analogie zur Trauerarbeit in einer "Emotionsarbeit" (Kutter 1979) abgelegt werden müssen. In einer Gesellschaft, die steigende Kultivierung mit
einer zunehmenden Entfremdung von der eigenen Sinnlichkeit und Körperlichkeit
(vgl. Elias 1969, Kamper, Rittner 1976) bezahlt, scheinen neben den in Einheitskatalogen vermittelten Genußangeboten nur mehr Reservate erotischer "madness"
(Green 1980) zu bestehen oder jene Formen pathologischer Emotionsarbeit, die
nicht selten lediglich als somatische Krankheit erlebt werden können.

5.2. Affekte in der Entwicklungsdimension

Es zeichnet eine originelle Vorgehensweise der Psychoanalyse aus, verschieden
strukturierte psychische Leistungen während eines Therapieverlaufs mit den Ausdrucksmöglichkeiten bestimmter Stufen der menschlichen Entwicklung in Beziehung
zu setzen. Der hierin begründete "genetische Standpunkt" ermöglicht den Entwurf
eines vielschichtigen Bildes der frühen Kindheit aus der subjektiven Sicht des
erwachsenen Analysanden. Direkt abgeleitete Allgemeinaussagen über die frühkindliche Entwicklung begegnen freilich ernsthaften Einwänden: Die Tendenz zu einer
"Adultomorphisierung" und die Neigung, frühe Stufen der normalen Entwicklung in
direkter Parallele zu späteren pathologischen Zuständen zu sehen, werden vor
allem kritisiert (vgl. Peterfreund 1978, Pine 1981). Besonders deutlich wird
dieses Dilemma, berührt der Fortgang des psychoanalytischen Prozesses auch Ereignisse des präverbalen Stadiums, in dem affektive und körperliche Reaktionsmodi dominieren und in klarem Kontrast zu einer späteren sprachlichen Darstellung stehen. Zu Recht heben deshalb schon sehr früh Hartmann und Kris (1945)
hervor:

"Wie auch immer reich und vielfältig die Daten sind, auf denen die Psychoanalyse ihre Sicht von der Entwicklung des Kindes begründet, diese Daten sind insgesamt für eine volle und detaillierte Formulierung von genetischen Propositionen ungenügend. Mit anderen Worten, es ist wesentlich, die Daten aus dem
psychoanalytischen Interview mit solchen zu ergänzen, die Beobachtungsmethoden
entstammen" (S. 26, e.Ü.).

Genetisch-rekonstruktive wie *entwicklungsbeobachtungsmäßige Dimension* verhalten
sich *komplementär* zueinander. Sie lassen aber die Frage offen, wie die mit derart unterschiedlichen Methoden gewonnenen Informationen zu verknüpfen sind
(vgl. Shapiro 1981). Die analytische Arbeit konzentriert sich ganz auf inner-

seelisches Geschehen und widmet sich in den symbolischen Transformationen frühkindlicher Traumata. Sie ist mit typischen Problemen der Überdeterminierung und
multiplen Funktionalität konflikthafter Lebensformen konfrontiert. Eine direkte
Verhaltensregistrierung gibt wiederum nur selten Aufschluß darüber, wie von
außen beobachtbare Ereignisse sich in subjektiven Bildern der kindlichen Erfahrungswelt verdichten. Einen wertvollen Ausweg bieten Vorgehensweisen, die beide
Standpunkte in einer interpretierenden und teilnehmenden Beobachtung berücksichtigen (vgl. Mertens 1980).

Die von Meissner (1979) getroffene Unterscheidung von "object relation" einem
empathisch zugängigen innerseelischen Prozeß, und "object relatedness", einem
äußerlich wahrnehmbaren Interaktionsgeschehen findet eine vorteilhafte Anwendung
im Studium frühkindlicher Affektäußerungen. Sie öffnet den Zugang zu einem mehr
empirischen Forschungsansatz, der von psychoanalytischen Grundvorstellungen aus-
gehend eigenständige psychophysische Daten schafft und Parallelen zur empirischen Kognitionspsychologie Piagets erlaubt. Sie stellen eine wichtige Relativierung und Herausforderung für enger psychoanalytische Beobachtungsergebnisse
dar.

5.2.1. Psychophysiologische und kognitionspsychologische Beiträge zur Affektentwicklung

Die evolutionäre Höhe des Menschen wird gewöhnlich in seiner Fähigkeit gesehen,
ein Universum an gedanklichen und sprachlichen Symbolen zu entwerfen. Zu häufig
geraten die elementaren stammesgeschichtlichen Leistungen außer Sicht, welche
diese intellektuelle Entwicklung erst ermöglichten. Ein analoger Prozeß läßt
sich ontogenetisch verfolgen. Besonders in den ersten Abschnitten der menschlichen Entwicklung, in denen verbale und mentale Fertigkeiten nur rudimentär ausgebildet sind, wird die dominierende Rolle des Affektiven für das Überleben ersichtlich. Sie wird so zu einem genuinen Thema einer jeglichen psychosomatischen
Diskussion.

Der menschliche Säugling ist in seiner Hilflosigkeit fast vollständig von einer
mütterlichen Unterstützung abhängig. Von Geburt an besitzt er aber ein relativ
großes Repertoire affektiven Verhaltens, das es den Eltern ermöglicht, die verschiedenen Stimmungsschwankungen und damit korrelierten physiologischen Bedürfnisse zu identifizieren und adäquat zu beantworten. Die inhärenten Grundausdrucks-
weisen werden als phylogenetische Bestandteile umfassenderer Handlungsmuster erkennbar. Hauptstrukturen wie Überraschung, aufgeregtes Interesse, Freude, Angst,
Verachtung, Ärger und Wut, Furcht und Schrecken, Scham drücken sich in einem

subtilen Mienenspiel aus und reflektieren zugrundeliegende allgemeinere muskuläre und physiologische Reaktionsbereitschaften, die später mit subjektiven Gefühlen assoziiert werden (vgl. Tomkins 1962). In ihnen lassen sich biologische Programme erkennen, die von den ersten Tagen an auf eine primäre Objektbezogenheit (object relatedness) zielen, also auch die sich entfaltende Wahrnehmung von Objekten entscheidend steuern (vgl. Sandler, Sandler 1978). Die *affektiven Hauptstrukturen* sind auch *mit* entsprechenden *adaptiven Reaktionen* verknüpft:

- auf neue, informative Reize gerichtete Aufmerksamkeit
- Verfolgen einer bedeutsamen Nachricht
- erfolgreiches Abstimmen von sensumotorischen Mustern
- Bestreben, Reize erfolgreich in bedeutungsvolle Muster zu integrieren
- automatische Reaktion auf schädliche Reize
- Erkennen und Wiedererkennen von frustrierenden Erfahrungen
- Bereitschaft, nichtstimmige Reize oder negative Muster mit Flucht zu beantworten
- Erkennen eines Versagens, mit anderen menschlichen Systemen den für Assimilation und Akkomodation notwendigen Kontakt aufrechtzuerhalten oder zu errichten.

Gerade die hochentwickelten Ausdrucksformen wie Freude und Scham verweisen neben der genetisch-biologischen Fundierung auf die überragende Funktion einer entsprechenden zwischenmenschlichen Rückmeldung von seiten der Eltern. So zeigen sichtbare Verhaltensweisen des Säuglings nicht einfach ein Entladungsphänomen oder eine affektive Erleichterung an, die nur zufällig informativ für die Mutter ist. Sie meinen vielmehr eine Kommunikationsform, deren Bedingtheit verstanden oder mißverstanden werden kann, mit ähnlichen Konsequenzen wie sie adäquate oder inadäquate Verständigung im späteren Leben hat (vgl. Basch 1976a). Darin unterscheidet sich die affektive Kommunikationsform schon von Geburt an von einem nur biologischen Verhaltenstypus. Sie verweist auf die besondere Entwicklungsrolle der interpersonellen Erfahrung. Sie deutet auch in ihren Ursprüngen bereits wichtige Vorbedingungen für die Übersetzung aus dem affektiven in den verbalen Bereich an.

Die Studien Emdes (1980b, c, 1981, Emde et al. 1976) zu den *ursprünglichen Formen der menschlichen Affektivität* wenden sich klar gegen einen Mythos der "Passivität", "Undifferenziertheit" und bloßen "Triebreduktion" als den bestimmenden Wesensmerkmalen der frühkindlichen Entwicklung. Die Untersuchungen sprechen vielmehr für einen aktiven, dynamisch sich verändernden Austauschprozeß innerhalb der Mutter-Kind-Dyade. Entscheidende Bedeutung erlangen jene zeitlichen Abschnitte,

in denen sich die Organisation des kindlichen Verhaltens sprunghaft verändert.
Die sukzessive Umstellung (behavioral shift) bringt jedoch immer eine Zeit erhöhter Vulnerabilität mit einem traumatischen Potential für die weitere Entwicklung mit sich. Die in Anlehnung an die "genetische Feldtheorie der Ich-Bildung" von R. Spitz (1972, s.u.) konzipierten Forschungen bestätigen die These, daß an Knotenpunkten der Entwicklung eine asynchrone Reifung angeborener Schemata die Anpassung bestehender psychischer Strukturen an ein höheres Niveau erzwingt, um die Homöostase des Organismus zu erhalten. Sie unterstreichen ferner die "proleptische Funktion der Emotion" (vgl. Spitz 1963), die einen psychischen Entwicklungsfortschritt signalisierende Aufgabe der Affekte. Sie heben auch ihre psychosomatisch hoch bedeutsame Indikatorstellung für tiefgreifende Reorganisationen psychophysischer Regelkreise etwa der Wahrnehmung, des Wach-Schlaf-Rhythmus, der Aktivität-Ruhe-Zyklen in festgelegten sensiblen Zeitspannen hervor.

"Es konnten nicht nur diese Zeiten der Umstellung bestätigt werden, sondern es zeigte sich auch deren weitreichende organismische Bedeutsamkeit" (Emde et al. 1976, S. 226, e.Ü.).

Die qualitativen Verhaltensübergänge (major shifts in organisation) mit neuen affektiven Ausdrucksformen weisen interessante entwicklungsmäßige Vorstufen auf, künden eine dramatische Veränderung im sozialen Leben an und erfolgen stets im Nexus eines psychobiologischen Umschichtungsprozesses.

Eine Störung des psychophysischen Gleichgewichts wird in den ersten beiden Lebensmonaten vorrangig durch *Schreien* angezeigt. Hunger und unspezifischer Schmerz bilden die Grundauslöser dieses affektiven Musters. Im Gegensatz zur Tierreihe provozieren sie keine stereotypen Verhaltensweisen auf seiten der Mutter. Der überragende Einfluß von Erfahrung und zwischenmenschlichem Kontext wird schon jetzt sichtbar. Ein nicht klar auf physiologische Bedürfnisse oder extern verursachte Störungen bezogenes Unwohlsein *(fussing)* läßt sich als eigenständiger emotionaler Zustand abgrenzen. Interessanterweise verschwindet er langsam um die 10. Lebenswoche. Dies spricht jedoch weniger für die Hypothese Benjamins (1961) von einer neu auftretenden Fähigkeit der Stimulusvermeidung, einer aktiven Reizschranke (vgl. auch Shapiro, Stern 1980), sondern für den Erwerb eines vorteilhaften Reizsensibilisierungssystems in der *Lächelreaktion*. Erst später treten motorische Fertigkeiten des 'Aus-dem-Felde-Gehens" und aktive Zerstreuungsmöglichkeiten hinzu.

Das um den dritten Monat erscheinende typische Lächeln besitzt entwicklungsmäßige Vorläufer. So erscheint bereits kurz nach der Geburt ein *endogenes Lächeln* als festes Korrelat zu hirnstammvermittelten motorischen Gesichtsbewegungen und spontanen REM-Schlafmustern. Es weicht einem *frühen exogenen Lächeln*, das durch multiple unspezifische Stimuli ausgelöst werden kann. Es folgt ein *regelmäßiges soziales Lächeln,* das mit visuellen Stimuli besonders des menschlichen Gesichts verknüpft ist und sich schließlich in einem *frühen differenzierten Lächeln* beim Wiedererkennen des müttlichen Gesichts stabilisiert. Ein Übergang von endogener zu exogener Kontrolle der organismischen Homöostase wird erkennbar.

Ein weiterer Wechsel auf ein neues Organisationsniveau erfolgt um den 7.-9. Monat und manifestiert sich in der "Acht-Monats-Angst". Auch sie ist begleitet von fundamentalen Umschichtungen des Wach-Schlafrhythmus, der kardialen Responsivität durch das Herzratenmuster der Dezeleration-Akzeleration angesichts fremdartiger Reize.

Die auftretende Fähigkeit zur "Furchtsamkeit" *(fearfulness)* signalisiert einen allgemeinen organismischen Wandel. Bestand vorher globale psychophysische Erregung *(distress),* der eine allmähliche präventive Funktion des Lächelns gegenübergestellt werden kann, so sind jetzt differenziertere Reaktionen auf spezifische visuelle und auditorische Reize möglich. Auftretender Schmerz wird mit physischen Aktionen zu vermeiden versucht. Sie schließen eine kognitive Bewertung ein. Motorische Anzeichen von Distress und allgemeine Reaktionslage pendeln sich auf eine mäßige und nicht mehr extreme Intensität ein.

Die Frage nach einem Zusammenhang von "Fremdeln" und Trennungsschmerz kann durch den Aufweis getrennter Entwicklungslinien entschieden werden:

"Die frühere Behauptung, Fremdenangst sei in erster Linie Ausdruck einer Furcht, die Mutter zu verlieren, scheint nicht mehr länger haltbar zu sein" (Emde et al. 1976, S. 117, e.Ü.).

Eine bemerkenswerte Korrelation findet sich aber zwischen dem Ausmaß des frühkindlichen Unbehagens (fussiness) und dem Fremdeln, was für eine individuelle Konsistenz im Distress-Verhalten sprechen könnte.

Ein Überblick über die sukzessiven Organisationsstufen der frühkindlichen Affektivität zeigt also ein erstes Organisationsniveau, auf dem angeborene Verhaltens- und physiologische Reaktionsmuster als homöostatische Regler fungieren. Schreien dient Kommunikations- und Bindungszwecken. Es erleichtert das Einstimmen auf rhythmische Bedürfnisse und bereitet die Anpassung an eine spezifische Umwelt vor. Ein erster Wechsel, signalisiert durch das Lächeln, läuft parallel mit dem Stadium II der sensorimotorischen Entwicklung nach Piaget (s.u.), der Interkoordination von sensorischen Schemata. Er leitet die Transzendenz der angeborenen Anpassungsmechanismen ein. Auf dem zweiten Organisationsniveau tritt eine zunehmend aktive, neugierige Tendenz auf. Die Bindung zur primären Bezugsperson wird durch das "Fremdeln" weiter spezifiziert. Transaktionen werden jetzt in wechselseitiger psychophysischer Abhängigkeit abgestimmt. Der emotionale Ausdruck der Furchtsamkeit führt zum aktiven Verhalten, trägt bereits Anzeichen einer Antizipation. Er geht einher mit dem Stadium IV der "Mittel-Zweck-Relationen", dem Beginn einer persönlichen Intentionalität.

Die geschilderten *distinkten Grundaffekte* der ersten Lebensmonate verweisen auf einen *internen Zustand* ("internal state") *mit spezifischen Aktivitäts- und Reaktivitätsbereitschaften*. Sprunghafte Wechsel in der Organisationsstufe der organismischen Dynamik werden durch eine Verringerung der Zahl externer Stimuli mit automatischer Auslösefunktion, durch die Ausweitung kognitiver Faktoren und durch eine steigende Bedeutsamkeit von sich entfaltenden Stimmungen vorbereitet (vgl. Emde et al. 1976). Analog verändert sich die Komplexität der sozialen Kommunikation von Affekten:

Schreien bedeutet eine universelle und drängende Information an den Fürsorger ("come, change"), mit ausgewählten Maßnahmen die Reizlage zu verändern und zu verringern.

Lächeln stellt hingegen keine unaufschiebbare Botschaft ("keep up") dar. Es erhöht vielmehr das Niveau und die Vielfalt des Stimulus-Input im Rahmen einer tragenden Mutter-Kind-Interaktion. In der Reiz erhaltenden und suchenden Aktivität entfaltet sich ein neues Vermögen zu psychologischer Differenzierung und Strukturierung.

Furchtsamkeit vor fremden Personen signalisiert die zweiteilige Nachricht von sicherem Wohlbehagen im Beisein der Mutter mit der gleichzeitigen Bitte, diesen Schutz angesichts drohender Gefahren nicht aufzugeben ("I feel secure only with you, mother. Please don't leave me alone with strange people").

Diesem Wandel in der Struktur der *Affektinformation* läuft eine zunehmende Dimensionalität der *Affektexpression* parallel. Eine Dimension der lust-/unlustvollen Tönung, eine der Aktivierung/Ruhe läßt sich bald in reliabler Beobachtung unterscheiden. Eine weitere der internen/externen Gerichtetheit wird hinzugewonnen (vgl. Emde 1980b). Gemäß dieser Aufgliederung können biologisch sinnvolle Botschaften, die anpassungsnotwendig sind und verschiedene Grade der Dringlichkeit haben, ausgetauscht werden. Wesentlich ist aber hierbei:

"Mit 9 Monaten stellt der Affekt ein Signal an das Innere (kognitiv benutzt in einem Mittel-Zweck-Sinn) und nicht nur an die Außenseite (als Appell an andere)

dar; mit anderen Worten, soziale Signale werden auch zu psychologischen"
(Emde 1980b, S. 101, e.Ü.).

Affekte dienen somit der *Organisation geistiger Funktionalität und sichtbaren Verhaltens*. Als aktive Komponenten in der *Errichtung von Objektbeziehungen* beschreiben sie den Entwicklungsgang von einem *biosozialen Regulationsapparat* zu einem auch *psychologischen Steuersystem*. Es gilt jedoch festzuhalten:

"Diese Fortschritte tragen bestimmte Vulnerabilitäten mit sich. Der Verlaß auf eine einzige Betreuungsperson bedeutet das Risiko eines vernichtenderen Effekts, wenn diese Betreuungsperson verloren wird oder aus irgendeinem Grund nicht imstande ist, die erhöhte Bedürfnisäußerung des Kindes zu befriedigen... Ähnlich birgt die Fähigkeit, bestimmte Stimuli als bedrohlich zu erachten, die Möglichkeit in sich, daß solche Reize sowohl physiologisch als auch psychologisch überwältigen können" (Emde et al. 1976, S. 134, e.Ü.).

Emdes Untersuchungen über die frühkindliche Emotionalität belegen

- angeborene Verknüpfungen zwischen Wahrnehmung und Regulationssystemen von erregungsvoll-affektiven Zuständen,
- eine Entwicklungsreihe verschieden strukturierter Affektäußerungen, deren epigenetisches Auftreten Zeiten eines schnellen Wechsels in der verhaltensmäßigen und physiologischen Organisation anzeigen und den Übergang auf ein differenzierteres Verhaltensniveau einleiten,
- ein stufenweises Überführen zunächst ausschließlich biosozialer Signale in psychologische Potenzen, ein zunehmendes Gewicht der Selbstorientierung des Affektiven neben dessen interaktionalem Gesichtspunkt,
- entscheidende Verbindungen zur kognitiven Entwicklung.

Während sich Emde bewußt auf registrierbare Daten innerhalb eines objektiven Beobachtungsraums beschränkt, gesteht er offen:

"Wir sind inmitten bedeutsamer Fortschritte in unserem Wissen über die Physiologie und Biochemie der Entwicklung. Aber was ist die psychologische Bedeutung der physiologischen, zellulären und hormonellen Veränderungen, welche im Laufe des Lebens stattfinden?"...

... Es besteht ein größeres Bedürfnis nach einem humanistischen Verständnis dessen, was Möglichkeiten und Begrenzungen einer jeden Veränderung für die Erlebniswelt mit sich bringen" (Emde 1980c, S. 229, e.Ü.).

Die *epigenetische Sichtweise der menschlichen Affektentwicklung*, ihr überragendes *Organisationspotential bezüglich psychophysischer Homöostase, Verhalten und Objektbeziehungsgestaltung* legt es nahe, ihre Verbindung zur Entstehung *geistiger Erkenntnisschemata* zu erörtern. Der kognitive Ansatz von Piaget bietet sich hierzu an, da er ebenfalls eine stufenweise zu erwerbende Fähigkeit zur Organisation innerer und äußerer Reize annimmt und die sukzessive Umwälzung geistiger Aktions- und Reaktionsmöglichkeiten betont. Die parallele

Darstellung beider Modalitäten wird ferner nahegelegt als epigenetische Affektreihen (vgl. Emde, Robinson 1979, Freedman 1979, 1980), wie hierarchische Kognitionsstrukturen (vgl. Piaget 1976) mit analogen Reifungsvorgängen des frühkindlichen Gehirns (vgl. Basch 1976b) korrespondieren und von denselben Einflüssen der Erfahrungswelt mitbestimmt werden. Die vorteilhafte Verknüpfung beider Perspektiven ist mittlerweile Gegenstand einer breiten Diskussion (vgl. Piaget 1970, Basch 1977, Schneider 1981, Ciompi 1982).

Für eine psychosomatische Betrachtung rückt selbstverständlich die *sensorimotorische Periode* der ersten 1 1/2 Jahre in den Vordergrund, da sie von sprachlichen und anderen symbolischen Steuerungsmöglichkeiten noch nicht überlagert ist und eigenständige Prinzipien erkennen läßt. Sie beschreibt typischerweise auch den uns interessierenden Entwicklungspfad zur Errichtung verinnerlichter Repräsentanzen: "Zentral wichtig ist, daß die bloß Schritt für Schritt vorgehende (diachrone) Intelligenz der sensori-motorischen Phasen allmählich zu gleichzeitigen (synchronen) Gesamtvorstellungen verdichtet wird. Wiederholte Aktionen generieren dabei ein "Schema", das durch die wiederhol- und generalisierbaren Anteile der Aktion charakterisiert ist. Schemata stellen somit nichts anderes als *interiorisierte Handlungen* dar" (Ciompi 1982, S. 235).

Die sensorimotorische Phase beschreibt die Entwicklungsmöglichkeit komplexer Verhaltensmuster ohne eine reflexive Führung. Kognition wie Rekognition als Basis für Anpassung und Lernen aus Erfahrung vollziehen sich in Handlungsschablonen. Ihrer angeborenen Sequenz kommt ein je spezifischer sensorischer Input zu. Wahrnehmung bedeutet aber Ordnen, selektive Antwort, eine Tätigkeit, die einen besonderen Aspekt aus der Umgebung aussortiert. Es besteht ein inhärentes aktives Interesse an Neuheit, wobei unterschiedliche Reaktionen auf fremdartige und vertraute Reize erst Lernprozesse überhaupt ermöglichen. Die anfängliche psychoanalytische Konzeption eines aktiven Reizschutzes in den ersten Lebensmonaten muß deshalb relativiert werden. Nicht einfach Reizvermeidung, sondern eher Bedürfnis nach Stimulation ist charakteristisch. Eine Abwehr von Eindrücken folgt lediglich einer gravierenden Über-bzw. Unterschreitung einer optimalen sensorischen Schwelle. Wahrnehmung ist deshalb zu ihrer Aktivierung nicht abhängig von Triebreduktion, sondern verfügt über eigene Prioritäten und Gesetze. Vertrautheit und Neuheit sind die korrespondierenden Erfahrungskategorien aktueller Handlungsschemata, Assimilation und Akkomodation die entscheidenden integrierenden und modifizierenden Entwicklungsprinzipien. Eine gelungene Abstimmung von Eindrücken mit bestehenden Ordnungsformen resultiert in *Lächeln,* ein Fehlschlag bedingt potentielle *Angst.* Die handlungsgebundenen, "praktischen" Konzepte der sensorimotorischen Periode entfalten sich in verschiedenen, sukzessiven Abschnitten. Sie betreffen:

1. die Assimilation von Reflexen durch die Übung einer Funktion,
2. die Entwicklung von Gewohnheiten, die Formung von sensorimotorischen Schemata durch Bedürfnisbefriedigung und erste sensorische Kombinationen,
3. die Koordination in komplexere Handlungsmuster, die eine frühe Verbindung von Mittel und Zweck verraten,
4. eine zunehmende Komplexität durch die größere Variabilität von Mitteln zur Erreichung eines gesetzten Ziels,
5. Experimentieren und Lernen durch zufällige Erfahrung, beginnende raumzeitliche Kausalität und Objektpermanenz,
6. einsetzendes Vermögen zu innerer Kombination, Identitätsbildung und evokativem Gedächtnis.

Entscheidendes Strukturmerkmal der sensorimotorischen Phase ist die notwendige aktive Wiederholung im Handlungsvollzug. Es kennzeichnet diese Vorstufen des Denkens, daß Aktionen teils zu Transformationen des konkreten Objekts in Wiederholbarkeit und Verallgemeinerung, teils zu Transformationen der Relationen zwischen den sensorischen Schemata in Inklusion, Sereation und Korrespondenz (vgl. Piaget 1976) führen:

"Die Wiederholung einer Handlung etabliert einen Grad an Identität zwischen dem sensorimotorischen Schema und der Wiederholung; ein Isomorphismus von Erinnerung und erneutem In-Handlung-Setzen wird registriert"(Basch 1977, S. 232, e.Ü.).

Eine völlig verschiedene Realität entsteht durch die mögliche Vergegenwärtigung vergangener Erfahrung in der Abwesenheit passender Stimuli durch die Kreation von Vorstellungen in der *präoperativen Periode*. Nach Piaget sind hierfür drei Voraussetzungen zu erfüllen: ein schnelleres Ablaufen der einzelnen Phasen des Intelligenzaktes, das Bewußtwerden eines Handlungsablaufs im Hinblick auf Zielgerichtetheit und Wirkung und die beträchtliche Vergrößerung der räumlichen und zeitlichen Entfernungen. Den Beginn dieses Entwicklungsabschnitts markiert das "Nein" (vgl. Spitz 1957), der sprachliche Indikator der Vorstellung "nicht zu handeln", die wiederum zur Setzung symbolischer Ziele führt. Entwicklungspsychologisch bedeutsam ist die offene Grenze zwischen beiden Organisationsniveaus, der lebenslange aktive Transformationsprozeß und die Tatsache, daß bei weitem nicht alle sensorimotorischen Schemata Anschluß an eine symbolische Repräsentation und somit prinzipiellen Zugang zur Introspektion finden. Vielmehr ist typisch:

"Genau deswegen, weil reflexive Imagination nicht ein Bestandteil sensorimotorischer Aktivität ist, können wir uns nicht vorstellen, wie es möglich ist, zu

lernen, ohne im voraus das Ziel deskriptiv zu formulieren, das erreicht werden
soll" (Basch 1977, S. 234, e.Ü.).

Die weiteren Stufen in der Hierarchie geistiger Modalitäten nach Piaget seien
nur kurz der Orientierung halber erwähnt:

Die symbolischen und intuitiven Funktionen der *präoperativen Periode* greifen
auf innerseelische Repräsentanzen von Handlungsabläufen zurück. Es ist typisch,
daß die symbolischen Konzepte immer noch auf die spezifische Aktivität des
Symbolisierens selbst bezogen werden müssen, also noch kein prinzipieller Unterschied zwischen Form und Inhalt besteht. Dies erinnert auch an die Differenzierung von "container" und "contents" bei Bion (1970). Es gibt weder eine volle Erhaltung des Ganzen, noch das Strukturmerkmal der Reversibilität, noch
einen allgemeinen Zeit- und Raumbegriff. Nur in Ansätzen liegen Generalisierung,
Objektivierung und Dezentrierung des Denkens vor.

In der *Periode der konkreten Operationen* gelingt die Gruppierung von Einzelaspekten eines Systems zu einem zusammenhängenden Ganzen. Die logische Manipulation ist aber nach wie vor auf sensorische Daten, konkrete Dinge und Aktionen
gestützt. Das Endziel einer maximalen formalen Mobilität, Freiheit und Reversibilität wird in der *Periode der formalen Operationen* erreicht.

Piaget behandelt vorrangig den Strukturcharakter des Kognitiven, der vor allem
in den Jahren 7 - 12 auffällig die Entwicklung dominiert, während die Dynamik
des Affektiven, eigentlich eine Domäne der psychoanalytischen Disziplin, die
ersten Lebensjahre prägt.

Die Untersuchungen Emdes heben aber neben ökonomisch-energetischen Aspekten
auch den Organisationskern, die Informationsstruktur und die Expressions- und
Handlungsdimensionalität des Affektiven hervor. Es erscheint somit sinnvoll,
ähnliche Grundmuster zwischen Affekt und Kognition, eine aufeinander bezogene
Komplementarität und vielleicht sogar Identität während der ersten Lebensmonate
anzunehmen. Mit Ciompi (1982) wäre deshalb vorteilhaft von "affektlogischen
Schemata" zu sprechen. In ihrer Sequenz würden sie nur dann als bedeutungsvoll
gespeichert, wenn sie einen charakteristischen affektiven Gehalt aufwiesen.
Umgekehrt könnten stimmige logische Operationen intensiv lustvoll erfahren werden, das Erkennen einer Regelmäßigkeit selbst wiederum den Anreiz zur Wiederholung setzen.

In seiner genetischen Epistemologie betont Piaget zwar, daß die Überführung
von einer Organisationsstufe in die nächsthöhere nie vollständig sein kann. Er
läßt aber offen, von welchen inhaltlichen Faktoren dieser Transformationsprozeß

bestimmt wird. Genauso treten repräsentationsfrei gebliebene sensorimotorische Schemata nicht zufällig in einem beliebigen Kontext auf. Gerade aus der Differenz einer idealtypischen Konzeption zu einer konflikthaften subjektiven Entwicklung ergibt sich erneut die Stärke eines psychoanalytischen Ansatzes.

Zweifelsohne unterliegt die genetisch vorbereitete Entfaltung von Handlungspotenzen der affektiven Bewertung und Ausgestaltung in den frühen Mutter-Kind-Interaktionen. Modellhaft ließe sich jener große Bereich nicht repräsentierter sensorimotorischer Schemata teilweise mit den Erlebnisphänomenen identifizieren, die einer primären oder Ur-Verdrängung (vgl. Freud 1915) unterliegen und folglich von weiteren Bildungsprozessen ausgeklammert sind. Sie wären lebensgeschichtlich bedeutungsvoll, jedoch ohne verbale oder symbolisch strukturierte Bedeutung. Der Verdrängungsvorgang würde jedoch nicht durch innerseelische Konflikte des Kindes unterhalten, sondern wäre vielmehr ein Resultat elterlicher, vor allem mütterlicher Verbote und Sanktionen. Ein Vergleich zur "primären Identität" (Lichtenstein 1964, s.o.) liegt nahe.

5.2.2. Psychoanalytische Beobachtungsstudien zur Affektentwicklung

Psychoanalytische Beiträge zur affektiven Entwicklung der ersten Lebensjahre lassen auffallende Parallelen bzw. Konvergenzen zu den vorgetragenen stärker empirischen Ansätzen erkennen. Das gilt vor allem für die konzeptuelle Verwandtschaft der Forschungsergebnisse Emdes mit den Beobachtungsdaten von R. Spitz, aus denen sich schon sehr früh grundlegende Erkenntnisse über das Zusammenspiel reifungs-, entwicklungs- und anpassungsmäßiger Faktoren ergeben haben. Die Basisarbeiten von M. Mahler über den frühen Loslösungs- und Individuationsprozeß stellen einen weiteren wichtigen theoretischen Integrationsrahmen für entscheidende affektive Entwicklungsleistungen dar. Beide Perspektiven ergänzen sich trefflich. Sie können durch Einsichten anderer analytischer Autoren ergänzt und durch die erwähnten empirischen Resultate vorteilhaft relativiert werden.

R. Spitz zeigt, daß die anfänglich unkoordinierten und generalisierten Reaktionen des Säuglings auf seine gestörte organismische Homöostase sukzessiv durch geeignetere Verarbeitungsmechanismen in der Mutter-Kind-Dyade ersetzt werden. An einem ungestörten Verlauf der ersten beiden Jahre läßt sich verfolgen, wie die angeborenen affektiven Grundmuster in komplexe, spezifische Emotionen überführt werden, dadurch die Strukturierung der Wahrnehmung und des Gedächtnisses fördern, die Integration von Objektbeziehungen ermöglichen und den Weg zu einer semantischen und sprachlichen Kommunikation öffnen (vgl. Spitz 1957, 1959, 1965).

- *Koenästhetisches Fühlen* vermittelt in den mannigfaltigen Situationen einer zärtlich haltenden, beruhigenden, fütternden Begegnung taktile und viszerale Erinnerungsspuren einer befriedigenden Mutter. Der schon von Anfang an bestehende Kontakt zu ihrem Gesicht wird im 2. Monat verstärkt, wenn der Säugling auch ein sich bewegendes Gesicht verfolgen kann. Durch den rhythmischen Wechsel von Zuständen der Lust und Unlust oder treffender des sicheren Wohlbehagens und der bedrückenden Spannung (distress) kann ein erstes "Außen" erahnt werden, das mit Befriedigung, aber auch mit Enttäuschung verbunden wird. Wahrnehmung ermöglicht eine grobe Formung diffuser Sensationen nach den beiden Valenzen "positiv" vs. "negativ". Die Konfiguration des menschlichen Gesichts gelingt. Die Verschiebung passiven Registrierens endogener Vorgänge zur aktiven Wahrnehmung eines Umweltereignisses führt zu einem neuen "modus operandi". Ein erster psychischer Organisator wird im *Lächeln* angezeigt. Der Übergang vom Regulationsniveau angeborener unbedingter sensorimotorischer Schemata auf das von klassisch konditionierten bedeutet den Zugewinn einer kurzen Antizipationsspanne und die aktive Aufnahme eines Dialogs mit der Mutter. Dieser ist aber noch für geraume Zeit störanfällig. Vor allem der Faktor "Zeit", gemessen in der Dauer des Unbefriedigtseins, limitiert und gefährdet das neue Anpassungssystem (vgl. Hartocollis 1976, 1977).

Von Melanie Klein (1972) wissen wir, daß ein Kind, das längere Zeit hungrig oder ohne den ersehnten Kontakt zur Mutter sein muß und weint, auf das schließliche Auftauchen des mütterlichen Gesichts nicht mit Lächeln, sondern mit *Abwendung* reagiert. Ab einem bestimmten Zeitpunkt des Unbehagens wird die Assoziation von "menschlichem Antlitz und Befriedigung" aufgelöst. Sie wird ersetzt durch eine gegenteilige Erinnerungsspur von "Gesicht und Frustration", die wiederum durch eine Körperbewegung abgewehrt werden kann.

- Die *"Acht-Monats-Angst"* indiziert eine zweite psychische Organisationsebene. Das früher ubiquitäre Lächeln beschränkt sich selektiver auf vertraute Gesichter. Anzeichen von Angst sind typische Reaktionen auf unbekannte Personen in der Abwesenheit der Mutter. Unter ihrem konkreten Schutz sind sie hingegen nicht obligatorisch. Eine bislang genossene Sicherheit und ein erworbenes Urvertrauen können gar zu einer sogenannten *"Zollinspektion"* (vgl. Brody, Axelrad 1970) führen, zu einem neugierigen visuellen und taktilen Erforschen des fremden Erwachsenen. Ein begeistertes Interesse des Kindes für sein Spiegelbild, freudige Imitation eigener Laute, lustvolle Kitzelspiele mit Betreuungspersonen beobachtet zu diesem Zeitpunkt Gibello (1982). Ähnlich berichtet A.-M. Sandler (1977) von einer Art *Dialog* des Kleinkinds *mit sich selbst* ("refuelling dialogue"), der eine bedeutsame Rückversicherung und grundlegende Orientierung darstellen kann.

Eine nicht selten zu beobachtende depressive Angst des Kindes kündet aber nach wie vor von der traumatisierenden Wirkung einer Trennung von der Mutterfigur, die vor allem durch aggressive Impulse gefährdet wird. Eine genügende Differenzierung eines psychischen Raums von einem Bereich realer Interaktionen mildert omnipotente Selbstüberschätzungen und entschärft folglich auch übertriebene Vorstellungen von der eigenen Zerstörungskraft. Sie führt schließlich auf die nächste Entwicklungsstufe.

- Die Lösung des Konfliktes, auf ein "gutes" Mutterobjekt angewiesen zu sein, das zugleich aggressiv auch als "böses" erkannt wird, ist auf der dritten Organisationsebene mit dem Indikator des *"Nein"* möglich. Dieses "Nein" wird in der ersten semantischen Geste des Kopfschüttelns ausgedrückt und kommt durch die Identifikation mit einer aggressiven Mutter zustande. Somit kann das Objekt bewahrt bleiben und gleichzeitig eine weitere selbstregulierende Struktur geschaffen werden.

Schon diese kurzen Skizzen verdeutlichen die komplexen Zwischenstufen, die ein bloßes affektives Aufnehmen einer gestörten organismischen Homöostase mit einem ersten selektiven, sinnhaften Emotionsausdruck verbinden. Die zentrale Rolle der affektiven Vermittlung in diesem Reife- und Entwicklungsprozeß kommt darin zum Ausdruck, daß Erfahrung nur dann Bedeutung erlangt und diese beibehält, wenn sie mit einem Gefühl verbunden wird.

Als *"psychische Regulatoren"* (Sandler, Joffe 1969) tragen *Gefühle* zur Vielfalt der Selbst- und Objektrepräsentanzen bei (vgl. Sandler, Rosenblatt 1962, Bastiaans 1976, 1979). Dem Aufbau und der Verfeinerung dieser Repräsentanzenwelt liegt das Prinzip der Sicherheit zugrunde. Seine Funktionsziele sind Leben, Gesundheit und Homöostase. Auch die aktive sensorische Integrationsleistung der Wahrnehmung (vgl. Sandler 1961), die in der Schilderung von Spitz hervortritt, ist ihm unterstellt. Konsequent werden "Ideale" als jene Gestalten definiert, die den höchsten Grad von Wohlbefinden und Sicherheit ausdrücken (vgl. Sandler, Holder, Meers 1962). Ein Idealzustand wäre letztlich in einem harmonischen und integrierten psychobiologischen Funktionieren gelegen. Der polare Gegensatz des Schmerzes umfaßt die fundamentale Komponente aller Formen von Unlust, Triebspannung und Angst und beschreibt Abweichungsgrade von diesem Idealzustand. Die zunehmende Feststellung der persönlichen Abhängigkeit von einem wohlwollenden Objekt erfordert eine fortschreitende Anpassung an realitätsgerechtere Ideale. Sie bedingen erste körperliche, durch die Mutter vermittelte Verbote und Normen als Über-Ich-Vorläufer. Die Verpflichtung zu neuen adaptiven Lösungen bedeutet aber auch die Chance zur Individuation, d.h. zur allmählichen Loslösung von einem omnipotenten Objekt und die Übernahme selbstregulierender Instanzen (vgl. Sandler, Joffe 1967).

M. Mahlers Arbeiten zielen auf die Erforschung jener letztgenannten Entwicklungsprozesse. Die Konzentration auf die einzelnen Loslösungsschritte des Kleinkindes aus der symbiotischen Verbindung mit der Mutter bildet den eigenständigen Fokus der *"Trennung"*. Aufs engste verknüpft hiermit ist der parallele Weg der *"Individuation"*:

"Individuation bezieht sich genau auf die Integration der Auswirkungen der Loslösungsprozesse. Sie besagt nämlich, daß die Fähigkeit zur Internalisierung Triebelemente, affektive Reaktionen und autonome Funktionsweisen in der Auseinandersetzung mit vorübergehenden Gefühlen des Objektverlusts organisiert" (Blanck, Blanck 1980, S. 104, e.Ü.).

Als herausragendes *Organisationsprinzip* der ersten Entwicklungsjahre bilden "Trennung und Individuation" (vgl. Mahler et al. 1975) den Integrationsrahmen für zahlreiche Entwicklungslinien. Dies gilt für den Erwerb einer körperlichen

Subjektivität, für eng korrelierte affektive Erlebnismodi, aber auch für die
umfassendere Dimension des Narzißmus gleichermaßen. Die folgende künstliche Ab-
sonderung des emotionalen vom körperlichen Sektor in diesem Abschnitt erfolgt
lediglich der Übersicht halber.

Emde legt Wert auf die epigenetische Entwicklungsreihe von affektiven Expres-
sionen und emotionalen Hauptstrukturen, die sich einzelnen entscheidenden bio-
behavioralen Umwälzungen des wachsenden Organismus zuordnen lassen.

Spitz formuliert die indikative Funktion neu auftretender Affekte und beschreibt
sie als psychische Organisatoren frühkindlicher Entwicklungsläufe.

Piaget hebt den kognitiven Aspekt dieses Geschehens hervor.

Mahler weist wiederum affektive Erfahrungen als charakteristische Begleitumstände
des Hauptziels sukzessiver Entwicklungsphasen ("main subphase purpose") aus.
Es sei vorangestellt, daß sich ihr Phasenkonzept nicht auf die Totalität der
kindlichen Erfahrung bezieht, sondern eine Periode der Spitzenintensität typischer Erlebnisse in ihrem Organisationspotential erfaßt. Gleichsam als Figuren
erscheinen sie vor einem ruhigeren, aber nichtsdestoweniger bedeutsamen Hintergrund. Letztere Qualität beschreibt Pine (1981, S. 21, e.Ü.) als "mäßig gestimm-
te, anhaltende Befriedigung mit einer Nähe zu frühem körperlichem Erleben".

Die normale *autistische Phase* (1. Monat) bedeutet nicht die Abwesenheit jeglicher festzustellender Differenzen im Interaktionsgeschehen von Mutter und Kind.
Sie bezeichnet auf seiten des Säuglings lediglich das Fehlen von psychischen
organisierenden Konzepten, die aus diesen Unterschieden Sinn ziehen könnten.
Die bei Emde beschriebenen affektiven Modi des Schreiens und der Unmutsäußerung
("fussing") unterstützen funktional einen angeborenen Reizschutz. Über eine
konstante mütterliche Betreuung garantieren sie die Aufrechterhaltung des homöostatischen Gleichgewichts. Ein vorübergehendes Mißlingen dieses Zusammenspiels drückt sich in globalen, undifferenzierten Unlustreaktionen aus. Dieser
"organismic distress" stellt ein Grundmodell traumatischer Angst vor Reizüberflutung dar.

Die normale *symbiotische Phase* (1.-5. Monat) ist gekennzeichnet durch eine rei-
fende Ahnung beim Kind, daß Befriedigung und Lust von einer Quelle abhängig
sind, die außerhalb seines körperlichen Selbst ist, wenngleich noch als unmittelbar zugehörig erlebt wird. Die Symbiose vermittelt prototypische Augenblicke
von Verschmelzungserlebnissen. Der aus beobachtbaren Verhaltensbedingungen abgeleitete intrapsychische Zustand spricht aber nach wie vor für ein primitives
affektiv-kognitives Leben. Eine komplexe Verflechtung von Objektkonstituierung

und Affektdifferenzierung wird ersichtlich, wenn man annimmt, daß die frühen sensorischen Eindrücke sich gleichsam zu primären affektiven Objekten gruppieren, aber noch ohne persönliche Charakteristika sind (vgl. auch Sandler, Sandler 1978). Auch ihre Aufgabe ist es, die organismische Homöostase gemäß den Polen "lustvoll-gut" und "schmerzlich-schlecht" sicherzustellen. Der angeborene Reizschutz funktioniert nicht mehr automatisch. Über den symbiotischen Reizschild ("symbiotic orbit") wird aber eine sensorisch-perzeptive Grenze gezogen, die schützend Reize aufnimmt oder abweist. Das "soziale Lächeln" signalisiert, daß der symbiotische Partner nicht mehr länger beliebig austauschbar ist. Es wird ferner ein entscheidender Grundstock narzißtischer Entwicklungsmöglichkeiten gelegt. Ihre Kennzeichen sind unerschütterliche Sicherheit oder Urvertrauen, halluzinatorische Omnipotenz und bedingungsloses Geliebtsein.

"Die Mutter übermittelt eine Art "spiegelnder Bezugsrahmen", an den sich das primitive Selbst des Kindes automatisch anpaßt. Wenn die "primäre Fürsorge" der Mutter für ihr Kind nicht vorhersagbar, unstabil, angstbesetzt oder feindlich ist, wenn ihr Selbstvertrauen als Mutter schwankend ist, dann besitzt das sich individuierende Kind keinen zuverlässigen Bezugsrahmen für das wahrnehmungsmäßige und emotionale Rückversichern beim symbiotischen Partner" (Mahler, McDevitt 1980, S. 401, e.Ü.).

In der sich anschließenden *Subphase der Differenzierung* (5.-9. Monat) zeichnen sich erstmals die zwei miteinander verbundenen Entwicklungsstränge der Loslösung von der Mutter einerseits und der Evolution autonomiefördernder Strukturen andererseits ab. Wachheit und zielgerichtete Aufmerksamkeit ermöglichen neugieriges Absuchen der Umgebung. Ein aktiver lustvoller Gebrauch des eigenen Körpers folgt langsam. In einem ständigen Vergleich und einer fortgesetzten Rückversicherung wird er allmählich von der Mutter abgegrenzt. Eine "Acht-Monats-Angst" ist nicht obligatorisch, wie bereits hervorgehoben wurde. Es scheint sogar eine umgekehrte Relation zwischen Urvertrauen und Fremdenangst zu bestehen (vgl. Mahler, McDevitt 1968). Wird sie doch aktiviert, so weist sie deutliche Unterschiede zur traumatischen Angst auf. Während diese von der ohnmächtigen Erfahrung der Hilflosigkeit geprägt war, weist jene schon Signalmomente für aktive Abwehrmaßnahmen auf. Signalangst beruht also zunächst auf dem kognitiven Vermögen, ein potentiell gefährliches Objekt wiederzuerkennen, traumatische Erlebnisse zu erinnern und bedrohliche Folgen zu antizipieren. Sie stützt sich ferner auf Vermeidungsstrategien. Zu diesem Zeitpunkt sieht A.-M. Sandler (1977) auch den Beginn eines affektgeleiteten Dialogs des Kleinkinds mit sich selbst:

"Ich möchte einen parallel verlaufenden Prozeß postulieren, der von außen nicht so offenkundig ist, und in dem das Kind konstant und automatisch auch sein eigenes Selbst abtastet, einen Dialog mit ihm führt und in der Wahrnehmung von Schlüsselreizen Zuversicht und Bestätigung erfährt, daß sein Selbst sein altes, vertrautes Selbst ist und ihm nicht fremd ist" (S. 199, e.Ü.).

Die *Subphase der Übung* (10.-16. Monat) liefert die Basis für die emotionale Reaktionsbereitschaft der gehobenen Stimmung (elation). Ihre Vorläufer liegen in der freudigen Aufregung und seligen Sättigung des Säuglings. Durch sich weitende motorische Kapazitäten, durch das Verspüren von Funktionslust beim Gebrauch von Ich-Apparaten gesellen sich jedoch neuartige Momente hinzu. Eine übermütige Flucht aus der Verschmelzung mit der Mutter, die selbständig kontrollierte Wendung des Passiven zum Aktiven charakterisieren dieses "Liebesverhältnis mit der Welt" (Greenacre 1957). Die Hochstimmung verrät eine vorübergehende Leugnung des realen Abhängigkeitsverhältnisses von der Mutter. Es können so entscheidende Weichen für "the capacity to be alone" (Winnicott 1958) gestellt werden, für das ruhige und frohe Erproben eigener Talente ohne direkten symbiotischen Austausch mit der Mutter, deren potentielle Anwesenheit freilich den selbstverständlichen Hintergrund bilden muß. Ein häufig sichtbarer Stimmungsabfall zeigt die Korrektur dieser illusionären Selbstgenügsamkeit an und macht ein "emotionales Auftanken" notwendig. Wird es verhindert, kann das Zustandsbild einer "anaklitischen Depression" (Spitz 1946) resultieren.

In der *Subphase der Wiederannäherung* (16.-24. Monat) wird das affektiv-kognitive Bewußtsein von einer endgültigen physischen Trennung von der Mutter etabliert. Ihre Unterstützung kann nicht mehr als automatisch und selbstverständlich erachtet werden. Gleichzeitig mit dem Verlust einer illusionären früheren Einheit werden unrealistische Kausalitätsvorstellungen entwertet. Beide Ereignisse betreiben den Zusammenbruch der magischen Omnipotenz und erschüttern so die narzißtischen Selbstgefühle des Kleinkindes empfindlich. Eine depressive Stimmung ist die affektive Konsequenz dieser Veränderungen. Sie kann von relativ unstrukturierter Wut abgewechselt werden. Eigenartig stellt sich in diesem zeitlichen Abschnitt eine emotionale Mischung dar: der Wunsch des Kindes, seine neu erworbenen Fertigkeiten vor der Mutter zu demonstrieren, sein heftiges Verlangen nach ihrer Liebe, seine konstante Sorge um ihr Befinden, das Bestreben eigenständig zu sein und gleichzeitig von einer symbiotischen Nähe erneut angezogen zu werden, gefallen zu wollen und darnach zu trachten, Ärger direkt abzuladen. Eifersüchte und Besitzansprüche, sichtbare Ambivalenz und Feindseligkeit verdeutlichen die außergewöhnliche Brisanz der Wiederannäherungsphase:

"Es ist dieser radikale Wechsel weg vom Verlaß auf die äußere Welt und die magische Omnipotenz, der die Wiederannäherungsphase so heikel und vulnerabel macht" (Blanck, Blanck 1980, S. 112, e.Ü.).

Die "Wiederannäherungskrise" mit dem Wunsch nach voller Entfaltung der neuen Gefühle der Autonomie und der gleichzeitigen Registrierung eines schmerzvollen Verlustes verschärft sich weiter:

"Zu dieser Zeit in der Entwicklung des Kleinkinds, welche mit der analen Phase zusammenfällt, sehen wir fokusiertere, aktivere, absichtsvollere, differenziertere und länger anhaltende Ausdrucksweisen von objektgerichteter feindseliger Aggression ... einen klaren Beginn von Ambivalenz. Ärgerliche Gedanken und Gefühle können die Situation überdauern, in der sie entstanden sind. Konflikte scheinen in der Seele des Kindes länger fortzudauern, gleich ob die Mutter anwesend oder abwesend ist, da sie zu diesem Zeitpunkt auch in ihrer Abwesenheit über größere Zeitspannen vorgestellt und erinnert werden kann. Interpersonale Konflikte werden langsam von der Außenwelt in die innere, intrapsychische Welt des Kindes verlagert. Angst und potentielle Aggression werden allmählich intern hervorgerufen" (McDevitt, Mahler 1980, S. 412, e.Ü.).

Voraussetzungen für eine positive Überwindung der Krise sind zum einen die optimale Verfügbarkeit der Mutter, die Ambivalenz, interpersonale und intrapsychische Konflikte reduziert, zum anderen die jetzt entscheidende Bedeutung der Beziehung zum Vater. Dieser scheint mit der äußeren Realität und einem erfolgreichen autonomen Funktionieren assoziiert zu werden und weniger eine Quelle von Einengung und Enttäuschung oder aber auch mütterlichen Trostes zu sein. Er hilft so die in der Mutter-Kind-Beziehung liegende Ambivalenz weiter zu lösen und gegen regressive Tendenzen anzukämpfen. Er bietet sich als wichtige Identifikationsfigur an.

Verläuft der Entwicklungsabschnitt der Wiederannäherung weniger glücklich, so bewirkt eine immense Ambivalenz die Spaltung der Objektwelt in "gut" und "böse". Die mütterliche Repräsentanz kann nur als dissoziiertes feindseliges Introjekt übernommen werden. Die Bedingungen für diese Entwicklungsstörung sind:

- das Liebesobjekt ist enttäuschend und unverfügbar oder unzuverlässig und eindringend,
- eine zu schnelle, zu schmerzliche Wahrnehmung der eigenen Hilflosigkeit, eine hieraus resultierende plötzliche Entleerung des Omnipotenzgefühls,
- ein Exzeß an kumulativen oder Schock-Traumata,
- ein ungewöhnliches Ausmaß an narzißtischer Kränkung durch demütigende Kastrationsdrohungen

(vgl. McDevitt, Mahler 1980, S. 413).

Exzessive Trennungsangst, depressive Verstimmung, Passivität und Hemmung einerseits, Forderungshaltung, Erpressungsmanöver, Besitzansprüche, Neid, aggressive Ausbrüche andererseits sind verhaltensmäßige Folgen dieser Konditionen.

Die *Phase der libidinösen Objektkonstanz* (24.-36. Monat) vervollständigt den
Prozeß der ersten "Trennung und Individuation". Während eine libidinöse Bindung
an die Mutter, eine Form symbolischer Repräsentation bereits in den ersten beiden Lebensjahren möglich wird, vollzieht sich die allmähliche Internalisierung
eines konstanten, positiv besetzten Mutterbildes erst im dritten Jahr, wird
ihre stabile innere Repräsentanz verfügbar. "Objektkonstanz" im Verständnis
M. Mahlers grenzt sich von der Konzeption der "Objektpermanenz" Piagets ab. Sie
verlangt verschiedene Entwicklungsleistungen.

"(1) Eine überwiegend positive Bindung an die mütterliche Repräsentanz ist das
Ergebnis verringerter zwischenmenschlicher und innerseelischer Konflikte der
Wiederannäherungskrise.
(2) Die "guten" und "bösen" Aspekte der mütterlichen Repräsentanz sind zu einer
einzigen Repräsentanz vereint, welche die Ambivalenz entschärft und die Tendenz
zur Regression und Spaltung der Objektrepräsentanz verringert. Und
(3) ist das innerseelische Bild der Mutter in gleicher Weise für das Kind verfügbar, wie es die tatsächliche Mutter libidinös für Unterstützung, Trost und
Liebe war" (McDevitt, Mahler 1980, S. 408, e.Ü.).

Der Beginn der libidinösen Objektkonstanz trägt zu weiteren Entwicklungsverän-
derungen bei: einer Bekräftigung des subjektiven Wohlbefindens, einer Verlagerung von einer Selbstzentrierung zu reiferen Objektbeziehungen, konsistenteren
Ausdrucksformen von Zuneigung, Vertrauen und Zuversicht, einer größeren Fähigkeit zu Empathie und Fürsorge (concern) und kooperativem Spiel. Typisch ist der
Erwerb von Ich-Funktionen der emotional-reflexiven Realitätsprüfung, des sprach-
vermittelten, sekundärprozeßhaften Denkens, der Sublimation und Neutralisation,
einer wachsenden Toleranz für Enttäuschung, Angst und Ambivalenz.

Fassen wir die affektiven Fortschritte der einzelnen Entwicklungsphasen und
-subphasen unter der allgemeineren Dimension des "Narzißmus" zusammen (vgl. Mahler, Kaplan 1977, Blanck, Blanck 1979, s.o.), so treten

1. die körperliche libidinöse Unterstützung während der Symbiose, Differenzie-
   rungs- und Übungsphase,
2. Selbstliebe, unrealistische Bewertung der eigenen Leistung und Omnipotenzgefühle während der Übungsphase,
3. eine Verläßlichkeit auf "adäquate Mütterlichkeit" während der Wiederannäherungsphase,
4. positive Identifikationen als Bedingungen eines sekundären Narzißmus während
   der Phase der libidinösen Objektkonstanz

als wesentlich hervor.

5.2.3. Affektentwicklung als Modell der Desomatisierung und Resomatisierung

M. Schur (1955) formulierte erste ichpsychologische Hypothesen zu den psychosomatischen Kernvorgängen der De- und Resomatisierung (s.o.). Seine in Retrospektion gewonnenen Erkenntnisse können durch direkte psychoanalytische Beobachtungsdaten wertvoll ergänzt und modifiziert werden. In ihrer Brückenstellung zwischen "Soma" und "Psyche" bietet sich die Modalität des Affektiven als bevorzugtes Studienobjekt an, nähere Aufschlüsse über den Prozeß der Desomatisierung zu gewinnen. Dieses Moment klingt in den vorangehenden entwicklungspsychologischen Arbeiten zur Affektentwicklung in unterschiedlicher Akzentuierung an.

Die Ergebnisse von *Spitz* und *Emde* weisen zentrale Affektäußerungen als indikative Korrelate entscheidender Reorganisationen des kindlichen Organismus und damit der Erlebnis- und Verhaltensweisen aus. Das Erreichen eines neuen Niveaus mit einem höheren Strukturierungs-, Differenzierungs- und Integrationsgrad artikuliert sich in den Veränderungen der Affektexpression und -information. Es charakterisiert die zunehmende Subtilität der sozialen Kommunikationsfunktion des Affektiven. Als tragende Basis der Mutter-Kind-Interaktionen bedingt sie wiederum die Errichtung erster innerseelischer Steuerungsmöglichkeiten. Affekte werden so langsam zu bedeutsamen subjektiven Orientierungsgrößen, die im Verein mit reifender Wahrnehmung und komplexer werdenden geistigen Verarbeitungen eine aktive Realitätserschließung begründen. Die epigenetische Erforschung affektbegleiteter psychophysischer Umwälzungen (biobehavioral shifts) in sensiblen Zeitspannen der menschlichen Entwicklung macht deutlich, daß hier Desomatisierung in erster Linie unter Organisationsgesichtspunkten gefaßt wird. Die Arbeiten der Autoren illustrieren, daß die bloße Einschätzung der Parameter der Verhaltensintensität und -generalität, wichtigen Variablen einer eher (re-)somatisierten bzw. einer eher desomatisierten Existenzform, wesentliche Anteile des eigentlichen Prozesses verfehlen muß. Die genetisch mitdeterminierte Abfolge von neuen Verhaltensmanifestationen und die Notwendigkeit einer Reorganisation des Gesamtverhaltens führen nämlich dazu, daß nicht einfach eine Abnahme einer bestimmten, vormals dominierenden Affektäußerung, z.B. des Schreiens, auf der nächst höheren Entwicklungsstufe zu beobachten ist, sondern daß diese vielmehr von einem völlig anders strukturierten Modus, z.B. des sozialen Lächelns, abgelöst wird, der ganz überraschende Möglichkeiten der Beziehungsgestaltung und des In-der-Welt-Seins eröffnet.

Die Inversion der Verhaltensintensität auf den einzelnen Organisationsebenen (vgl. Bell et al. 1971), aber auch der Zugewinn von neuen Re-Aktionssystemen unterstreichen die Komplexität des Geschehens. Eine weitere Einsicht wird gewonnen, wenn man bedenkt, daß eine Progression auf höhere Organisationsniveaus nicht mehr, sondern weniger Organisation im Sinne einer deterministischen Verhaltenssteuerung impliziert (vgl. Loewald 1981). Während auf niederer Stufe relativ automatischere, definitivere Operationen hervorstechen, sind sie auf höherer Stufe spontaner und unvorhersagbarer in ihrem Ablauf. Diese geringere formale Stabilität schließt folgerichtig eine größere Störanfälligkeit ein und bedingt zu Zeiten unerträglicher Spannungen den Rückgriff auf starrer gefügte Verhaltensschemata. Regression wie Progression erweisen sich somit als notwendige und komplementäre Phasen der organisierenden Aktivität in der kontinuierlichen Gestaltung des psychischen Lebens. Eine ausschließliche Konzentration auf spätere Organisationsstufen verlöre zwangsläufig den Blick für ihre entwicklungsmäßigen Prämissen. Die Begriffe der "De-" und "Resomatisierung" erhalten nur in der gestaltmäßigen Integration früherer psychophysischer Modalitäten in neu hinzugewonnenen ihren Sinn.

Auch die Erforschung der mit der affektiven Entwicklung aufs engste verknüpften Entfaltung kognitiver Fähigkeiten durch *Piaget* führt letztlich ebenfalls zu einer Neuinterpretation des Desomatisierungskonzeptes. Der in Aktionszyklen gründende Erkenntnisvorgang führt zunächst in assimilierenden Schritten zur Registrierung heterologer Ereignisse in vorgegebenen sensorimotorischen Schemata. Objekte entstehen in Form wiederholter Verhaltensmuster. Eine überbordende Fülle neuer Eindrücke macht schließlich die Akkomodation in neue Kognitionsstrukturen notwendig. Dieser zweifelsohne auf ein höheres Spannungsgleichgewicht zusteuernde Prozeß zeigt noch klarer, daß der Desomatisierungsverlauf eine allmähliche Abkopplung der motorischen bzw. effektorischen Komponente beinhaltet, aber nicht auf eine sukzessive Beruhigung auf der Reizseite zielt. Vielmehr begründen gerade das ausgewogene Verhältnis von Reizschutz und Stimulationsbedürfnis die entwicklungsfördernde biologische Tendenz, Passives in Aktives zu kehren.

Der spezifische Beitrag *M. Mahlers* zu unserem Thema der Desomatisierung liegt im Aufzeigen eines immanenten Zusammenhangs der Affektdifferenzierung mit einer schrittweisen Ausformung subtiler Subjekt- und Objektbilder und den in ihren Beziehungsaspekten implizierten Möglichkeiten der Spannungsregulierung. Nicht ein rein passiver Erfahrungs- und Lernprozeß tritt hervor, sondern eine unter dem Einfluß des Realitätsprinzips graduelle Aneignung selbstregulierender

Fähigkeiten. Diese reduzieren eine globale kognitive und affektive Abhängigkeit von externen Steuerungshilfen durch konkrete Objekte. Sie ermöglichen in unterschiedlichen Belastungssituationen auch ohne äußere Hilfe selektive und ökonomische Handlungseinsätze.

Vor dem Hintergrund der zitierten Autoren läßt sich die Affektentwicklung als Modell der Desomatisierung in den Dimensionen

- der Affektdifferenzierung
- der Affektverbalisierung
- der affektiven Realitätsprüfung in subjektiver Erlebnisform
  und sozialer Kommunikation
- der Affekttoleranz

fassen.

ad Affektdifferenzierung

Die umfangreiche Palette *affektiver Erlebnis- und Ausdrucksweisen* des Menschen *als spezifische Formen der Erfassung und Beantwortung innerer und äußerer Realitätsmomente* wirft die Frage nach den Mechanismen auf, welche den Weg von den relativ beschränkten, automatischen Affektäußerungen des Neugeborenen zum vollen Affektrepertoire des Erwachsenen bestimmen.

Traditionelle Klassifikationen wie stellvertretend der Versuch Engels (1963), die Affekte in "signal scanning affects" und "drivedischarge-affects" zu unterteilen, lassen diese Frage noch offen. Die bereits geschilderten Beiträge von Emde, Spitz und Mahler legen mehr Wert auf die Indikatorfunktion zentraler Affekte als auf deren subtile Ausweitung. Auch die psychogenetische Konzeptualisierung der Affektdifferenzierung durch Schmale (1964), der affektive Oppositionspaare in entscheidenden Stadien psychischen Bewußtwerdens (Geburt-Angst, nahe Befriedigung-Faszination/Ärger, Bedrohungsvermeidung-Sicherheit/Furcht, Symbiose-Hilfe/Hilflosigkeit, Verbote-Stolz/Scham, sexuelle Identifikation-Hoffnung/Hoffnungslosigkeit) beschreibt, erwähnt keinerlei vermittelnde Strukturprinzipien. Krystal (1974, 1977) betont die Rolle affektiver Vorläufer, welche vor einer Trennung der Subjekt- und Objektrepräsentanzen lediglich in Begriffen der Erregung klassifizierbar seien. Es dominierten "comfort/tranquility" vs. "distress" mit den Grundmustern zu Angst ("primal anxiety of fight-flight patterns") und Depression ("primal depression-withdrawal or conservation withdrawal pattern" vgl. Engel 1963). Die weitere Entwicklung der Affekte hänge seiner Meinung nach von korrespondierenden Veränderungen der Ich-Funktionen, der Erfahrung von Affekten und der Affekte selbst ab.

Zwischen den Polen von "Transformation" und "Kreation" sieht Pine (1979b) die
Affektdifferenzierung gespannt und beschreibt zum einen den Entwicklungsgang
aus affektiven Vorstufen, zum anderen das Neuerscheinen von Affekten an Kristallisationspunkten der menschlichen Entwicklung. Pine formuliert erstmals
explizit wichtige Ausweitungsmechanismen. Diese bestehen im Zusammenspiel von

- kognitiven Spezifizierungen und Artikulationen,
- Kontroll- und Abwehrmechanismen,
- erworbenen Lernerfahrungen, die fortan als innerseelische Entitäten verfügbar bleiben,
- neu auftretenden körperlichen Veränderungen, die einschneidende affektive Konsequenzen besitzen.

Die Verbindung des sich entfaltenden affektiven Potentials mit *kognitiven Fortschritten* deckt sich weitgehend mit dem Beitrag Piagets zur Affekttheorie.
Während eine bloße Assoziation von lustvoller bzw. schmerzlicher Erregung und
entsprechenden Vorstellungsinhalten der Affektdefinition Brenners (1974) gleichkommt, rücken hier gerade die selbständigen Erkenntnisstile der affektiven Modalität auch ohne explizite bildhafte Phantasien in den Vordergrund. Sie weisen deren verbundene Existenz erst als spätere Entwicklungssynthese aus.

Da spezifische Affektfiguren als früheste Objektkonstellationen auf sensorimotorischem Niveau erscheinen (vgl. Sandler, Sandler 1978), überrascht es nicht,
daß ihre biographische Ausformung von Anfang an schützenden *Abwehrprozessen*
unterliegt. Hemm-, Kontroll- und Aufschubmechanismen spielen vor allem in der
Abwehr von schmerzvollen Affekten eine entscheidende Rolle (s.u.). Bedeutsame
Sektoren der Emotionalität können so einer weiteren Strukturierung entzogen
werden und imponieren lediglich durch die Persistenz ihrer somatischen bzw.
expressiven Aspekte.

Leistungen wie die Ausbildung verschiedener psychischer Organisatoren, die
Errichtung erster Grenzen zwischen Subjekt und Objekt, die gelungene Integration "guter" wie "schlechter" Objektanteile in einer Objektkonstanz, die Ausformung einer flexiblen Selbstkohäsion stellen *neue psychische Entitäten* dar.
Sie prägen selbstverständlich die weitere affektive Entwicklung und begünstigen
das Entstehen überraschender affektiver Erlebnisformen. Sie lassen sich am besten in den Anmerkungen Mahlers (1966, s.auch o.) zu "grundlegenden Stimmungen" studieren.

Körperliche Ereignisse und begleitende Affektäußerungen führen zu weiteren
Differenzierungsmöglichkeiten, wobei ursprüngliche somatische Sensationen als
Modelle für spätere psychische Erfahrungen fungieren. Pine illustriert dies am

Beispiel der "Irritabilität" oder Gereiztheit, einer eigentümlichen affektiven
Mischung aus Verletztheit und Verärgertsein. Diese im Verlauf früher Lebensmonate gesammelten Eindrücke eines oft unspezifischen Bedrücktseins ohne Spitzenintensität und Wahrnehmungszentriertheit träten dann als seelische Gestimmtheit
auf, wenn die Quelle des psychischen Unbehagens noch nicht genau auszumachen,
seine Quantität noch nicht so intensiv ist oder einem Abwehrmanöver unterliegt.

Das Zusammenspiel der erwähnten Mechanismen kann besonders an den Reaktionen
auf definierte Trennungssituationen in den unterschiedlichen Abschnitten des
Individuationsprozesses studiert werden. Pine (1971) verfolgt zeitliche und
räumliche Faktoren der Trennungserlebnisse in ihren intrapsychischen Auswirkungen und folgert eine eigene Entwicklungslinie für die Fähigkeit zur Trennung
von primären Bezugspersonen. Resch (1980) markiert einzelne Phasen dieses Werdegangs in einer natürlichen Beobachtungssituation, in welcher die Mutter ihr
Baby nach gemeinsamem Spiel verläßt und einer Stellvertreterin überantwortet.
Eine sukzessive "Fokalisierung" des kindlichen Streßverhaltens muß als Subspezialität der Desomatisierung erscheinen.

Auf einer ersten Stufe (-4 Mo.) stellt 'Trennung' weder kognitiv noch emotional ein Problem dar, solange die Kontinuität eines behaglichen Wohlgefühls
durch die Drittperson gewährleistet ist. Es dominiert ein körperzentriertes,
sensorisches Spiel.

Auf einer zweiten Stufe (-12 Mo.) kann das unmittelbare Weggehen der Mutter
kognitiv und affektiv in einem kurzen, nicht sehr intensiven Streßverhalten
angezeigt werden. Körpernähe und tröstendes Spiel mit der Betreuungsperson
wirken erfolgreich entgegen. Zwischen ihr und der Mutter besteht noch eine
funktionale, aber jetzt differenzierte Äquivalenz.

Auf einer dritten Stufe (-15 Mo.) weist das Trennungsverhalten eine klare
zeitliche Sequenz von 'vorher' - 'während' - 'nachher' auf. Die Variabilität
der Streßmanifestationen artikuliert sich zum einen in den augenblicklichen
fokalen Reaktionen des Weinens während des Weggehens der Mutter und in diffusen Unwohlsäußerungen eines verstörten Blicks, eines Starrens, eines verringerten Interesses am Spiel während ihrer Abwesenheit. Die Trennung bedeutet
folglich kein ausschließlich momentanes Ereignis mehr, sondern setzt bei aller
beschränkter Verarbeitungskapazität bereits irgendein erstes Konzept von der
Existenz der Mutter in einem anderen Raum voraus. Ebenso besitzen die Interventionen der Betreuungsperson nicht mehr dieselbe automatische Effektivität.
Ihre geringere funktionale Äquivalenz spricht für eine Hierarchie von Bindungen. Das komplementäre Spiel- und Explorationsverhalten des Kindes erweist

sich als Medium für die Ausweitung seiner kognitiven Fertigkeiten. Sein Körper fungiert jetzt mehr als Instrument der Handlung, während er vorher selbst die Hauptquelle der Spiellust bildete.

Auf einer vierten Stufe (-24 Mo.) gelingt die affektive und kognitive Fokalisierung auch während der gesamten Zeitspanne der Trennung. Alle möglichen Versuche der Betreuungspersonen, alte Bindungen und Interessen wiederherzustellen, mißlingen. Die Abwesenheit der Mutter trägt für das Kind den Charakter der Unabwendbarkeit. Körperliche Nähe zu vertrauten Kontaktpersonen ist wichtig, jedoch ohne große Effizienz in der Linderung des Schmerzerlebnisses. Die primäre Bedeutung der Bindung an die Mutter drückt sich in einem heftigen Bedürfnis nach "emotionalem Auftanken" bei ihr aus.

Das sonst freudig praktizierte symbolische und dramatische Spiel dient zwar als Vorstufe für späteres strukturiertes Coping-Verhalten, wird aber in Trennungssituationen noch nicht intentional eingesetzt. Im Gegenteil sind währenddessen Sprache, Spiel und andere symbolische Aktivität auffallend vermindert.

Auf einer fünften Stufe erlaubt Spiel und imitative Identifikation schließlich die Organisation längerer Handlungssequenzen, eine thematische Integration zentraler affektiver Erlebnisse und die Koordination mit komplexen sozialen Beziehungen. Vielfältige Belohnungsresourcen ermöglichen auch die Anpassung an die Trennung von der Mutter. Die Selbstmodulation der Abwehrentwicklung ist eingeleitet, und erneut ein entscheidender Schritt im Desomatisierungsprozeß vollzogen.

ad Affektverbalisierung

Sprache erscheint bereits bei R. Spitz (1957) als Organisator der Psyche. Die Möglichkeit der Verbalisierung leitet eine progressive Desomatisierung ein. Auf entwicklungsmäßige Vorläufer machen Pine und Furer (1963) aufmerksam, wenn sie erklären, daß der notwendige Verzicht auf anhaltende körperliche Nähe durch vokale Beziehungsaufnahme und verbal-distanzierende Kontakte erleichtert wird, es so zu geringeren Interferenzen mit dem wachsenden Bestreben des Kindes nach motorischer Autonomie kommt.

Der eigentliche Vorteil der Verbalisierung besteht jedoch darin, daß sie

a. die Entwicklung von Affekten und geistigen Erkenntnis- und Verarbeitungsstrukturen innerhalb sprachlich verfügbarer Bedeutungen wechselseitig fördert,

b. die Entwicklung eher spezifischer Emotionen als das Auftreten generalisierter Reaktionen begünstigt.

Lewis et al. (1971) geben einen aufschlußreichen Einblick in die Entwicklung der Sprache der Emotionen bei Kindern. Ihr Untersuchungsziel ist, wie Kinder ihre Emotionen beschreiben und benennen. Sie gehen hierbei von einer Definition der Emotionen als "Bewußtsein eines veränderten Körperzustands" aus und erwarten, daß der Gebrauch der Sprache auch Hinweise über die Wahrnehmung dieser Zustände liefere:

- Jungen wie Mädchen zeigen mit steigendem Alter eine größere Freiheit gegenüber externen Hinweisreizen für emotionale Erregung, wobei diese allmähliche Unabhängigkeit bei Jungen sozialisationsbedingt stärker ausgeprägt ist.
- Die Internalisierung verläuft bei Mädchen eher unter viszeraler Orientierung, bei Jungen mehr unter Bezugnahme auf 'Kopf' und 'Gehirn'.
- Mit steigendem Alter wird jedoch bei beiden Geschlechtern die Tendenz deutlicher, Emotionen mehr als Gedanken oder Vorstellungen zu beschreiben denn als körperliche Sensationen.
- Äußerungen von Ärger oder anderen Aggressionen erfordern Coping-Strategien gegen eine ängstlich erwartete Vergeltung. Bei Mädchen zeichnet sich eine grundlegende Furcht vor körperlicher Verletzung, bei Jungen Trennungsangst ab.
- Die Sprache der Emotionen bleibt stets an körperliche Prozesse gebunden, auch wenn diese oft subtil und nicht leicht faßbar sind.

Katan (1961) weist ferner darauf hin, daß Verbalisierung nicht nur die Kontrolle über Trieb und Emotionen erhöht, sondern auch leichter zwischen Phantasien und Wünschen einerseits und der Realität andererseits unterscheiden läßt. Direkte Beobachtungsstudien belegen, daß Kinder mit einem adäquaten Vokabular für gefühlshafte Äußerungen weniger physische, unkontrollierbare und zufällige Affektexpressionen aufweisen, daß affektive Ausdrucksstile durch mannigfaltige Lernprozesse vor allem durch Identifikationen modifiziert werden, daß behinderte Affektäußerungen die Entdeckung von Krankheitszeichen als akzeptable Alternativen begünstigen, etwa asthmatische Beschwerden häufig Weinen, Kopfweh oder Erbrechen Wut vertreten.

Krystal (1974) betont, daß die Verbalisierung von Gefühlen vielleicht eine zu spezifische Differenzierung ins Auge faßt, und daß vielmehr eine jegliche Übersetzung in irgendeinen Typus von Symbolen oder Bildern einen bedeutsamen Desomatisierungsschritt einleitet. Wird offener emotionaler Ausdruck abgelehnt oder gar bestraft, fördert Verbalisierung die Selbstbeobachtung. Interne Reaktionen auf Affekte spielen aber eine große Rolle in der Errichtung psychosomatischer Muster als Substitute für chronische Affektzustände.

ad affektive Realitätsprüfung in subjektiver Erlebnisform und sozialer Kommunikation

Affekte sind zunächst Signale für eine andere Person. In der ursprünglichen Mutter-Kind-Dyade ist es der Mutter anheimgestellt, erste averbale Zeichen des Kindes zu interpretieren, seine Realität stellvertretend zu differenzieren. Die verschiedenen Formen etwa des Schreiens aus Hunger, Ärger, Schmerz, Frustration oder Unbehagen (vgl. Wolf, in Anzieu 1979) sind nur einem empathischen Verständnis zugängig. Sie demonstrieren, daß Affektexpressionen den subjektiv gefühlten Erlebnisweisen ontogenetisch vorausgehen, ihr gemeinsames Auftreten aber das Produkt einer gelungenen Synthese ist (vgl. Freedman 1979). Das differenzierte Verständnis von Affekten in ihren adaptiven Funktionen eines Signals für noch näher zu bestimmende Ich-Zustände, eines typischen Bestandteils einer unmittelbar erfahrenen Situation und eines motivationalen Anreizes für die freie Gestaltung von Objektbeziehungen (vgl. Allen 1980), verweist auf notwendige Entwicklungsleistungen. Der Prozeß der schrittweisen Internalisierung hat hierbei das Ziel, psychologische Fertigkeiten der Wunscherfüllung, Selbststeuerung und -korrektur, Anpassung, Reparation und Abwehr zu schaffen (vgl. Atwood, Stolorow 1980). Von Mahler wissen wir, daß die Differenzierung von Subjekt- und Objektrepräsentanzen und die nachfolgende Integration ihrer jeweils positiven wie negativen Aspekte die entscheidenden Marksteine auf diesem Weg sind.

Besonders das Fehlschlagen des letztgenannten Vorgangs beeinträchtigt die Stellungnahme des Individuums zu seiner inneren Welt und äußeren Realität (vgl. Kernberg 1980). Es konfrontiert jenes mit der Intensität seiner ungeformten Aggressionen und der Einseitigkeit idealisierter Objektentwürfe. Unerträgliche Angst, Scham und Schuld provozierten den Abwehrmodus der Spaltung und verzerrten das Realitätsgefühl in seinen Dimensionen der Vorstellung und Sensation (vgl. Freud 1895). Der resultierende Synthesemangel bedingt so eine anhaltende übermäßige Abhängigkeit von externen Objekten. Der notwendige Schritt einer individuierenden Distanzierung von ihnen erfordert nämlich das Zulassen bedrohlicher Aggressionen. Ein Verhaftetbleiben an engen, konkreten Realitätsausschnitten **schafft wenigstens die Möglichkeit,**eine gewisse Selbstkontinuität im Hinblick auf Gedanken, Gefühle und Interaktionen zu gewinnen. Sie ist jedoch gekennzeichnet durch eine defekte "Objektkonstanz" mit konsequent eingeschränkter Empathiefähigkeit und durch fehlende Ich-Stärken der Angsttoleranz, Triebkontrolle und Sublimation.

Realitätsprüfung erscheint so allgemein als affektgesteuertes, strukturelles

Ich-Charakteristikum. Mit Frosch (1964) ist es klinisch sinnvoll, eine eigentliche Realitätsprüfung, eine subjektive Realitätserfahrung und einen auf Personen gerichteten Realitätsbezug zu unterscheiden.

Wie für das sukzessive Fortschreiten auf reife Objektbeziehungen zu ist eine analoge Entwicklungslinie für die allmählich komplexere Einstellung zum eigenen Selbst zu formulieren (vgl. Yorke et al. 1980). Der Differenzierungsprozeß der Emotionen liefert hierzu richtungsweisende Impulse. Izzard (1982) stellt fest:

- "Erleben von Furcht erleichtert das Bewußtwerden des Selbst als verletzlich",
- "Ärger bestärkt das Bewußtwerden des Selbst als Träger einer Handlung" (S. 209, e.Ü.).

Eine zunehmende Verbalisierung der Emotionen fördert ferner nicht nur die Fähigkeit zur Empathie, sondern schließlich auch eine reflexive Selbstbeobachtung durch Interpretation, Organisation und Wiedererkennen persönlicher Erlebniszustände. Krystal (1974) beurteilt diese innerseelische Fertigkeit der aktiven Gestaltung von emotionalen Beziehungen zu Partnern und zur eigenen Person:

"Ein weiterer Schritt in der genetischen Affektentwicklung findet statt, wenn eine Erkenntnis existiert, daß Objekt- und Selbstrepräsentanzen Gegenstände des eigenen Geistes sind" (S. 116, e.Ü.).

Gleichzeitig ist hier die entwicklungsfördernde Verschränkung zweier Kontaktformen zu beobachten, zum einen emotional nahe und intime Beziehungen, zum anderen der ökonomische Austausch von Bedeutungen durch ein System gemeinsam geteilter affektiv-kognitiver Symbole (vgl. Schimek 1977). Übergang und Integration beider Stufen (s.u. kommunikatives vs. pragmatisches Realitätskriterium) bezeichnen einen bedeutsamen Fortschritt im Desomatisierungsprozeß. Sie setzen Konzepte von Anderen, von Ähnlichkeiten und Differenzen der Welterfahrung, von Interessen und Bedürfnissen voraus, erfordern aber ein gefestigtes Vertrauen in die Effizienz verbaler Kommunikationen und den Glauben an die relative Zuverlässigkeit von Worten gegenüber konkreten Handlungen zur Erreichung elementarer Ziele. Um eine schädigende Separation beider Systeme zu verhindern, ist es aber nötig, daß die entwicklungsmäßig höheren symbolischen Stufen eine kontinuierliche Unterstützung durch die Funktionsmodi früherer Phasen erhalten. Konkrete Aktionen erscheinen so als von Zeit zu Zeit zu erbringende Leistungen, die eine subjektive Erfahrung als Reflexion eines integrierten Selbstsystems garantieren.

ad Affekttoleranz

Die herausragenden Entwicklungsaufgaben der ersten Trennungs- und Individuationsvorgänge prägen auch den individuellen Stil im Umgang mit eigenen Affekten, Emotionen und Leidenschaften. Bestimmende Momente der Affektdifferenzierung und -verbalisierung und der affektiven Kontrolle von innerer und äußerer Realität treten erneut auf. Sie charakterisieren die Spanne zwischen dem ohnmächtigen Erlebnis einer überflutenden Emotionalität und der schließlichen Signalwirkung eines distinkten Affektes zu kritischer Selbstorientierung und -reflexion. Gleiches gilt für den Unterschied von bloßer Reproduktion der Objektbeziehungen nach groben Teilaspekten des Selbst und der aktiven Gestaltung von Partnerschaften nach reifen Motiven. Es wird klar, daß Affekttoleranz und intrapsychische Objektkonstanz den gelungenen Abschluß eines Prozesses kennzeichnen, der mit einer völligen Abhängigkeit des Säuglings von der mütterlichen Unterstützung beginnt und idealerweise zu steigender Selbständigkeit führt:

"Die phylogenetischen Wurzeln der Affekte sind dergestalt, daß die Entdeckung und Erkenntnis der eigenen Integrität und der diesbezüglichen Selbstregulation nicht automatisch kommt, sondern Selbstbeobachtung und die Fähigkeit zur 'Übernahme' gewisser Funktionen und 'Privilegien' erfordert, die ursprünglich als der Mutter vorbehalten erlebt werden" (Krystal 1974, S. 119, e.Ü.).

Die kritischen Probleme der Differenzierung und Verschmelzung von Subjekt- und Objektbildern bedeuten eine frühe Krise des Überlebens. Die Sonderstellung der Mutter für die Aufrechterhaltung eines Idealzustands körperlich-affektiven Wohlbehagens bewirkt, daß ihr drohender Verlust auf dieser Stufe zu traumatischer Angst vor Nicht-Existenz führt, ihr vermeintlicher oder tatsächlicher Verlust über eine Phase körperlichen Protestes und Schmerzes in einen sichtbaren Zustand von Hilflosigkeit, Hoffnungslosigkeit und Resignation mündet (vgl. Joffe, Sandler 1965).

Der erste Schritt zu einer Affekttoleranz besteht folglich in der Überwindung dieser Gefahr durch eine schützende Mutter-Kind-Bindung, in der "Libidinisierung" des traumatogenen Potentials (vgl. Fenichel 1934). Krystal (1981) bemerkt hierzu:

"Die Modifikation der hedonischen Qualität der Affekte darf wohl als eine der grundlegenden Operationen in der Affekttoleranz erachtet werden" (S. 101, e.Ü.).

Der Wechsel in der Lustqualität einer Affekterfahrung setzt zum einen die zuverlässige Wiederholung von sicherheitsstiftenden, lustvollen und entspannenden Szenen voraus, die als legitimiertes Erbe in die Persönlichkeitsfundamente des heranwachsenden Menschen eingehen. Er verlangt zum anderen aber auch die erfolgreiche Auseinandersetzung mit unweigerlich auftretenden schmerzvollen Spannungen und Unlusterlebnissen. Diese gefährden zunächst sich herausbildende Identitätsstrukturen; verbleiben sie aber im Rahmen der jeweils verfügbaren Verarbeitungskapazitäten, stellen gerade sie den Anstoß zu weiterer psychischer Reife. Ein neuerlicher Schritt im Aufbau der Affekttoleranz wird in der Wiederannäherungsphase vollzogen. Während die kognitiven Fertigkeiten für die Errichtung eines symbolischen inneren Bildes der Mutter und damit die Voraussetzungen für eine größere Autonomie gegenüber externer Unterstützung prinzipiell gegeben sind, unterliegen sie in diesem Entwicklungsabschnitt besonderen emotionalen Belastungsproben.

M. Klein (1952) kennzeichnet diesen Übergang von der "schizoiden" zur "depressiven Position" unter triebtheoretischer Perspektive und stellt die Brisanz der infantilen Aggression heraus. Das Kind entdeckt die Mutter als ganze Person, als Quelle der guten wie bösen Erfahrungen. Es registriert, daß seine eigenen destruktiven Impulse das geliebte Objekt beschädigen oder gar zerstören können.

Als typische emotionale Reaktionslagen kristallisieren sich heraus:

"eine sich verzehrende Trauer nach dem guten Objekt, welches als verloren und zerstört gefühlt wird, und Schuld, eine charakteristische depressive Erfahrung, welche aus dem Gefühl erwächst, daß man das gute Objekt durch seine eigene Destruktivität verloren hat" (Segal 1964, S. 57, e.Ü.).

Das erfolgreiche "Durcharbeiten" des Ambivalenzkonfliktes zwischen Aggression und Liebe für die Mutter und dem Wunsch nach Wiedergutmachung führt zu einer bedeutsamen Konsolidierung der Repräsentanzenwelt. Ein Versagen auf dieser Stufe hingegen prädisponiert für spätere somatisierte Depressionsformen und erneut auftauchende paranoide Ängste. Die besonders in Verlustsituationen reaktualisierte Wut gegen ein nicht mehr verfügbares Mutterobjekt und das lähmende Erschrecken, gerade hierdurch eine lebensnotwendige Stütze zerstört zu haben, bewirkt die Destabilisierung angelegter symbolischer Objektrepräsentanzen (vgl. Pine 1974). Schon überwunden geglaubte Modi einer sensorimotorischen Erfahrungsweise kehren zurück und bestärken einen präverbal strukturierten Wiederholungszwang.

Während M. Klein in unhaltbarer Vereinfachung komplexer interaktioneller und intrapsychischer Vorgänge eine lineare und ungebrochene Verbindung zwischen entwicklungsbedingtem Zustandsbild und späterer Psychopathologie postuliert, hebt Winnicott (1962) mehr die positiven Aspekte derselben Erfahrungen hervor. Sein zentrales Konzept von "capacity for concern" bezeichnet die zunehmende Sorge um das Objekt, die allmähliche Übernahme von Verantwortung für das, was ihm durch eigenes (= des Kindes) Verschulden widerfährt. Er schreibt:

"Hier bedeutet Deprimiertsein eine Leistung. Es impliziert einen hohen Grad an persönlicher Integration, ein Akzeptieren der Verantwortlichkeit für alle Destruktivität, welche mit Leben, mit Triebhaftigkeit, mit Ärger und Enttäuschung verbunden ist" (S. 176, e.Ü.).

Zu Recht beklagen aber Joffe und Sandler (1965) die weitverbreitete Tendenz unter Psychoanalytikern:

"Depression in den Rang einer Tugend zu erheben, ohne den Unterschied zwischen adaptivem Beherrschen von Schmerz, der depressiven Reaktion und der Melancholie zu berücksichtigen" (S. 414, e.Ü.).

Die Autoren führen aus, daß eine Abweichung von einem Idealzustand des Wohlbefindens als schmerzliche Spannung registriert werde. Je nach bereits entwickelten kognitiven Kapazitäten werde diese Sensation mehr nach dem Modell des körperlichen oder mehr des seelischen Schmerzes interpretiert (vgl. Freud 1926b). Sie verschafften so umschriebenen Stellen der Körperperipherie oder inneren Organen eine vorher nicht-existente Repräsentation und dienten durch die Konzentrierung der Aufmerksamkeit narzißtischen Zielen einer Selbstkohäsion. Eine schon mögliche symbolische oder bildhafte Erfassung der wichtigen Bezugspersonen als Ursachen für die erlebten Diskrepanzen bedeute:

"Wenn die Anwesenheit eines Liebesobjekts eine entscheidende Vorbedingung ist, um das tatsächliche Selbst dem Ideal annähern zu können, dann muß der Verlust des Objekts unvermeidlich zu seelischem Schmerz führen" (Sandler, Joffe 1980, S. 422).

Und dies liegt beim Ambivalenzkonflikt der Wiederannäherungsphase in Ansätzen vor. Der empfundene Schmerz ist jedoch nicht identisch mit der depressiven Reaktionslage. Erst ein hilfloses Bemühen, die Schmerzsituation abzuändern, resultiert in depressiver Niedergeschlagenheit. Hinter ihr verbirgt sich nicht selten ohnmächtige, wirkungslos bleibende Wut. Unter dem Einfluß eines noch unmodifizierten, rigiden Über-Ichs wird eine Ambivalenz auch gegenüber dem eigenen Selbst bekräftigt. Ein möglicherweise extrem verunsichertes Selbstwertsystem mit einer in diesem Abschnitt typischen 'Schamkrise' (vgl. Broucek 1982) macht den Einsatz radikaler Abwehrmechanismen notwendig. Diese bewirken die

Abspaltung zentraler emotionaler Eindrücke, die einer weiteren innerseelischen
Bearbeitung fortan entzogen sind. Auch in einer konflikthaften Spannung können
sie nicht mehr erfahren werden. Besonders das Nichterkennen der Unlust der
Angst, des Schmerzes der Trauer und der Kränkung der Scham führen zu einem emp-
findlichen Realitätsverlust mit tiefgreifenden Folgen für die psychosomatische
Identität.

Allein die wohldosierte empathische Präsenz der Mutter begünstigt jene Prozesse,
die Kohut (1973) als "transmuting internalizations" bezeichnet hat. Sie führen
zum Erwerb funktionaler Kapazitäten. Die gewonnenen Modalitäten der Beruhigung,
Tröstung und Bespiegelung formen eine Affekttoleranz maßgeblich. Sie tragen zur
Aufrechterhaltung der Selbstkohäsion bei. Parallel hierzu kann der globale Gesamtkontext des mütterlichen Objekts zurücktreten. Die jetzt mögliche Identifikation mit eher spezifischen Zügen ihrer Persönlichkeit bestärkt rückkoppelnd
eine empathische Selbstbeobachtung (vgl. Atwood, Stolorow 1980). Ein vertieftes
Verständnis auch für konflikthafte Prozesse im eigenen Selbst eröffnet den Bereich neurotischer Ausdrucksweisen im klassischen Verständnis (vgl. Ross 1960).
Diese setzen ja die Funktionstüchtigkeit eines psychischen Apparats voraus:

"Entwicklungstransformationen und verwandelnde Internalisierungen von archaischen Selbstobjektkonfigurationen konsolidieren die repräsentationalen Strukturen, welche eine Vorbedingung für die Erfahrung eines intrapsychischen Konflikts darstellen" (Lachmann, Stolorow 1980, S. 217, e.Ü.).

Die intrapsychische Umwälzung während der Wiederannäherungsphase durch eine
stabile Affektdifferenzierung und -toleranz läßt sich als erste reife Form
eines *Trauer*vermögens zusammenfassen. Freud (1926b) charakterisiert trefflich:

"Die Trauer entsteht unter dem Einfluß der Realitätsprüfung, die kategorisch
verlangt, daß man sich von dem Objekt trennen müsse, weil es nicht mehr besteht. Sie hat nun die Arbeit zu leisten, diesen Rückzug vom Objekt in all den
Situationen durchzuführen, in denen das Objekt Gegenstand hoher Besetzung war.
Der schmerzliche Charakter dieser Trennung fügt sich dann der eben gegebenen
Erklärung durch die hohe und unerfüllbare Sehnsuchtsbesetzung des Objekts während der Reproduktion der Situationen, in denen die Bindung an das Objekt ge-
löst werden soll" (S. 205).

Für Pollock (1961) ist *Trauern* ("mourning") ein universeller Anpassungs- und
Transformationsprozeß mit sequentiellen Phasen und Stufen. Er wird in allen
Trennungssituationen angestoßen, wobei die Trauerreaktion auf einen endgülti-
gen Objektverlust ("bereavement") lediglich eine besondere Variante darstellt.
Entscheidende Prägungen erfährt diese Fähigkeit während der Adoleszenz, wenn
der Verzicht auf die "Mutter-Kind-Beziehung" als Modell für die Welt zu einem

neuartigen Selbstbewußtwerden auch der schmerzlichen Affekte als Signale für
die eigene Person führt (vgl. Wolfenstein 1966), und in der Mitte des Erwachsenenlebens (vgl. Jaques 1965, 1980), wenn das dämmernde Erfassen der endgültigen Begrenztheit der eigenen Existenz eine fundamentale Krise auslösen kann
und eine spezielle Trauerarbeit ('deathwork', vgl. Pontalis 1981b) erfordert.

Jeder Trauerprozeß kann der Anlaß zu einer kreativen Veränderung der innerseelischen Organisation sein (vgl. Pollock 1977c), unvollendet auf den verschiedenen Stufen zum Stillstand gelangen ('grief' anstelle von 'mourning', vgl.
Pollock 1978) oder gänzlich pathologische Abweichungen aufweisen (vgl. Pedder
1982).

Die *pathologischen Trauerprozesse* führen uns aber wieder zurück in den *weiteren
Bereich psychosomatischer Vorgänge*. Für sie gilt, daß Verlust in erster Linie
eine Frage des Selbstverlustes ist, deshalb um jeden Preis abgewehrt werden
muß, und so auf Probleme von Haß und Narzißmus verweist (vgl. Green in Prego-Silva 1978).

Das Unvermögen, schmerzliche Affekte erfolgreich durchzuarbeiten, resultiert
in mannigfachen Ausweichstrategien. Für unsere psychosomatische Diskussion
seien stellvertretend aufgezählt:

- süchtige Manipulationen durch den Einsatz entspannender oder euphorisierender Drogen (vgl. Krystal 1978b),
- manische Abwehrmanifestationen (vgl. Levithan 1977),
- polymorph-perverses Körpererleben (vgl. Khan 1979),
- vorübergehender Wechsel der Bewußtseinsstufen in narzißtischen Körperzuständen (vgl. Bach 1977),
- aggressives Agieren und Suizidakte (vgl. Pollock 1976),
- Dissoziation eines körperlichen von einem seelischen Selbst ('mind-body-split', vgl. Eigen 1981),
- somatische Erkrankungen ('anniversary disease', vgl. Musaph 1973).

*Affektdifferenzierung und -verbalisierung, affektive Realitätskontrolle in
subjektiver Erlebnisform und sozialer Kommunikation* und schließlich *Affekttoleranz* tragen gleichermaßen zur *reifen Gesamterfahrung einer subjektiven
Emotionalität* bei. Die Integration ihrer wichtigen Dimensionen der Kognition,
Expression, Lustqualität und Aktivierung ist das Resultat anhaltender Reifungs- und Entwicklungsprozesse. Ihre modellhafte Schilderung für die ersten Lebensjahre bedeutet somit nicht die Vernachlässigbarkeit von Einflüssen späterer
Lebensphasen. Im Gegenteil, ihre Grundprinzipien bedürfen vor dem Hintergrund

zentraler Entwicklungsaufgaben im Verlauf des Lebenszyklus stets einer neuen Interpretation und setzen eine kontinuierliche Bindungsarbeit voraus. Diese kann scheitern und ist dann auf regressive Muster angewiesen. Während Regression bei den meisten psychischen Funktionen zu augenscheinlichen klinischen Bildern führt, trifft das für regressives Affekterleben weniger zu, vollzieht sich dieses doch in einer eher unauffälligen Affekt-Resomatisierung. Mißlingt die neuerliche Rückübernahme in den Bereich bewußtseinsfähiger Erlebnisweisen, persistieren lediglich somatische, expressive Aspekte, deren kognitive Funktionen jedoch nicht mehr klar sind. Krystal (1974) mutmaßt:

"Der Grund für das Scheitern, eine Affektregression zu erkennen, liegt in unseren Verdrängungen der Erinnerungen an unsere eigenen infantilen Affekte" (S. 99, e.Ü.).

Pathognomonische Zeichen sind folglich:

- somatische Ausdrucksformen mit beschränkter Verbalisierung,
- Dedifferenziertheit, Vagheit und Unvollständigkeit bezüglich der integralen Bestandteile einer reifen Affektivität.

Da aber eine ausschließliche Querschnittsbetrachtung leichter verschiedene zugrundeliegende Prozesse bei einer unter Umständen sehr ähnlichen affektiven Phänomenologie verfehlt, ist ein orientierender Rückgriff auf die *Modellkrisen der ersten Trennung und Individuation* von Vorteil:

- Traumatische, überwältigende Affekterfahrungen mit der Gefahr einer persönlichen *Vernichtung* führen zu einer massiven Blockierung einer jeglichen Emotionalität. Sie bewirken zusätzlich eine offenkundige Desymbolisierung und Fragmentierung der kognitiven und exekutiven Funktionen. Die nicht selten bleibenden Ich-Veränderungen engen alternative Coping-Mechanismen für künftige psychosoziale Belastungen empfindlich ein. Sie bedeuten so eine unmittelbare Bedrohung der leibseelischen Integrität.

- Nicht zu verarbeitende Erlebnisse der Trennung und des subjektiven *Verlustes* verursachen in einer narzißtischen Krise den Rückschritt von einer Ebene seelischen auf eine Ebene körperlichen Schmerzes und damit in Umkehrung zu Freuds (1926b)Feststellung einen "Wandel von Objekt- zu narzißtischer Besetzung". Die Konfrontation mit dieser "besonderen Schmerzlichkeit" reaktualisiert das Drama der "Wiederannäherung" in seinen Facetten der affektiven Ambivalenz und Destruktivität. Vorherrschende Spaltungsmechanismen bieten mannigfaltige schizoide, manische oder psychosomatische Kompensationsformen für das erschütterte narzißtische System.

- Konstellationen der *Versuchung und Versagung* lösen spezifische innerseelische Konflikte aus, die gleichfalls eine Regression des Affektgeschehens einleiten. Effiziente Abwehrmechanismen tragen zu neurosentypischen, u.U. auch resomatisierten Affektschicksalen bei, wobei jedoch stets der intrapsychische Zusammenhang zu weiteren Strukturen der "symbolischen Kette" bestehen bleibt.

6. Körperlichkeit: ein psychosomatisches Thema der Psychoanalyse

Die Psychoanalyse begründet sich historisch in der Auseinandersetzung mit den körperlichen Rätseln hysterischer Krankheitsbilder. Sie gibt Aufschlüsse über einen symbolischen Verzicht bei der Ausübung körperlicher Funktionen wie einen bedeutungsvollen Einsatz körperlicher Zustände in lebensgeschichtlichen Krisen. Sie betont von Anfang an ein konstrastierendes Moment zur physiologischen und anatomischen Konzeption des Körpers in der traditionellen Organmedizin. Gegenüber einer objektiven Registrierbarkeit von Körperparametern rückt sie vielmehr die innerseelische Darstellung und subjektive Verfügbarkeit körperlichen Erlebens in den Mittelpunkt. Während S. Freud aber im biologischen Substrat des Menschen noch eine unbestreitbare "erste Realität" angesichts des Reflexionscharakters der psychischen Repräsentation sieht und konsequent reine Angstneurosen, posttraumatische Reaktionen, Hypochondrien und narzißtische Bilder aus der psychoanalytischen Zuständigkeit ausgliedert, verschwindet diese behutsame Differenzierung in den Folgejahren zunehmend. Sie weicht einer eher uniformen Sicht. Die psychoanalytische Disziplin drängt nämlich auf die Erfassung vormals ausgeklammerter Pathologien und formuliert diese aber häufig nur unter *psychogenetischen* Gesichtspunkten. Sie würdigt so die Grundleistung des psychischen Apparats als "multiple Funktion" in ihren eigenständigen Repräsentanzen von Sachen, Worten, Handlungen, Affekten und körperlichen Zuständen nicht im gebührenden Maße (representation as multiple function, Green 1980).

In der traditionellen Psychoanalyse führt dies nicht nur zu dem in den vorangehenden Abschnitten dargestellten Übergewicht des Rationalen auf Kosten des Affektiven, sondern auch zu einer hiermit korrespondierenden Vernachlässigung der körperlichen Erlebnissphäre. Zu Recht muß Anzieu (1980) festhalten:

"In den Tagen von Freud war es Sex, der verdrängt war. Dies führte ihn dazu, so sehr auf Sexualität zu beharren. Heute ist die große Sache, die fehlt,

die in Erziehung, im Alltagsleben, in der Mode des linguistischen Struktura-
lismus, im Psychologismus vieler Therapeuten übersehen und verleugnet wird,
der Körper als eine vitale Dimension der menschlichen Realität, als ein irreduzibles und präsexuelles allgemeines Faktum, als das Fundament aller psychischen Funktionen" (S. 17, e.Ü.).

Für einen umfassenderen *psychosomatischen* Standpunkt innerhalb der Psychoanalyse ist deshalb eine Betrachtung der von Green (1980) zitierten weiteren Re-
präsentationsmodalität der "bodily states" dringend notwendig. Im Verlauf dieser Diskussion sollte klar werden, daß die Beschreibungsebene körperlicher
Äußerungen, wie sie in einer zwischenmenschlichen Dynamik zu beobachten sind,
sich grundsätzlich von der unterscheidet, auf welcher Erkenntnisse der Physiologie und Anatomie rekonstruiert werden können. Erstere hebt aber letztere nie
auf. Wenn es weiter um die Begegnung mit dem kranken Körper eines Menschen
geht, so soll dies genau jene Differenz betreffen, in der zum einen das hauptsächliche Interesse der *Krankheit* eines Patienten, zum anderen dem *Individuum,
das krank ist,* gilt.

6.1. Der Körper und die psychoanalytische Situation

Zweifelsohne ist die psychoanalytische Grundregel, nach der sich der analytische Kontakt hauptsächlich im Medium der Sprache zu vollziehen habe, eine der
Hauptursachen, warum das Auftreten sensorischer und motorischer Körperphänomene
in der Analyse nur schwer gedeutet und integriert werden kann. Diese Besonderheit wird aber weiter verstärkt, als der Analytiker zunächst nur in dem Ausmaß
Zugang zum "somatischen Selbst" seines Klienten erhält, wie dieser seine körperlichen Prozesse in ihren sinnlichen, sexuellen und affektiven Konotationen
begreifen und verbal vermitteln kann. In die methodisch bedingte Wahrnehmungs-
beschränkung des analytischen Settings fügt sich also die je als gebrochen an-
zunehmende Einstellung des Analysanden zu seinem Körper bereitwillig ein. Pohlen und Wittmann (1980) heben eine spezielle Gefährdung psychoanalytischer
Grundintentionen hervor:

"Wird Analyse nur als eine auf Einsicht zielende Arbeit verstanden, ist sie
ein ideales Abwehrobjekt, indem sie nämlich der Verleugnung des Verlustes von
eigener Sinnlichkeit dienen kann. Dieses Thema von der Sinnlichkeit im analytischen Prozeß, von dem Erfordernis der Entwicklung körperlicher Erfahrungen,
kann umgangen werden, indem es isoliert und partialisiert wird" (S. 93).

Geradezu als bedenkliches Kuriosum muß erscheinen, wenn selbst bei der institutionellen Überweisungsregelung von "psychosomatischen Patienten" zwischen
Organmedizin und Psychoanalyse derartige Körpermanifestationen aus dem Blick-

feld zu geraten drohen und in ihrer Eigenständigkeit von keiner der Disziplinen gewürdigt werden.

6.1.1. Allgemeine Betrachtung der Stellung des Körpers

Wertvolle Anregungen zu einer *integrativen Betrachtungsweise auch der Körper-Fühlsphäre innerhalb des psychoanalytischen Raums* sind jedoch den Arbeiten einzelner Autoren durchaus zu entnehmen. So verdanken wir beispielsweise W. Reichs (1933) klassischer "Charakteranalyse" bedeutsame Zusammenhänge über bestimmte Persönlichkeits- bzw. Charaktertypen und spezifische Körperhaltungen, Muskelspannungen, Gesichtsausdrucksformen, Bewegungsmuster und Atmungsabläufe. In ihnen finden sich ebenso Niederschläge prägender Kindheitserfahrungen wie in den auffälligeren psychoneurotischen Deformationen. Ihre klinische Relevanz besteht aber gerade darin, daß sich die jeweilige "Charakterpanzerung" körperlich weitgehend stumm verhält und sich so einer nur "freischwebenden Aufmerksamkeit" leichter entziehen kann. Die muskuläre Rigidität eines Zwangsneurotikers oder der haltungsmäßige Kollaps eines depressiv verstimmten Patienten signalisieren aber integrale Bestandteile eines habituellen körperlichen Verhaltens (vgl. Kinston, Wolff 1977). Sie verlangen besonders sensible Interventionen, die sich nicht auf die Reformulierung physiologischer Termini in einer psychologischen Sprache beschränken dürfen, um an sozialisierte Spaltungen von körperlichen und seelischen Erlebnismodi überhaupt therapeutisch zu gelangen.

In einer strikten Orientierung an orthodoxen Gedankenzügen Freuds und einer konsequenten Fortführung des Lancanschen Bemühens um eine "volle Rede" widmet sich *Leclaire* (1975) eingehend der zentralen Bedeutung des 'Körpers' im psychoanalytischen Prozeß. Seine elegante, wenngleich sehr abstrakt formulierte Strukturanalyse stützt sich auf den Grundsatz:

"Die Dimension des Lusterlebens, um welche die Möglichkeit selbst des Wunsches sich ordnet, kann sich bloß in einem Körper begreifen" (S. 55).

Es wird sehr bald deutlich, daß Leclaire auf die spezielle Fassung des Körpers als potentiell erogener Oberfläche zielt, ihn als "Ensemble erogener Zonen" begreift. Die Eigenschaft einer Körperstelle als unmittelbar ansprechbar auf sexuelle Lust verdankt sich ihrerseits wiederum einem "Erogenisierungsprozeß". In seinem Verlauf zeichnet die Mutter mit wunschgeleitetem, liebkosenden Fingerspiel einzelne Körperpartien des Kindes aus, sie schreibt gleichsam "Buchstaben eines Körperalphabets" ein. Diese befördern und begrenzen gleichzeitig künftige Lustbefriedigung. Sie entsprechen Freuds Definition der 'erogenen Zone' als Ort sexuellen Reizes oder sexueller Reizbarkeit. Ihre Widersprüchlichkeit zeigt sich, als sie zum einen den Vorzug einer unmittelbaren Zugänglichkeit reinen Lusterlebens genießen, das jegliche räumliche Markierung überschreitet, andererseits aber eine Schwelle fundieren, an welcher der ursprüngliche Verlust des primären Objekts zur Gewißheit wird. Sie entfachen so einen letztlich nie ganz zu befriedigenden Wunsch nach Ersatzobjekten, welche die "reine Differenz", das Lusterleben erneut aktualisieren und kurzfristig den Verlust vergessen lassen.

Es entfaltet sich hierin ein korrelatives Verhältnis von "Buchstabe" und "Objekt" im Hinblick auf Erogeneität, wobei aber ersterer im Dienst der Fixierung, letzteres im Dienst der Verschleierung steht. Wenn das Objekt die Differenz als Lustempfindung einer erogenen Körperpartie aktiviert, ist es notwendig von dieser Differenz zu unterscheiden und dem von ihm erregten Körper äußerlich. "Während die erogene Zone die sensitive Differenz als ein irreduzibles Letztes umfaßt und eingrenzt, konstituiert das Objekt eine meßbare Trennung, die jedoch tendenziell reduzierbar ist" (S. 67/68).

Die Sonderstellung des Körpers wird aber unterstrichen, als nun jede Körperpartie nicht nur potentiell erogene Zone ist, sondern offensichtlich auch Objekt werden kann. Der fundamentalen sensitiven Differenz einer erogenen Zone fügte sich folglich eine äußere nach dem Modell der Trennung zweier Körper vom Körperganzen hinzu. Manifestiert sich ein Körperteil lediglich in seiner Objekteigenschaft, signalisiert dies einen zugrunde liegenden Spaltungsprozeß, der die Eingliederung in ein erogenes Ganzes verhindert. Der "objektivierte" Körperteil bleibt nun "für jede weitere sensitive Differenz von der Art der erogenen Körperinskription unerreichbar" (S. 69).

Leclaire illustriert, wie sich in der Erfahrung einer aktuellen Körperinszenierung im Verlauf der psychoanalytischen Begegnung in erster Linie die einschneidenden ursprünglichen Körperbildungsprozesse zwischen Eltern und Kind widerspiegeln.

Auch bei *Pohlen und Wittmann* (1980) muß sich in Anlehnung an Leclaire Psychoanalyse nicht in einem Wiederbuchstabieren des bei den Eltern gelernten Wortalphabets behaupten, sondern im Wieder- und Neubuchstabieren des Körperalphabets:

"Psychoanalyse ist eine Findens- und Sehenslehre über den Prozeß der "Selbstbildung" des Einzelnen als Körperbildungsprozeß" (S. 102).

Die Autoren versuchen, eine klinische Theorie der Psychoanalyse aus ihrem kritischen Potential und ihrer ursprünglichen Provokation zu entwickeln, in der neuerlichen Absicht, "die Unterwelt zu bewegen". Zentrale Bedeutung besitzt ihre Überzeugung, daß "Sinnesstörungen" Dreh- und Angelpunkt aller psychischen Erkrankungen seien (vgl. S. 92), und Psychoanalyse konsequent auf eine Wiedergewinnung verschütteter sinnlicher Erfahrungen zielen müsse. Dies schließe eine klare Absage an die moralisierende Vormachtstellung der Sublimation als Therapieziel sui generis ein. Werde das leidende Subjekt hierdurch noch weiter von körperlich befriedigenden Objekten und einer frei gestalteten sinnlichen Lebensform entfernt, die unter historischen Sozialisationsbedingungen erzwungene unumschränkte Selbstkontrolle eines Individuums festgeschrieben. Es wird aber auch klar, daß "die Versprachlichung von sinnlicher Erfahrung in der klinischen Arbeit ihre Schwierigkeiten hat, weil eine unmittelbare wissenschaftliche Tradition fehlt und weil diese Erfahrungen auch aus der allgemeinen Sprachtradition herausfallen" (S. 95). Und doch geht es primär um die therapeutische Erfassung bzw. Entfaltung körperlicher Zustände, bildhafter Konkretionen, Stimmungen und affektiver Erregungen. In Übereinstimmung mit den Gedanken S. Isaacs (1948, s.o.) zur körperlichen Fundierung einer jeglichen ursprünglichen Phantasie darf die schöpferische Imagination eines Analysanden nicht bloß auf die sprachlich strukturierten Szenen des ödipalen Dramas bezogen werden, sondern muß auch mit entscheidenden präverbalen Vorstufen in dem körperlichen Spiel von Mutter und Kind verknüpft werden.

In betonter Abgrenzung zu modischen Körpertherapien aber, in denen das sensorische Erlebnis als ausschließlicher Selbstzweck verstummt, erweckt Psychoanalyse in der Wiederkontaktaufnahme des Klienten zu seinem Körper auch integrierende kognitive Räume für eine freiere Veränderung der unmittelbaren zwischenmenschlichen Praxis. Diese zeichnet sich aber nach Ansicht der Autoren gerade durch einen selbstgesetzten Widerspruch zu genormten Genußangeboten aus. Als Ziel ihrer Therapie erklären sie folglich, "eine 'Selbstwahrnehmungskompetenz' zu vermitteln, die auf die sinnliche Körpererfahrung zielt und über diese auch eine kommunikative Kompetenz für die Interaktion mit anderen bereitstellt. Jede Selbstwahrnehmung, jede Sensibilisierung für den eigenen Körper, für die eigene Körper-Sprache sensibilisiert nämlich auch notwendig dazu, den anderen im ganzen Spektrum seiner Ausdrucksgrammatik wahrzunehmen. Verstärkte sinnliche Erfahrung des eigenen Körpers ist demnach eine notwendige Voraussetzung für die verstärkte Wahrnehmung 'präverbaler' Reaktionen des anderen" (S. 97).

Der theoretische Diskurs Leclaires würdigt den Körper als primären Schauplatz strukturierter Sexualität und ver-ordneter Sinnlichkeit, als eigentlich bestimmendes Agens in einem objektgerichteten Wunschzyklus. Es konstituiert sich hier die anstößige Differenz von realem und phantastischem Körper, wobei nur letzterer in seiner symbolischen Dimension als bevorzugtes psychoanalytisches Thema gelten soll. Gerade der notwendig zu beleuchtende Zusammenhang zwischen beiden Konzeptionen aber bleibt offen. Vernachläßigt ist die Erkenntnis Freuds, daß nicht die Verschiedenheit erster Lusterlebnisse zum Ausgangspunkt psychoanalytischer Reflexion wird, sondern das Aufeinandertreffen zweier psychischer Qualitäten, der Lust *und* Unlust (vgl. Anzieu 1982). Nur so lassen sich die lebensgeschichtlichen Spaltungen im Aneignungsprozes einer subjektiven Körperlichkeit fassen.

Auch Pohlens und Wittmanns anarchische Wiederentdeckung der körperlich-sinnlichen Erfahrungswelt des Individuums führt zwar zu erfrischenden, zunächst jedoch nur zu sehr allgemeinen Orientierungslinien.

6.1.2. Differenzierte körperliche Erlebnismodi und Organisationszustände

Faßt man klinische Erscheinungsbilder aus den Kategorien der Neurose, Psychose oder Psychosomatose näher ins Auge, läßt sich meines Erachtens die differentielle Stellung körperlicher Erlebnisformen besser erkennen. Unterscheidbare Strukturmerkmale sprechen dann für distinkte Leib-Seele-Beziehungen. Sie relativieren den häufig linear verstandenen Zusammenhang von körperlicher Ausdrucksweise und sprachlicher Darstellung.

Der Vortrag beispielsweise eines hysterischen Patienten über seine körperlichen Symptome verweist typischerweise auf etwas anderes, auf ein verschobenes sexualisiertes Element seiner Phantasiewelt. Konflikthaftes Interaktionsgeschehen findet abwehrbestimmten Ausdruck in individuellem Körperleiden. Die anstößigen Inhalte einer privaten körperlichen Erfahrung werden unter den Inhalten eines öffentlichen Sprachsystems nicht geduldet. Der Zusammenhang von sinnhaften Körperreaktionen und sprachlichem Kode bleibt bei der *Neurose* gewahrt (vgl. Anzieu 1982, S. 21). Speziell das hysterische Konversionssymptom verrät den intentionalen Einsatz des Körpers für verbotene sexuelle Aktivität, drückt die Psyche-Soma-Relation von *"Körper haben"* aus. Dies setzt die entwicklungsmäßig fortgeschrittene Ausdifferenzierung körperlicher Einzelerfahrungen in eine "Glieder"- und "Innenleibordnung" (Lickint 1970) und ihre Integration in ein stabiles Körperschema voraus. Das Körper-Selbst, also jener Teil des Körperschemas, der bewußt mit einem körperlichen Selbstgefühl erlebt werden kann, ist lediglich konflikthaft eingeengt.

Eine nähere Betrachtung körperlicher Erlebnismodi vor allem in *schizophrenen Psychosen* entdeckt hinter einer inhaltlichen Funktion des Körperschemas oder -bildes in seiner lebensgeschichtlichen Bedeutsamkeit, wie sie in neurotischen Formationen vorherrschen kann, eine ursprünglichere formale Funktion, in der das Zusammenspiel von Teil und Ganzem des Körpers die Existenz eines Individuums bestimmt (vgl. Pankow 1974). In dieser formalen Funktion des Körperbildes dominieren Konflikte der Räumlichkeit des bewohnten Leibes, der beim Schizophrenen auseinanderzubrechen droht. Zonen der Zerstörung des Körperbildes signalisieren einen "Verlust der geschichtlichen Existenz". Der Körper verfügt nicht mehr über stabile Grenzen und scheidet unzuverlässig Innen von Außen. Die drohende Auflösung des körperlichen Kerns einer Person intensiviert Bestrebungen, dieser Desintegration mit allen Mitteln entgegenzuwirken. Eine verstärkte Konzentration auf körperliche Teilerfahrungen, eine iterierende sensorische Selbststimulierung verraten eine verzweifelte Abwehrstrategie, unterstützt von halluzinatorischen und wahnhaften Versuchen, eine bedrohliche Realität zu überwinden. Die Überbesetzung des sensorimotorischen Systems als Ausdruck eines schwer gestörten Körperbildes liegt den auffallenden kognitiven Beeinträchtigungen zugrunde (vgl. Grand 1982). Anzieu (1982) schreibt: "Körper und (sprachlicher) Kode vermischen sich in den Schrecken der Zerstückelung, der Verschmelzung und des Nicht-Seins; in der Schizophrenie gibt es keine vereinigende Grenze" (S. 21). Das schizophrene Subjekt bewohnt nicht mehr sinnhaft seinen Körper.

In schweren *Psychomatosen* erzielt ein Individuum häufig erst dann eine psychische Repräsentanz von seinem Körper, wenn dieser schmerzt. Vorher gestaltet er seine Beziehung zu ihm auffällig stumm, mißachtet seine Signale für ein umfassendes Wohlbefinden, als handele es sich bei seinem Körper um ein Objekt ohne emotionale Besetzung. Gelingt ihm hingegen ein Arrangement mit körperlichen Schmerzen, so begründet dies eine primäre Psyche-Soma-Relation eines deprivierten *"Körpersein"*. Nur selten verfügen bestimmte Körperareale über einen symbolischen Spielraum, der in konflikthaften Situationen den überforderten seelischen Verarbeitungsstrukturen eine zudeckende Entspannung bieten könnte. Ihr subjektiver Bedeutungsgehalt ist eingeengt auf wenige veräußerlichte Leistungskategorien von Funktionstüchtigkeit vs. Erschöpfbarkeit, oder orientiert sich an vorgegebenen brüchigen Idealen einer narzißtischen Selbstdarstellung. Ein Zurückbleiben hinter gesetzten Normen kann so unvermittelt zur existentiellen Bedrohung werden.

Schon diese gerafften theoretischen Skizzen legen eine Vielfalt der körperlichen Erscheinungsbilder nahe, die entscheidenden Einfluß auf den Fortgang des psychoanalytischen Prozesses ausüben könnten. Die bildhaften, affektgeladenen Phantasien um den Körper als Zentrum eigener Lustgewinnung, aber auch als Ort von zunächst nur vermuteten, sexuell-erregenden wie angstauslösenden Kontaktformen Erwachsener, aus derem ersten Modell der "Urszene" das heranwachsende Kind sich ausgeschlossen fühlt und zu heftigen, bedrohlichen Emotionen verleitet wird, vermitteln nur *einen* wesentlichen Ausschnitt. Zwar eröffnen sprachlich vermittelte Einstellungen zur Sexualität, berichtete Muster einer gelebten Sinnlichkeit einen primären analytischen Zugang zur Körperlichkeit eines Individuums. Bereits das weite Spektrum unterschiedlicher psychischer und psychosomatischer Ziele aber, denen sexuelle Betätigung dienen kann, so der Stiftung reifer Objektbeziehungen, dem Erzielen eines narzißtischen Ideals, der Bestätigung der Geschlechtsidentität, der Stärkung eines integrierten Selbst und der Wiederherstellung eines organismischen Gleichgewichts (vgl. Gedo 1979), rückt weitere Organisationsstufen der Körperlichkeit in den Vordergrund. Diese stellen genuine Gegenstände einer breiteren psychosomatischen Diskussion innerhalb der Psychoanalyse dar.

Neben der traditionellen Erörterung der Beziehung von "Sexualität und Körper" müssen daher noch folgende Schwerpunkte psychoanalytischer Arbeit aufgeführt werden:

- der Einfluß früher Körpererfahrungen und -rhythmen auf eine grundlegende Spannungsregulierung, Ich-Bildung und Selbstkonstituierung,
- das Errichten fester Körpergrenzen und differenzierter Modalitäten der Körpererforschung als prinzipieller Voraussetzungen für die Integrität des Selbst,
- Phantasien der Permeabilität bzw. Penetration dieser Grenzen als Grundlage eines objektbezogenen Austausches zwischen Innen und Außen,
- die Bildung eines Körperbewußtseins durch Erkennen, Unterscheiden und Verstehen körperlicher Prozesse nach dem Modell der frühkindlichen Mutter-Kind-Interaktionen,
- die notwendige Unterscheidung eines aktuellen Körpererlebnisses und seiner eventuellen Darstellung in einem Körperbild,
- die Angabe der Bedingungen für diesen Transformationsprozeß,
- die Konvergenz von Körperbildern und Symbolisierungsformen,
- resultierende Idiosynkrasien in Körperhaltungen und -einstellungen.

Das globale Thema "Die Stellung des Körpers in der psychoanalytischen Situation" gerät so zu einem breitangelegten *Diskurs über eine multimodale Aneignung des Körpers* durch das Individuum. Im Mittelpunkt stehen hierbei die zentralen Vorgänge der *Integration* körperlicher Einzelerfahrungen in Raum und Zeit, der *Personalisierung* dieser nicht selbstverständlich als ich-zugehörig erlebten Abläufe und der *Realisierung* der gewonnenen subjektiven Körperlichkeit innerhalb neuer Objektbeziehungen.

Von besonderem psychopathologischen Interesse sind unterschiedlich strukturierte Dissoziationsphänomene, welche mögliche Störungen auf dem Spektrum "embodiment - disembodiment" (vgl. Eigen 1981) anzeigen. Sie sind durch das je charakteristische Ausmaß bestimmt, in dem der Ich-Erlebniszustand, wie er durch Körpersensationen und Emotionen definiert werden kann, von dem abgespalten ist, wie er durch rationale Denk- und Beobachtungsprozesse definiert werden kann. Eine analoge Sichtweise drückt Winnicott (1965) aus:

"Das Ich gründet auf einem Körper-Ich. Aber nur wenn alles gut verläuft, wird die Person mit ihrem Körper und dessen Funktionen, mit der Haut als begrenzender Membran verbunden" (S. 59, e.Ü.).

6.2. Der Körper in der Entwicklungsdimension

Nur konsequent erfolgt eine neuerliche entwicklungstheoretische Untersuchung. Freud (1923) selbst gibt hierfür eine Richtlinie, wenn er auf die Bedeutung des Körpers bei der Realitätserkenntnis und der Unterscheidung von Innen und Außen hinweist und besonders die Wahrnehmung des eigenen Körpers als die Grundlage für Errichtung und Stabilität des Selbst bezeichnet:

"Das Ich ist in letzter Instanz von den körperlichen Empfindungen abgeleitet, vor allem von denen, die von der Oberfläche des Körpers herrühren. Es kann somit als eine seelische Projektion der Oberfläche des Körpers betrachtet werden" (S. 294).

Auch in diesem Abschnitt sollen zunächst Ergebnisse aus empirischen Forschungsprojekten zur frühkindlichen Entwicklung angeführt werden, die neben den bereits berichteten Beiträgen zur Affektivität auch Einblicke in wichtige psychophysische Regulationsprinzipien verschaffen. Es folgen hierauf Erkenntnisse aus psychoanalytischen Beobachtungsstudien und entwicklungstheoretischen Ansätzen.

6.2.1. Psychophysiologische Beiträge zur Differenzierung der Körperlichkeit

Im Zentrum der Erforschung frühester Mutter-Kind-Interaktionen steht die Absage an *traditionelle Vorstellungen von der Passivität, Undifferenziertheit* und der *Triebreduktion* als entscheidendem Motor in der Entwicklung des Neugeborenen. An ihre Stelle treten Konzepte eines *sich entfaltenden Systems der Wechselseitigkeit* der beteiligten Partner, der aktiv vorangetriebenen *Anpassung* und der *Integration* zunächst isolierter Entwicklungslinien. Ein besonderes Augenmerk ist auf die in den ersten Wochen einsetzende Übergangsphase von einer endogenen zu einer exogenen Kontrolle lebenswichtiger physiologischer Regelkreise gerichtet, wobei letztere rückwirkend eine schrittweise Übernahme von Selbst-Steuerungsmöglichkeiten bedingt. Fundamentale Bedeutung erlangt die *Dimension der Zeit,* die zeitliche Organisation des Auftretens von Entwicklungsereignissen nach einem genetischen Programm. Diese laufen wiederum parallel mit entscheidenden Umstrukturierungen in der Gehirnanatomie des Kleinkinds (vgl. Yakôlev, Le Cours 1965 in: Freedman 1980).

Die Ergebnisse der Neugeborenen-Physiologie (vgl. Sander 1980) zeigen, daß ein Baby über ein Kompositum von halb-unabhängigen physiologischen Subsystemen verfügt, von denen jedes für sich einen gesonderten Rhythmus aufweisen kann. Dies läßt sich beispielsweise für die Kontrolle der Herzrate, der Atmung, der Gehirnwellenformationen, der Körperbewegungen demonstrieren. Es bestehen vorerst noch *variierende Grade der Kohärenz oder Phasensynchronie* zwischen den einzelnen Subsystemen. So kann charakteristischerweise beobachtet werden, wie der Säugling zu Nachtzeiten munter wird, wie er einschläft während des Fütterungsvorgangs oder schreit und hungrig ist, wo er doch schlafen sollte. Er mag schlucken inmitten einer vollen Atemexkursion, sich an der Brustwarze verbeißen und sie dadurch verschließen, wenn sie durch Saugen Milch spenden würde. Die zentrale Entwicklungsaufgabe besteht folglich im Aufbau eines verhaltensmäßigen Rahmens, der über die Interaktionen von Mutter und Kind zu einer Abstimmung dieser divergenten Subsysteme führt:

"Dies findet als eines von zahlreichen Charakteristika der frühen postnatalen Entwicklung statt, die zur Herstellung und Aufrechterhaltung einer 'geeigneten Phasensynchronie zwischen den verschiedenen physiologischen Komponenten' führt" (Sander et al. 1976, S. 200, e.Ü.).

Entscheidend ist weiter die Erkenntnis:

"Es gibt wohl eine besonders sensitive Periode, während der ein grundlegender Regulationskern entsteht" (ibid., S. 200, e.Ü.).

In diesem Prozeß der Harmonisierung sind verschiedene Zeitniveaus einbezogen, die teils circa- teils ultra- teils infradianen Takten folgen. Er verlangt eine *Organisation der Biorhythmizität* gemäß eines extern gesetzten 24-h-Zyklus, eine Ausrichtung an seiner Tag-Nacht-Unterteilung. Niederfrequente Rhythmen wie z.B. von Schlafen und Wachsein oder Aktivität und Ruhe stellen hierbei den notwendigen Hintergrund für höherfrequente Rhythmen wie etwa Saugen, Produktion von Lautmustern, Einleiten und Abbrechen von Augenkontakt. Forschungsergebnisse (vgl. Sander 1980) sprechen dafür,

- daß die ersten drei Tage bereits eine entscheidende Zeitspanne sind, in welcher auf Interaktionsbasis eine optimale 24-h-Organisation der endogenen Abläufe gelingen kann. Bahnende mütterliche Schlüsselreize, welche in einer konsistenten Beziehung zu Zustandsveränderungen des Säuglings erfolgen, setzen die notwendigen Bedingungen für die Anordnung der Biorhythmen, für das Erreichen eines ersten tragenden zeitlichen Regulationsprinzips des noch jungen Systems von Mutter und Kind.
- daß der individuelle Säugling in Periodizitäten und Veränderungsraten während der ersten Lebenstage beträchtlich schwankt und auch mit Differenzen im mütterlichen Betreuungsverhalten konfrontiert ist. Es resultieren schließlich spezifische 24-h-Austauschmuster zwischen beiden Partnern. Auch die Bindungsmechanismen stützen sich auf die Art, in welcher die Spezifität dieser Regulierung im System errichtet und aufrechterhalten wird. Vieles dieser Spezifität hängt wiederum von der Zeit und zeitlichen Beziehungen zwischen den Ereignissen in kritischen wiederkehrenden Kontaktsituationen ab.
- daß diese Spezifität des regulatorischen Zusammenfindens von Säugling und Mutter bereits am 10. Lebenstag einen erstaunlichen Grad erreicht.

Diese Berichte unterstützen eindrucksvoll ein *Konzept der Wechselseitigkeit* (vgl. "concept of mutuality", Stern 1980) und stellen den ökonomischen Standpunkt eines Triebentladungsmodells als orientierendes Prinzip für frühkindliches Leben ernsthaft in Frage. Ähnliches gilt für das von der traditionellen Psychoanalyse aufgestellte genetische Postulat, das Erwachen des Säuglings aus einem Stadium eines primären Narzißmus zu einer Welt der Objekte sei die bloße Konsequenz von Bedürfnis und Bedürfnisbefriedigung (vgl. Lichtenberg 1981). Vielmehr läßt die große Dauer relativ aktiver Zustände des Säuglings schon in seinen ersten Lebenstagen auf eine ursprüngliche Bereitschaft, ja Notwendigkeit zur Interaktion mit einer fürsorgenden Umwelt schließen. Der Beitrag biologischer Rhythmen kann gerade in der Schaffung von Gelegenheiten gesehen werden, in Abhängigkeit von definierbaren physiologischen Organisationsstufen stabile und differenzierte Interaktionsmuster zu errichten.

Von Anfang an auffällig ist, daß für jeden Säugling ein optimaler Bereich von
Stimulation und Aufmerksamkeit besteht. Dieser bestimmt individuell verschieden
die Auswahl und Aufrechterhaltung von Reizen in ihren Dimensionen der Intensität,
Komplexität, Geschwindigkeit und Neuheit (vgl. Stern 1980).

Selbst die dominierenden Schlafzeiten während der ersten Lebenswochen zeigen
nicht etwa einen Zustand abwesender Spannung an. Organisierte Schlaf-EEG-Muster
weisen einen deutlich erhöhten Anteil von REM-Stadien bei Säuglingen gegenüber
älteren Kindern auf. Auch sie belegen, daß der junge Organismus notwendig
auf Stimulation angelegt ist:

"Der junge Organismus ist nicht so sehr darauf programmiert, Stimulierung zu
vermeiden als zu suchen, da sie für das neuronale Wachstum benötigt wird"
(Emde, Robinson 1979, S. 78, e.Ü.).

Von Anfang an besteht aber nicht nur eine Bidirektionalität der Reizsuche,-
aufnahme und -gabe zwischen Kind und Mutter, sondern auch eine emotionale Bewertung
dieser Austauschprozesse im Hinblick auf ein gemeinsames Gelingen
eines optimalen Systemzustands. Brazelton und Als (1979) spielen auf diesen
Kompetenz- und Kohärenzaspekt an, wenn sie die Mutter-Kind-Interaktion als
"bimodales Bekräftigungssystem" ("bimodal fueling system") bezeichnen. Sie
heben zum einen das Erreichen einer inneren organismischen Homöostase als
wesentlich für ein reifendes Gefühl einer persönlichen Leistung hervor. Sie
unterstreichen zum anderen das entwicklungsfördernde Sondieren der Reizwelt,
wie sie sich vor allem am jeweiligen Partner konstituiert, nach bestätigenden
und belohnenden Signalen. Die Autoren verbinden die freudige Aufregung und
Reaktionsbereitschaft des Kleinkindes mit diesem wachsenden Kompetenzgefühl
und sehen in ihm eine erste Entwicklungsbasis zur *Internalisierung von Selbstkontrollmechanismen*.
Diese umfassen in den ersten Wochen

- die Regulation der prinzipiellen physiologischen Systeme von Atmung, Herzrhythmus und Körpertemperatur,
- die Organisation und Differenzierung des motorischen Systems, vor allem hinsichtlich des Umfangs, der Feinkoordination und Komplexität der Bewegungsentwürfe,
- die stabile Organisation der verschiedenen Bewußtseinszustände in ihrer Ausrichtung am Tag-Nachtzyklus,
- besonders aber die Kontrolle über die Übergänge, welche eine positive Integration der vorangehenden Schritte voraussetzen.

Die Mutter versieht in diesem Reifungsprozeß die Rolle eines empathischen
Organisators und leistet vorrangig Hilfestellung in der sanften Abstimmung
der Übergänge von einem Zustand in den anderen, in der Prägung eines ausge-

wogenen Rhythmus von Aktivität und Erholung. Für die weitere Entwicklung ist von Bedeutung, daß diese frühen Lernerfahrungen wohl kaum schon eine bildhafte Repräsentation erlangen. Ihre Effekte bestehen in erster Linie in der Organisation von autonomen zentralen Strukturen für Wahrnehmungsanalyse und komplexeres Lern- und Problemlösungsverhalten (vgl. Hebb 1949).

Als erlebnismäßige und morphologische Grundlage bestimmen sie die Bewältigung weiterer Entwicklungsaufgaben, die innerhalb einer programmierten epigenetischen Sequenz erscheinen. Sie verlangen je spezifische Verhandlungen zwischen beiden Partnern, um zu einer Stabilisierung der Balance auf höherem Niveau zu gelangen. Diese Zeiten bergen immer Abschnitte einer vermehrten Belastung für die Mutter-Kind-Dyade, wobei sich aber in der Regel Perioden einer größeren Harmonie anschließen (vgl. Stern, Sander 1980, S. 192). Dies läßt sich vorteilhaft mit den Erkenntnissen über sukzessiv auftretende "Biobehavioral shifts" verbinden, welche eine Umschichtung der organismischen Regulationsprinzipien in einem neuen, komplexeren Affektsystem signalisieren (vgl. Emde et al. 1976, s.o.). Dies trifft sich auch mit Ergebnissen der Chronobiologie während der ersten Lebensmonate, die beweisen, daß die verschiedenen physiologischen Funktionen ihre circadiane Rhythmik unabhängig von einander zu verschiedenen Zeitpunkten erlangen und stets aufs neue die Leistung einer Phasensynchronisierung fordern (vgl. Hellbrügge et al. 1964).

Während die vorausgehenden Daten eher einen allgemeinen Einblick in erste psychophysische Regulationsprinzipien der frühkindlichen Entwicklung verschaffen, lassen sich hieraus auch wichtige Gesichtspunkte für eine engere psychosomatische Perspektive formulieren. Der Säugling lernt am meisten über sich, wenn er sich in sozialen Interaktionen engagiert. Die Mutter-Kind-Dyade erweist sich hierbei als *reziprokes Feedback-System,* als *Modell der Anpassung an Streß und Veränderung:*

"Wenn Streß nicht zum Bruch und zur Fixierung führt, kann er ein Lernparadigma darstellen, wie man mit Spannungen erfolgreich umgeht und sich wieder erholt" (Brazelton, Als 1979, S. 355).

Die unvermeidbaren Diskontinuitäten in den Interaktionen von Mutter und Kind besitzen eine zentrale Funktion in der Evolution *selbstregulierender Kapazitäten* und letztlich einer *integrierten Selbststruktur* (vgl. Stechler, Kaplan 1980).

Die Betonung eines konstitutionellen Bedürfnisses nach Stimulation mit einem Zustand erhöhter Erregung und Aufmerksamkeit verleiht Episoden einer Ruhe nur ihren Wert im Hinblick auf ein individuelles Optimum innerer und äußerer Reizung. Extreme Abweichungen nach oben *und* unten können deshalb beeinträchtigende Stressoren darstellen. Müller-Braunschweig (1975, 1980) filtert aus den mannifgaltigen Verhaltensweisen von Kleinkindern drei grundlegende Faktoren heraus, welche diese Polarität illustrieren:

- Faktor I beschreibt am einen Ende eine relativ geringe körperliche Bewegtheit, eine Entspannung mit Lächeln, am anderen Ende einen Zustand der Spannung, distanzierten Beobachtung oder Verkrampfung.
- Faktor II beschreibt am einen Ende relativ gerichtete Reaktionen beim Verschwinden des geliebten Objekts, ein aktives Suchverhalten, am anderen Ende eine frühzeitige Regression mit ziellosen Kopfbewegungen und diffusen Abfuhrreaktionen bei unbewältigter Erregung.
- Faktor III beschreibt am einen Ende eine aktive Zuwendung in vertrauten Situationen, am anderen Ende Abwendung und Abkehr in Belastungsmomenten.

Hieraus ergibt sich, daß verlängerte Perioden von passiver Zurückgezogenheit eher eine pathologische Reaktion auf Streß, ein adaptives Verändern der Reizschwellen inmitten schmerzhafter Stimulierung beinhalten und so frühe Beispiele einer "conservation-withdrawal"-Reaktion (vgl. Engel, Schmale 1972) darstellen.

Die Bereitschaft des heranwachsenden Organismus, sich einer zunehmenden Komplexität der Wahrnehmungswelt zu öffnen, kann jedoch nur dann als entwicklungsfördernd beurteilt werden, wenn im Laufe der ersten Lebensmonate fundamentale Fortschritte in den Lernkapazitäten eintreten (vgl. Sameroff 1979). Dies betrifft vor allem die Fähigkeit zur *Habituation,* welche aus der Fülle der angebotenen Reize solche mit Neuheitscharakter selegieren, solche mit gewöhnlichem Bekanntheitsgrad ausblenden hilft und somit einer eventuellen Reizüberflutung entgegenwirkt. Bridger (1962) hat dies für visuelle, akustische und schmerzhafte Reize untersucht und dabei die bemerkenswerte Tatsache entdeckt, daß ein persistenter oder wiederholter Schmerzreiz keinesfalls einen nicht-informativen Sachverhalt meldet, sondern stets über einen Zustand erhöhter Alarmbereitschaft unterschiedliche Reaktionssysteme ingangsetzt, entweder das Verfallen in Schlaf oder aktive Versuche, die Störquelle zu beseitigen. *Während die wiederholte Setzung eines Stimulus aus anderen sensorischen Modalitäten schließlich zu einer ökonomischeren zeichenhaften Repräsentation führt, ist diese Transformation bei Schmerzreizen mangels Habituation behindert.* Sie stört zudem bereits verfügbare Anpassungsressourcen, da sie über eine Unterbrechung laufender Aktionszyklen einen anhaltenden psychophysiologischen Spannungszustand bewirkt.

Für einen solchen Sachverhalt sprechen Beobachtungen von Stechler und Carpenter (1980) an einigen Babys, die in eine kontinuierliche Aufmerksamkeit bis zur unbehaglichen Erschöpfung verstrickt sind. Ihr Unvermögen "auszublenden" (to tune out) verbinden die beiden Autoren mit Störungen in den Synchronisierungsprozessen zwischen Mutter und Säugling während der ersten zehn Tage.

Pathologische Einstellungen der Mutter finden selbstverständlich einen Niederschlag in einer beeinträchtigten Regulationsfähigkeit des Säuglings für seine organismische Homöostase. Aus dem *Konzept der Wechselseitigkeit* muß aber gleichberechtigt auch ein mögliches pathogenes Potential des Kleinkindes gefolgert und eigenständig bewertet werden. So konnte Sostek (1980) mittels der BNAS (Brazelton Neonatal Assessment Scale) eine Risikogruppe bei Neugeborenen identifizieren. Das Erstellen eines Verhaltensclusters mit den Faktoren der Erregbarkeit, der Wachheit und Orientiertheit und des motorischen Spannungszustands ermöglichte Aussagen über verfügbare Hemm- und Kontrollmechanismen, über Attraktivität und Appeal für die Mutter und über das Vermögen, sich an den mütterlichen Körper anzuschmiegen. In der Problemgruppe fand sich ein auffallend hoher Prozentsatz von Frühgeborenen oder Säuglingen mit zahlreichen perinatalen Komplikationen.

Mit Temperamentsskalen beschrieben Thomas, Chess und Birch (1980) eine Reihe von Problemkindern. Ihr "schwieriges Temperament" wurde durch Reizbarkeit, Unregelmäßigkeit, langsame Anpassungsfähigkeit, initiales Rückzugsverhalten, hohe Intensität und negative Stimmung charakterisiert. Es war mit den klinischen Auffälligkeiten häufiger Koliken, niedriger sensorischer Schwellen und nächtlichem Aufschrecken kombiniert.

Wenn durchschnittlich zu erwartende Reaktionen des Neugeborenen an seine Betreuungspersonen nicht oder nur entstellt erfolgen, wird sehr häufig auch elterliches Verhalten inadäquat. Prechtl und Beintema (1964) berichten die hohe Inzidenz von cerebral geschädigten Kleinkindern, die äußerlich normal erscheinen, aber noch vor offizieller Diagnose der hirnorganischen Beeinträchtigung bei Eltern Ärger und Zurückweisung hervorrufen. Klein und Stern (1971) wissen von einer unerwartet hohen Zahl geschlagener Kinder aus der Frühgeborenenpopulation. Klaus und Kennell (1970) schreiben dies zum Teil den emotionalen Auswirkungen zu, welche durch die frühe Trennung von Eltern und Kindern entstehen. Brazelton (1980) hebt die Effekte einer mütterlichen Depression hervor, die sich nicht selten nach der Geburt eines kranken oder behinderten Kindes einstelle. Es wird deutlich, daß solche *Risiko-Kinder* zusätzlich zu ihren neurologischen und physiologischen Problemen häufig auch mit defizi-

enten Verhaltensmustern der primären Bezugspersonen konfrontiert sind, was
den Entwicklungsverlauf weiter erschwert. Das auffällige Vorherrschen von
Hyperaktivität, temperamentsmäßiger und organisatorischer Instabilität und
die *hohe Erkrankungsrate* während der ersten Lebensjahre bei diesen Kindern
lassen sich folglich nur auf dem Hintergrund eines komplex gestörten Interaktionsgeschehens voll interpretieren. Angeborene Strukturen mit einem Potential zur Organisation von Körperbildern sind hier beeinträchtigt und werden
durch Mangel und fehlende zeitliche Abstimmung spezifisch aktivierender Reaktionen weiter belastet. Es resultieren nicht nur fundamentale Störungen im
Aufbau eines Körperselbst, sondern auch in der Errichtung stabiler Objektrepräsentanzen (vgl. Lichtenberg 1975, 1979, s.u.).

Erkenntnisse über die *Entwicklung und Stabilisierung von biologischen Rhythmen in einer epigenetischen Abfolge* rücken Zeitpunkte der Reorganisation von
physiologischen Subsystemen als Phasen einer erhöhten *Vulnerabilität* in den
Blickpunkt psychosomatischen Interesses. So können neu anfallende Entwicklungsaufgaben wie etwa Synchronisierungsleistungen durch ernsthafte psychosoziale
Belastungen nur mangelhaft erledigt werden. Es werden so *Prädispositionen* für
spätere Anfälligkeiten in einem bestimmten physiologischen Regelkreis oder
Organsystem gesetzt (vgl. Sander et al. 1976, Hofer 1981). Diese Langzeiteffekte erklären sich aber nicht nur durch die emotionalen Konsequenzen von inhaltlich spezifizierbaren Konflikten oder Mangelzuständen der Mutter-Kind-Beziehung. Sie werden auch durch einen allgemeinen Verlust an zunächst interaktiven
Kontrollmöglichkeiten über bestimmte physiologische Prozesse erzielt und stehen in besonderem Zusammenhang mit der hierdurch ebenfalls gestörten Übernahme
der Regulationsprinzipien in die eigene Zuständigkeit. Dies bedingt natürlich
noch nicht den unmittelbaren Zusammenbruch der Homöostase des Organismus, der
über selbstkorrektive Mechanismen verfügt (vgl. Emde 1981), führt aber zu
einem allmählichen Herausbilden eines rigideren und damit auch störanfälligeren Gleichgewichts (vgl. Hofer 1978, 1982). Die Erforschung psychosomatischer
Fixierungsstellen während des präverbalen Abschnitts der frühkindlichen Entwicklung sollte sich folglich nicht allein auf traumatische Ereignisse mit
ihren Auswirkungen für die weitere psychische Strukturierung beschränken,
sondern eine vorteilhafte Verbindung zu den vorgenannten sensiblen Perioden
einer physiologischen Differenzierung anstreben.

Die oben erwähnte *Interrelation* von zeitlich ausgedehnteren *Hintergrundrhythmen* wie beispielsweise des Wach-Schlaf-Zyklus mit rascheren *figurativen*

Abläufen wie etwa sensorimotorischen Bewegungsmustern während der Fütterungsszene (vgl. Sander et al. 1978) gibt eine erste Vorstellung von den komplexen Zwischenschritten, die von Störungen auf der beobachtbaren Interaktionsebene letztlich in psychosomatischen Symptomen resultierten. Auch hier ist eine klare Absage an lineare Konzepte zu erteilen, die voreilig eine Verknüpfung von intrapsychischen Konflikten mit spezifischen Krankheitsbildern vorgeben. Hingegen ist der eigenständige Beitrag der verschiedenen Untereinheiten zur typischen Gestaltung eines Krankheitsgeschehens herauszuarbeiten und Möglichkeiten des Zusammenwirkens zu benennen. Chronische Ungleichgewichte beispielsweise in der rhythmischen Organisation des Schlafes bewirken eine "interne Desynchronisation" multipler Körpersysteme, vorrangig der autonomen, sensorimotorischen und neuroendokrinen Systeme (vgl. Broughton 1975). Parasomnien wie Pavor nocturnus, Somnambulismus oder Einschlafstörungen, wie sie bei einem Teil von Kleinkindern gefunden werden, können aber wiederum typische Probleme des Übergangs aus dem Wach- in den Schlafzustand reflektieren (vgl. Anders 1982). Trennungsängste oder mangelhafte tröstende Unterstützung mögen hier eine zentrale Bedeutung erlangen. Diese Verflechtung konfliktfreier mit konflikthaften Sphären der kindlichen Entwicklung kann in Resomatisierungsprozessen beobachtet werden. Der kaskadenhafte Ablauf der einzelnen Stufen gibt somit ein trefflliches Modell für die von M. Reiser (1975) als zentral in psychosomatischen Prozessen herausgestellte Konzeption eines "internal loop" (s.o.).

6.2.2. Psychoanalytische Beobachtungsstudien zum Erwerb der Körperlichkeit

Psychophysische Forschungen zur Differenzierung der frühkindlichen Körperlichkeit sprechen für eine sukzessive Entfaltung immer komplexerer Organisationsstufen, die ihrerseits in den dramatischen Umwälzungen der Gehirnanatomie widergespiegelt werden. Sie stellen psychoanalytische Ansätze, die wie die Schule von M. Klein ein ausgeprägtes Phantasieleben und eine zumindest partielle Scheidung von inneren und äußeren Objekten bereits von Geburt an behaupten, ernsthaft in Frage. Sie lassen sich jedoch günstig mit jenen psychoanalytischen Theorien zur psychologischen Entwicklung verknüpfen, welche seelische Strukturen und Funktionen als Produkte von reifungs- und entwicklungsmäßigen Vorgängen ansehen. In ihnen erfährt körperliches Geschehen eine zentrale Würdigung. Als Grundvorstellungen lassen sich skizzieren:

- Körpererfahrungen bilden den Kristallisationskern für die Ich-Entwicklung, die in repräsentativer Hinsicht von einer gemeinsamen undifferenzierten

Ich-Es-Matrix ausgeht.
- Körperprozesse dienen als Modelle für zahlreiche Ich-Funktionen.
- Sensationen des Körper-Inneren, vor allem aber der Körper-Oberfläche führen zur Ausbildung von Körper-Grenzen und bieten eine grundlegende Möglichkeit zur Prüfung der inneren und äußeren Realität.
- Körperliche Eindrücke fügen sich zur Gesamtheit eines Körper-Selbst, welches zeitlebens Modifikationen unterworfen ist und das Selbstgefühl eines Individuums typisch mitbestimmt.

6.2.2.1. "Halten und Gehaltenwerden": Grundmodell einer bezogenen Körperlichkeit

Der von Winnicott (1965) eingeführte Begriff des *"holding environment"* beschreibt Charakteristika der frühkindlichen Betreuung durch die Mutter. Er beinhaltet nicht nur ihr tatsächliches körperliches Halten, sondern dehnt sich auf die gesamte Atmosphäre der Umgebung aus. Diese ist idealerweise so gestaltet, daß sie das volle Wohlbefinden des Säuglings garantiert, auch wenn die Mutter gerade nicht in direktem körperlichen Kontakt zu ihm steht. Die "Fähigkeit allein zu sein" ("the capacity to be alone", Winnicott 1958) in der Anwesenheit eines anderen wird so gebahnt. Die psychischen Fertigkeiten der Empathie und des Vertrauens können in dieser ersten Begegnung von Mutter und Kind erworben werden. Sie sind untrennbar mit ursprünglichen körperlichen Erlebnisweisen verknüpft und liegen in der gegenseitigen Haltesituation begründet. Typische Bewegungs- und Stellungsmuster sind hier bestimmend und legen das Fundament einer bezogenen Körperlichkeit (vgl. Kestenberg 1965a, b, 1978, Kestenberg, Buelte 1977).

Mobilität in der Haltesituation
Rhythmische Spannungsveränderungen sind grundlegende Qualitäten der Gewebeelastizität. Sie dienen der Bedürfnis- und Triebbefriedigung. Der *Spannungsverlauf* kann frei oder gebunden sein. Er kann sich durch hohe oder niedrige Intensität, durch plötzlichen oder allmählichen Wechsel und durch die Anpassung an unterschiedliche Niveaus auszeichnen. Für einen harmonischen Ablauf bedarf es der Einstimmung von Mutter und Kind in beider Bedürfnis- und Spannungslagen, was beispielhaft an der Fütterungsszene illustriert werden kann. Hier regrediert die Mutter im Dienst der kindlichen Betreuung:

Wie die Sättigung so üben auch die Saugbewegungen selbst bereits einen soporischen Effekt auf das Kind aus und können den Prozeß des Trinkens u.U. gefährden. Wegen der noch allgemeinen vegetativ-sensumotorischen Unreife des Säuglings muß die Mutter durch Streicheln, Berühren und Schaukeln einen optimalen Saugrhythmus aufrechterhalten. Die Fingerbewegungen der Mutter und das hierdurch animierte Spiel des Säuglings mit ihrer Brust und ihrem Rücken wirken beide den einschläfernden Auswirkungen der oralen Rhythmen entgegen. Sie ermöglichen die Koordination des Fütterns und Zustände des Wachseins. Finger- und Zehenrhythmus sind deshalb keine primären "Beruhiger" (pacifier), sondern spielen eine integrative und vermittelnde Rolle zwischen verschiedenen Körperteilen oder -funktionen des Kindes und der mütterlichen Fürsorge.

Je ungestörter etwa der Saugrhythmus des Babys aufrechterhalten wird, desto leichter verbleibt auch die Mutter in der Position der Regression. *Empathie* kann sich entwickeln. Im Medium des Spannungsflusses übermittelt das Baby einer einfühlsamen Mutter seine Bedürfnisse und lernt umgekehrt auch sie verstehen. Diesen grundlegenden Prozessen sind aber reifere Ich-Funktionen überlagert, über die zunächst nur die Mutter verfügt, die aber an das Kind weitergegeben werden können. Sie betreffen *Kontrollmechanismen des Spannungsflusses*. So fördert das direkte oder indirekte Herangehen an einen Ort im Raum die spätere Aufmerksamkeitszentrierung, das Hantieren mit leichten und schweren Gewichten die Intentionsbildung, die Auseinandersetzung mit den zeitlichen Größen der Beschleunigung und Verzögerung die Entscheidungsfällung.

Rhythmische Gestaltveränderungen des Körpers liegen in der Plastizität des Gewebes begründet. Sie dienen dem Ausdruck des körperlichen Selbst. Der symmetrische oder unsymmetrische *Gestaltfluß* trägt die Qualitäten des Wachsens und Schrumpfens in den Dimensionen des Weiter- und Enger-, des Länger- und Kürzerwerdens, des Hohlwerdens und Anschwellens. Das Modell des gemeinsamen Atmens in der Umarmung von Mutter und Kind verdeutlicht diese Zusammenhänge:

Die Entwicklung eines regelmäßigen Atemrhythmus beim Säugling scheint nur durch den Körperkontakt mit der Mutter zustandezukommen. Mit dem Atmen verändert sich auch die Körpergestalt. Die Parallelität des Geschehens vermittelt die globale Qualität des Zusammengehörens und Getrenntseins, wobei Einatmen die konstante Eigenschaft des Aufnehmens, Ausatmen die des Abgebens behalten wird. Die Harmonisierung der rhythmischen Gestaltveränderungen in allen Körperdimensionen schaffen einen gemeinsamen behaglichen Raum für das Atmen und ermöglichen *Vertrauen*.

Idealerweise bewirkte der Gestaltfluß ein Hineinwachsen auf angenehme, aber auch ein Wegschrumpfen von unangenehmen Stimuli. Häufiges Anpassen an die eigenen rhythmischen Gestaltveränderungen und die begleitenden der Mutter machen das Kind mit den Dimensionen und Formen beider Körper vertraut. Äußere und innere Reize strukturieren die Bilder von Fülle-Leere, Ausdehnung-Einengung, Vergrößerung-Verkleinerung. Durch korrespondierende Spannungsveränderungen variieren die Grenzen der Gestalten zwischen den Polen des freien und gebundenen Flusses.

Die Berührung des mütterlichen und des eigenen Körpers hilft in der Differenzierung der beiden Körperoberflächen. Zuhören oder Blickkontakt erleichtern die Überbrückung einer Entfernung zum geliebten Objekt. Die *sinnliche Orientierung in räumlichen Richtungen* setzt den strukturellen Grundstein für die interpersonale Holding-Situation. Wenn der Gestaltfluß sich diesem Rahmen unterordnet, ist das individuelle Vertrauen objektbezogen. Eine durchschnittliche Mutter liefert *Modelle räumlicher Konfigurationen* in der Art etwa, wie sie sich ihrem Kind nähert, es unterstützend in ihre Arme nimmt und in Umarmung hält. Frühe Positionen und Richtungen finden ihren typischen Niederschlag in späteren Körperhaltungen. Die Gestaltung des Holding-Raums durch die Eltern in Abstimmung mit dem Gesichtssinn und den angeborenen Reflexen des Kindes liefert ein Modell für die körperliche Begegnung von Partnern und steckt einen persönlichen Beziehungsrahmen ab.

Stabilität in der Haltesituation

Rhythmen des Spannungs- und Gestaltflusses können in der frühen Mutter-Kind-Interaktion aber erst dann harmonisch synchronisiert werden, wenn in der Haltesituation ein notwendiger stabiler Bezugsrahmen gegeben ist. Diesen stellt zunächst noch hauptsächlich die Mutter. Sie bedarf aber der Mitarbeit des Säuglings, der mit seiner angeborenen Ausstattung an Reflexen und Rhythmen zu einem Gelingen beitragen muß. Aus der Wechselseitigkeit von "Halten und Gehaltenwerden" resultieren schließlich die Identifikation des Kindes mit seiner Mutter und sein künftiges Selbstvertrauen und Kompetenzgefühl.

Unter der Vielfalt möglicher Haltepositionen treten zwei hervor, die Umarmung in der Fütterungssituation und das aufrechte Hochheben. Während erstere Position die Aufnahme von Nahrung fördert und eine optimale Lage für das "Füllen" des kindlichen Körpers schafft, erleichtert letztere Position das "Leeren" des Körpers. Modelle für Befriedigungs- wie für Entspannungslust werden gefunden.

Umarmung beim Füttern

Typischerweise unterstützt die Mutter hier den Kopf und die Wirbelsäule des Säuglings in einer Wiegeform. Ihr gebeugter Arm, festes Bein und gestreckter Rücken sichern einen konstanten Halt und fördern die kindliche Umklammerung. Sie ermöglichen aber auch einen flexiblen Kontakt zwischen der Vorderseite des kindlichen Körpers und ihrer Brust. Die Vorderseite ihres Oberkörpers bietet sich als elastisches und plastisches Kissen für Füttern und Atmen an. Das warme und pulsierende Gewebe erlaubt ein gegenseitiges Anschmiegen.

Die Unterstützung des kindlichen Rückens erhöht den Extensortonus und begünstigt den Entwurf von Körpergrenzen. Die frontale Körperregion hingegen ist weniger fixiert, die Grenzen hier sind fließender. Das Gefühl von einer warmen, nährenden Hülle umgeben zu sein, wird zum affektiven Kern des kindlichen Körperbildes. Die reziproke Einstimmung in die Rhythmen des Spannungsflusses und die Anpassung an sich verändernde Gestalten beider Körper können bei vorübergehenden Störungen durch das aktive Finger- und Zehenspiel wiederhergestellt werden. Drei grundsätzliche Funktionen kristallisieren sich aus dieser Situation heraus:

- die beginnende Differenzierung der Halte- und Tätigkeitsfunktion der Hand, ein spezifisch menschliches Merkmal,
- die Unterscheidung des tragenden bzw. getragenen Rückens von der beweglicheren, elastischeren Vorderseite des Körpers,
- die vitalisierende Funktion von Finger- und Zehenspiel für das Zurückgewinnen einer momentan verlorenen Harmonie zwischen Mutter und Kind.

Die drei Funktionen tragen entscheidend zur Bildung eines kinästhetischen und taktilen Körperbilds bei. Sie werden durch den zunehmenden Einfluß des Hörens und Sehens modifiziert und stabilisiert. Die gegenseitige Umarmung wird nun beherrscht durch eine visuelle Fixierung, die wiederum ihren typischen Ausdruck im sozialen Lächeln findet.

Aufrechtes Hochheben

Das Hochheben des Kindes bewirkt eine vertikale Extension der Wirbelsäule bei fixiertem Nacken und Rumpf. Die Unterstützung für den Kopf wird beibehalten, bis das Baby an den Schultern der Mutter ruht. Sie kann dann gelockert werden. Es muß jedoch stets darauf geachtet werden, daß der Kopf nicht rückwärts fällt. Ein Kontakt von Gesicht zu Gesicht wird möglich, aber auch ein Blicken in verschiedene Richtungen. Die Arme des Kindes sind um den Hals der Mutter gelegt. Ihr Atem und Herzschlag sind in dieser Haltung ideal aufzunehmen. Das Kind kann sich an ihren Körper pressen, sich aber auch von ihm zurückstemmen, sich auf die eigenen Arme stützen oder sich frei im Rumpf drehen, solange es einen sicheren Halt in seiner Beckenregion verspürt. Es sammelt so seine ersten Erfahrungen im Umgang mit der Schwerkraft.

Eine wichtige Funktion versieht das aufrechte Hochheben und Halten im unmittelbaren Anschluß an das Füttern, wenn etwa eingeklemmte Winde Verdauungsbeschwerden bereiten. Mütterliches Reiben und Pressen, begleitet vom Gegenpressen und Sichwenden des Kindes erleichtern die Elimination. Diese wird synchron mit der Extension des zuvor gebeugten Körpers erlebt. Während des

Beugens und Streckens in der aufrechten Position kann so langsam ein Gespür
für das Innere und Äußere des Körpers entstehen. Wieder lassen sich aus dem
Gesamtkontext drei Funktionen hervorheben:

- die allmähliche Differenzierung zwischen dem oberen und unteren Körperteil,
  wobei erster mehr mit einem Sich-Festhalten, letzterer mehr mit einem Sich-
  Aufrechthalten verknüpft wird,
- die beginnende Unterscheidung zwischen inneren und äußeren Drücken mit
  einem Fokus auf die Körpermitte als solide, umschließende Struktur, und den
  Nacken und Rücken als Pfeiler der Selbst-Stützung,
- die Erleichterung stiftende Funktion des Drehens, Wendens und Haltungs-
  spiels, das zunehmend von dem peripheren Finger- und Zehenspiel sich abhebt,
  das die Befriedigungslust aufrechterhält oder wiederherstellt.

Das *"holding environment"* von Mutter und Kind stellt ein *entwicklungspsycho-
logisches Paradigma für die Aneignung einer subjektiven Körperlichkeit* dar.
Es setzt zugleich ein *Modell für die affektiv-körperliche Gestaltung von Objektbeziehungen*. Es erklärt das Entstehen grundlegender seelischer Fertigkeiten wie Empathie und Vertrauen aus diesen Interaktionen. Idealerweise ist das
"Halten und Gehaltenwerden" durch ein harmonisches Gleichgewicht aus stabilen
und mobilen Momenten gekennzeichnet. Die Integration der noch ungefestigten
körperlichen Prozesse des Kindes vollzieht sich in einem einfühlsamen Zusammenspiel mit der Körperlichkeit der Mutter. Rhythmen des Spannungsflusses und
der körperlichen Gestaltveränderungen werden synchronisiert und koordiniert.
Modi der Spannungskontrolle werden erworben und bilden die Grundlage für Sicherheit und Wohlbefinden im kindlichen Erleben. Das Einüben variierender Ausdrucksformen des Körpers in Objektbeziehung und Raumgestaltung führt zu Anziehung und Behaglichkeit.

Die psychoanalytischen Beobachtungsdaten Kestenbergs lassen sich fruchtbar
mit grundlegenden neurophysiologischen Erkenntnissen über die Regulation von
Zuständen der Schläfrigkeit, der Wachheit und des sensorimotorischen Ausdrucks
in Zusammenhang bringen (vgl. Glaser 1967, 1970). Eine Sonderfunktion erfüllt
hierbei die Aktivierung des Gamma-Nervensystems (GNS), das Dehnungsimpulse aus
den Muskelspindeln der quergestreiften Muskulatur an den Hirnstamm meldet und
hier auch mit den lebenswichtigen Steuerzentralen von Atmung, Herz und Kreis-
lauf verschaltet ist. Weitere Verbindungen zu hypothalamischen und kortikalen
Zentren unterstreichen seine herausragende Bedeutung in der psychophysiologischen Konstruktion des Körperschemas. Für unsere entwicklungspsychologische
Perspektive ist von besonderem Interesse, daß die GNS-Aktivierung entlang bestimmter Körpermeridiane erfolgt (vgl. Glaser, Veldman 1966). Es besteht offen-

sichtlich eine Kontinuität der Spannungslinien zwischen bestimmten Teilen des
Gesichtes und einzelnen Fingern und Zehen. Die Aktivierung eines Abschnitts
führt aber wiederum zu Spannungsveränderungen im gesamten Meridian (vgl. Kestenberg 1978). Spezifische Berührungen entfernen Spasmen, Unbehagen, Steifheit und Schmerz. Unter dem Einfluß des GNS bewirken Dehnungen bestimmter
Körperpartien eine erhöhte Gewebselastizität, einen freieren Bewegungsablauf,
größere motorische Ausdruckskraft, tiefere und ruhigere Atmungsmuster und ein
Gefühl des "Aus-sich-Herauswachsens", das Glaser (1970) als "Transsensus" bezeichnet. Die große Nähe der beiden *Grundstimmungen des Wohlbehagens* und *des
Transsensus* wird deutlich, wenn man sich nochmals vor Augen führt, welch überragende Rolle die mütterlichen Aktivitäten des Wickelns, Badens, Reinigens,
Massierens, Fütterns und Wiegens, die ja alle eine kontinuierliche Stimulation des GNS bedeuten, für das Befinden des Säuglings in den entscheidenden
Augenblicken des "Holding and being held" spielen:

"Wohlbehagen und Transsensus, verbunden mit den Gefühlen des elastischen
Streckens und Zusammenatmens im gegenseitigen Halten und Berühren, umgeben
das Körperschema des Kindes wie eine affektive Schale" (Kestenberg 1978, S.70,
e.Ü.).

Konsequent definiert auch Glaser 'Transsensus' als eine affektive, präverbale
Repräsentanz, die eine ausdrucksvolle Bewegung begleitet. Er betont, daß die
Rhythmen des Atmens und Transsensus analog der Veränderungen in der körperlichen Bezogenheit der beiden Partner variieren.

6.2.2.2. "Trennung - Individuation": Entwicklungsfolie der körperlichen Differenzierung

Im *Modell der Trennung - Individuation* M. Mahlers lassen sich zahlreiche Erkenntnisse J. Kestenbergs über den Erwerb einer frühkindlichen Körperlichkeit
unter einer neuen Perspektive aufnehmen und fortführen. Während bei ihr grundsätzliche Organisationsfunktionen in interaktioneller Abstimmung betont werden, treten bei Mahler mehr die intrapsychischen Folgen dieser psychosomatischen Erfahrungen im Zusammenhang entscheidender Entwicklungsaufgaben hervor.

In der normalen *autistischen Phase* besitzt die Welt der inneren Körperstimuli
ein deutliches Übergewicht im Entwicklungsgeschehen. Ein angeborener Reizschutz trägt zur Aufrechterhaltung eines optimalen Spannungsniveaus bei. Es
besteht zwar von Anfang an eine Objektbezogenheit auf instinktmäßiger Basis,
welche das homöostatische Gleichgewicht des Körperinneren garantiert, doch
noch keine psychische Repräsentation dieser Bezogenheit. Mannigfaltige Reize

dienen als vorübergehender Fokus der Aufmerksamkeit und stellen eine fluktuierende, aber konkrete Definition des Körpers dar. Blick (1968) bezeichnet diese beobachtbare momentane Faszination durch ein Licht, eine Stimme, einen Geruch oder ein anderes sinnliches Erlebnis am eigenen oder am mütterlichen Körper als "*adhäsive Identifikation*", die für wenige Augenblicke einen Zusammenhalt der ungeordneten körperlichen Erlebniswelt erlaubt.

Die beginnende Verlagerung des Wahrnehmungsschwerpunkts von inneren Körperprozessen an die Oberfläche des Körpers leitet zur normalen *symbiotischen* Phase über; doch erst, wenn das Kleinkind imstande ist, zuversichtlich auf Befriedigung zu warten, läßt sich von einer beginnenden Ich-Organisation und korrespondierend von einem symbiotischen Objekt sprechen. Der angeborene Reizschutz wird durch einen symbiotischen Reizschild effektiver abgelöst. Innerhalb seiner schützenden Hülle vollzieht sich nach Mahler das grundlegende Erleben einer *"halluzinatorisch-illusionären somatopsychisch-omnipotenten Fusion"*.

Hier versieht die Mutter die primäre Aufgabe der empathischen Interpretation der verschiedenen Körperzustände des Kindes, der sinnlichen Be-deutung seiner einzelnen Körperzonen und der beginnenden Verknüpfung sprachlicher Laute und Zeichen mit seinen affektiv-körperlichen Eindrücken. Die psychischen Erfahrungen, welche später bestimmte physische Funktionsweisen repräsentieren werden, bedürfen einer spezifischen zeitlichen Stimulierung, erfolgen also in einer wiederholten S-R-Konditionierung. Es entstehen frühe Engramme von körperlichen Erfahrungen wie taktiler Stimulation, Hunger, Blasen- und Darmvorgänge, Zustände der Aktivität und des Schlafens. Sie werden gemäß der Pole von Bedürfnis und Befriedigung fixiert, aber noch dem *Grundprinzip der Sicherheit* untergeordnet. Die fragmentarischen Körpererfahrungen lassen sich im Anschluß an Glover (1956) auch als "Ich-Es-Kerne" verstehen, die sowohl ein infantiles Bedürfnis als auch den in der Befriedigung involvierten Körperteil repräsentieren.

Ein optimaler Verlauf der symbiotischen Phase führt zu zwei grundlegenden intrapsychischen Strukturen, die als wesentliche Komponenten in ein Körperselbst eingehen und ein psychosomatisches Identitätsgefühl auch für die weiteren Entwicklungsphasen prägen. Der Wechsel von der vornehmlich propriozeptiv-enterozeptiven Besetzung zur sensoriperzeptiven Besetzung der Körperperipherie und die Ablenkung destruktiver Impulse über die symbiotischen Systemgrenzen hinaus durch Externalisierung und Projektion stellen hierbei die entscheidenden Vorbedingungen dar. So fügen sich die inneren Empfindungen des Kleinkinds zu einem *körperlichen Kern des Selbst* zusammen, wobei dessen

Differenziertheitsgrad von der empathischen Vorstrukturierung durch die Mutter und dessen affektive Tönung von ihrer bereitwilligen und bestätigenden Annahme abhängen. Um diesen Selbstkern, den Greenacre (1960) als Zentrum eines globalen Körperbewußtseins ansieht, kristallisieren sich weitere Selbstbilder. Die Außenwahrnehmungen hingegen tragen mehr zur Konturierung des entstehenden *Körperselbst* bei. Grenzziehungen werden zunächst als noch zusammenfallend mit dem symbiotischen Reizschild beurteilt. Ein eigenes Gefühl für Körpergrenzen entwickelt sich aber nicht isoliert, sondern in Abhängigkeit von unterschiedlich ausgeprägten Spannungszuständen des vorgenannten körperlichen Kerns:

- Zustände fehlender oder niedriger Spannung liefern einen primitiven, häufig noch magischen Bezugsrahmen von Raum-Zeit-Kausalität.
- Zustände hoher Spannung führen bei einer vorübergehenden Abwesenheit des befriedigenden Objekts zu einem wachsenden Bewußtwerden des getrennten Selbst, bei einer anhaltenden Unerreichbarkeit des geliebten Objekts zu defensiven Spaltungsoperationen, die u.a. zu einer verfrühten Bildung von rigiden Körpergrenzen führen.
- Zustände mäßiger Spannung errichten ein realistisches Kontinuum von Bedürfnis und Befriedigung und ermöglichen eine adäquate Bildung von flexiblen Körpergrenzen.

Die zwei Arten intrapsychischer Strukturen der *inneren Differenzierung* und der *äußeren Demarkation* bilden nach Spiegel (1959) den fundamentalen Bezugsrahmen der Selbstorientierung. Sie machen die Unterscheidung von "contents" und "container" nach Bion (1970) auch in einem entwicklungspsychologischen Kontext annehmbar.

Die Nähe zu den fundamentalen Prozessen des rhythmischen Spannungs- und Gestaltflusses bei Kestenberg ist offensichtlich (s.o.).

In der anschließenden *Phase der Differenzierung* werden beide Strukturen weiter ausgebaut und überformt. Die typischen Kontaktformen beschränken sich nicht mehr ausschließlich auf ein "einheitliches Situationserlebnis" (Spitz 1965), in dem Mund-Hand-Innenohr-Haut des Kindes mit dem visuellen Eindruck des mütterlichen Gesichts verschmelzen. Die Reifungsschritte des Wahrnehmungssystems verraten Wachheit, Ausdauer und Zielgerichtetheit. Sie erlauben ein aktives Erforschen des mütterlichen und des eigenen Gesichts, eine Präzisierung dieser Eindrücke durch Wegstemmen des Oberkörpers von dem der Halt gewährenden Mutter und schließlich auch einen neugierigen Blick über den sicheren Horizont der mütterlichen Umarmung hinaus in die nahe Umgebung. Manuelle, taktile und visuelle Sensationen vermitteln unterschiedliche Bilder vom eigenen und dem mütterlichen Körper. Eine differentielle Begegnung mit lebenden und unbelebten Objekten schlägt sich in eher affektiven Einheiten einerseits und eher reflexgeleiteten sensorimotorischen Schemata andererseits nieder. Zunächst durch die Mutter und schließlich selbstinitiierte lustvolle Versteckspiele erhöhen das Bewußtsein der körperlichen Trennung, erlangen aber ihren entwicklungsfördernden Wert erst durch eine zuverläßige körperliche Wiedervereinigung. Das probeweise Aufgeben der Haltesituation im Herabgleiten aus dem mütterlichen Schoß leitet zur nächsten Subphase über.

Eine weitere rasche Körperdifferenzierung von der Mutter, vor allem eine selbstgelenkte Bildung von Körpergrenzen, ermöglicht durch ein spezifisches emotionales Band zur Mutter (s.o.) und gestützt auf mittlerweile gereifte autonome Ich-Apparate der Motorik bestimmen die charakteristische Aneignung einer subjektiven Körperlichkeit während der *Übungsphase*. Diese gliedert sich in einen Abschnitt des noch gestützten Krabbelns, Kletterns und Schreitens und einen des freien aufrechten Gangs.

Das Kleinkind drückt Vergnügen im aktiven Gebrauch des ganzen Körpers aus. Es entwickelt ein wachsendes Körperbewußtsein für Grenzen, Einzelteile und Funktionen, während es seinen Körper ansieht, ihn befühlt, benützt, mit seinen Händen spielt, an seinen Daumen und Zehen lutscht und sich gegen die ungewohnte Schwerkraft, die ja früher durch die mütterliche Unterstützung aufgehoben war, im Raume bewegt. Allmählich integriert es dieses Bewußtwerden mit der Wahrnehmung innerer Körperempfindungen, vor allem wenn es lernt, mit Hilfe der Mutter einzelne Körperteile zu benennen und zentrale Körperzustände zu verstehen. Die passive Befriedigung körperlicher Befürfnisse in enger Nähe zur Mutter während früherer Entwicklungsabschnitte ist jetzt durch den aktiven Gebrauch des Körpers und durch die selbständige Suche nach Lust erweitert. *Körperliche Subjektivität* ist eine *vorrangige Quelle narzißtischer Bestätigung*. Während sich das Körperselbst in den vorangehenden Phasen in handlungsgebundenen, präverbalen, sensorimotorischen und sinnlich-affektiven Schemata formte, erlaubt die kognitive Entwicklung des Kleinkinds zur Zeit der *Wiederannäherungsphase* die Transformation dieser körperlichen Erlebniszustände in bild- oder zeichenhafte Repräsentanzen. Der Körper läßt sich fortan als Gegenstand einer intrapsychischen Reflexion vorstellen und in weitere Phantasiesysteme einbeziehen. Ein *prinzipieller Unterschied zwischen gelebter, verspürter* und *gedachter, symbolischer Körperlichkeit* wird gesetzt, die Dimension der realen Gewißheit durch eine der phantastischen Flexibilität erweitert und erstmals die *Beziehung von Körpersubjekt und Körperobjekt* definiert.

Die normale Übernahme des Körpers in den eigenen Besitz, das Betonen der seelischen *und* körperlichen Autonomie unterliegen aber denselben Herausforderungen der Wiederannäherungskrise, wie sie für die Entwicklung der Affektivität beschrieben worden sind. Die Körperlichkeit wird unversehens zum primären Schauplatz von obligatorischen Ambivalenzkonflikten, aggressiven Auseinandersetzungen und schmerzlichen Affektdramen. Die gefundenen Lösungen für diese entscheidende narzißtische Bedrohung drücken sich selbstverständlich auch in den körperlichen Modi aus, die Kohäsion der Selbstorganisation zu erhalten. Sie prägen die Art, wie das heranwachsende Individuum künftig *"in seinem Körper leben"* wird, wie es sich in dem Spannungsverhältnis von Körpersubjekt und Körperobjekt konstituiert. Sie begründen Ideale seiner Körperlichkeit und setzen einer vollen sinnlich-affektiven Erlebnisfähigkeit verbietende Schranken.

Aus den geschilderten Trennungs- und Individuationsprozessen lassen sich auch unterscheidbare *Entwicklungsstufen einer körperzentrierten Realitätsprüfung* ableiten. Einzelne psychische Operationsniveaus mit Testkriterien für ein körperliches Realitätsgefühl, aber auch *Strategien der Spannungsregulierung* können benannt werden.

Nach Lichtenberg (1978) kennzeichnet ein *erstes Stadium* eine *fragmentarische psychische Erlebnisform des Körpers* und besitzt sein Testkriterium in der *Intensität einer körperlichen Erfahrung*. In diesem Entwicklungsabschnitt - er umfaßt die normale autistische und Teile der symbiotischen Phase - ist "Realität" eine direkte Reflexion der konkreten Erfahrung hinsichtlich ihrer Intensität, Lebhaftigkeit und sensorischen Klarheit. Störungen einer psychophysischen Homöostase resultieren in einer intraorganismischen Intensivierung, Verringerung oder Unterbrechung der allgemeinen Reagibilität. Die Regulierung ist beeinflußt von der Intensität und Zeitspanne der Reizlage. Heftiges Schreien oder ein Rückzug in Form von Abwendung, Sättigung, Ermüdung und Einschlafen sind elementare Reaktionsmöglichkeiten. Während in den ersten Lebensmonaten starke und lange Stimulierung meist zu Schlaf führt, herrscht in späteren Zuständen naher Desorganisation eher Müdigkeit als sofortiges Einschlafen vor. Es ist zu vermuten, daß in diesen frühen Regulationsmechanismen ein Kern für die späteren komplexeren Abwehrformen der Vermeidung und Verleugnung liegt (vgl. Aleksandrowicz 1977). Die Modulation des Spannungsverlaufs ist als schnell ansteigender Gradient mit spontaner Entladung zu beschreiben (vgl. Greenacre 1958a, b).

Ein *zweites Stadium* kennzeichnet eine *kohärentere psychische Erlebnisform des*

Körpers und besitzt seine Testkriterien in der *Demarkation der Körpergrenzen* und der *Definition des inneren Körperzustands*. Es umfaßt Teile der symbiotischen, Differenzierungs- und Übungsphase. Entwickelte Ich-Fähigkeiten der Wahrnehmung wie Beobachten, Probieren und Kontrollieren verdeutlichen das adaptive Bestreben, verfügbare Befriedigungsmöglichkeiten zu erreichen. Dies bedeutet den Test der externen Welt nach dem "realen", aktuellen Objekt und den der internen Welt nach dem "realen" Zustand der Bedürfnisse. Das Moment der Vorhersagbarkeit und das automatische Bewußtsein der Zusammengehörigkeit von Körpersensationen, -funktionen und -teilen werden langsam in ein Körperschema integriert. Während der Spannungsanstieg im ersten Stadium ein rasches Verlassen des psychischen Feldes zur Konsequenz hatte, erfolgt nunmehr lediglich eine unvollständige Trennung des Kindes von den Objekten der Umgebung und gestattet das Verbleiben in einem psychischen Reservat. Der grundlegende Mechanismus der Spaltung ermöglicht das Auftreten der Abwehroperationen der Projektion und Introjektion.

Ein *drittes Stadium* kennzeichnet die Entwicklung zu einer *reifen körperlichen Erlebnisform* und besitzt sein Testkriterium in der *Selbstkohäsion*. Das integrierte Gefühl eines inneren und äußeren Körpers stellt den Wendepunkt für die zahlreichen Diskriminationen im Verarbeitungsprozeß der Realität dar. Erfahrungsaspekte, die relativ frei von Körperaktivität und Bedürfnislage sind, können hinzugewonnen werden. Sexuelle Identität und körperliche Integrität nehmen eine Sonderstellung in der Einschätzung der Körperoberfläche ein. Ein gereiftes neuromuskuläres System, eine neue Balance der Extremitäten und die Beherrschung der Sphinkterfunktionen lassen bald ein zunehmendes Moment des Aufschubs im Spannungsverlauf erkennen. Parallel entstehende geistige Funktionen, neue Denkmöglichkeiten, Selbsterforschung, Phantasie- und Gedächtnisleistungen stehen in direktem Zusammenhang zu diesem Vermögen.

Wenngleich diese drei Stadien eine Zuordnung zu Entwicklungsabschnitten der frühkindlichen Trennungs- und Individuationsprozesse erlauben, so ist zu bedenken, daß das *Körper-Selbst als dynamisches Konzept* eine *lebenslange Beeinflußbarkeit* beinhaltet. Die drei Testkriterien einer körperlichen Realitätserfahrung und korrelierte Modi der Spannungsregulierung bilden ein stets verfügbares Reaktionsrepertoire. So ist es auch verständlich, wenn nach einer wachsenden ersten Kontrolle über die wichtigsten Körperaktivitäten Zeiten einschneidender biologischer Umwälzungen wie beispielsweise Pubertät (vgl. Shonfield 1969, Kestenberg 1975, Blos 1979) oder Erwachsenenalter (vgl. Colarusso, Nemiroff 1981), die mit der Veränderung einer gewohnten Körperlichkeit und mit dem Auftreten neuer somatischer Manifestationen einhergehen, krisenhafte Gefährdungen der Selbst-Kohäsion und damit auch des Körper-Selbst mit sich bringen können. Eine neue körperliche Identität muß oft erst in mühsamen Übungsschritten wiedererworben werden.

6.2.2.3. "Organ-Objekt-Bilder": Sinnliche Brücken zur Aufrechterhaltung einer kontinuierlichen psychosomatischen Integrität

Die Beziehung zwischen Mutter und Säugling vollzieht sich im Medium eines körperlich-affektiven Kontakts. Das empathische Zusammenspiel führt über eingeübte Modi der Spannungsregulierung zur Errichtung eines körperlichen Persönlichkeitskerns beim Kind. Das gemeinsame Erleben gestalthafter Wandlungen in der körperlichen Begegnung bewirkt erste Konturen eines Körperäußeren. 'Kern' wie 'Kontur' bilden grundlegende Elemente der *"primären Identität"* (vgl. Lichtenstein 1964), welche in erster Linie die psychosomatische Integrität der Mutter widerspiegelt und als solche noch keine vorstellungshafte Repräsentation erzielt. Erst das Verlassen der symbiotischen Beziehungsform ermöglicht die allmähliche Übernahme und Integration der beiden Grundstrukturen in ein kohäsives Körperselbst. Dieses ist durch klare Körpergrenzen ausgezeichnet und dokumentiert die existentielle Trennung vom primären mütterlichen Objekt. Fortan lassen sich körperliche Erfahrungen mehr in Bildern des *Körperäußeren* bzw. der *Körperoberfläche* oder mehr des *Körperinneren* anordnen, wobei stets ein *dynamischer Zusammenhang* zwischen beiden Polen bestehen bleibt. Die Sonderstellung der Körperoberfläche in der reifenden Realitätserkenntnis, und hierin in der Abgrenzung von Innen und Außen, ergibt sich aus ihrer Eigenschaft, die unmittelbare Kontaktzone zum geliebten Objekt darzustellen, der eigenen und fremden Berührung direkt und vergleichend zugängig und für das Auge erreichbar zu sein. Nur konsequent finden die Klarheit des körperlichen Interaktionsgeschehens und die Eindeutigkeit der Selbsterfahrung leichter Eingang in bedeutungsvolle Engramme des Körperschemas. Ihre Anschaulichkeit erlaubt später die einfachere Eingliederung in andere erworbene Symbolsysteme. Andererseits hebt schon Freud (1895) hervor, daß innere Wahrnehmungen fundamentaler und durch das Diktat der Bedürfnisse elementarer als äußere seien. Die Intensität der inneren Reizlage, verstärkt noch durch eine eventuelle Befriedigungsverzögerung, dient aber wiederum einer äußeren Grenzziehung. Der Zusammenhang zwischen Innerem und Äußerem des Körpers wird noch weiter unterstrichen, als innere Körperempfindungen nur dann einen entwicklungsmäßigen Sinn erlangen, wenn eine Beziehung zu bedeutungsvollen Ausdrucksformen des Körperschemas hergestellt werden kann. Auf diesen Sachverhalt macht bereits

Schilder (1935, S. 104/105) aufmerksam.

Die Erschließung der Körperoberfläche, vor allem die phasengerechte Integration der erogenen Zonen unterliegt weitgehend der Einfühlsamkeit der Mutter. Die zusätzliche Möglichkeit einer individuellen Aneignung durch neugieriges Erforschen und einer tröstenden Eigenstimulierung in Abwesenheit des geliebten Objekts unterstreicht aber den offensichtlichen *Selbstaspekt der Körperhülle*. Das Körperinnere hingegen meldet sich mehr in Form von Bedürfnissen, deren differentielle Deutung und adäquate Befriedigung fast ausschließlich von der bereitwilligen Unterstützung der Mutter abhängig ist. Der augenscheinliche *Objektaspekt des Körperinneren* überrascht folglich nicht. Durch ein sich weitendes *Bewußtwerden der Körperöffnungen*, die zwischen inneren Körperräumen und der Außenwelt vermitteln, gelingt die Angleichung beider Standpunkte (vgl. Hägglund, Piha 1980). Ein höher entwickeltes kognitives Niveau, das bereits die Zusammenschau komplexerer Handlungsschritte erlaubt und über Anfänge einer Objektpermanenz (vgl. Piaget 1976, s.o.) verfügt, ermöglicht den phantasiemäßigen Zugriff auf die bislang noch weitgehend objektbestimmten inneren Körperräume. Das Üben der in enger Nachbarschaft zu den Körperöffnungen liegenden muskulären Funktionsapparate gestattet zudem einen größeren Einfluß auf die Spannungsregulierung interner Körperbedürfnisse.

Dieses *Wechselspiel von Körperoberfläche und Körperinnerem in seinen Selbst- und Objektaspekten* vollzieht sich erstmals entscheidend im Rahmen der *frühkindlichen Trennungs- und Individuationsprozesse* nach der normalen Symbiosephase. Es wird auch in den weiteren Perioden der psychophysischen Entwicklung neu belebt. Es führt hier zu phasentypischen Bereicherungen des Körperschemas. Die frühen Mutter-Kind-Interaktionen liefern Modelle der körperlichen Erfahrungsweise, die wiederum Anstoß zur Differenzierung der entstehenden Repräsentanzenwelt geben. Kestenberg (1971) argumentiert:

"Durch sukzessive Phasen der Trennung - Individuation formt das Kind Selbst- und Objektrepräsentanzen aus den Bildern des eigenen und des mütterlichen befriedigenden Körpers" (S. 216, e.Ü.).

Es lassen sich in ihrer Arbeit Querverbindungen zur libidinösen Entwicklungsreihe kennzeichnen. Spezifische Körperbilder auf der oralen Stufe, die ja noch voll die ersten Entwicklungsabschnitte bei M. Mahler abdeckt, und auf den folgenden bedeuten aber nicht die versteckte Wiedereinführung der auf diesem Wege nicht lösbaren Spezifitätshypothese der klassischen Psychosomatik. Vielmehr sind sie als kontinuierliche Überformungen der in den ersten Lebensmonaten der

Mutter-Kind-Beziehung errichteten Grundstrukturen des körperlichen Kerns und
der primären Konturierung des Selbst (vgl. Spiegel 1959, s.o.) zu verstehen.
Die triebmäßigen Anteile signalisieren die Ablösung des Sicherheitsprinzips
durch das Prinzip von Lust und Unlust. Sie stellen eine wesentliche Quelle der
Stabilisierung fundamentaler psychophysischer Regelkreise dar (vgl. Marty 1968a)
und bieten Möglichkeiten der Kompensation von früheren Störungen. Sie formen
ferner ein Potential für die bildhafte oder symbolische Darstellung der jeweils
involvierten Körperprozesse, bergen aber auch die Gefahr der Hereinnahme von
physentypischen Triebkonflikten in die subjektive Körperlichkeit.

Nach Kestenberg (1971) wird die ursprüngliche Union von Mutter und Kind zu Beginn einer jeden weiteren Entwicklungsphase in einer jedoch unterschiedlichen
Gestalt wiederholt. Zu Ende eines Abschnitts treten neue Trennungs- und Individuationsmodi auf. *Archaische Körpererfahrungen und Ausdrucksformen erweisen
sich hierbei als die Konsequenzen der Trennung von mütterlichen Objektbildern,
gemäß der zugrunde liegenden intrinischen Einheit von Organ und Objekt.* Als
symbiotische Bande können sie bis ins Erwachsenenalter aufrechterhalten werden.
Sie garantieren *Gefühle der Integrität und Kontinuität auch in Momenten eines
persönlichen Verlusts.* Die notwendige Aufgabe einer phasentypischen Lustgewinnung an einem Organ durch ein befriedigendes Objekt läßt aber folgende Auswege
erkennen:

- die Ersetzung der verlorenen Einheit von Organ und Objekt durch eine neue
  Einheit, jedoch geringeren symbiotischen Ausmaßes,
- die Errichtung von symbiotischen Banden, welche Organ und Objekt erneut verknüpfen, durch solche 'Brücken' wie Körperprodukte, veränderte Körperfunktionen, äußere Besitzstücke oder andere Personen, welche in der jeweiligen
  Beziehungsform von Mutter und Kind mit eine affektiv bedeutsame Rolle spielten.

Da die phasentypischen Modifikationen der beiden Grundstrukturen der subjektiven Körperlichkeit als feste Bestandteile des Körperschemas beibehalten werden
und typische Einstellungen zum eigenen und dem Körper anderer Leute prägen,
seien die einzelnen Körperbilder entlang der libidinösen Entwicklungsreihe
kurz skizziert (vgl. Kestenberg 1971).

Jede libidinöse Phase ist durch einen vorherrschenden Organmodus, eine zonenspezifische Lust und einen phasentypischen Kontakt mit dem Triebobjekt gekennzeichnet. Hieraus entwickelt sich zunächst ein globales vereintes Organ-Objekt-
Bild. Erst gegen Ende eines Abschnitts differenziert es sich in neue Gestalten
von Subjekt- und Objektrepräsentanzen. Das im Mittelpunkt des jeweiligen Interaktionsgeschehens stehende Organsystem bestimmt nicht nur Aktivität und Passi-

vität des Triebziels, sondern formt auch ein typischen Körperbild aus.

Während der frühen *oralen* Phase verschmelzen Milchfluß und Saugrhythmus zu einem diffusen oralen Bild der Mutter. Seine raschen Oszillationen erlauben nur die Ausbildung von sehr verschwommenen Körpergrenzen. Die Öffnung des oralen inneren Raums stellt einen ersten Kontakt zur äußeren Welt her. Inkorporierte Inhalte sind weich, fließend, wenig differenziert. Erst die Einführung festerer Speisebrocken, das Aufkommen des Beißrhythmus ermöglichen Gefühle der Verschiedenheit und erhöhen die Klarheit von Körpergrenzen. Milch und Nahrung können als Brücken zwischen der "Urhöhle" (Spitz 1955) und der fütternden Mutter assoziiert werden. Als Erben der ursprünglichen symbiotischen Dyade von Mutter und Kind halten sie die Integrität des oralen Organ-Objekt-Bildes aufrecht. Ihre funktionale Einheit kommt besonders in Momenten der Trennung zum Tragen.

In der *analen* Phase gewinnt das stehende Kind eine neue Einheit seines Körperselbst. Es wird zu einem eigenen Zentrum der Schwerkraft. Sein Körper nimmt stete, gerichtete und feste Konturen an.

Das Tragen des Eigengewichts fördert seine Identifikation mit der Mutter, die es hielt und vor Fallen schützte. Seine Vertikalität schafft eine neue räumliche Perspektive, die durch den Erwerb der Lokomotion noch geweitet wird. Im Üben intentionaler Trennungsspiele konstituiert sich allmählich auch die Vorstellung von der Mutter als eigenständigem Wesen. Die "Urhöhle" dehnt sich nach unten aus. Ihre Inhalte gehören nun zum Kind. Der anale Rhythmus des Zurückhaltens und Ausstoßens verleiht dem funktionalen Körperbild des analen Kindes einen phasenspezifischen Gefühlston von Selbständigkeit und persönlicher Wichtigkeit. Abgegebene "Produkte" sind die ersten Objekte, die außerhalb des Körpers gemeinsam mit der Mutter geteilt werden. Sie stellen magische Signale dar, welche die Mutter herbeizitieren und die Organ-Objekt-Einheit wiederherstellen. Unbehagen oder Schmerzen des Toilettentrainings verleiden die anale Sinnlichkeit und führen zu häufigen aggressiven Auseinandersetzungen, welche sich wiederum in einer klaren Trennung von Selbst- und Objektbildern ausdrückt. Die Übernahme mütterlicher Funktionen erhöht die eigene Unabhängigkeit.

Der Rhythmus des frühen Laufens findet seine Parallele im rhythmischen Fließen des Urins. Wenngleich die *urethrale* Phase anale wie genitale Abschnitte überdeckt, übt sie einen eigenständigen Einfluß auf das Erleben des Körpers aus. Das Körperbild erlangt eine gewisse Fluidität, die Körpergrenzen werden wieder unbestimmter. Die neu gewonnene Mobilität bedroht ein während der analen Phase errichtetes stabiles Gleichgewicht und setzt das Kleinkind möglichen Stürzen und Verletzungen aus. Das Wegeilen von der Mutter birgt somit weitere Gefahren von Trennung und Verlust. Wenn das Kind selbst noch nicht imstande ist, sich aus einer Bewegung heraus abzubremsen, bedarf es des festen mütterlichen Körpers, der seinen mobilen Körper auffängt und seine bedrohte Integrität wiederherstellt. Das Gefühl der Vereinigung belebt alte Organ-Objekt-Bilder innerhalb eines neuen Bezugsrahmens des "Ineinanderfließens". Die Furcht vor einer passiven Aufgabe aber, vor einem vorübergehenden Verlust der schon erworbenen Körpergrenzen und die baldige Erkenntnis, daß die Mutter den Urin nicht unbedingt als Geschenk annimmt, stimulieren das Kind, wieder die Eigeninitiative zu ergreifen. Es lernt seine Bewegungen besser zu koordinieren, Beschleunigung und Verzögerung aufeinander abzustimmen und in selbstgewählten, aber akzeptierten Augenblicken seinen Urin zu lassen. Sein funktionales Körperbild erhält so eine selbstbewegende und zielgerichtete Komponente. Es beinhaltet eine klare Unterscheidung von Vorder- und Rückseite des eigenen und mütterlichen Körpers, die mit einem spezifischen emotionalen Wert bedacht sind. Sein Selbstgefühl trägt in Abgrenzung zur früheren mütterlichen Steuerung Züge von Leistung und Eigeninitiative. In längeren Trennungsphasen von der Mutter oder zu Zeiten einer verspürten emotionalen Vernachlässigung kann Einnässen aber als Brücke zur Mutter dienen, mit dem Wunsch die alte Einheit mit ihr wiederherzustellen.

Die schon während der urethralen Phase geweckte Lust an den Genitalien wird in der anschließenden *phallischen Phase* weiter zentriert. Mit Bezug auf die ödipale Situation wird die Unterteilung in einen inneren-genitalen präödipalen und einen äußeren-genitalen phallisch-ödipalen Abschnitt nahegelegt (vgl. Kestenberg 1975).

Während der *inneren genitalen Phase* müssen prägenitale Triebkomponenten und zonenspezifische Körpersensationen in die dominante Form einer inneren Genitalität integriert werden. Diese Entwicklungsaufgabe kann aber nur erfüllt werden, wenn das Kind eine relativ ungestörte Organ-Objekt-Einheit in ihren prototypischen Ausprägungen der Fusion, Stabilität und Fluidität erlebte und zugleich Möglichkeiten der weiteren Individuation entwickelte. Es ist nunmehr auch kognitiv imstande, sein Körperinneres in bildhaften, oralen, analen und urethralen Repräsentanzen zu strukturieren und in Phantasien auszugestalten. Das Verschwinden von Nahrung im Körper und das Wiedererscheinen in Form von Exkrementen und Sekreten rücken das Körperinnere ins Zentrum der kindlichen Neugierde und unterstreichen seine kreative, verwandelnde Funktion, die eine Identifikation mit der Mutter fördert. Das Kind bemerkt aber auch, daß andere Körper-

empfindungen, lustvolle rhythmische Kontraktionen in der Beckenregion nicht mit
sichtbar auftretenden "Produkten" verknüpft sind. Erste phantastische Vorstellungen über das Austragen und Gebären eines Babys werden bei Jungen und Mädchen
initiiert. Doch nach Erikson (1970) und Kestenberg (1975) zeichnen sich schon
sehr bald geschlechtstypische Sozialisationsunterschiede in der Wahrnehmung
viszeral-genitaler Sensationen und der Fähigkeit zu Intuition und Empathie ab.
Die insgesamt noch sehr verschwommenen, aber mächtigen innergenitalen sensorimotorischen Empfindungen verlangen nach einer Differenzierung und Bestätigung
durch die Mutter. Sie erwecken das Bedürfnis nach einem Genitalorgan, welches
diese Vereinigung mit dem primären Objekt bewerkstelligen könnte. Penis und
Klitoris scheinen hierzu geeignet. Die präödipalen Wünsche nach einem Baby ordnen sich den Phantasien einer phallisch-genitalen Union mit dem ödipalen Objekt unter.

In der *äußeren-genitalen phallisch-ödipalen Phase* vollzieht sich durch die Zentrierung auf die sichtbaren Geschlechtsmerkmale eine scharfe Markierung zwischen Innen und Außen. Sie erhöht die Festigkeit der Körpergrenzen, untermauert aber auch die offenkundige Trennung von der prägenitalen Mutter. Penetrationsphantasien kanalisieren nicht nur heftige Aggressionen wegen des verlorenen Zugangs zum mütterlichen Körper, sondern auch sinnliche Wünsche nach der
Schaffung einer neuen Organ-Objekt-Einheit. Das Erkennen der besonderen Beziehung zwischen Vater und Mutter bedeutet jedoch die Konfrontation mit Verboten
einer stärkeren Autorität, die eine körperliche Kontaktaufnahme zur Mutter zu
einem gefährlichen Unternehmen machen und mit dem Verlust des emotional hochbesetzten Sexualorgans ahnden würde. Kastrationsangst folgte entwicklungsmäßig der Furcht vor einer Zerstörung der ursprünglichen symbiotischen Beziehungsformen von Mutter und Kind. Um seine körperliche Integrität zu bewahren, muß
das Kind auf den Phallus als konkrete Brücke zum Körperinneren der Mutter verzichten. Auch die während masturbatorischer Spiele wachgehaltenen sexuellen
Phantasien unterliegen bald einer Verdrängung. So wird auch diese sinnliche,
wenngleich nur vorstellungshafte Brücke zum Liebesobjekt aufgegeben. Die Trennung spiegelt sich wider in der erfolgreichen Ausdifferenzierung eines Über-Ichs
aus dem Ich. Gefühle der Einheit von Ich und Über-Ich wurzeln aber in früheren
emotionalen Ichzuständen der ehemaligen Organ-Objekt-Einheit. Mangelnde Selbst-Achtung und Schuldgefühle bei Verstößen gegen Verbote des Über-Ichs erhalten
ihre schmerzliche Note aus den Erinnerungen an vergangene Objektverluste.

Für eine *allgemeine psychosomatische Diskussion* ist wichtig, daß die Mutter
während der prägenitalen Phasen in die totale körperliche Funktionsweise des

Kindes miteinbezogen ist, selektiv Körperzonen stimuliert und diese zum Zentrum einer direkten interpersonalen Auseinandersetzung macht. Es entfalten sich charakteristische Gestalten oral-, anal- und urethralzentrierter Organ-Objekt-Bilder mit einer nachfolgenden Ausformung typischer Selbst- und Objekt-Repräsentanzen. Der körperliche Kontakt erreicht seine höchste sinnliche und affektive Intensität auf der oralen Stufe, wird sukzessiv zurückgedrängt, bis er auf der phallischen Stufe einem väterlichen Verbot weichen muß. Wenngleich reifungsmäßige Determinanten dieses "Desomatisierungsprozesses" entscheidend sind, dürfen gerade in der individuellen Ausgestaltung infantiler Sexualität, in der subjektiven Aneignung eines "libidinösen" Körpers Sozialisationsfaktoren nicht übergangen werden. Die originalen Lustqualitäten der dominanten Zonen und phasenspezifischen Objekterfahrungen gehen freilich verloren. Zurück bleiben affektive Spuren der ursprünglichen Einheit in Selbstgefühlen, Objektneigungen und vor allem in den präverbalen Substraten der Kreativität. Diese sucht stets nach Gelegenheiten, in selbst- oder objektbezogenen Körperzuständen innere oder äußere Brücken zur ursprünglichen Einheit zu schaffen, um besonders in Augenblicken bedeutsamer Verluste oder einschneidender Entwicklungsschritte eine leibseelische Integrität zu garantieren.

6.3. Präverbalität, Übergangsphase und Repräsentation

Die symbiotische Verbundenheit mit der Mutter garantiert in den ersten Monaten ein Überleben des Kindes. Der Beitrag des Kindes zum Gelingen dieses Zusammenspiels ist, wie gezeigt, nicht rein passiver Natur. Daß frühes mütterliches Umsorgen aber als "Erlaubnis zu leben" erfahren werden kann, wird in Augenblicken einer vorübergehenden Trennung von ihr offenkundig, wenn schnell die Kontrolle über zahlreiche physiologische Prozesse verlorengeht. Diese Erlebnisse tragen dazu bei, daß einige vitale Ansprüche und Funktionen als zunächst nicht in der Zuständigkeit einer rudimentären Selbst-Objekt-Organisation, sondern als außerhalb gelegen eingeschätzt werden. Die langsame Übernahme dieser Steuerungsmöglichkeiten wird also mit zu einem vorrangigen Entwicklungsziel der frühkindlichen Trennungs- und Individuationsprozesse.

6.3.1. Übergangsobjekt und Aufrechterhaltung der psychosomatischen Integrität

Die Synchronisierung von körperlichen Funktionsabläufen in einer befriedigenden frühen Mutter-Kind-Interaktion, die Stabilität des mütterlichen Holding und die Mobilität des kindlichen Spiels am mütterlichen Körper bilden die entscheidende Erfahrungsbasis des Säuglings, temporäre Trennungen von der Mutter positiv zu überstehen und kreativ zu verarbeiten. Bei bisher relativ ungestörtem Entwicklungsverlauf verfügt das Kind über eine Anzahl von sogenannten *"Vorläufer-Objekten"* ("precursor objects", vgl. Gaddini, R. 1978), welche es trösten können, jedoch von ihm weder entdeckt noch erfunden worden sind. "Sie werden von der Mutter zur Verfügung gestellt oder sind Körperteile des Kindes oder der Mutter" (Winnicott 1967, in Gaddini 1978, S. 115, e.Ü.). Sie sind "pacifiers", beruhigende Gegenstände. In der Regel verlangen sie keine kreative Leistung des Kindes, um die Erinnerung an die "gute Mutter" in einer sensorimotorischen Handlung wiederzubeleben. Sie lassen aber bereits eine Entwicklungstendenz erkennen, die G.S. Klein (1976a) unter dem "principle of self initiated active reversal of passive experience" faßte. Gaddini klassifiziert:

- *Vorläufer-Objekte durch "Aufnahme-in-den-Mund"* ("into-the-mouth p.o.") entsprechen der oralen Stufe der psychischen Organisation (vgl. Lewin 1946, Hoffer 1950, Greenacre 1958a), auf der Mund, Finger und allgemeine Einverleibungsfunktionen, Inkorporationen wie etwa Daumenlutschen höchsten emotionalen Wert besitzen. Sie vermögen über den oben nach Glaser und Kestenberg dargestellten Mechanismus primitive Sensationen von Selbst und somatischer Integrität auszulösen.
- *Vorläufer-Objekte durch "Hautkontakt und taktile Empfindung"* ("skin contact and tactile sensation p.o.") erscheinen etwas später und werden innerhalb der Umgebung der mütterlichen Haltefunktion erlebt; ein Unterscheidungsvermögen zwischen belebten und unbelebten Objekten (vgl. Spitz 1965) besteht jedoch noch nicht.

Diese Unterteilung korrespondiert mit dem von Mahler et al. (1975) beschriebenen Besetzungswechsel vom Körperinneren hin zur Körperperipherie. Sie spiegelt sich ebenfalls in den beiden Grundstrukturen des Körperschemas wider (vgl. Spiegel 1959). Kestenberg (1971) spricht in demselben Zusammenhang von *"Zwischenobjekten"* ("intermediate objects") und faßt hierunter Nahrung und Körperprodukte zusammen, welche mit einer spezifischen Organlust verbunden und sowohl dem kindlichen als auch dem mütterlichen Körper zugehörig seien:

"Die Lust an Dingen, welche zur totalen Erfahrung der Organ-Objekt-Einheit gehören, hilft dem Kind, die Freude an exterozeptiven Wahrnehmungen und die Sinnlichkeit der Schleimhäute mit intensiven kinästhetischen und viszeralen Empfindungen zu verbinden" (S. 82, e.Ü.).

Gleichzeitig überträgt das Kleinkind Qualitäten dieser "Zwischenobjekte" auf weitere unbelebte Gegenstände der Umgebung. Es externalisiert auf sie Gefühle, welche es ursprünglich innerhalb seines eigenen Körpers verspürte, und behandelt sie nach dem Modell der körperlichen Erfahrungsweise. Das Interesse an ihnen ist durch eine besondere Dringlichkeit gekennzeichnet und duldet keinen zeitlichen Aufschub, schwindet aber im Moment der Befriedigung.

"Zwischenobjekte" sind klar von *"Nebenobjekten"* ("accessory objects") zu unterscheiden. Weitere Betreuungspersonen wie beispielsweise Großmütter, Geschwister oder der Vater werden häufig im Gedächtnis mit dem Bild der Mutter verknüpft, wenn sie in Zeiten der Trennung von ihr eine volle Fürsorge für das Kind garantieren (vgl. Mahler 1966, Resch 1980, s.o.). Während "Zwischenobjekte" aber in einer Augenblicklichkeit gründen, stellen "Nebenobjekte" eine zeitliche Verbindung zwischen vergangener und künftiger "Organ-Objekt-Einheit" her. Sie drücken folglich eine fortgeschrittenere Beziehungsmodalität aus und verweisen auf das wachsende Vermögen des Kindes, sich Trennungserfahrungen zu stellen, ohne hilflos zu dekompensieren.

Die entscheidende Fortentwicklung in Richtung auf eine zunehmende Autonomie vollzieht sich aber im Er-Finden eines *"Übergangsobjekts"*. Es erlaubt eine relative Unabhängigkeit von der früher konstant notwendigen Unterstützung der Mutter. Dieser Vorgang ereignet sich normalerweise in der zweiten Hälfte des ersten Jahres, streckt sich aber noch weit in das zweite hinein. Diese Zeitspanne erfaßt jenen Übergangsraum, der nach Winnicott (1969, 1971) eine Brücke zwischen reiner Selbstbezogenheit und mitteilbarer Objektivität schlägt. Sie kommt der Forderung Krystals (1975) entgegen,

"nach jenen Zeiten und Signalen zu suchen, wenn die Mutter dem Kind die Erlaubnis sich selbst zu trösten übermittelt, wie in dem Gebrauch eines Übergangsobjekts" (S. 195, e.Ü.).

Übergangsobjekte wie beispielsweise eine vertraute Schmusedecke oder ein flauschiges Stofftier zeichnen sich durch mehrere Merkmale aus. Im Gegensatz zu Vorläuferobjekten erfüllen sie keine direkten oralen Bedürfnisse wie die mütterliche Brust, sie stillen auch kein autoerotisches Verlangen wie das Spielen mit eigenen Körperteilen. Ihr wichtigstes phänomenologisches Charakteristikum ist die *taktile Qualität der Weichheit* (vgl. Gaddini, R. 1975). Seine außergewöhnliche Stellung verdankt es der Tatsache, daß es nicht von außen vorgegeben, sondern *selbst gewählt* ist. Während Vorläuferobjekte oder Zwischen- und Nebenobjekte noch die Illusion einer magischen Kontrolle über die Mutter nährten und die symbiotische körperliche Einheit mit ihr bestärkten, ist das Übergangsobjekt weder dem Selbst noch dem mütterlichen Objekt zuzurechnen. Ausschlaggebend ist, daß dieser *"erste nicht zum Selbst gehörende Besitz"* (Winnicott 1969) aus Gefühlen sich und die Mutter zu besitzen geschaffen ist. Als *unmit-*

telbarer Nachfolger jenes "holding" und "playing" in der ursprünglichen Ernährungssituation stellt er ein externes Hilfsmittel für die Integration der verschiedenen Körperteile, -rhythmen und -gestalten in ein dreidimensionales Körperbild dar. Jedes Kind wählt sein Übergangsobjekt nach Konsistenz, Textur, Größe, Volumen, Gestalt und Duft. Der dreidimensionale geformte und formbare Besitz ermöglicht das Auftauchen von Erinnerungen der Verschmelzung und Loslösung. Er erlaubt die Assimilation der von der Mutter bevorzugten Besänftigungs- und Stimulierungsmuster (vgl. Greenacre 1960). Das aktive Wiederbeleben von rhythmischen Spannungs- und Gestaltveränderungen durch Reiben, Streicheln und Spielen mit dem Übergangsobjekt wird zu einer bedeutsamen selbstgesteuerten Trostquelle. Sein Festhalten fördert die Illusion einer wechselseitigen Umarmung und führt zu Sicherheit und Wohlbefinden. Trotz dieser Manipulationen behält es seine grundlegenden Charakteristika und beweist sich als ein unzerstörbarer Besitz. Es überdauert selbst destruktive, externalisierte Impulse des Kindes, wobei die intensiven Zorn- und Wutgefühle eigentlich der enttäuschenden Mutter zugedacht sind.

Das Übergangsobjekt bietet so eine ideale Lösung für mannigfaltige Spannungen innerhalb und außerhalb des Körpers. Diese Spannungen überkommen das Kind besonders heftig, wenn das Zubettgehen die Trennung von der Mutter bedeutet und die erlöschende Wachaktivität, Immobilität und das Alleinsein beim Einschlafen eine einzigartige Intimität mit dem eigenen Körper bewirkt (vgl. Kestenberg 1956). Es bildet hier eine sehr spezielle Brücke zur sicherheitsstiftenden und tröstenden Mutter.

Sehr selten hingegen wird es gebraucht, um von Schmerzen weg auf lustvoll erregende Erlebnisse hin abzulenken. Eine ritualisierte Erregungsfunktion könnte es u.U. sogar zu einem Fetisch werden lassen (vgl. Greenacre 1969). Das Übergangsobjekt trägt somit den *Wert einer selbst geschaffenen Realität* und *eines unabhängigen Trösters*. Dies trifft sich auch mit der Behauptung Winnicotts (1969, S. 672), "das Wesentliche des Übergangsobjekts liegt weniger in seiner symbolischen als in seiner tatsächlichen Bedeutung". Es hält aber diese Funktionstüchtigkeit nur bei, wenn das äußere mütterliche Objekt eine verläßliche Stütze bleibt.

Bei einer realtiv ungestörten Intermediärphase gelingt es auch, körperliche Sensationen und Rhythmen späterer dominanter Zonen der analen, urethralen oder phallischen Entwicklungsphase in das Repertoire tröstender Funktionen zu übernehmen, die vor allem zwischen verschiedenen Körperzonen und der Mutter vermitteln (vgl. Kestenberg 1971, s.o.). Sie können somit den Charakter von Übergangsphänomenen erwerben.

6.3.2. Übergangszone und körperlich-seelisches Wachstum

Mit der Untersuchung des Entwicklungsabschnitts von Symbiose, Trennung und Individuation ist für einen psychosomatischen Standpunkt keinerlei kausale Argumentation beabsichtigt. Besonders im Hinblick auf die zentrale Erscheinung des Übergangsobjekts gilt es zu verdeutlichen, daß es sich hierbei nicht um eine separate Zeitspanne in einem linearen Fortschreiten der psychischen Entwicklung aus somatischen Vorstadien handelt. Viel eher läßt sich das Auftreten des *Übergangsobjekts als Indikator einer psychischen Strukturveränderung* verstehen, in dem sich verschiedene Entwicklungslinien zu einem neuen Modus operandi, einem psychischen Organisator (vgl. Spitz 1965, 1974) kristallisieren. In der Tat lassen sich einzelne Komponenten aus einem komplexen Entwicklungsgeschehen hervorheben:

Metcalf und Spitz (1978) unterstreichen, daß ein Bedürfniszustand einen adäquaten Stimulus für die Erinnerung an eine Befriedigung darstellt. Die wiederholten Erfahrungen, daß die mütterliche Abwesenheit nur zeitlich begrenzt ist, führen zu *unterschiedlich strukturierten Gedächtnisspuren*. Für die Autoren ist zwischen "recognition memory" und "evocative memory" ein eigenständiges Stadium anzunehmen, in dem das Übergangsobjekt als quasi-evokativer Reiz fungiert und die ganze Affektgestalt "Mutter" mit der Zentralbedeutung "Sicherheit" repräsentiert. Seine Struktur wird als rein psychologisch angesehen, da es zunächst ohne aktuelle Bedürfnisbefriedigung ist: Erst "als ein Ergebnis der psychologischen Operation wird das Übergangsobjekt in ein Quasi-Bedürfnis transformiert" (S. 103, e.Ü.). Als totale Gestalt der bedürfnisbefriedigenden Spannungsreduktion versinnbildlicht es den "Prototyp des künftigen libidinösen Objekts". Als affektiver Indikator für die "libidinöse Besetzung eines Dings" steht es zwischen den ersten beiden psychischen Organisatoren des "Lächelns" und der "Achtmonatsangst" und dem dritten des "Nein".

Die Schaffung des Objekts während seiner Abwesenheit, wie es die Beziehung des Kindes zu dem Übergangsobjekt signalisiert, bedeutet einen beachtlichen Schritt in Richtung auf ein *Symbolisierungsvermögen*. Das Übergangsobjekt steht für die mütterliche Brust oder für das Objekt der ersten Beziehung. Aber noch gibt es keine gesicherte Realitätsprüfung, die zwischen Phantasieprodukten und Fakten unterscheiden könnte. Nach Winnicott (1969, S. 672) ist das Übergangsobjekt "ein Begriff für die Wurzeln der Symbolbildung im zeitlichen Ablauf". Doch erste Versuche der Differenzierung drücken eine beginnende Polarisierung der Interaktionsformen aus und führen in der Aufgliederung der zeitlichen Sequenz von "Lust - Unlust - Lust ..." zu einer räumlichen Trennung in "Inneres" und "Äußeres". Es handelt sich um ein präverbales, präsymbolisches Stadium (vgl. Lorenzer, Orban 1978), das in einem zunehmenden Abstraktionsprozeß und einem gegenläufigen der Konkretion schließlich symbolische Repräsentanzen schaffen wird (vgl. Zepf 1976, 1977).

Erst die Voraussetzungen eines "evokativen" Gedächtnisses und einer Symbolisierungsfähigkeit gestatten die Errichtung eines *"inneren Bezugssystems"* von Objektrepräsentanzen und entsprechenden Leitschemata. Die Existenz von "inneren Objekten" läßt sich somit als teils direktes, teils indirektes Vermächtnis der Übergangsphase ansprechen. Ihre Funktionen sind "referierend", "gyroskopisch" und "autonomie-fördernd" (vgl. Stierlin 1975).

Eine ganz analoge, eng mit den vorangehenden Prozessen verwobene Entwicklungsreihe läßt sich für die *Phantasietätigkeit* herausarbeiten. Die frühesten, auf Wahrnehmung beruhenden Phantasien stellen affektive Interpretationen von Körpersensationen dar (vgl. Isaacs 1948). Unter dem Aspekt der frühen Objektbeziehung vermögen kinästhetische, viszerale, visuelle und akustische Reize in einer "halluzinatorischen Wunscherfüllung" die globale Erinnerung einer mütterlichen Befriedigung erwecken und eine kurzzeitige Abwesenheit der Mutter überbrücken helfen. Das Übergangsobjekt vermittelt ebenfalls die Illusion, die äußere Realität korrespondiere mit der eigenen schöpferischen Aktivität. Doch der wichtige Fortschritt besteht gerade darin, dieser "Illusion eine Gestalt zu geben" (Winnicott 1969, S. 678). Als neuer Modus operandi zeigt er jetzt die "hervortretende Fähigkeit an, die Austauschvorgänge zwischen kognitiven geistigen Strukturen in der Form von Gedankenprozessen und Wechselwirkungen zwischen diesen geistigen Strukturen und Objekten oder Individuen in der Umgebung zustande zu bringen" (Metcalf, Spitz 1978, S. 104/105. e.Ü.). Dieses kreative Vermögen wird zum festen Bestandteil der inneren Objekte und kennzeichnet die Funktion der Phantasie nun als Erfüllung eines unbefriedigten unbewußten Triebwunsches durch partielle vorstellungsmäßige Verwandlung der Realität im Sinne des unerfüllten Bedürfnisses (vgl. Freud 1900). Als Handlungsaufschub und Hilfsmittel der Realitätsbewältigung mittels spielerischer Antizipation und Problemlösung stärkt es die Autonomie der Ich-Struktur und kann zugleich wichtigen adaptiven Zielen dienen (vgl. Beres 1960). Nur angedeutet seien im selben Kontext teilweise identische Aspekte der Entwicklung von Primär- und Sekundärprozessen (vgl. Rosenkötter 1970, Blum 1978) und der *Kapazität zu träumen*. Dieses Vermögen benützt in der Intermediärphase Übergangsphänomene, um Selbst- und Objektrepräsentanzen des Wachseins aus primitiven Organ-Objektbildern zum Schutz des Schlafes zu rekonstruieren (vgl. Grolnick 1978).

Mit der Schaffung des Übergangsobjekts ist zugleich der *"Beginn einer zärtlichen Objektbeziehung"* (vgl. Winnicott 1969) gegeben, die sowohl leidenschaftliche Liebe als auch aggressive Mißhandlung überleben muß. In ihr drückt sich auch eine *besondere Einstellung zum eigenen Körper* aus, der in den ersten Lebensmonaten schon als lustvoller Tröster von der Mutter vermittelt worden ist. Während zunächst die Suche nach Lust mit Hilfe von Mund und Finger an der Hautoberfläche des eigenen *und* des mütterlichen Körpers dominiert, stehen in der Übergangsphase *autoerotische Aktivitäten* gerade in der *Abwesenheit* der Mutter im Vordergrund (vgl. Spitz 1962, Freud, A. 1965), besonders im Stadium des Einschlafens. Bereits erwähnt wurden die Beobachtungen von Braunschweig und Fain (1971), die für die kreative Entfaltung der Autoerotik neben der Fähigkeit der Mutter zum "objet de pare-excitations" auch die Eigenschaft als "amante" hervorheben. Sie betonen damit die Selbständigkeit der sexuellen elterlichen Dyade als wichtige Voraussetzung und entscheidende Anregung für das kreative und phantasievolle Potential der Autoerotik des Kindes in Augenblicken der Trennung von der Mutter (vgl. Gaddini 1970). Die wichtige Rolle autoerotischer Aktivitäten für die Erweiterung des Ich, die Differenzierung von Selbst- und Objektrepräsentanzen und die Festigung der psychosomatischen Identität bekräftigt auch G. Blanck (1966).

Mit der Stellung der Mutter als "amante" ihres Mannes betritt der Vater mächtig die Szene der Symbiose und verstärkt somit Tendenzen einer beginnenden

Trennung und Individuation (vgl. Abelin 1971, 1978). Die autoerotische Aktivität erhält in dieser Perspektive neben der *Funktion der lustvollen Tröstung* über die Abwesenheit der Mutter auch das Ziel, der genitalen Differenzen und Empfindungen gewahr zu werden, um so eine erste Geschlechtsidentität (*"core gender identity"*, vgl. Stoller 1968) zu erwerben. Ergänzend bliebe zu erwähnen, daß die *"frühe Triangulierung"* (vgl. Abelin 1971, 1975), in der die erste symbolische Repräsentanz eines rudimentären Selbst-Bildes in Sehnsucht nach der Mutter gelingt, also die Entwicklung während der Spiegelphase der sensorimotorischen Beziehungen (vgl. Lichtenstein 1964) auf symbolischem Niveau rekapituliert wird. Sie fällt mit dem von Spitz (1965) beschriebenen psychischen Organisator des *"Nein"* zusammen. Und dieser folgt ja unmittelbar auf die uns interressierende Übergangsphase (vgl. Metcalf, Spitz 1978).

Es läßt sich also dieses entscheidende Stadium in der psychischen Entwicklung des Kindes von einer umfassenden Abhängigkeit zu einer wachsenden Selbständigkeit mit bedeutsamen psychischen Strukturveränderungen in Zusammenhang bringen. Der *Erwerb eines Übergangsobjekts* signalisiert wichtige *Fortschritte in der Funktionalität des Erinnerungsvermögens, der Symbolisierungsfähigkeit, der inneren Objekte, der Phantasietätigkeit, der autoerotischen Aktivitäten* und *der "libidinösen" Objektbeziehung*. In der Intermediärphase wird jene grundlegende Fertigkeit erlangt, *vitale und affektive Funktionen in* eine umfassende *Selbst-Repräsentanz* zu integrieren, wichtige *selbsttröstende und -beruhigende Techniken* zu entwickeln und im steigenden Maße *Fürsorge für das eigene seelische und körperliche Wohlergehen* zu übernehmen (vgl. "self-soothing functions", Tolpin 1971, "self representation and the capacity for self care", Krystal 1978b).

Diese *"umwandelnde Verinnerlichung"* (vgl. Kohut 1973) oder *psychische Repräsentationsleistung* (vgl. Green 1980) kennzeichnet nicht nur den bedeutsamen Weg der *Desomatisierung* (vgl. Schur 1955) des kindlichen Reaktions- und Aktionsvermögens und gestattet damit seine psychische Bearbeitung und Verfügbarkeit, sondern sie erlaubt auch die Übernahme der Steuerung über jene körperlichen Prozesse, die an sich keinen Anschluß an symbolische oder sprachliche Systeme erlangen. Diese werden also nicht sozialisiert, sondern funktionieren nach einer präverbalen Stabilisierung und bestätigenden Synchronisierung durch die empathische Mutter autonom und automatisch auf vorbewußtem Niveau.

Ein *relativ ungestörter Verlauf der präverbalen Stadien* mit der positiven Lösung zentraler Entwicklungsaufgaben gibt dem heranreifenden Kind *wirksame Techniken körperlicher Realitätsprüfung und Spannungsregulierung* an die Hand. Während in einem vorangehenden Kapitel mehr defensive Bewältigungsmuster erwähnt wurden, sollen in diesem Abschnitt Zustände der Selbsterfahrung besprochen werden, die komplementär zu Formen der Angst und Abwehr sind und vielmehr aktiv

Erlebnisse der Übereinstimmung und des leibseelischen Wohlbefindens vermitteln. In der Übergangsphase erhalten sie eine exemplarische Legitimation für eine subjektive Ausübung. G.S. Klein (1976b) spricht von "vital pleasures", also *lustbetonten Sensationen*, die am und im Körper verspürt werden.

S. Freud formuliert die revolutionäre Einsicht, daß Erwachsenensexualität eng verbunden ist mit dem sinnlichen Lustpotential, das sich im Verlauf der Kindheit in verschiedenen Formen entwickelt. Er befreit damit Sexualität aus der traditionellen Gleichsetzung mit genitaler Reife und generativer Funktion. Er beschreibt ihre verschiedenen extensiven Erscheinungen in gedanklichen Leistungen, Kunstwerken und Moralität (vgl. Freud 1905). Doch die theoretische Konzeptualisierung der Sexualität erfolgt in einer reinen Triebentladungs-Version, in der "reife Liebe" als energetischer Prozeß geschildert wird, der nach Entladung drängt. Die quasi-physiologischen, hypothetischen Mechanismen bieten keine adäquate Erklärung für die eigentlichen Lusterfahrungen. Auffallend engt sich die in der ursprünglichen Beschreibung durchscheinende Vielfalt der Lustformen der Libido in der theoretischen Fassung auf die einzige Qualität einer allgemeinen Sinnlichkeit ein (vgl. Klein 1969). Für andere Lustqualitäten kann keine Sprache vorhanden sein, wenn Lust lediglich reine Manifestation einer Spannungsentladung ist. Klein (1976b) setzt einen verdienstvollen Kontrapunkt in der phänomenologischen Aufgliederung einzelner Lustformen, die als bedeutsame Ich-Stärken Gefühle der psychosomatischen Integrität garantieren. Die Prototypen der Lusterfahrungen seien kurz skizziert:

(1) *Lust in der Reduktion einer unangenehmen Spannung*
Sie meint echte Entspannungs- und Erleichterungserlebnisse. Sie bedeutet nicht einfach nur Elimination von Unlust, sondern ist eine positive Erfahrung. In der Entwicklung der Aufmerksamkeits- und Konzeptbildungskapazität und im Aufbau eines erhöhten Reaktionsrepertoires spielt sie eine fundamentale Rolle. Sie kann sich jedoch mit der Zeit immer weiter von körperlichen Bedürfnissen entfernen, wie der motivierende Anstoß in den kognitiven Bedingungen der Unvollkommenheit und Ungewohntheit oder der Unterbrechung einer dominanten Tendenz verrät.

(2) *Sinnliche Lust*
Die prototypische Sexualität beschreibt Klein als "eine Fähigkeit zu einer exquisit lustvollen Erfahrung, die durch passende Stimulationsmuster an den Körperoberflächen hervorzurufen ist. Sie besitzt ihre eigenen Schwellen und eigenen Qualitäten, vergleicht man sie mit anderen Formen sensorischer Erfahrungen, die auch mit denselben Körperregionen und lustspendenden Modi verknüpft sind" (S. 221, e.Ü.). Von herausgagender Bedeutung ist, daß das Baby mit relevanten Informationen über korrelierte innere Zustände der Person ausgestattet wird, die es streichelt, liebkost oder schaukelt. Es handelt sich um die soziale Information von Lust und Intimität. Als kritisches Attribut der sinnlichen Erregung erwähnt Klein ihre "Plastizität". Er deutet damit

autoerotische, homo- und heterosexuelle Orientierungen an, meint sowohl ihre
adaptive Rolle, wenn die autoerotische Betätigung die Kontrolle über das sinnliche Objekt in der Phantasie erlaubt, als auch ihre Konfliktanfälligkeit,
wenn das Aufgeben ursprünglicher kindlicher Sensualitätsmuster notwendig wird.

(3) *Funktionslust*

Sie bedeutet das wiederholte spielerische Einüben einer sensorischen oder motorischen Funktion und vermittelt einen ersten Sinn von körperlicher Fertigkeit.
Mit Piaget bezeichnet sie Klein als inhärente Motivation in assimilierenden
und akkomodativen Aktivitäten, welche das Gefühl von Kompetenz bestärkt. Die
Erprobung innerhalb einer kritischen Periode ist ausschlaggebend. Für die entstehende Ich-Autonomie muß sie als notwendiger Vorläufer gesehen werden.

(4) *Wirkungslust oder die Lust, das Selbst als effektiven Urheber einer sozialen Veränderung zu erleben*

Die Wahrnehmung, daß eigene Aktivität den Lauf der Dinge verändern kann, ist
von besonderer Wichtigkeit für das Meistern von psychologischen Streßsituationen. Sie steht in direktem Zusammenhang zu Selbstachtung und Autonomie, deren
Bedrohung zu Wut bzw. Angst und Passivität führt. Sie ist der Ich-Tugend von
Fleiß, der persönlichen Nützlichkeit und Bedeutsamkeit und der explorativen
Identifikation im Sinne Eriksons (1973) sehr verwandt.

(5) *Die Lust, Gefühle der Sympathie bei Partnern erwecken zu können*

Es ist die Feststellung, eigene Aktionen und Bewegungen erfreuen die Mutter,
die Fähigkeit zu optimaler Gestaltung der Holding-Situation. In ihr lassen
sich Vorstufen zur Bestätigung der eigenen psychologischen Autonomie und zum
Bedürfnis nach einem akzeptierten Status in einer sozialen Gruppe erkennen.

(6) *Ästhetische Lust*

Die eher kognitiv verankerte Lust betrifft Vorlieben für gewisse Formen und
Gestalten, Standards und Spiele.

Allgemein unterstreicht Klein die Notwendigkeit, die unterscheidbaren Kontexte
der Lusterfahrungen zu spezifizieren und knüpft an alte psychoanalytische Einsichten an, wonach Motive nach Lust bestehen, verschiedene Lusterlebnisse
selbst Funktionalität erlangen, ganz persönlichen, unbewußten Zielen dienen
und auch Abwehrfunktionen übernehmen können. Es ist folgenreich, daß viele
dieser wiederholt aufgesuchten Lustformen, in erster Linie natürlich der mit
frühkindlichen Ursprüngen, keinerlei verdrängte gedankliche oder bildhafte
Repräsentation besitzen, sondern dominierende präverbale Rekollektionen darstellen, die nur im Augenblick erlebbar, aber weder beschreibbar noch reflexiv bearbeitbar sind. Diese Erlebnisformen bezeichnet Frank (1969) als "the
unrememberable and the unforgettable".

Das Versagen, die verschiedenen Quellen der Lust infolge mangelnder Gelegenheit, genereller Deprivation, Frustration oder Konflikthaftigkeit zeitgemäß
zu aktivieren, kann in einer *chronischen Anhedonie* resultieren und hierin eine
besondere Prädisposition für Ich-Verletzbarkeit und -insuffizienz schaffen.

Ohne größere Schwierigkeiten läßt sich meines Erachtens in Kleins Analyse der primären Lustformen ein wichiger integrativer Rahmen der vitalen Bedingungen für Vertrauen, Initiative und Kompetenz erblicken. Die Darstellung in einzelnen Entwicklungslinien erlaubt Aussagen über körperliche Regulationssysteme des Selbstwerts, über "desomatisierte" Ausdrucksformen und psychische Fertigkeiten. Die Möglichkeit einer "Desomatisierung" bedeutet aber nicht die Auflösung der körperlichen Basis, sondern drückt vielmehr die Raffinesse dieser Bezogenheit aus. Der Verlust der Kontinuität in den einzelnen Entwicklungslinien mit dem Vorherrschen "rein psychischer" Derivate muß geradezu in die Nähe jener bereits erwähnten "chronischen Anhedonie" gestellt werden.

6.3.3. Übergangsobjekt und symbolische Repräsentation körperlicher Zustände

Die äquivalente Behandlung von körperlichen Reaktionen und Gesten mit sprachlich strukturierten symbolischen Leistungen des menschlichen Geistes trug der frühen psychoanalytischen Psychosomatik zu Recht den Vorwurf einer "Schreckensherrschaft des Symbols" (vgl. Marty et al. 1979) ein. Die vorgestellten entwicklungspsychologischen Gesichtspunkte zur Aneignung einer subjektiven Körperlichkeit lassen die für eine psychosomatische Diskussion brisante Frage nach dem *Zusammenhang von Repräsentationsmodalitäten körperlicher Zustände* gerade vor dem Hintergrund der wichtigen *Übungsphase* erneut aufnehmen. Es ist daran zu erinnern, daß wir uns in *kognitionspsychologischer* Hinsicht in der Zeitspanne zwischen sensorimotorischer und präoperativer Periode (vgl. Piaget 1976), in *objektbeziehungstheoretischer* Perspektive in den Trennungs- und Individuationsprozessen (vgl. Mahler et al. 1975) und in *selbstpsychologischer* Dimension auf dem Weg von einer Stufe des "preself" über eine des "preawareness self" zu einer des "self" (vgl. Stechler, Kaplan 1980) befinden. Erst letztere Selbstorganisation integriert die drei wesentlichen Selbstaspekte (vgl. Schafer 1968), des Selbst als Handlungsträger ("self-as-agent"), des Selbst als Objekt in Beziehungsgefügen ("self-as-object") und des Selbst als fest innerhalb eines Körpers verankerten Ortes ("self-as-locus"). Und erst diese übergeordnete Selbstrepräsentation verfügt über ein reflexives Unterscheidungsvermögen zwischen seelischen und körperlichen Selbsterfahrungen.

Die uns interessierende Entwicklungsreihe der unterschiedlich strukturierten innerseelischen Darstellungen des Körpers, die vermutlich von einem primären Stadium der Nichtdifferenzierung von seelischen und körperlichen Zuständen zu einem der ausgeformten Phantasien und kognitiven Konzepte des Körpers reichen, faßt Kafka (1971) trefflich zusammen:

" Im Stadium von "container" und "contents" entsteht allmählich ein Bewußtwerden des Körpers, das getrennt von einer diffusen geistigen Erfahrung ist. Es folgt ein Bewußtwerden von differenzierteren Gedanken und Gefühlen, die von einer konkreten körperlichen Erfahrung abgesondert sind. Schließlich erscheinen Gedanken und die Fähigkeit, zwischen verschiedenen Typen geistiger Erfahrung zu unterscheiden, losgelöst von körperlicher Erfahrung" (S. 233, e.Ü.).

Es ist notwendig, die entscheidenden Zwischenschritte in der Transformation körperlicher Empfindungen in symbolische Körperphantasien zu kennzeichnen und die interaktionellen Bedingungen in der frühen Mutter-Kind-Beziehung hierfür anzugeben. Diese Analyse wirft nicht nur Licht auf den *Weg der Desomatisierung*, sondern legt umgekehrt auch einige *sinnlich-affektive Voraussetzungen für Symbolisierung und Kreativität* offen. Eine bedeutsame Wendemarke in dieser Entwicklungslinie ist die Errichtung erster Grenzen eines grundlegenden Körperschemas, welche eine vorläufige Differenz von "container" und "contents" einführt, wie Kafka (1971) oben argumentiert.

Während der *ersten Lebensmonate* dient die Haut des Kindes schon als eine konkrete *Grenze* (vgl. Anzieu 1980), wenngleich als solche von ihm noch nicht erkannt. Rhythmus, Intensität und die zahllosen Möglichkeiten der Mutter, Liebe durch Berührung und Halten auszudrücken, entscheiden darüber, ob die Hautgrenze als "gut" oder "böse" verspürt werden kann. Für die spätere Fähigkeit zur Symbolisierung ist dies ausschlaggebend, denn "Symbolisierung *ist* Kommunikation über eine Grenze hinweg" (Deri 1978, S. 48, e.Ü.). Lustvolle Hautsensationen tragen auch zur Abgrenzung eines "guten" *Innenraums* bei, der als vages Gefühl *innerhalb* des Körpers wahrgenommen wird. Er ist, wie weiter oben ausgeführt, später mehr mit mütterlichen Aspekten verknüpft und bestimmt den Reichtum und die emotionale Schattierung des Vorbewußten in der Art, wie er den Verlauf der introjektiven Prozesse beeinflußt. Es ist dies auch die Zeit, in der E. Gaddini (1982) den Ursprung der Phantasie ansiedelt. Er bezeichnet die nicht vorstellungsbezogenen, nicht bildhaften Körpererlebnisse etwa beim Saugen, Ein- und Ausatmen, Schaukeln usw. als *"fantasies in the body"*. Diese provozieren innerhalb eines geschlossenen "body-mind-body-circuit" aktiv und spezifisch die physiologische Funktion, welche jene Sensationen hervorbrachte, die in ihrer Bedeutsamkeit bereits registriert worden sind (S. 379). Diese primitiven "Phantasien im Körper" sind einer weiteren entwicklungsmäßigen Bearbeitung entzogen. Sie fallen dem Bereich der Ur-Verdrängung anheim, üben jedoch nichtsdestoweniger als präverbales Fundament Einfluß auf den voranschreitenden Persönlichkeitsaufbau aus.

Sie sind in ihrem Entwicklungsniveau der *"halluzinatorischen Wunscherfüllung"* gleichzustellen, wobei der Begriff der "Halluzination" aber unglücklicherweise ein auf dieser Stufe vermutlich noch nicht vorhandenes imaginatives Element impliziert. Während erstere selbständig durch den Säugling entwickelt werden können und die pathologische Struktur zahlreicher psychophysischer Syndrome der frühen Kindheit wie beispielsweise der Rumination oder des autistischen Körperschaukelns (s.u.) ausmachen, beruht letztere auf der konkreten und empathischen Intervention der Mutter. Ihre enge Identifikation mit dem Säugling führt zur unmittelbaren Befriedigung der kindlichen Bedürfnisse zur rechten Zeit und am rechten Ort. So ermöglicht sie ihm die *Illusion* einer Außenwelt, welche seinen Bedürfnissen und seiner Fähigkeit, jene bedürfnisgeleitet zu erschaffen, korrespondiere. Sie fördert Gefühle der Omnipotenz, der magischen Kontrolle über die Objekte der Umgebung und legt den Grundstein für eine optimistische Auseinandersetzung mit ihnen in einer bezogenen Individuation während folgender Entwicklungsabschnitte. Die Lust der "primären Illusion" trägt zu einer entstehenden symbolischen Wahrnehmung bei, welche scheinbar gewöhnlichen Objekten eine reiche emotionale Farbe und Bedeutung verleihen wird (vgl. Deri 1978, S. 50). Auf dem Höhepunkt des symbiotischen Zusammenspiels fühlt sich der Säugling nicht nur von einer schützenden taktilen Hülle umgeben, sondern orientiert sich zunehmend auch am spiegelnden Glanz der mütterlichen Augen als neuem führenden Bezugssystem. In der Symbiose erlangt die Mutter-Kind-Beziehung erstmals auch eine räumliche Gestalt. Die nächste Phase der Differenzierung bewirkt eine beginnende Vorstellung von zwei getrennten Körpern. Die in eingespielten Berührungsritualen vorbereitete eigene Körpergrenze erhält jetzt einen überragenden, wenngleich noch immer bedrohten Stellenwert. Die vergleichende visuelle Wahrnehmung des eigenen und des mütterlichen Körpers muß nämlich nach wie vor simultan mit einer rückversichernden taktilen Wiedervereinigung einhergehen. Und das noch zuverlässig zur Verfügung gestellte Moment der Illusion garantiert, daß der *"verspürte Körper"* auch zu einem *"anerkannten Körper"* werden kann. Visuelle Eindrücke des eigenen Körpers können so etwa als runde Formen, die einer sich vom mütterlichen Objekt trennenden Selbstorganisation zugeordnet sind, in früheste "fantasies *on* the body" (vgl. Gaddini, E. 1982) eingehen. Die Besonderheit des Körpers gründet nun in seiner Eigenschaft, gleichzeitig als "Objekt" gesehen *und* als "Subjekt" gefühlt zu werden. Er fördert so ein wachsendes Bewußtwerden der Trennung von der Mutter. Mit dem ersten selbst-kreierten "Bild" vom abwesenden bedürfnisbefriedigenden Liebesobjekt betritt das Kind den *Übergangsraum* im Sinne Winnicotts (1971). Hat es bisher die magische Kraft der primären Illusion positiv erfahren, ist es jetzt selbst in der Entdeckung des Übergangsobjekts imstande, diese Illusion adaptiv zu gebrauchen. Es lernt, die erkannte Lücke in seiner Erlebniswelt, die durch die abwesende Mutter entstanden ist, zu füllen. Die kreative Funktion des Übergangsobjekts besteht gerade darin, die realisierte Trennung aufzuheben, die gefährdete psychosomatische Einheit wiederherzustellen und dadurch ein weiteres Stück relativer Autonomie zu gewinnen. Das während der symbiotischen Phase gefundene und bestätigte körperimmanente Gesetz der Umgangsformen der beiden Partner bestimmt jetzt auch die Regel des sinnlich-affektiven Austauschprozesses mit dem Übergangsobjekt (vgl. Pankow 1976). Seine stets verfügbare lindernde und tröstende Wirksamkeit hilft die sowohl visuell als auch taktil gespeicherten Engramme der Körpergrenzen und des -inneren in einem Körperschema aufrechtzuerhalten und Trennungsängste zu überwinden. Das Kind wagt jetzt auch, in neuartige Bereiche der realen Wahrnehmungswelt vorzudringen, in ungewohnter Umgebung seinen Körper zu erproben, da es einen zuverlässigen Begleiter bei sich weiß. Das Übergangsobjekt sichert das Vertraute im Fremden und wird so im Verständnis von Piaget zu einem elementaren Bestandteil des "assimilativen Schemas", ohne dessen keine bedeutungsvolle Akkomodation an Unbekanntes sein kann. Mit dieser Erhaltung des Vergangenen in der Neuheit des Gegenwärtigen zur Meisterung des Künftigen ist auch eine *zeitliche Dimension*, eine historische Perspektive für das wachsende Bewußtsein des Kindes integrierbar. Eine *räumliche Dimension* wurde allein schon durch den Körper als primärer räumlicher Struktur aktualisiert. Damit können auch geschichtliche Erinnerungsgehalte des Körpers einem Symbolisierungsprozeß zugänglig gemacht werden.

Es ist aber daran zu erinnern, daß ein psychoanalytisches Symbolverständnis die sichere Trennung von Phantasie und Realität, von inneren und äußeren Objekten, von primärer Kreativität und Wahrnehmung voraussetzte. Das Übergangsobjekt und die in Union mit ihm gesammelten Körpererfahrungen sind folglich allenfalls auf der Stufe von Protosymbolen zu konzipieren (vgl. Barkin 1978). Dies bestätigt auch die noch ungebrochene Relation von Form *und* Inhalt des Übergangsobjekts, dessen Bedeutung sichtbare und fühlbare Tröstung *ist*. Seine Funktion ist jedoch symbolstiftend, indem es exemplarisch Gegensatzpaare vereint wie "Abwesenheit der Mutter" *und* "Überwindung der Trennung" in ihren zunehmend komplexeren Ausformungen. Dies trifft sich auch mit der Erkenntnis Piagets (1976), daß frühes symbolisches Spiel auch schon vor Erreichen einer kognitiven Objektkonstanz beobachtet werden kann (vgl. Goeppert, Goeppert 1975, S. 59 ff).

In der vereinenden Funktion des Übergangsobjekts liegt auch das Integrationspotential von libidinösen *und* destruktiven Impulsen begründet. Sie erleichtert die Lösung der vorrangigen Entwicklungsaufgabe in der Wiederannäherungsphase (s.o.), in welcher der Besitz des eigenen Körpers nochmals entscheidend in Frage gestellt werden kann. Die mittlerweile kognitiv mögliche Realisierung der endgültigen körperlichen Trennung von der Mutter gefährdet insbesondere die Übernahme der in den vorausgehenden Lebensabschnitten mit mütterlichen Bildern verknüpften inneren Körperempfindungen. Sie kann temporär zu einer kompensatorischen Überbesetzung der eher dem Selbst zugehörig erlebten Körperhülle führen. Die einfühlsame Unterstützung der Mutter und die Re-inszenierung der Ambivalenzkonflikte im Umgang mit dem Übergangsobjekt begünstigen die Lösung der Krise. Das in konkreten physischen Interaktionen mit Mutter und Übergangsobjekt integrierte libidinöse und aggressive Reaktions- und Ausdrucksvermögen des Kindes wird nunmehr für den weiteren Ausbau seiner inneren Repräsentanzenwelt investierbar. Libidinöse Elemente tragen auf symbolischer Ebene zur Findung "guter" Formen in Phantasien und Spielen bei, aggressive Elemente ermöglichen hingegen die Aufgabe oder Verwerfung alter unbrauchbarer Gestalten. Die Hauptfunktion der Mutter in diesem Stadium besteht darin, eine Situation zu schaffen, in welcher das Kind alleine, aber in ihrer Gegenwart spielen kann. Die Gewißheit, in ihrer beschützenden Aufmerksamkeit zu sein, die bloß gelegentliche spiegelnde Rückversicherung im wechselseitigen Blickkontakt genügen dem Kind, seinen ruhigen, kreativen Schwebezustand aufrechtzuerhalten, ohne von schmerzlichen Affektregungen des Körpers irritiert und gefangen zu werden.

In dieser Atmosphäre darf die überragende Bedeutung des Übergangsobjekts getrost sinken, denn

"was internalisiert bleibt, ist nicht das Bild des Objekts, sondern seine bildschaffende, integrative Funktion, die nunmehr vom Ich übernommen wird" (Kestenberg, Weinstein 1978, S. 90, e.Ü.).

Die Übergangsphase erweist sich in der Tat als eine einschneidende Entwicklungsstrecke, auf welcher Aufbau des Körperschemas und Symbolisierungsprozeß konvergieren und im Übergangsobjekt eine ideale Ausgangsbasis finden. Erst nach einer grundlegenden Etablierung der *1. Funktion des Körperschemas*, nämlich die Relationen zwischen Teilen und Ganzem des Körpers festzulegen (vgl. Pankow 1974) und die Zugehörigkeit zu einer sich abzeichnenden Selbstorganisation im spielerischen Üben zu regeln, gelingt das Überführen von körperlichen Erlebnis-

inhalten in eine sprachlich oder bildhaft strukturierte "symbolische Kette",
ist die Errichtung der *2. Funktion des Körperschemas* möglich. Nur wenn diese
Entwicklungsvoraussetzungen gegeben sind, ist es sinnvoll, von einer *symbolischen "Körper-" oder "Organsprache"* zu reden.

Der Prozeß der Aneignung einer subjektiven Körperlichkeit führt über die einzelnen Phasen hinweg zur Ausbildung typischer Körperbilder. Diese beinhalten Grundmodelle der Vereinigung, Internalisierung und Restitution einerseits, der Trennung, Externalisierung und Destruktion andererseits. Sie drücken psychophysische Muster aus, die in allen entscheidenden Entwicklungsabschnitten erneut auftauchende Trennung-Individuationsthematik zu rekapitulieren (vgl. Kestenberg 1971). Der Grad der Plastizität in der Körperorganisation bewirkt, daß sich synchrone und diachrone Körperbilder gegenseitig beeinflussen und den Stil der sinnlich-affektiven Kommunikation mit anderen Personen prägen (vgl. Hägglund, Piha 1980). Die simultane Verfügbarkeit dieser Körperengramme macht auch die Möglichkeit ihrer Stellvertreterfunktion verständlich (vgl. Greenacre 1971). Im Körperschema lassen sich zumindest zwei symbolische Systeme benennen, die das Konzept der Körpersprache näher erläutern (vgl. El-Safti 1973):

- Im *System der Äquivalenzen* werden Gegenstände mit Organen oder Körperteilen aufgrund ihrer gestaltmäßigen Ähnlichkeit gleichgesetzt. Dieser Vorgang spielt sich nicht zufällig ab, sondern ist motiviert. Körperliche Funktionen werden so zu Substituten eines Bildes, einer Vorstellung. Sie stellen das Resultat einer Unlustempfindung, eines unerträglichen schmerzlichen Affektes dar. Sie können eine Verdrängung oder die Reparation eines Verlustes kennzeichnen.
- Im *System der Identifikationen* werden die typischen Einstellungen der wichtigen Bezugspersonen ins Körperschema mithereingenommen. Dies erklärt, warum ein Organ, ein körperlicher Vollzug über seinen funktionalen Sinn hinaus eine zusätzliche, lebensgeschichtlich determinierte Bedeutung erlangen kann.

Das Thema von körperlichen Erlebniszuständen, Körpersprache und symbolischer Repräsentation läßt sich auf dieser Entwicklungsstufe wie folgt zusammenfassen:

"Die Entwicklung des Körperbildes ist einer der grundlegenden psychologischen Prozesse im menschlichen Organismus. Er hängt von internalisierter Symbolisierung und Identifikation ab. Beide kommen dem Konversionsprozeß gleich, wenn sie körperlich ausgedrückt werden" (Mushatt 1975, S. 85, e.Ü.).

6.4. Körperliche Subjektivität, psychosoziale Realität und Handlungsmodell

Von Geburt an treten im Rahmen der schützenden Mutter-Kind-Dyade Organisationsprinzipien in Kraft, welche den Säugling in seiner psychophysischen Totalität erfassen. Als entscheidende Basis für die langsame Wahrnehmung und Hinwendung zum mütterlichen Objekt und damit "von einem geschlossenen in ein offenes System" (vgl. v. Uexküll, Wesiack 1979a) erweist sich die Erlebnissphäre des Körperlichen. Diese signalisiert sowohl in ihrer ausgeglichenen als auch gestörten Homöostase affektive Zustände der Sicherheit bzw. des organismischen Unbehagens an die Mutter. Dieser systemtheoretische Rahmen einer Objektbeziehung erfährt seine spezifische Prägung, wenn sich die psychoanalytische Untersuchung gerade auf die Prinzipien der Steuerung konzentriert, die aus der Sicht des Kindes eine zunehmende Strukturierung bedeutet und seine wachsende aktive Mitgestaltung von Beziehungen hervorkehrt.

Das labile Gleichgewicht der Selbstorganisation ist in den ersten beiden Lebensjahren entscheidend durch den Aufbau eines sensumotorischen Körperschemas mitbestimmt. Sein affektiver Gehalt gibt zunächst nur globale Auskunft über ungeschiedene Grundfiguren der eigenen und mütterlichen Befindlichkeit. Von Uexküll (1970) bezeichnet dieses primäre Kontinuum von Subjekt und Umwelt, das noch keine Differenzierung in psychische vs. körperliche Sektoren hat, als "prädualistische Realität". Als fundamentales Organisationsprinzip legt die "primäre Identität" (s.o.) den Grundstock zu einer zweifachen, aber eng verknüpften Dualität. Zum einen erlauben relativ zuverlässig erfahrene, alternierende affektive Zustände, die als solche in das Körperschema eingehen, das Auseinandertreten erster noch undifferenzierter Selbst- und Objektbilder. Zum anderen führen Lernprozesse ab einem bestimmten Reife- und Entwicklungsstand der Selbstorganisation zur Übernahme somatischer Funktionsweisen als Modelle einer psychischen Verarbeitung (vgl. Gaddini, E. 1969, Gaddini, R. 1979a, b). Die zunehmende Errichtung der Repräsentanzenwelt (vgl. Sandler, Rosenblatt 1962) liefert also mit der Entwicklung der Körperbilder Muster der Außenwelt und mit der Stabilisierung körperlicher Ausdrucksformen Vorlagen für eine psychische Differenzierung. Die *Sonderstellung des Körpers in der Repräsentanzenwelt* erklärt sich spätestens nach erfolgreich überwundener Wiederannäherungsphase *aus seiner simultanen Eigenschaft als Körper-Subjekt* und *Körper-Objekt,* womit die Grunderfahrungstatsache angesprochen ist, nicht nur einen Körper zu haben, sondern auch Körper zu sein (vgl. Plessner 1928 (1965), Brede 1979).

Das Erreichen des Entwicklungsstadiums differenzierter Selbst- und Objektrepräsentanzen, einer deutlichen Trennlinie zwischen eigenem Körper und externen Objekten in der Form funktionstüchtiger Körper-Ich-Grenzen und der Unterscheidung einer subjektiven Innen- und Außenwelt konfrontiert das heranwachsende Individuum mit der lebenslangen Aufgabe, eine psychosomatische Integrität und eine soziale Identität zu erlangen, aufrechtzuerhalten und aufeinander abzustimmen. Diesen Prozeß haben Berger und Luckmann (1971) hervorragend aus soziologischer bzw. sozialpsychologischer Sicht beschrieben. Dem engeren Ausschnitt der Beziehung des Individuums zu seiner spezifischen Umwelt widmet v. Uexküll besonderes Interesse (vgl. v. Uexküll 1963, 1981, v. Uexküll, Wesiack 1979b). Im Vordergrund seiner Arbeit steht die Verwandlung biologischer Programme in psychische Bedürfnisse, welche die generelle Umformung von einfachen stammesgeschichtlichen Funktionskreisen in typische persönliche Situationskreise charakterisiert. Eine Hierarchie von psychosozialen Motiven auf der Basis biologischer Antriebe bestimmt die Originalität der persönlichen Deutungen der Umwelt, die hiermit zur "individuellen Wirklichkeit" wird. Gleichzeitig ist sie die Grundlage für soziales Handeln.

Der entwicklungsmäßige Erwerb der Motivationsstruktur im Kontext einer primären sozialen Gruppe weist sie im hohen Maße als eine von "signifikanten Anderen" abhängige Ziel- und Wertehierarchie aus (vgl. Mead 1934 (1968). Eine vergleichbare Auftrennung in Individualität und Sozialität, die aber innerhalb des entwicklungstheoretischen Rahmens ein wichtiges Verbindungsglied besitzt, zeigen die beiden Realitätskriterien, an denen die körperliche und seelische Integration des Individuums in eine soziale Umwelt, seine typische Ausgestaltung des Verhältnisses von Körpersubjekt und Körperobjekt bemessen werden kann, das kommunikative und pragmatische Realitätskriterium (vgl. v. Uexküll, Wesiack 1979b):

- Das *pragmatische Realitätskriterium* bestätigt in der erfahrbaren Gültigkeit sozialer Regeln und Normen eine übergreifende Orientierung für das Individuum. Sie stellen überaus wichtige Sicherheitssysteme dar. Ihre Schutzfunktion wird gerade dann ersichtlich, wenn sie durch eine grundlegende soziale Veränderung außer Kraft gesetzt werden.
- Das *kommunikative Realitätskriterium* bezeichnet die besondere emotionale Verbundenheit des Individuums mit den Mitgliedern seiner sozialen Gruppe und kann in sinnlich-affektiven Verkehrsformen direkt erfahren werden. Im umfassenderen Sinne meint es auch das Verankertsein in einer subjektiv erlebten und aktiv mitgeformten Umwelt. Seine Bedeutsamkeit wird in Situationen greifbar, wo sich sein Fehlen in der merkwürdigen Spaltung einer beunruhigenden diffusen Grundstimmung von Resignation und emotionalem Ausgeschlossensein und einer ansonst exakten Registrierung von Vorgängen einer entfremdeten Umgebung manifestiert, wie dies in Zuständen schwerster Erkrankungen

mitgeteilt werden kann.

Das Zusammenspiel beider Komponenten, also die Gemeinsamkeit von "Indikatoren subjektiver Empfindungen" und "Objektivationen menschlicher Subjektivität" (Berger, Luckmann 1971) macht die Erweiterung der nicht selten einseitigen und linearen Grundorientierung psychosomatischer Ansätze in der Psychoanalyse zur Notwendigkeit. Im Rahmen der bereits dargestellten Entwicklungsdimension erfahren die beiden Realitätskriterien eine wichtige individualpsychologische Vertiefung. Ihre ontogenetische Errichtung und die spezifische Gestaltung ihrer Wechselbeziehung, die in unserem engeren Interesse für eine psychosomatische Position das Verhältnis von Körpersubjekt und Körperobjekt anspricht, sind unmittelbar aus den vorausgehenden Abschnitten über die Affektivität und Körperlichkeit zu ersehen.

Das Aufzeigen der besonderen Ausdrucksebenen dieser Modalitäten und ihrer auch auf höchster Entwicklungsstufe nur unvollständigen Übersetzbarkeit in sprachliche Kommunikation und reflexive Verfügbarkeit birgt auch die Möglichkeit zu einer modifizierten Übernahme des Handlungskonzeptes, das ja wesentlicher Bestandteil der Situationskreise v. Uexkülls ist.

Selbst die psychoanalytische Situation erwiese sich nun als besonderer sozialer Handlungsraum, der mit spezifischen Rahmenbedingungen die Kommunikationsformen aktuell mitbestimmte. Die differentielle Würdigung verbaler wie non- und paraverbaler Äußerungen eröffnete so auch in der Behandlung von psychosomatischen Patienten neue therapeutische Interventionsschritte. Sie ermöglichte das Aufarbeiten einer gleichfalls lebensgeschichtlich begründeten affektiven und körperlichen Dimension. Die Integration der häufig schon auf präverbalem Niveau erlernten, jedoch abgespaltenen und deshalb durch weiteren Erfahrungszuwachs auch nicht modifizierten Reaktions- und Aktionsmodi stellt eine notwendige Ergänzung der Psychosomatik, in vielen Fällen eine bedeutsame Alternative zum Diskurs einer reinen Organpathologie dar.

Die Identifikation einer sozialen Handlungsperspektive auch in der psychoanalytischen Kommunikation besitzt jedoch noch einen weiteren Vorteil, der für eine psychosomatische Position wichtige Konsequenzen hat. Sie relativiert die zentrale Rolle, welche jener geheimnisvolle "Sprung aus der seelischen in die somatische Innervation" (vgl. Freud 1909) spielte und fordert eine Spezifizierung des in der "ruhenden Dynamik" des klassischen Settings vorherrschenden Modells der linearen Umsetzung psychischer Konflikte in somatische Manifestationen.

Greifbarer in diesem Aktionskonzept werden alle jene Phänomene, die teils selbst
als nicht bewußte bzw. nicht symbolisch repräsentierte Intentionen Handlungen
bestimmen, wie beispielsweise den Konsum von Drogen oder Alkohol, teils als begleitende Stützung eines "zielorientierten" Unternehmens fungieren wie etwa
der Genuß von Nikotin und Coffein, die Einnahme von Medikamenten, eine falsche
Ernährungsweise und eine allgemeine Mißachtung der Grenzen der persönlichen
Leistungsfähigkeit. Es handelt sich um Komponenten, deren krankheitsauslösende
bzw. -begünstigende Auswirkungen in zunehmendem Maße bei einer stattlichen Anzahl primär-asymbolischer Krankheitsbilder wie Ulcus duodeni, essentieller Hy-
pertonus, Infarktrisiko usw. erkannt werden und sich vor allem im Gegensatz zur
psychoanalytischen Konzentration auf die "innere Schleife" (internal loop) in
einer äußeren Handlungsschleife (external loop) bemerkbar machen (vgl. Weiner
1977a, b, s.o.). Diese gerne als Gegenbeweise zu einer "psychischen" Argumentation zitierten "harten organischen Fakten" erhalten jedoch in unserem umfassenderen psychosomatischen Ansatz einen durchaus verständlichen, d.h. dialo-
gisch vermittelbaren Stellenwert. Es drückt sich in ihnen ja eine charakteristische Haltung dem eigenen Körper gegenüber aus, in der erneut die wiederholt
zitierte sozialisationsbedingte Verbindung bzw. Trennung von Körpersubjekt und
Körperobjekt thematisiert wird.

6.5. Grundsätzliche Störungsmöglichkeiten in der psychosomatischen
     Epigenese der frühen Kindheit

Die Lösung zentraler Entwicklungsaufgaben während der ersten Lebensmonate, vor
allem der Trennungs- und Individuationsprozesse prägen die *Aneignung der subjektiven Körperlichkeit*. Entsprechend der *Entwicklungshöhe* sind *unterschiedlich strukturierte Störungen in der psychosomatischen Integrität* zu erwarten.
Der Nachweis einzelner psychopathologischer Grundformationen ist als allgemeiner psychoanalytischer Beitrag zur Psychosomatik zu verstehen und erhebt nicht
den Anspruch einer direkten oder gar kausalen Verbindung zu distinkten Krankheitsbildern. Gleichwohl schließt die Tatsache des zeitlichen Aufeinandertref-
fens von psychosozialen Konflikten oder Mangelzuständen mit kritischen Phasen
der physiologischen Differenzierung, das häufige komplementäre Prozeßgeschehen
endogener und exogener Faktoren die Schaffung einer wesentlichen *Prädisposition*
für Anfälligkeiten in den Organsystemen nicht aus. Diese nosologisch orientierte Fragestellung aber kann nicht das alleinige Anliegen einer Disziplin sein,

sondern ist per se fachübergreifend. Sie liegt außerhalb des augenblicklichen Interesses dieser Arbeit.

Die *Holdingsituation* stützt sich idealerweise auf ein ausgewogenes Verhältnis von stabilen und mobilen Elementen in den Interaktionen von Mutter und Kind. Ein Verfehlen dieses Gleichgewichts belastet die grundsätzliche Synchronisierung der noch unreifen physiologischen Systeme des Kleinkindes in den einzelnen Hauptkomponenten. Geringe Erfahrung, Verunsichertsein in der eigenen, als fremd erlebten Körperlichkeit während der peri- und neonatalen Periode gestatten der Mutter nur einen geringen Spielraum für ihre Handlungsweise etwa in der Fütterungssituation. So beantwortet sie notgedrungen auftretende Unterbrechungen des kindlichen Saugrhythmus eher mit ängstlicher Besorgnis und Hast. Sie läßt das dynamische Verhältnis von gebundenem und freiem Fluß kaum entfalten. Sie erachtet Pausen durch das kindliche Spielen mit den Fingern als störend und übergeht den Anteil kindlicher Initiative in dieser ersten Modellsituation körperlichen Erlebens. Eine harmonische Abstimmung der einzelnen physiologischen Systeme von Atmung, Zirkulation, Temperatur und muskulärer Spannung wird nicht erreicht. Funktionelle Störungen können für die Mutter eine tiefe Kränkung ihrer Mütterlichkeit bedeuten und gar die emotionale Ablehnung des Kindes bedingen. Die weitere Betreuung verläuft dann in einem sachlichen Rahmen, der ein gegenseitiges lustvolles Erfahren körperlicher Zustände ausschließt. Somatische Beschwerden vermögen die Mutter aber auch zu einer außergewöhnlichen Zuwendung und Fürsorge zu motivieren, so daß sich beim Kleinkind eine präverbale Gedächtnisspur setzt, die körperliches Unwohlsein und Krankheit mit einer besonderen, sonst häufig vermißten mütterlichen Zuwendung verknüpft. Auch Behinderungen im Erleben körperlicher Gestaltveränderungen etwa während des Atmens können in psychopathologischen Bildern wieder entdeckt werden. Das nach Isakower (1938) benannte Phänomen meint eine vor allem vor dem Einschlafen auftretende panische Angst, daß einem der Atem abgeschnürt werde, und weist zurück auf die Erfahrung, daß die eindringende mütterliche Brust ein freies Atmen bedrohte. Analoge Befürchtungen einer körperlichen Intrusion oder eines Verschlungenwerdens stellen ebenfalls Folgen eines frühen Versagens in der wechselseitigen Anpassung des körperlichen Gestaltflusses dar. Verlängerte Trennungen während dieser ersten Zeit lassen das Erlebnis des behaglichen Größerwerdens im gemeinsamen rhythmischen Atmen verkümmern, führen zu einer Reduzierung vitaler Funktionen, zu einer geringeren Vaskularisierung und einem schwindenden Turgor der Körperoberfläche und bewirken ein flaches, unregelmäßiges Atmen (vgl. Kestenberg, Buelte 1977).

Die Unzuverlässigkeit der stabilen Elemente in der Holdingsituation drückt sich in einem sorglosen Fallenlassen des Säuglings oder auch in einer Einengung seiner freien Beweglichkeit bei unterstütztem Körper aus. Die Wurzeln für die Angst sich fallen zu lassen, aber auch fallengelassen zu werden, für das Zögern, auf die eigene Standfestigkeit zu vertrauen und auch für später auftretende Höhenängste sind hier zu suchen. Sie sprechen für eine abrupte Unterbrechung in den frühen Mutter-Kind-Interaktionen, die einem unvorbereiteten Sichselbstüberlassensein des Kindes gleichkommt.

Es ist direkt einsichtig, daß wie auch immer verursachte Krankheitszustände, ein häufiges Überanstrengen und Ermüden oder toxische Zwischenfälle, die allgemeine Gewebselastizität des Säuglings ernsthaft beeinträchtigen können und das feine Aufeinanderabstimmen mobiler wie stabiler Anteile der Holdingsituation behindern. Ebenso verständlich ist es, daß derartige Grunderlebnisse nicht vorstellungsmäßig repräsentiert sind und allenfalls durch ähnliche Erfahrungsmuster während späterer Entwicklungsabschnitte in sogenannten Deckerinnerungen (vgl. "to telescope", Kohut 1973, S. 59) greifbar werden. Nichtsdestoweniger üben sie einen bleibenden Einfluß auf das körperlich fundierte Selbstgefühl, auf die psychosomatische Integrität aus:

"Da die ursprüngliche Erfahrung des Selbst gänzlich auf körperliche Funktionen und Prozesse bezogen ist (sowohl auf die des Körperinneren als auch auf die der Körperoberfläche), ist es nicht überraschend, daß schwere oder anhaltend unangenehme Körperstörungen einer somatischen Natur eine tiefe Auswirkung auf die sich entfaltende Erfahrung des Selbst zusätzlich zu den Effekten der mütterlichen Betreuung an sich besitzt" (Dare, Holdes 1981, S. 326, e.Ü.).

Einige klinische Berichte mögen diese allgemeine psychosomatische Hypothese untermauern. Eine Untersuchung von Dowling (1977) über Kinder mit einer angeborenen Ösophagusatresie, bei denen die Unmöglichkeit einer Mundfütterung die Ausbildung primitiver oraler S-R-Schemata verhinderte und die Synchronisierung grundlegender körperlicher Rhythmen beeinträchtigte, zeigt die Notwendigkeit einer angemessen intensiven und zeitlich abgestimmten Stimulierung während dieser frühen Lebensperiode. Die Studie illustriert, daß die infantile Erfahrung von Hunger und Sättigung mehr erfordert als die Reize eines leeren oder gefüllten Magens und eines adäquaten allgemeinsystemischen Ernährungszustands. Ohne die psychischen Gedächtnisspuren der affektiv-sinnlichen Gesamtgestalt "Saugen-Geschmack-Schlucken-Sättigung" werden keine oralen Bestrebungen und damit assoziierte psychische Wünsche möglich. Diese fehlende Grunderfahrung führte in der Folgeentwicklung bei den Kindern zu einer mangelnden Motivation, Vitalität, Intentionalität und Meisterung von streßvollen Situationen. Es machte sich bei ihnen ein Typus passiver Störung in allen Manifestationen aktiv-aggressiver Verhaltensweisen bemerkbar. Dieser Sachverhalt bestätigt indirekt auch die von Klein (1976a) formulierte Hypothese, es bestehe die biologische Neigung, Muster früher Erfahrungen aktiv wieder aufzusuchen. Die klinische Beobachtung, daß eine Mutter-Kind-Bindung erst nach Jahren als Resultat taktiler, visueller und auditorischer Kontakte entstehen konnte, belegt auch, daß die Entwicklung zu einem normalen affektiven Austausch zwischen Mutter und Kind nur bei phasen-adäquater Intensität einer spezifischen Stimulierung möglich ist.

Shevrin und Tousseing (1965) demonstrieren die pathologischen Folgen eines nicht ausgewogen befriedigten Bedürfnisses nach taktiler Berührung für die Ausbildung einer normalen psychischen Repräsentation des Körpers. Analoge Erkenntnisse über die Auswirkungen fehlender oder mangelhafter Stimulierung in anderen körperlichen Teilsystemen stammen aus dem Studium von biopsychosozialen Deprivationszuständen (vgl. Köhle 1975, Freedmann 1979, 1980).

Ein anhaltender Entzug befriedigender, körperlich anregender Kontakte bahnt in diesen ersten Lebenswochen eine autistische Karriere. Broucek (1979) schildert das Zustandsbild einer völligen inneren Trennung derart deprivierter Säuglinge von ihrer Umwelt und macht auf ihre affektive Distanzierung, die Leblosigkeit ihrer äußeren Erscheinung, die Pseudo-Taubheit, die visuelle Kontaktvermeidung und die Erhöhung der sensorischen und Schmerzschwellen aufmerksam. Ein "rigides System von idiosynkratischen, empfindungszentrierten Aktivitäten" beschreibt Tustin (1980, S. 27) bei diesen Kindern und unterstreicht den ausschließlich autistischen Gebrauch des eigenen Körpers oder erreichbarer Objekte, wobei nicht ein bedeutungsvoller Spielcharakter, sondern lediglich ein ablenkender sensorischer Wert erkennbar ist. Es dürfte sich bei diesen psychopathologischen Bildern wohl um die fundamentalste und früheste Ausprägung einer "Alexithymie" bzw. einer "Aphanisie" (vgl. Mc Glashan 1982) handeln.

"Die Pathologie des Selbst als einer Basis von psychosomatischen Störungen" (Gaddini, R. 1977a) läßt auf dieser ersten *Stufe der autistischen und frühen symbiotischen Entwicklung* auch ein typisches, genuin psychophysisches Syndrom erkennen, welches ebenfalls auf eine gestörte Mutter-Kind-Interaktion schließen läßt, aber nicht unbedingt psychotischer Qualität ist, die Rumination oder der Meryzismus (vgl. Gaddini, R. 1974, 1977a, b). Hier unternimmt der Säugling den Versuch, durch wiederholtes Aufstoßen und erneutes Schlucken der Milch eine konstante orale Sensation aufrechtzuerhalten. In der Regel initiiert

Erbrechen als eine rein organische, automatische Reaktion dieses Syndrom. Hält es unvermindert an, stellt es auf dieser Ebene eine lebensgefährliche Kondition durch Dehydrierung dar. Die Fähigkeit zur Rumination impliziert den Übergang von einer rein physischen zu einer psychophysischen Reaktion und setzt somit bereits einen gewissen Grad an Reifung voraus. Sie fällt nach Gaddini fast ausnahmslos mit einem plötzlichen und bedeutsamen Verlust wie einem abrupten Abstillen zusammen und drückt ein pathologisches Abwehrmodell aus. Wenngleich noch auf sehr einfacher Entwicklungsstufe gelingt im Vergleich zum reinen Erbrechen ein doch überraschend wirksamer Schutz. Der ruminative Akt vermittelt eine vollkommen befriedigende körperliche Erfahrung und bedeutet in dieser primitiven Phantasie (vgl. Gaddini, E. 1969, "fantasy in the body" 1982) eine Wiedervereinigung mit einem wohligen Gefühlszustand, der auf dieser Entwicklungsstufe die Mutter *ist*. Diesen Prozeß leitet typischerweise die Zunge ein. Sie vertritt die Funktion der verlorenen Brust, eines Vorläuferobjekts (vgl. Gaddini, R. 1978) und kann zu diesem Zeitpunkt aktiv, wenn auch illusionär, Ängste einer völligen Desorganisation kontrollieren. Obwohl die Mortalitätsrate hierdurch drastisch gesenkt wird, kann die weitere psychische Entwicklung erheblich behindert sein. Rumination ist folglich als Entwicklungsversagen auf eine plötzliche Deprivation hin zu verstehen. Sie stellt ein pathologisches Pendant zu einem nicht geglückten Vorläuferobjekt dar.

Die allmähliche Assimilation fragmentarischer Körpererfahrungen in ein kohäsiveres Körperschema vollzieht sich während der *symbiotischen Phase* in Abhängigkeit von den empathischen Vorgabeleistungen der Mutter. Zu dieser Zeit kann nach Gaddini (1974, 1977a, b) das früheste Beispiel einer organisierten psychosomatischen Störung der Kindheit beobachtet werden, die infantile oder Drei-Monats-Kolik. Die Bildung eines Vorläuferobjekts ist bereits im Gange, kann aber die Ängste, die aus einer gestörten Balance der Mutter-Kind-Interaktionen stammen, noch nicht wirksam absorbieren. In der überwiegenden Mehrzahl liegt die Quelle der Störung in einer vorübergehend fehllaufenden Kommunikation. Die rapide neuromotorische Entwicklung signalisiert der Mutter, daß der Säugling ein gewisses Maß an Selbst-Genügsamkeit erreicht hat und nicht mehr länger von ihr völlig abhängig ist. Sie wendet sich verstärkt wieder anderen Interessen zu. Dadurch mag die nach wie vor notwendige Kontinuität der mütterlichen Unterstützung zeitweilig unterbrochen werden und Krisen der noch höchst labilen Selbstorganisation des Kindes auslösen. Die bereits tüchtig entwickelte Atmungs- und Phonationsmuskulatur gestattet koordiniertes Schreiverhalten. Dieses Reaktionsmuster kann normalerweise durch eine verstärkte adäquate Zuwendung der Mutter schnell überwunden werden. Basiert die gestörte Interaktionsbalance aber auf einer grundlegenden Empathieschwäche der Mutter, werden unangebrachte Fütterungsaktionen eingeleitet oder unsinnige ärztliche Ratschläge befolgt, kann sich ein ziemlich hartnäckiges und über Wochen und Monate hinweg konstantes Syndrom stabilisieren.

Störungen in der Ausbildung eines grundlegenden Körperbewußtseins innerhalb des "symbiotischen Reizschildes" lassen sich auch vorteilhaft am pathologischen Eßverhalten von fettsüchtigen Kindern demonstrieren, die eine Fixierung auf dieser Entwicklungsstufe erfahren (vgl. Bruch 1971, 1973). Das klinische Erscheinungsbild vermittelt häufig den Eindruck trostloser Leere, die Unfähigkeit, ein inneres Erlebnis zu verbalisieren, die Verwirrung bei der Auskunft über Körpergefühle insbesondere von Hunger, Appetit oder Sattheit, die Furcht oder Unfähigkeit zur Selbstbestimmung, nicht selten ein ausgeprägtes Mißtrauen gegenüber den Anweisungen der Mutter, aber auch den eigenen Körperempfindungen. Die selektive Überführung von zunächst als angstvolles Unbehagen registrierten Hungergefühlen in den Erlebniszustand der Befriedigung und freudigen Entspannung wurde bei diesen Kindern nur mangelhaft vollzogen. Die interpersonalen Voraussetzungen für die einzelnen Komponenten des Erkennens, Differenzierens und Verstehens körperlicher Regungen in der Ausbildung eines Körperbewußtseins machen deutlich, daß jede Grundwahrnehmung einer legitimierten Bestätigung durch die elterliche, vor allem mütterliche Autorität bedarf. Dies muß jedoch in möglichst präziser und differenzierter Beantwortung der Bedürfniszustände des Kindes erfolgen (vgl. Palazzoli-Selvini 1967, 1974). Nur so kann das Hervorbringen eigener Hinweisreize und die Interpretation äußerer Realitäten gelingen. Die Entgleisung dieses elementaren Dialogs führt zum Verlassen auf Urteile anderer über die Richtigkeit eigener Empfindungen und bedeutet den Verlust des direkten Kontakts mit einer subjektiven experimentellen körperlichen Grundlage. Auch hier scheint eine weitere, wenngleich höher strukturierte Prädisposition zu einer späteren "Alexithymie" zu liegen. Als wichtige Störungsmöglichkeiten in diesem Abschnitt sind somit vor allem zu benennen:

- affektive Äußerungen, die in der ursprünglichen Mutter-Kind-Beziehung keine adäquate Differenzierung erfahren, und somit nicht in ein bewußtseinsfähiges emotionales Kommunikationsrepertoire im Laufe der nun folgenden Trennungs- und Individuationsprozesse aufgenommen, sondern nur mehr als persönlichkeitsfremde Affektausbrüche und somatische Sensationen verspürt werden,
- körperliche Triebe und Stimmungen, die nicht in soziale Bedürfnisse und Motive übersetzt werden,
- ein von außen manipuliertes Körper-Selbst, das eine mangelhafte Eigenständigkeit und ein geringes Selbstwertgefühl, diffuse Körper-Ich-Grenzen und die

Hilflosigkeit gegenüber dem Einfluß externer Streßfaktoren bedingt.

Der Zusammenhang defekter Körper-Grenzen, Probleme der Selbstregulierung und psychosomatischer Reaktionen leitet über zu Störungen in den *Subphasen der frühen Trennung und Individuation.* Für Kutter (1981) hält die Subphase der *Differenzierung*, nach Mahler der zeitliche Abschnitt mit einer ersten Integration der zwei psychischen Strukturen des körperlichen Kerns und der Körpergrenzen in ein Körperschema, eine Sonderstellung in der Pathogenese psychosomatischer Syndrome inne (s.o.). "In dieser Phase bedeutet 'Mit-dem-Objekt-symbiotisch-verbunden-sein' = Leben, 'Getrennt-sein' = Sterben" (S. 137). Ähnlich argumentiert die Gruppe um Ammon (vgl. Ammon 1972, 1974, 1978, v. Kries 1972, 1975). Auch hier steht die Abgrenzungsproblematik des Körper-Selbst von der äußeren Realität als Folge einer ungelösten Symbiose mit der Mutter im Zentrum der Aufmerksamkeit. Die Körper-Ich-Grenzen stellen das Ergebnis einer Prägung durch liebkosende "Inskriptionen" (s.o.) in der Holding-Situation dar. Sie werden aber auch durch die positive Verarbeitung der mütterlichen Abwesenheit mittels tröstender autoerotischer Betätigung und körperlich-phantasiehafter Erinnerung an eine befriedigende Mutter entscheidend gefestigt. Sie sind nach Ansicht der Autoren bei vielen psychosomatischen Patienten auffallend "durchlässig" (vgl. auch Fisher 1970, Fisher, Cleveland 1958).

Ich erachte dies als noch nicht oder nur unzureichend vollzogene Trennung bestimmter Körperoberflächen- und mütterlicher Umwelt-Repräsentanzen. Psychosomatische Reaktionen, d.h. als schmerzlich und unlustvoll erlebte körperliche Dysfunktionen ermöglichen einen Ersatz für mangelhaft ausgebildete Körper-Ich-Grenzen. Das emotionale Spektrum ist eingeengt auf wenige Reaktionsmuster, und die psychosomatische Symptomatik kann als Ich-nah erlebt werden. Ich möchte als typisch hervorheben, daß dieser Abgrenzungsversuch gemäß einer körperlich praktizierten "relation à distance" (Bouvet 1958) sich grundsätzlich von dem eines störungsfreien Trennungsbeginns in der normalen Differenzierungsphase der frühkindlichen Entwicklung unterscheidet, die ja einen für die Entfaltung der Phantasie und des kreativen Spiels wichtigen "intermediären Raum" (Winnicott 1971) eröffnet.

Analoge entwicklungstheoretische Zusammenhänge könnten für Patienten erstellt werden, die im Gegensatz hierzu extrem "geschlossene" Körper-Grenzen aufweisen. Diese lassen sich als Resultat einer abrupt erfolgten traumatischen Trennung von der Mutter verstehen, was eine verstärkte Konzentration auf äußere Realitäten überlebensnotwendig machte. Noch wenig differenzierte Körperrepräsentanzen mußten rigide von denen externer Objekte abgegrenzt werden. Die nur spärlich erfolgte Übersetzung von Körperbedürfnissen in soziale Triebwünsche (vgl. v. Uexküll, Wesiack 1979c) ist ebenso kennzeichnend wie eine unterbliebene Ausbildung einer emotionalen Phantasietätigkeit (vgl. Milner 1952). Interaktionsformen mit unerträglichen Schmerzerfahrungen werden abgespalten. Es bestehen keine Erinnerungen mehr an sie, so daß sie in symbolisch strukturierten Geschichten intrapsychisch verfügbar wären. Sie neigen lediglich in konkreten Szenen zur schmerzlichen Wiederholung. Orban (1981) nennt diese körperlich abgespaltenen Interaktionsformen, mit denen zugleich elementare Teile der körperlichen Bedürfnisse entfremdet werden, "Matern".

Nur selten aber sind die Störungen der psychosomatischen Integrität an der *Nahtstelle von Symbiose und Trennung* in klinisch klaren Extremvarianten zu sehen, sondern eher in Mischformen anzutreffen. Für sie wie für Fixierungen auf früheren Entwicklungsstufen muß gelten, daß eine lineare Extrapolation von einer frühkindlichen Prädisposition auf eine psychosomatische Pathologie etwa im Erwachsenenalter unzulässig ist. Stets sind in der aktuellen Pathogenese auch die besonderen Anforderungen der jeweiligen Abschnitte im Lebenszyklus mitzuberücksichtigen. Als Grundformationen lassen sich festhalten:

- Die vorzeitige, traumatische Durchtrennung der noch weitgehend undifferenzierten Selbst- und Objektbilder und der damit verbundenen Blockierung integrativer Strukturverschiebungen (s.o.) kennzeichnet den einen Pol. Im Hinblick auf eine körperliche Erlebnisfähigkeit bedeutet dies eine rigide Abspaltung der "objektiven" Körperrepräsentanzen, die nur mehr als ich-dyston, als Bestandteil einer fremden Außenwelt begriffen werden können. Die "subjektive" Parallele hierzu stellen der Verlust einer sensiblen körperlichen Experimentiergrundlage und das Mißachten des eigenen physischen Wohlbefindens als einer zuverlässigen Richtlinie dar. Die erschreckende Entfremdung von der eigenen Körperlichkeit, die affektive Armut und Phantasielosigkeit begleitet konsequenterweise eine extreme Außenorientierung und eine Anfälligkeit für manipulative Kontrolle. Eine kennzeichnende, manchmal sozial hochgeschätzte Überaktivität signalisiert die kompensatorische Anstrengung, im Erwerb materieller Güter jene früh verlorene Sicherheit zurückzugewinnen. Die Begegnung mit der abgespaltenen Körperlichkeit ist in vielen Fällen nur mehr in einem "sinnlosen", asymbolischen psychophysischen Zusammenbruch möglich.

- Der für eine soziale Kompetenz und kognitive Leistungsfähigkeit notwendige Schritt der Desomatisierung und Verbalisierung gewisser körperlicher und affektiver Reaktionsbereitschaften unterbleibt am anderen Pol. Er spiegelt die Auswirkungen einer nur mangelhaften oder unterbliebenen Trennung von Subjekt- und Objektbildern wider. In einer ungelösten Symbiose geschieht die Errichtung einer "individuellen Wirklichkeit" (v. Uexküll, Wesiack 1979b) häufig nur mit der Intention, die Abwesenheit eines beruhigenden, guten inneren Objekts auf symbolischem Niveau durch konkrete sensorimotorische Unterstützungen zu substituieren. Dies hat eine abnehmende Flexibilität in zahlreichen kognitiven Fertigkeiten zur Folge und setzt das Individuum außerdem konstant den Schrecken einer Trennung aus. Die übermäßige Abhängig-

keit von realen Bezugspersonen bedeutet eine überhöhte Anfälligkeit für eine
psychophysische Desintegration bei veränderten psychosozialen Umständen.

Es überrascht nicht, in den beiden Extremvarianten psychosomatische Spielformen
der "philobatischen" bzw. "oknophilen" Position Balints (1960) zu identifizieren (s.o.).

Auch während der eigentlichen *Individuationsprozesse* lassen sich Störungen im
Erwerb einer leib-seelischen Identität vorstellen. Hier aber gilt es zu berücksichtigen, daß beeinträchtigende Faktoren auf fortgeschrittenere und somit belastungsfähigere Strukturen des Kindes stoßen. Es verfügt bereits über ein allmähliches Selbstbewußtwerden, eine erste innerseelische Organisation nach geschiedenen Selbst- und Objektbildern und auch eine zunehmende Differenzierung
eines psychischen und eines körperlichen Selbst. Langsam lernt es in Abhängigkeit von der Toleranz der Mutter eigenständig seine Persönlichkeit zu bestimmen und versteht sich zum einen mehr in Selbstgefühlen körperlicher und affektiver Regungen, zum anderen mehr in Selbstgefühlen rationaler Denkvorgänge
und objektivierender Beobachtungen. Die fortlaufende Vermittlung beider Aspekte,
welche das individuell typische Verhältnis von Körpersubjekt und Körperobjekt
festlegen, kann aber noch mannigfachen negativen Einflüssen unterworfen sein.
In diesem Entwicklungsabschnitt imponieren häufig nicht so sehr singuläre pathogene Ereignisse, die zu fundamentalen Krisen in den Mutter-Kind-Interaktionen und damit zu einer prägenden Deformation einer leibseelischen Identität
führen. Viel charakteristischer ist ein wiederkehrendes Versagen der Mutter in
ihren empathischen Schutz- und Befriedigungsfunktionen. Ein adaptiver Mangel
erhält seine pathologische Qualität erst durch ein gehäuftes Auftreten. Khan
(1963, 1964) spricht dann von einem "kumulativen Trauma". Konsequenzen für die
eigentümliche Ausgestaltung der subjektiven Körperlichkeit ergeben sich vielfältig:

- Der vorzeitige Anstoß zu einer selektiven Entwicklung von Ich-Fertigkeiten
  aus Modellen nur einseitig akzeptierter körperlicher Erlebnisse bedeutet die
  Abspaltung wichtiger anderer sinnlich-affektiver Erfahrungen. Er bedingt
  eine voreilige Besetzung der äußeren Realität oder eine frühreife Zuflucht
  in unkontrollierte Vorstellungswelten ohne die Ausbildung einer kohärenten
  Selbsteinheit mit wichtigen synthetischen Funktionen.
- Müssen sich die Handlungen des Kindes ständig an der momentan gezeigten,
  häufig widersprüchlichen Stimmung der Mutter orientieren, verlieren sie ihre
  selbstfördernde Spontaneität. Sie erzielen eine trügerische Übereinstimmung
  mit den mütterlichen Erwartungen und blockieren den für die weitere Entwicklung notwendigen Desillusionierungsprozeß. Sie lassen die partiell ungelöste
  Abhängigkeit nicht erkennen und bestärken gerade dadurch zugrundeliegende
  Spaltungen. Sie belasten besonders die während der Wiederannäherungsphase

entscheidende Integration aggressiver Impulse, da diese mit vernichtender Trennungsangst und erdrückender -schuld konfrontieren.
- Das überbetonte Ich-Interesse an der konkreten Befindlichkeit und Bedürfnislage der Mutter begünstigt das Entstehen eines "Falschen Selbst". Dies schließt die übereilte Identifizierung des Kindes mit der Mutter auf mentalem Niveau ohne Berücksichtigung einer selbständigen körperlich-emotionalen Erfahrungsbasis mit ein. Nicht selten führt diese Spaltung zu einer gefährlichen Vermengung von Triebzielen mit prinzipiellen Aufgaben der Errichtung einer stabilen Selbstorganisation. Ein Bedingungsnetz von psychosomatischer Reaktion und perversem Erlebnis kann so geknüpft werden.

Diese Psyche-Soma-Relationen erklären sich folglich aus der Tatsache, daß ein Kind und indirekt auch Personen mit einer Fixierung auf dieser Stufe ihr Körperinneres unter der Kontrolle des mütterlichen Objekts sehen und sich lediglich ihrer Körperoberfläche als selbst-zugehörig versichern können. Pathologien der subjektiven Körperlichkeit drücken sich nun in fehlenden oder mangelnden Gefühlen aus, innerhalb des eigenen Körpers beheimatet zu sein. Sie verweisen auf nicht verarbeitete traumatische Erfahrungen von Trennung und/oder Intrusion, wie Green (1975) hypothetisch formuliert, oder wie Greenacre (1959) in der Problematik der "fokalen Symbiose" in analoger Weise aufzeigt. Eigen (1981) beschreibt typische Geist-Körper-Spaltungen ("mind-body-splits") als extreme Abwehrversuche, diesem Entwicklungsdilemma zu entrinnen:

- Eine mütterliche symbiotische Intrusivität duldet nicht die Entfaltung eines unabhängigen, mit dem körperlich-affektiven Erleben integrierten psychischen Raums. Sie schlägt sich vielmehr in einer kognitiv hemmenden, schmerzlichen und bedrohlichen Grundstimmung nieder.
- Andererseits bedingen abrupte Trennungen von der Mutter eine verfrühte Differenzierung von seelischen und körperlichen Selbst-Objekt-Bildern, wobei das Körperselbst zu einem unterentwickelten und chaotischen Bereich, zur Domäne der unkontrollierbaren mütterlichen Macht wird.
- Ein Kontakt mit dem "Körperselbst" löst in dieser Konfliktlage verständlicherweise paralysierende Ängste aus. Das erlebnismäßige Verlassen des Körpers als Ort einer quälend verspürten Umklammerung bahnt eine trügerische Zuflucht in eine rein geistige Bewußtseinslage als Zone vermeintlicher Sicherheit und unverbindlicher Souveränität.
- Eine verzweifelt angestrebte Kondensierung dieses Bewußtseins innerhalb eines "psychischen Selbst" bei einer gleichzeitigen Zerstreuung oder Abwehr von körperlichen Signalen schafft aber nur eine passagere Befreiung. Bewirkt sie doch Zustände einer gefährlichen Isolation, konfrontiert mit einer tödlichen inneren Leere und droht in der Unverbindlichkeit geistiger Produktionen mit einer Fragmentation der Selbstorganisation; sie erzwingt so die Rückkehr auf eine körperlich-affektive Basis, um eine wie auch immer geartete psychosomatische Integrität anzustreben, die jedoch wiederum konflikthaft zum Scheitern verurteilt ist.

In der "Rolle polymorph-perverser Körpererlebnisse und Objektbeziehungen für die Selbstintegration" zeigt Khan (1979) einen häufig beschrittenen Weg auf,

dieser Interdependenz von Leere und Vernichtung zu entkommen. Psychosomatische
Reaktionen stellen anders strukturierte Lösungsversuche dar. Sie betreffen in
erster Linie körperliche Funktionen, die nie in die Zuständigkeit und Kontrolle
des Individuums gelangen, weil sie stets als Attribute der Objektrepräsentanz
der ambivalenten Mutter betrachtet werden (vgl. Krystal 1978b). Die Konfrontation mit Wut und destruktiven Wünschen gegenüber dem mütterlichen Liebesobjekt
vor allem in der Wiederannäherungsphase, d.h. die Vorstellung einer möglichen
Zerstörung der einzigen lebenserhaltenden Stütze, erzwingt häufig den Verzicht
auf die autonome Übernahme und Selbststeuerung dieser körperlichen Funktionen.
Selbsthilfe und -tröstungsmodalitäten bleiben blockiert und verursachen eine
typische Einstellung der Mißachtung des eigenen körperlichen Wohlbefindens, der
Geringschätzung des Körpers als "bloßes Objekt". Konstante Überlastungen der
körperlichen Leistungsfähigkeit bedingen die bekannten Erschöpfungssyndrome.
Umgekehrt verhindert die Problematisierung körperlicher Prozesse im Brennpunkt
einer pathologischen Mutter-Kind-Beziehung eine notwendige Automatisierung.
Sie betreibt stattdessen die "Sozialisation nicht sozialisierbarer Funktionskreise" (v. Uexküll, Wesiack 1979c) in einer psychosomatischen Störung.

Setzt man mit dem Erreichen der Übergangsphase auftretende psychosomatische
Symptome in Beziehung zur entscheidenden Entwicklungsaufgabe der Erfindung
eines Übergangsobjekts, so wird deutlich, daß erstere entlang derselben Entwicklungslinie erscheinen, jedoch eine mehr psychophysiologische als psychische Resultante darstellen (vgl. Gaddini, R. 1978). Beide drücken jedoch psychische Leistungen aus, die sich bereits auf differenzierte Körper-Grenzen
stützen können. Das Übergangsobjekt zeigt einen psychischen Prozeß "nach aus-
sen", das psychosomatische Symptom "nach innen" an. Ihr Verhältnis ist rezi-
prok. Es besteht empirisch auch keine gleichzeitige Existenz der zwei Manifestationen. Beide sind aber im Zusammenhang mit der typischen Gefahr der Trennung und des Verlassenwerdens zu sehen. Mit dem Übergangsobjekt vollzieht sich
ein kreativer Lösungsversuch, im psychosomatischen Symptom die Abwehr eines
frühen und plötzlichen Verlustes bzw. einer entwicklungshemmenden Intrusion.

Diese Unabhängigkeits-Abhängigkeitsproblematik wird vielleicht zum ersten Mal
beim kindlichen Asthma sichtbar, das in der Regel gegen Ende des ersten Lebensjahres auftritt (vgl. Müller-Braunschweig 1980). Zweifelsohne beruht Asthma
auf einem multifaktoriellen Bedingungsnetz. Doch ist neben einer konstitutionellen Komponente und eventuellen infektiösen Beteiligung die frühe Mutter-Kind-
Beziehung als wichtiges pathogenes Moment anzunehmen, was sich bei den jungen
Patienten Gaddinis (1978) in einem ausnahmslosen Fehlen eines Übergangsobjekts

ausdrückte. Als recht charakteristische Muster dieser Interaktionen lassen sich ohne Anspruch auf eine Krankheitsspezifität festhalten:

- Ständig unterbrochene Aktionszyklen durch abruptes Annähern oder Sichzurückziehen der Mutter resultieren in einem übermäßigen Spannungszustand.
- Ängstliche mütterliche Reaktionen auf jede kleinste Abweichung der kindlichen Atmung führen zu einer Zentralisierung der Aufmerksamkeit auf die Atemfunktion. Diese gestörte Interaktion hilft zum einen der Mutter in der Aufrechterhaltung eines empfindlichen Selbstwertsystems, verhindert aber zum anderen die Übernahme des Atmens als autonomen Körpervorgang durch das Kind.

Noch vor der Bildung einer kohäsiven Selbstorganisation kann so eine Sensibilisierung gegenüber bestimmten Situationen eintreten und einen Rückgriff auf undifferenzierte Abfuhrtendenzen nahelegen. Einer drohenden Desorganisation kann durch relativ ziellose und unkoordinierte Abwehrreaktionen begegnet werden. Dies verhindert die Integration eines zentralen vitalen Vermögens. In gleicher Weise erschwert es die Überführung der damit betroffenen averbalen Interaktionsformen in symbolisch verfügbare Repräsentanzen. Der abgespaltene Sektor bleibt als psychosomatisches Subsystem bestehen, das in Spannungssituationen durch die Umwandlung früherer passiver Erlebnisse in aktive Reaktionsmuster Erleichterung schafft.

Stellvertretend herausgegriffene psychosomatische Bilder des ersten Lebensjahres (z.B. Rumination, infantile Kolik, kindliches Asthma) demonstrieren bei aller Komplexität der verschalteten psychologischen, psychophysiologischen und organischen Faktoren die Fruchtbarkeit eines umfassenderen psychosomatischen Ansatzes. Dieser bezieht selbstverständlich die tragende Rolle der frühen Mutter-Kind-Interaktion in der Produktion psychosomatischer Symptome auf das jeweils aktualisierte Entwicklungsnieveau und dessen zentrale Aufgaben (vgl. Gaddini 1979a, b).

Die *Sonderstellung der frühkindlichen* Entwicklung, vor allem der *Trennungs- und Individuationsprozesse* läßt sich somit auch *in* seinen *prädisponierenden Auswirkungen für spätere Somatisierungen* charakterisieren. Bedeutsam ist die Vorstellung von psychosomatischen Formationen unterschiedlichen Strukturiertheitsgrades, die sich an Hand modellhaft verstandener epigenetischer Entwicklungsaufgaben, deren Lösungsversuche und Fehlschläge beschreiben lassen. Mit der Herausstellung dieses Entwicklungsabschnitts ist aber nun nicht ausgesagt, spätere Formen der Somatisierung ließen sich direkt und linear mit bestimmten Schwächen und Defiziten aus dieser Zeit verbinden und erklären. Wenngleich hier wichtige Determinanten für eine Somatisierungstendenz zu lokalisieren sind, ist eine einfache Extrapolation abzulehnen, da der Bezugsrahmen der gesamten

Entwicklung ungenügend und das aktuelle Bedingungsgefüge nicht hinreichend spezifisch gewürdigt werden. Vielmehr ist die *Intermediärphase, die erste Separation und Individuation,* ein *Modell für die Errichtung und Aufrechterhaltung der körperlichen und seelischen Integrität.* Sie kann als Paradigma eines umfassenderen psychosomatischen Ansatzes gelten. Diese Grundorientierung wird freilich ergänzt durch die Überzeugung, daß die *psychosomatische Identität eine lebenslange Aufgabe* darstellt, die durch biologische, psychologische und soziale Krisen gefährdet werden kann (vgl. Marcus 1973, Sternschein 1973, Winestein 1973) und auf den jeweiligen Abschnitt im Lebenszyklus bezogen werden muß (vgl. Neugarten 1970, 1979, Colarusso, Nemiroff 1981). Als generelle Bedingungen werden nochmals tragfähige Beziehungen und soziale Kommunikationsformen genannt, welche die als Erbe des Übergangsobjekts hervorgehende Integrationsfunktion in ihren bedürfnisbefriedigenden und spannungsreduzierenden Aspekten tragen. Die beiden Hauptmethoden zur Erhaltung der seelisch-körperlichen Integrität, "playing and holding" sind direkter Ausfluß dieser stützenden interpersonalen Verhältnisse.

Zusammenfassende Charakterisierung

Führt man sich ein Individuum, das ein lediglich objektiviertes Verhältnis zum eigenen Körper besitzt und in extremer Ausprägung sogar seine Zerstörung riskiert, beispielhaft vor Augen, so läßt sich die Vorstellung eines umfassenden psychosomatischen Ansatzes nochmals verdeutlichen:

Diese Perspektive verzichtet auf einen linearen Erklärungsprimat von Krankheitsbildern durch hauptsächlich frühkindlich bedingte Konfliktkonstellationen. Sie beharrt auch nicht auf einem überstrapazierten eindimensionalen Libido-Regressionsmodell. Vielmehr favorisiert sie ein Entwicklungskonzept zahlreicher interagierender Entwicklungslinien. Im Kontext von Objektbeziehungen sieht sie die zentrale Rolle des Affektiven und Körperlichen als Indikator für das eigene Wohlempfinden und für die gelungene Integration in soziale Gruppen. Die entscheidende Prägung dieser Vermittlungsrolle der körperlichen Subjektivität findet wohl in den frühkindlichen Interaktionen mit der Mutter, besonders während der Übergangsphase von Symbiose zu Trennung Individuation statt. Die hier möglichen Störquellen mit ihren generellen Auswirkungen auf die Verarbeitungskapazität und das kreative Potential des psychischen Apparates besitzen grundlegende Wichtigkeit für den weiteren Entwicklungsgang. Die Modifikation und Aufrechterhaltung der seelischen und körperlichen Identität werden jedoch als kontinuierliche Aufgaben verstanden, die durch verschiedene Anforderungen aus dem jeweiligen Abschnitt des Lebenszyklus oder durch übergreifende soziale und gesellschaftliche Veränderungen eine typische Färbung erfahren. Als grundlegende Voraussetzung für integrierte Handlungsmuster und glückende Repräsentationsleistungen erweisen sich jedoch stets sicherheitsstiftende und bedürfnisbefriedigende Kommunikationsformen. Nur in ihnen läßt sich der Körper als "innere Umwelt", als "Darstellungsmedium der Identität" (Brede 1971) erhalten. Psychosomatische Leiden können so immer auch als aktuelle "Erkrankungen der individuellen Wirklichkeit" verstanden werden (vgl. v. Uexküll, Wesiack 1979b), die durch eine enge Verknüpfung von sozialen Situationen, frühkindlich vorbereiteten und lebensgeschichtlich etablierten Persönlichkeitsmerkmalen und Krankheitserleben bestimmt sind. Dies läßt sich gerade und vor allem an unserem gewählten Extrembeispiel illustrieren:

Zweifelsohne liegt in zahlreichen Fällen einer völligen Instrumentalisierung des eigenen Körpers als Leistungsmaschine eine ungelöste, zumeist abgespaltene Symbioseproblematik zugrunde. Die Übernahme des eigenen Körpers, der als fremd und im Besitz der Mutter betrachtet wird, ist fehlgeschlagen, und damit auch nicht als wichtigstes Erbe der frühen Mutter-Kind-Beziehung internalisiert. Hinter der aktuellen hektischen Betriebsamkeit die nicht bewußtseinsfähige Anstrengung zu identifizieren, die ursprünglich verweigerte Legitimation zu leben doch noch über soziales Prestige zu erlangen, ist bestimmt begründbar. Dies als einzigen Bedingungsfaktor zu isolieren und auch noch direkt mit der eventuellen physischen Katastrophe kausal zu verbinden, erschiene mir aber als voreilige und kurzsichtige Argumentation. Plausibler ist mir die Annahme, daß die erwähnten spezifischen Kindheitserfahrungen und die aus ihnen resultierenden psychischen Grundhaltungen die Wahl von Handlungszielen nahelegen, die eine weitgehende Unabhängigkeit von mitmenschlichen Partnern fördern und doch eine Chance zu gesellschaftlichem Aufstieg und sozialer Anerkennung versprechen. Aber gerade darin führen sie zu einer weiteren Zementierung der angelegten psychischen Bereitschaften und engen korrigierende Erlebnissituationen erneut ein. Denn das besondere Arrangement einer Berufswelt, die in umfassenden Bereichen von dem einzigen Prinzip der Zweckrationalität beherrscht ist, führt zu einer sozialen Verankerung der privaten Phantasie von einer grandiosen Selbstgenügsamkeit und bestärkt die narzißtische Abwehr von Affekten, die ja Objektsuche und -bedürfnisse signalisierten. Indem sie diese Einstellung zur sozialen Tugend festschreibt, verhindert sie aber die elementaren Voraussetzungen einer gesundheitsfördernden symbolischen Repräsentation und einer

individuierenden Bearbeitung affektiver und körperlicher Äußerungen, was nur
in sicherheitsstiftenden und bedürfnisbefriedigenden Beziehungen mit Partnern
möglich ist. Die dominierende alexithyme Einstellung erweist sich als nach
oben offene Spirale der Entfremdung, die nur mehr den Erwerb von Sicherheit
durch aggressive Behauptung und soziale Macht duldet (vgl. Bastiaans 1977).
Diese Isolationsstrategie kennt keinerlei Möglichkeit, frühkindliche abgespaltene Erlebnismuster in neuen tragfähigen mitmenschlichen Kontakten zu integrieren. Von der allgemeinen Entwicklung ausgeschlossene psychische Aspekte
bleiben somit unbearbeitbar und undenkbar. Doch haben sie in Analogie zur
Rückkehr des Verdrängten das intensive Bestreben, in die psychische Sphäre
einzubrechen (vgl. Green 1977). Das Individuum begegnet ihnen wahrscheinlich
nur mehr im Erleben eines unverständlichen affektiven Ausbruchs oder im letztendlich hoffnungslosen Gewahrwerden eines physischen Zusammenbruchs. Und es
besteht kaum Zweifel, daß diese somatischen Zeichen keinen "libidinösen" Charakter tragen, wie nach dem vormals etablierten psychosomatischen Modell der
Libido-Regression zu erwarten wäre. Im Gegenteil, die "Entlibidinisierung
des Körpers" erweist sich als typisches Kennzeichen eines mißlungenen interpersonalen Dialogs. Umgekehrt ist somit die erotische Qualität einer Beziehung als spezifische Leistung zwischen Partnern zu charakterisieren, die sich
auf eine gesicherte Basis bereits beziehen können.

7. Psychosomatische Theorie der Psychoanalyse

7.1. Bedrohte Existenz (Vernichtung), Trennung und Individuation (Verlust), Konflikte (Versuchung-Versagung): Modelle psychosomatischer Krisen

Von Uexküll und Wesiack (1979b) hatten psychosomatische Leiden als Erkrankungen der individuellen Wirklichkeit bezeichnet. In den beiden Realitätskriterien der affektiv-sinnlichen Kommunikation und der sachorientierten Pragmatik
erkannten sie die entscheidenden Indikatoren für das Gelingen oder Scheitern
der psychosomatischen und psychosozialen Identität. Vorteilhaft läßt sich
aber die wechselseitige Abhängigkeit beider Kriterien in einem objektbeziehungstheoretischen Rahmen und in einer entwicklungspsychologischen Perspektive
untersuchen.

Der *objektbeziehungstheoretische Standpunkt* verläßt mit Nachdruck eine ausschließlich individualisierende Sichtweise. Er beschränkt sich nicht auf eine
automatisch funktionierende Triebmechanik, deren Hauptvariable das Objekt ist.

Er bezieht das Entstehen und die Differenzierung von psychischen Fertigkeiten
auf einen interpersonalen Rahmen. Von einem rein kommunikationstheoretischen
Ansatz unterscheidet er sich aber, indem er besonderes Augenmerk auf die Bedingungen lenkt, die für die Errichtung von Instanzen der Selbstregulation
elementarer biologischer Anforderungen und psychosozialer Wünsche wichtig sind.

Durch den Bezug auf bestimmte Zeitabschnitte im psychophysischen Wachstum, vor
allem auf die Übergangsphase zwischen Symbiose und Individuation, wird die Bedeutsamkeit der *entwicklungstheoretischen Dimension* unterstrichen. Für unsere
psychosomatische Diskussion erweist sich die in dieser Periode sich abspielende
Umstrukturierung des psychischen Apparates als folgenreich. Das allmählich
etablierte Niveau der Symbolisierungsfähigkeit bereitet die Integration von
zahlreichen Entwicklungslinien insbesondere auch der Emotionalität und Körperlichkeit in eine historische Perspektive vor. Es ermöglicht so eine individuelle Verfügbarkeit und Bearbeitung der vorher nur aktuell präsenten bzw. in
der Wiederholung erinnerbaren Erfahrungsmuster. Das bedeutet einen beachtlichen
Gewinn an intrapsychischen Orientierungsmöglichkeiten. Gleichzeitig verringert er die Abhängigkeit von "wichtigen Anderen" und das Ausgeliefertsein an
eigene nicht kontrollierbare, da in eine Selbst-Organisation nicht integrierte Erlebnis- und Handlungsweisen. Mit diesem Zuwachs an relativer Autonomie
ist eine neue Ebene betreten. Die Formen der Phantasietätigkeit, des Denkens
und der sprachlichen Kommunikation bieten ökonomischere und weitgehend desomatisierte Strategien zur Aufrechterhaltung der psychophysischen Integrität in
einer sozialen Gruppe. Durch die Würdigung der elementaren Bereiche des Affektiven und Körperlichen wird einer Karikatur der Desomatisierung, die sich
vielleicht in einem "alexithymen Zwangscharakter" verkörpern könnte, vorgebeugt. Beide werden als fundamentale, eigenständige Attribute von Beziehungen
erkannt, sie kennzeichnen den Dialog mit spezifischen Partnern wie mit der
eigenen psychosomatischen Persönlichkeit.

Der entwicklungspsychologische Ansatz spricht sowohl in der Darstellung der
normalen Entfaltung von emotionalen und körperlichen Fertigkeiten als auch
in der Charakterisierung grundsätzlicher Störungsmuster für die Annahme von
distinkten Entwicklungsniveaus der psychosomatischen Integrität. Diese Ebenen
können durch unterschiedliche Regulationsprinzipien, typische psychophysische
Verarbeitungsmodi und den intrinsischen Zusammenhang mit vorherrschenden Entwicklungsaufgaben und besonderen Gefährdungen beschrieben werden. Eine *epigenetische Betrachtungsweise* der aufeinanderfolgenden Entwicklungsphasen erweist
sich hier als vorteilhaft. Sie begreift den Aufbau von Persönlichkeitsstruk-

turen, die Errichtung einer Selbstorganisation als das Ergebnis von sukzessiven
Transformationen der Erfahrungen und Potenzen aus früheren Phasen und betont
deren Integration auf einem neuen Organisationsniveau. Eine ausschließliche
Konzentration auf diese spätere Entwicklungsstufe würde aber zwangsläufig den
Blick auf notwendige Prämissen verstellen. Das Postulat einer "lebendigen Gestalt", in welcher die Funktionsmodalitäten früherer Phasen enthalten sind, ist
aber für den epigenetischen Standpunkt entscheidend. Dies hat selbstverständlich auch Auswirkungen auf die Bildung einer umfassenderen psychosomatischen
Theorie innerhalb der Psychoanalyse.

Es wird deutlich, daß die traditionelle Orientierung der Psychoanalyse am Konfliktmodell intrapsychischer Motive sich auf eine relativ hochstrukturierte psychische Ebene bezieht, in die wichtige Entwicklungsleistungen eingehen müssen
und die ihre charakteristische Ausgestaltung innerhalb der ödipalen Triade erfährt.

Aus den einführenden Abschnitten wissen wir, daß diese Voraussetzungen bei zahlreichen, vor allem auch psychosomatischen Störungen nicht gegeben sind. Nicht
selten zeichnen sich letztere gerade durch das Fehlen typischer unbewußter,
einer Interpretation zugängiger Konflikte aus. Entwicklungstheoretisch betrachtet signalisiert eine intrapsychische Konfliktfähigkeit wiederum die geglückte
Loslösung aus der mütterlichen Symbiose. Sie bedeutet erfolgreiche Überwindung
der Wiederannäherungskrise und die hierdurch erworbene Toleranz, widerstrebende triebhafte Tendenzen, divergierende biologische Bedürfnisse und psychosoziale Ziele kompromißhaft in sprachlichen oder bildhaften Zeichen zu fassen. Die
Leistungsfähigkeit des psychischen Apparates erweist sich folglich als maßgebliche Größe. Sie entscheidet in äußeren und inneren Belastungsmomenten über
eine eher de- bzw. über eine eher (re-)somatisierte Reaktionsform. Sie führt
im herkömmlichen Verständnis zu mehr "psychoneurotischen" bzw. mehr "psychosomatischen" Stilen. Und dieses Repräsentationsvermögen erfährt in der wiederholt herausgestellten Übergangsphase eine wesentliche Prägung. In der Trennlinie zwischen sensumotorischer Präverbalität und symbolischer Repräsentation
ergibt sich ein entwicklungstheoretisches Analogon zur ehedem postulierten,
aber wenig fruchtbaren nosologischen Differenzierung zwischen "Psychosomatikern" und "Psychoneurotikern". Diese Sichtweise, welche die Dualität von Phänomenen in ihrem Entwicklungsverlauf beobachtet und hierin einer alten psychoanalytischen Weisheit folgt, bietet den Vorzug, nicht einen exklusiven genetischen Mechanismus für "separate" Krankheitsbilder zu fordern. Sie gibt vielmehr die Rahmenbedingungen an, die ein Überwechseln von einer Reaktionsmodali-

tät in die andere begünstigen. Die entwicklungspsychologische Zeitspanne von
Symbiose und Trennung gibt Aufschlüsse darüber, welche besonderen Faktoren prädisponierend für eine Somatisierungstendenz in den weiteren Entwicklungsgang
einfließen können. Diese Sichtweise bietet den weiteren Vorteil, daß sie eine
flexiblere Einschätzung der innerhalb einer Psychoanalyse jeweils aktualisierten Therapieebenen ermöglicht. Sie berücksichtigt die allgemeine Erfahrung,
gemäß der sich Symptome und Verhalten im Verhältnis zu sich verändernden Konflikten, Gefahren und korrespondierenden Abwehrmodalitäten wandeln können, also
ein Alternieren von körperlichen und seelischen Ausdrucksformen zu registrieren
ist. Sie behauptet andererseits, daß gleiche Symptome, also auch psychosomatische Reaktionen verschiedene Erklärungen in einzelnen Therapieabschnitten verlangen. In dieser Konzeptualisierung werden also keinerlei Zuordnungen zu bestimmten Krankheitsbildern getroffen, wie es etwa bei einigen Vertretern der
Neo-Psychoanalyse zu beobachten ist, die eine lineare Assoziation von nosologischer Entität und zeitlichem Abschnitt auf der Libido-Entwicklungsdimension
anstrengen. Diese Möglichkeit halte ich nur bei einigen psychosomatischen Erscheinungsformen für wahrscheinlich. Ihre Ausschließlichkeit aber würde den
Blick auf die Komplexität des psychosomatischen Bedingungsnetzes verstellen.

Nimmt man den Zusammenbruch des Symbolisierungsvorgangs mit der begleitenden
Reduzierung von Aufschubsfähigkeit und Affekttoleranz und der Mobilisierung
ursprünglicher afferent- efferenter Funktionskreise als das Startsignal für
einsetzende Somatisierungsreaktionen, so lassen sich entsprechend der Höhe des
psychischen Funktionsniveaus verschiedene Modelle psychosomatischer Krisen angeben:

- die traumatische Paralyse eines generellen Reizschutzes
- die Bedrohung grundlegender Körpergrenzen
- die Gefährdung der psychophysischen Selbstkohäsion
- die körperliche Verarbeitung innerseelischer Konflikte
- die differenzierte Trauerarbeit.

Es fällt nicht schwer, sich unter der *ersten psychosomatischen Krise,* die in
Anlehnung an Gefahren während der frühesten Entwicklungsabschnitte konzeptualisiert ist, verschiedene Manifestationen vorzustellen, denen ein traumatisches
Element, eine jegliche psychische Verarbeitungsmöglichkeit überschreitende Belastung gemeinsam ist. Die Unfähigkeit zur Spannungsregulierung als maßgeblicher Größe in der Erhaltung einer grundlegenden psychophysischen Homöostase
kann in Momenten extremer traumatischer Eindrücke die Bedrohung der faktischen
Existenz selbst bedeuten und mit einer alarmierenden Angst vor Vernichtung
einhergehen. Das resultierende posttraumatische Syndrom mit physiologischen

Dysfunktionen, Entdifferenzierung des emotionalen Erlebens und weitreichender Fragmentierung von kognitiven und handlungsbezogenen Ausdrucksformen habe ich bereits beschrieben. Sieht man von diesen akuten Zerstörungen einer psychosomatischen Integrität ab, so sind hier auch die häufigen Endresultate ausgeprägter "alexithymer Karrieren" einzureihen. Diese können in einer progressiven Desorganisation zu einem globalen Verlust funktionaler psychischer Kapazitäten führen und die krisenhafte Rückkehr auf früheste "psychosomatische" Entwicklungsstufen fordern. Die erhöhte Vulnerabilität für somatische Dekompensationen findet häufig ihre psychosoziale Verankerung in einer Lebenspraxis, welche den von Spitz (1974 b) beschriebenen "Dialog-Entgleisungen" oder "Pseudo-Dialogen" weitgehend ähnelt. Ein Austausch von sinnentleerten Handlungen in entfremdeten Objektbeziehungen verhindert das autonomiefördernde Erlebnis von "positiven Gestalteffekten". Er bedeutet den Wegfall eines prinzipiellen emotionalen Feedbacks, blockiert so in Partnerschaften begründete integrative Verarbeitungsmuster, engt psychische Kompensationsmöglichkeiten ein und bahnt in einer Reizüberlastung den körperlichen Zusammenbruch.

Der Zusammenhang von mangelhafter Eigenständigkeit und übermäßiger Abhängigkeit ist das Hauptthema der *zweiten psychosomatischen Krise*. Er bildete wiederholt den Mittelpunkt unserer Diskussion. Die wechselseitige Bedingung von defekten Körpergrenzen als Erbe einer ungelösten Symbiose, Problemen der Selbstregulierung und psychosomatischen Reaktionen habe ich ausführlich dargelegt. Auch hier tritt eine unzureichende Spannungsregulierung mit ihren geschilderten negativen Konsequenzen als ein bestimmendes Moment in der Pathogenese somatischer Symptome hervor. Die normalerweise von einem symbiotischen Partner übernommene Aufgabe, unterschiedliche biologische und psychosoziale Aspekte des Alltags in einer Lebensplanung zu vereinen, überfordert das Integrationsvermögen des abhängigen Individuums noch zusätzlich, wenn es sich nicht mehr auf einen zuverlässigen "symbiotischen Reizschild" stützen kann. Umgekehrt mag aber auch der anhaltend verzweifelte Versuch einer Abgrenzung gegenüber einem übermächtigen Objekt lediglich den Ausweg einer "relation à distance" (s.o.) in einer psychosomatischen Erkrankung offenhalten.

Problembeladene Erfahrungen während der ersten Trennung und Individuation können im Sinne einer Prädisposition modellhaften Charakter für zahlreiche andere Lebensereignisse haben, die wohl auf fortgeschrittenem Entwicklungsniveau und vor dem Hintergrund einer geweiteten Lebenserfahrung eine vergleichbare Krise und strukturell ähnliche Anstrengungen erfordern, wie sie im früheren Entwicklungsabschnitt mit Unterstützung der Mutter erbracht werden mußten.

Es ist anzunehmen, daß diese Krisen der Trennung mit ihrem Schrecken des Alleinseins eine überragende Rolle in dem weiten Spektrum somatischer Manifestationen spielen. Zunächst einmal sind hier jene kaum diagnostizierbaren "funktionellen Syndrome" zu nennen, die je nach Prädisposition und Ausmaß des "psychosomatischen Sektors" in stärker organisierte Krankheitsprozesse übergehen können.
Den Ergebnissen der Life-event-Forschung läßt sich entnehmen, daß bei entsprechender "Belastung" genau jene Bedingungen geschaffen werden, in denen Gefühle der Unsicherheit, des Unbehagens, des wütenden Protestes, der Trauer und Angst keine Bearbeitung mehr innerhalb tragender Beziehungen erfahren und einen wenigstens vorübergehenden Zusammenbruch des Symbolisierungsvermögens auslösen.

Das Fehlen adäquater Programme zur Lösung einer Problemsituation, die für das Individuum durchaus eine lebensgeschichtliche Spezifität haben kann, ohne für eine Krankheitsentität selbst typisch zu sein, erlaubt bloß mehr das Registrieren von körperlichen Sensationen. Die Unfähigkeit, sie als Ausdruck einer bedeutsamen Vitalreaktion auf Ereignisse der eigenen Biographie zu beziehen, führt zur lediglichen Deutung als körperliches Geschehen. In diesem Schritt jedoch wird nur ein Rückgriff auf die entwicklungspsychologisch etablierte Möglichkeit vollzogen, den Körper als Modell für soziale Orientierung zu benützen. Somit läßt sich psychosoziale Ungewißheit in somatische Bestimmtheit überführen und zumindest eine Teilidentität bewahren.

Kann eine Selbstorganisation nur mit raffinierten narzißtischen Strategien aufrechterhalten werden, so mag die notgedrungen wiederholte Enttäuschung einer illusionären Lebensgestaltung zu einer *dritten psychosomatischen Krise* beitragen. In der von Kohut (1973, 1979) beschriebenen narzißtischen Persönlichkeitsstörung, die einen charakteristischen Mangel an realistischer Selbstwertregulierung verrät, ergänzen psychosomatische Reaktionen neben typischen Größenideen und Erregungen bei gleichzeitigen Gefühlen der Selbstunsicherheit, Scham und Depression das klinische Bild.

Ähnlich sprechen hypochondrische Manifestationen für das im Rahmen der psychosomatischen, "narzißtischen" Regression wiederbelebte Auftreten von isolierten Fragmenten des körperlich-seelischen Selbst. Diese narzißtischen Aspekte lassen sich in zahlreichen akuten und chronischen psychosomatischen Prozessen aufspüren. Hypochondrische wie psychosomatische Reaktionen verhelfen durch das erhöhte "Selbstgewahrwerden" in schmerzlichen, neutralen oder lustvollen Körpersensationen zu einer momentanen Stabilisierung der brüchigen Selbstorganisation. In ihnen kann zudem der Akzentwechsel in einer subjektiven körperlichen

Erlebnisgestalt trefflich aufgezeigt werden, die sich im Verlauf einer Sozialisation hierarchisch aufbaut, ständig präsent ist und in "normalen" sozialen Gewohnheiten automatisch funktioniert. Erst bei Wegfall von psychosozialen Orientierungsmöglichkeiten treten körperliche Funktionen als hauptsächliche Wahrnehmungsgrößen wieder hervor. Diese Verschränkung von pragmatischem und kommunikativem Realitätskriterium wird in dem entgleisten Diskurs über den eigenen Körper offensichtlich. Er stellt sich als Rest einer identitätsstiftenden Funktion des Alltagsgesprächs dar. Unter diesem sozialen Aspekt müssen auch zahlreiche Patienten gesehen werden, die mit rollenkonformen Beschwerden die Karriere eines Kranken einschlagen, um zumindest eine Form einer sozialen Identität zu erreichen, aber nach langjähriger erfolgloser Behandlung als "schwierige Patienten" ausgegliedert werden.

Spannungsreduktion, Integration wechselseitig sich ausschließender Ziele und Modifikationen von Illusionen sind die beherrschenden Aufgaben während des präverbalen Stadiums. So überrascht es nicht, daß sie in den vorher erwähnten, in Anlehnung an sensorimotorische Entwicklungsniveaus vorgetragenen psychosomatischen Krisen eine zentrale Rolle spielen. Selbstverständlich können sie auch das Geschehen in einer höher strukturierten *vierten psychosomatischen Krise* mitbestimmen. Diese resultiert aus intrapsychischen Konflikten, die durch die Angst gekennzeichnet sind, die Kontrolle über affektive und triebmäßige Regungen zu verlieren, dadurch wichtige persönliche Beziehungen zu riskieren und vor den eigenen internalisierten Normen und Idealen zu versagen. Die intrapsychische Repräsentation dieser Konflikte mag eine durchaus reife Organisation aufweisen, wie sich an Hand von Träumen, Phantasien und Reaktionen auf therapeutische Interventionen beurteilen läßt. Der dominante neurotische Konfliktlösungsmodus kann sich u.U. auf die Manipulation eines differenzierten und wohlstrukturierten Körperschemas stützen. Und doch ist anzunehmen, daß implizite regressive Tendenzen für den konflikthaften Teilsektor im Laufe der Zeit eine ähnliche innerseelische Konstellation schaffen wie sie epigenetisch frühere Entwicklungsniveaus, wenngleich in unterschiedlichem Ausmaß und unter anderen Ausgangsbedingungen auszeichnet. Es ist vorstellbar, daß es sich vorrangig um Konflikte aus jenen kritischen präverbalen Stadien handeln könnte, in denen neurovegetative Steuersysteme für eine Konditionierung durch äußere Ereignisse besonders sensitiv sind. Einzelne körperliche Funktionen besitzen in zwischenmenschlichen Beziehungen einen zentralen Stellenwert. Dies gilt beispielsweise für die Verdauungsvorgänge angesichts täglicher Essensrituale innerhalb einer Familie. Es erscheint möglich, daß ursprünglich präverbale, etwa orale Konflikte entwicklungsgemäßen Transformationen unterzogen, in neuen späteren Erinnerungsbildern verdichtet und somit einer symbolischen Repräsentation zugängig gemacht werden. In Konfliktsituationen aktivierte neurosentypische Abwehrmechanismen tragen zu einer Resomatisierung der Affektschicksale bei und begünstigen in einer gleichzeitigen exzessiven Beanspruchung der korrelierten Körperfunktion deren schließliche Dekompensation.

Von Geburt an erweist sich der menschliche Organismus fundamental als psychophysische Einheit durch die Simultaneität körperlicher und affektiver Prozesse. Entwicklung und Reifung bedeuten aber nicht die ausschließliche Formung von psychischen Strukturen aus somatischen Funktionskreisen, sondern auch die Integration körperlicher Erlebnisweisen in eine umfassende Persönlichkeit. Dieser Prozeß der Aneignung einer subjektiven Körperlichkeit legt ein nuanciertes Körperschema nieder. Gleichfalls als "lebendige Gestalt" zu verstehen verfügt es über eine Vielzahl an Körperbildern, die aus prototypischen Begegnungen mit wichtigen Bezugspersonen stammen und die Quintessenz der sinnlich-affektiven Erfahrung figürlich speichern. Selbstverständlich können auch sie zur Überwindung einer *fünften psychosomatischen Krise* benützt werden. Ihr flexibler und ökonomischer Einsatz in Momenten eines traurigen persönlichen Verlustes, der eine bedeutsame, aber konfliktgeladene Beziehung zu einem Partner schmerzlich ins Bewußtsein rückt, kommt einem Konversionsprozeß gleich:

"Der Körper steht in einem kontinuierlichen Dialog mit dem Individuum und der Umwelt. Wenn Symbolisierungen, die unerträgliche Beziehungen innerhalb und außerhalb des Individuums repräsentieren, evoziert werden, stellen sie die Determinanten zu einer Konversion dar" (Mushatt 1975, S. 94, e.Ü.).

Da die gesammelten Körperbilder eine kondensierte Geschichte adaptiver Reaktionen auf Trennungserfahrungen bergen, ermöglichen sie in ihrer neuerlichen Aktualisierung nicht nur eine elegante Vermeidung von konfliktbedingten Spannungen. Sie bieten zusätzlich die Gelegenheit zu einer differenzierten Trauerarbeit auf körperlicher Ebene, die rein äußerlich als vorübergehende somatische Dysfunktion imponieren kann. Konversion könnte in Fortführung der Gedanken von Deutsch (1924) auf dieser Entwicklungsstufe als normales und universelles Geschehen gedeutet werden, das auf die Restitution eines Verlustes zielt.

Die aufgezählten Krisentypen, die meines Erachtens elementare Richtlinien in einer psychosomatischen Untersuchung verkörpern müssen, verweisen auf wichtige Abschnitte im Entwicklungskontinuum des psychophysischen Wachstums. Unsere epigenetische Sichtweise verlangt aber keinen linearen Rekurs auf diese lebensgeschichtlichen Perioden, um das aktuelle psychosomatische Geschehen zu erfassen. Sie ist sich des prädisponierenden Einflusses vorangehender Lebensabschnitte, die vor allem die primäre Sozialisation umfassen, wohl bewußt und würdigt auch jene motivationalen Größen aus der präverbalen Zeit konsequent. Sie berücksichtigt aber auch die eigenständigen psychobiologischen Anforderungen und psychosozialen Aufgaben, die für die jeweilige Phase im Lebenszyklus typisch sind. Dieser epigenetischen Orientierung liegt die Überzeugung zugrunde, daß die Stabilität von Charakterstrukturen relativ ist und durch besondere Lebenskrisen erschüttert werden kann. Sie beinhaltet die Möglichkeit einer Regression auf frühere Organisationsstufen oder legt bei struktureller Verletzbarkeit ein Entwicklungsdefizit offen. In gleicher Weise birgt sie aber auch die Chance zur reifungsmäßigen Progression. Dieses Vorgehen, das kognitive, affektive und körperliche Komponenten des psychophysischen Individuums zu integrieren sucht, also sich nicht auf den "mentalen" Sektor beschränkt, ist meines Erachtens für einen psychosomatischen Ansatz in der Psychoanalyse um so mehr geeignet, als der traditionelle "psychogene" Anspruch für distinkte medizinische Krankheitsbilder im Rahmen einer theoretischen Interdisziplinarität aufgegeben ist. Es bietet sich in ihm die Chance, die bedeutsamen lebensgeschichtlichen Faktoren im Kontext von Objektbeziehungen aufzuzeigen, die eine psychosomatische Integrität gefährden und die subjektive Körperlichkeit nur mehr als entfremdete Organpathologie zu verspüren gestatten.

7.2. Hierarchie der psychosomatischen Epigenese

Die Ergänzung der traditionellen psychoanalytischen Ausrichtung am ödipalen Konfliktmodell durch den Aufweis weiterer einflußreicher entwicklungspsychologischer Stadien fordert die Revidierung des theoretischen Hintergrunds.

Einen Fortschritt bedeuten die Bemühungen der Autoren Blanck, die Eindimensionalität des traditionellen Libidokonzepts in ein breites Spektrum von Entwicklungslinien aufzufächern. Die Schicksale des Trennungs-Individuationsprozesses bestimmen hier das diagnostische Interesse. Wenngleich sich diese Akzentverschiebung von der Ausschließlichkeit der ödipalen Orientierung für die vorgestellte psychosomatische Erörterung als außergewöhnlich günstig erweist, erscheint sie mir als einziges theoretisches Beschreibungsmodell weniger vorteilhaft. Ersetzt sie doch zum einen nur den Primat der Ödipalität durch den der beginnenden Objekt- und Subjektdifferenzierung und versäumt zum anderen auf wichtige, unterschiedliche Regulationsprinzipien gesondert einzugehen, die für einzelne Entwicklungsabschnitte bestimmend sind.

Gedo und Goldberg (1973) starten den wertvollen Versuch, für jede Phase der
menschlichen Entwicklung die Regulationsprinzipien innerhalb eines epigenetischen Modells zu identifizieren, die für spezifische Modalitäten der psychischen Organisation typisch sind.

Als konzeptuelle Grundlinie vertreten sie überzeugend, daß diesen Organisa-
tionsformen je verschiedene, im Verlauf der psychoanalytischen Bewegung entwickelte Theorien zuzuordnen sind und hierfür optimalen Beschreibungs- und
Erklärungswert besitzen. Diese "models of the mind" sind in einem horizontalen
Entwicklungsgang phasentypisch aufgereiht:

- Phase I: Reflexbogenmodell, später sensumotorisches Modell
- Phase II/III: Objektbeziehungsmodell der Selbst- und Objektdifferenzierung
- Phase IV: klassisches Strukturmodell mit den Instanzen des
  Es, Ich und Über-Ich
- Phase V: topographisches Modell von Ubw, Vbw und Bw.

Die einzelnen Entwicklungsstadien sind durch das Erreichen bestimmter struktureller Leistungen voneinander getrennt:

- I und II durch die Differenzierung der Körpergrenzen
- II und III durch die Konsolidierung der Selbstorganisation
- III und IV durch die Errichtung des Über-Ich
- IV und V durch die Bildung der Verdrängungsschranke.

Der Fokus der Untersuchung richtet sich bei ihnen auf die Art der Lösung der
spezifischen normativen Krisen der Kindheit und ihre möglichen Interrelationen
mit Derivaten des Erwachsenenlebens. Es handelt sich um die Bewältigung typischer Probleme wie Trauma oder Reizüberflutung, Gefahr der Fragmentation des
Selbstgefühls, die Persistenz verschiedener Illusionen und Größenideale, intrapsychische Konflikte und Frustrationserfahrungen.

Gedo und Goldberg postulieren ein hierarchisches Stufenmodell. Sie demonstrieren das an den Entwicklungslinien der Gefahrensituationen, der Abwehrmechanismen, der Realitätsprüfung, des Narzißmus und der Objektbeziehungen, die frühere
Funktionsweisen überformen. Diese bleiben potentiell erhalten und sind, außer
in Fällen eines Entwicklungsstillstands (developmental arrest) bei Regressionen verfügbar.

Das hierarchische Modell weist in seiner horizontalen Achse sukzessiv hinzu-
gewonnene Funktionsmodi auf, in seiner vertikalen deren potentielle Verfügbar-

keit und relative Autonomie in der Veränderung über die Zeit (vgl. Gedo 1979, S. 186):

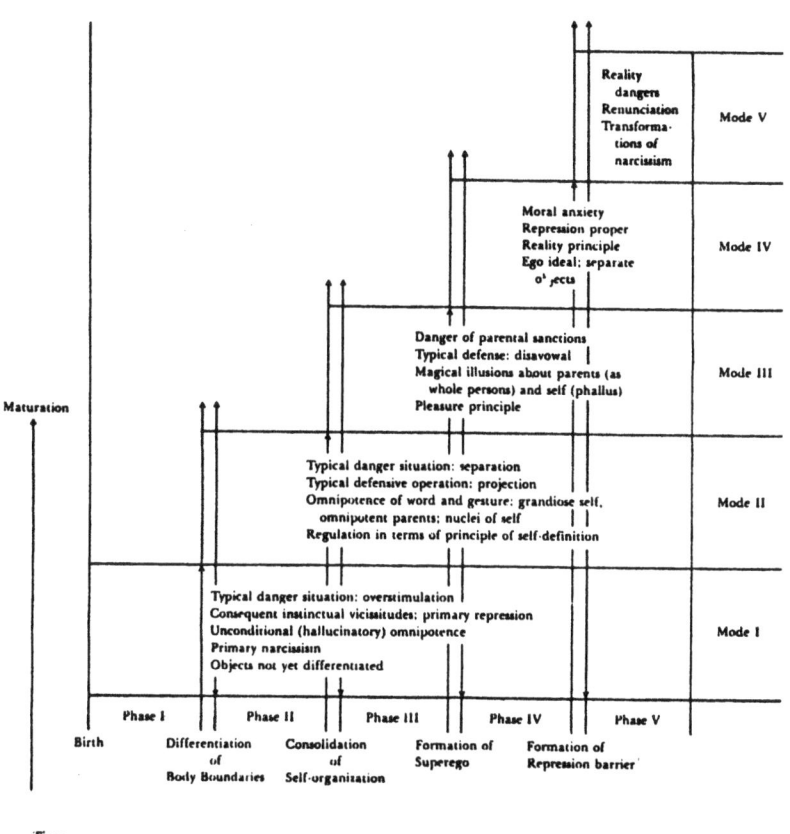

Wenngleich die Arbeit von Gedo und Goldberg als grundlegender Integrationsversuch verschiedener allgemeiner Theorieansätze der Psychoanalyse zu verstehen ist, so bietet ihre modellhafte Skizzierung der psychischen Epigenese auch eine attraktive Verknüpfung mit dem engeren Thema unseres psychosomatischen Standpunktes. Es handelt sich meines Erachtens hierbei nicht einfach um eine willkürliche Aufpfropfung eines Theoriengebäudes auf einen unvorbereiteten Gegenstand, der außerhalb des jeweiligen Zuständigkeitsbereiches läge. Allein durch die Charakterisierung des psychischen Wachstums als einer sich über die

Entwicklungsabschnitte hinweg modifizierenden bzw. neu errichtenden psychosomatischen Integrität ist die Anwendung ihres Ansatzes gerechtfertigt. Besteht doch auch hier das identische Hauptinteresse in der Herausarbeitung der fundamentalen Regulationsprinzipien, der typischen Krisensituationen und der sich verändernden Kapazität und Funktionalität des psychischen Apparates, die für eine psychosomatische Perspektive eine überragende Rolle spielten. Diese fast nahtlose Überführung der allgemeinen psychoanalytischen Reflexion in eine psychosomatische Diskussion wird in der von Gedo (1979) überarbeiteten und mit einigen wesentlichen Aspekten ergänzten Version noch deutlicher:

Die Erweiterung des traditionellen, vorrangig kognitiv-sprachlich orientierten psychoanalytischen Verständnisses um affektive und organismische Komponenten wird durch die Erkenntnis begründet, daß die Genese zahlreicher psychopathologischer Bilder in den entscheidenden Transaktionen der ersten beiden Jahre zu suchen ist. Und doch erweisen sich nur einige präverbale Erfahrungen aus dem zweiten Lebensjahr für eine analytische Aufdeckungsarbeit als tauglich und lassen sich auf Übertragungsbasis rekonstruieren. Dieses präverbale Vermächtnis beeinflußt aber entscheidend die Lösung späterer Entwicklungsaufgaben in der Art der Spannungsregulierung, der Integration wechselseitig sich ausschließender Ziele und der Modifikation von Illusionen.

Für Gedo bildet die jeweilige Konfiguration des Selbst die organisatorische Grundlage für das nachfolgende psychische Leben. Er sieht im Selbst mehr als passiv registrierte Perzepte der persönlichen Aktionen des Individuums. Er versteht es als die Gesamtpersönlichkeit, die über eine potentielle Hierarchie von Handlungen verfügt. Diese sind sowohl von organismischen wie von subjektiv-bewußtseinsfähigen Zielen bestimmt und durch ein Wertesystem relativiert. Gedo unterscheidet die zwei Kategorien der Ziele (goals) und Werte (values), die er als Extensionen subjektiver Bestrebungen (ambitions) und Ideale (ideals) betrachtet. In diese Hierarchie der persönlichen Ziele muß jedoch der Bereich der bewußtseinsfähigen Subjektivität mit einem nicht-erfahrungsmäßigen (nonexperiential, i.S. einer (noch) fehlenden repräsentierten Verfügbarkeit) integriert werden, der organismische Bedürfnisse mit einschließt. Die biologischen Ziele (biological aims) besitzen vergleichbare Qualitäten wie etwa frühe Formen der "vital pleasures" Kleins (1976b) oder die "leidenschaftlichen Äußerungen" Kutters (1978). Und biologische Muster (biological patterns) zeigen organismische Richtgrößen an, die sich in den Begriffen "mehr/weniger", "einfach/komplex", "gewohnt/neuartig", "endogen/exogen" usw. fassen lassen und zahlreiche psychophysische Gewohnheiten formal charakterisieren, ohne selbst jemals symbolisch repräsentiert zu werden. Gedos (1979) epigenetische Sicht der menschlichen Entwicklung impliziert, daß

"die Natur der Bestrebungen und Ideale von der früheren Konfiguration der biologischen Ziele abhängen wird. Umgekehrt würde diese Sichtweise besagen, daß diese biologischen Attribute in den Bereich der subjektiven Motivationen assimiliert werden" (S. 14, e.Ü.).:

	GOALS	VALUES
subjektive	Ambitions	Ideals
prepsychological	Biological aims	Biological patterns

Entscheidend für eine psychoanalytische Untersuchung ist, daß Verhaltensformen nach der Errichtung dieser Hierarchie sowohl bedeutungsvollen Wünschen als auch objektiven biologischen Bedürfnissen dienen. Gedo datiert den Beginn dieser Bedingung auf die letzte Hälfte des zweiten Lebensjahres zurück. Er sieht ihn durch den Erwerb eines ersten reflexiven Selbst-Bewußtseins markiert. Wir erinnern uns an die Sonderstellung der Wiederannäherungsphase von M. Mahler und die letzten Abschnitte der sensumotorischen Periode von J. Piaget.

Das innovative Moment Gedos besteht also darin, die praktischen und theoretischen Ziele der Psychoanalyse über den Bereich des subjektiven psychischen Lebens auf klinische Erscheinungen auszudehnen, die weitgehend mit jenen von Freud (1920) beschriebenen Wiederholungsphänomenen "Jenseits des Lustprinzips" übereinstimmen. In diesem Zusammenhang ist weniger das Aufdecken unbewußter Wünsche intendiert, sondern das Verstehenlernen bislang unbekannter Bedürfnisse und ihre bewußtseinsfähige Integration in die adaptive Zielhierarchie der Selbstorganisation. Die Ausweitung des bisherigen psychoanalytischen Indikationsbereichs auf existentielle Probleme mit ihren subjektiv-psychologischen und -biologischen Dimensionen kann verständlicherweise nicht mehr in der physikalistischen Epistemologie der Freud-Ära theoretisch nachvollzogen werden. Ihre Beschreibung ist Gedo aber in einer neuen Psychologie möglich, die um die Hierarchie persönlicher Ziele zentriert ist und den Kernbegriff der "Selbstorganisation" führt. Und diese beschränkt sich, wie bereits gezeigt, nicht auf den Ausschnitt der "rein psychischen" Inhalte einer Person.

Die Selbstorganisation besteht zu Beginn des Lebens in separaten Funktionskernen, die für unkoordinierte, diskrete Ziele stehen und allmählich eine

Integration in der "primären Identität" (Lichtenstein 1964) ansteuern. Erst
nach Gelingen dieser ersten Hauptaufgabe der "Selbst-Definition" (Gedo, Goldberg 1973), nach einer erreichten psychobiologischen Kohäsivität der Selbstorganisation kann Verhalten durch das Lustprinzip gesteuert werden. Nach Gedo
müssen deshalb Phänomene des Wiederholungszwangs nicht direkt der Vermeidung
von Unlust dienen und müssen als Manifestationen des übergreifenden Bedürfnisses nach Erhaltung der Selbst-Kohäsion verstanden werden. Die Heftigkeit einer
subjektiven Angst tritt immer dann klar hervor, wenn die Integration der verschiedenen Ziele nicht mehr geleistet werden kann. Die Synthese einer stabilen
Hierarchie von persönlichen Zielen ist als erste anfällig für eine Regression
in Situationen von nicht zu bewältigendem inneren oder äußeren "Streß".

Wenn die *Epigenese der Selbstorganisation im Zentrum der Theorien der Psychoanalyse* steht, so verlangt dies nach Gedo die *Aufgabe der klassischen Libido-Triebtheorie als universalen Erklärungsrahmen*. Dies bedeutet jedoch nicht, wie
fälschlicherweise gerne gefolgert wird, die Vernachlässigung oder gar Verleugnung der triebhaften Anteile menschlichen Lebens. Gedo nimmt hier einen vergleichbaren Standpunkt wie etwa Klein (1969, 1976b) oder Dahl (1978) ein und
unterstreicht, daß die Verhaltensformen menschlicher Triebhaftigkeit und Leidenschaft nicht selbstverständlich als triebgesteuert anzusehen sind. An sexuellen Verhaltensweisen demonstriert er, daß biologische Triebmuster wahrscheinlich erst dann zu primären Regulatoren der Handlung werden, wenn der Orgasmusreflex tatsächlich eingesetzt hat. Er nimmt jedoch an, daß symbolische Leistungen auch dann noch die Qualität des subjektiven Erlebens modifizieren. Erst
bei tiefen Regressionen (bis zur Modalität II) wird die Sexualität ihrer späteren symbolischen Überformungen entkleidet. Der Sexualität beim Erwachsenen
läßt sich insgesamt aber eine Vielzahl von primären Zielen entnehmen (gemäß
den Modi V - I), so die Stiftung von reifen Beziehungen, ein individuell persönlicher Wert, die Vergewisserung der Geschlechtsidentität, die Integrität
des Selbst, das organismische Gleichgewicht.

Gedos Formulierungen erscheinen mir als vernünftige Revision des dubiosen konzeptuellen Status der Libido-Energietheorie (vgl. auch Klein 1969). Es ist
nicht einzusehen, weshalb die Aufgabe eines veralteten Energie-Modells die
kritische Potenz der Psychoanalyse schmälern sollte. Im Gegenteil, ist doch
nun in der subjektiv-psychische und organismisch-affektive Ziele umspannenden
Hierarchie eine ansprechende Versöhnung auch des Cartesianischen Dualismus
für den psychoanalytischen Standpunkt geleistet und eine Fortentwicklung zu
einer umfassenderen psychosomatischen Position möglich.

Als von besonderer Bedeutung für eine psychosomatische Perspektive habe ich in den vorangehenden Kapiteln die Zeitspanne bis zum Übergang der psychischen Funktionsweisen auf symbolisches Niveau hervorgehoben. Bei Gedo umfaßt sie die Phasen I und II mit der Grenze zu III. Während Gedo und Goldberg (1973) für die erste Phase der psychischen Entwicklung noch eine Funktionsmodalität nach einfachen S-R-Schemata postulierten und in einer Neuauflage der Gedanken des frühen Freud (1895) das Reflexbogenmodell als adäquaten theoretischen Rahmen ansahen, berücksichtigt Gedo (1979, 1981) in seinen jüngsten Arbeiten auch Erkenntnisse der modernen Entwicklungspsychologie und -physiologie. Mit Toulmin (1978) erkennt er, daß biologisch vorprogrammierte Handlungspotentiale bei weitem komplexer und selektiver als einfache S-R-Muster sind, und daß die aktuelle Wahl einer Aktivität ein kontinuierliches Beobachten der Signale aus Organismus und Umwelt durch das Althirn erfordert. Der menschliche Säugling verfügt zwar nur über ein relativ beschränktes motorisches Handlungsrepertoire, besitzt aber bereits ein hoch strukturiertes affektives Ausdruckssystem, das die Basis zur späteren emotionalen Komplexität bildet. Entscheidend für die weitere Entwicklung ist das Ausmaß, in welchem ein Ereignis originale Anpassungsverhaltensweisen des infantilen Lebens erregen kann.

Das Verständnis dieser als vorrangig sensumotorisch organisierten Entwicklungsstufen bedingt auch die Neueinschätzung bestimmter Phänomene wie die typische ungebremste motorische und affektive Betriebsamkeit des Kleinkindes, die häufig mit Begriffen eines magischen Denkens oder eines grandiosen Selbst belegt werden. Für Gedo sind sie mehr Ausdruck einer noch fehlenden Rationalität und Nichterfahrung, d.h. eines anhaltenden Einsatzes von automatischen Handlungsformen in Umständen, für die sie nicht angebracht sind. Erst allmählich gelangt das Kleinkind zur Erkenntnis der adaptiven Begrenztheiten seiner angeborenen Aktionen und nimmt auch explizit sein Bedürfnis nach elterlichem Beistand wahr. Diese subjektiv verspürte Abhängigkeit leitet eine ganz neue Entwicklung ein und unterscheidet sich fundamental von der Art, wie vorher Personen benötigt und benützt worden sind. Nicht ein "bedeutungsvoller" Wunsch war bestimmend, sondern ein organismisches Bedürfnis, das als solches ohne eigentliche symbolische Repräsentation blieb.

Für einen psychosomatischen Standpunkt ist wichtig, daß auch bei einer relativ störungsfreien Entwicklung zahlreiche psychophysische Prozesse niemals den Anschluß an ein symbolisches, d.h. sprachlich oder bildhaft strukturiertes Niveau erreichen, ja sogar zahlreiche physiologische Rhythmen wie Atmen, Verdauen usw. ihre Stabilisierung in diesem Abschnitt erfahren und als integrierte, jedoch in der Regel nicht bewußte "bodily states" repräsentiert werden. Zweifelsfrei sind auch sie in der Lage, Handlungsweisen zu motivieren, ohne daß ein Individuum bewußtseinsfähige Kontrolle über sie ausübte. Sie fallen vielmehr in die Motivationskategorie, die Klein (1976a) unter dem "principle of self initiated active reversal of passive experience" zusammenfaßte.

Noch folgenreicher für die psychosomatische Identität wirken sich körperliche Vorgänge aus, denen selbst diese Transformation in automatisch funktionstüchtige "bodily states" nicht gelungen ist. Sie verkörpern vielmehr nach einfachen Lerngesetzen verknüpfte S-R-Sequenzen, die in Momenten von Desorganisation zustande kommen können, in anhaltenden "pathologischen" Interaktionen mit der Mutter jedoch zu fixierten, aber nie integrierten Reaktionsmustern werden. Diese manchmal recht idiosynkratischen Koppelungen erklären sich nicht zuletzt aus dem für den Säugling typischen Optimum an S-Input (vgl. Lipowski 1973a, b), der leicht zu einer Reizüberflutung bzw. zu einer Unterstimulierung führen kann. Die entscheidende "stabilisierende" Rolle für diese "pathologischen Reaktionsbereitschaften" spielen freilich die mißglückten mütterlich-kindlichen Dialoge (vgl. Spitz 1974b). Man kann annehmen, daß diese Prozesse im wesentlichen das Ausmaß des "psychosomatischen Sektors" (Stephanos, Berger 1979a) bestimmen und besonders in Phasen drohender Desorganisation aktiviert werden. Und es scheint mir nicht nur Spekulation zu sein, daß diese "defizitären" Reaktionsformen zu einem schmerzhaften Identitätsgefühl beitragen und eine körperliche Realitätsprüfung zumindest auf einem ersten Organisationsniveau gestatten (vgl. Kriterium der "Intensität", Lichtenberg 1978, s.o.). Somit erwiese sich dieses Muster als eine Vorstufe des von Klein (1976a) beschriebenen Motivationsprinzips.

Erst die erfolgreiche Etablierung von Körpergrenzen, die einen ersten Erwerb der Unterscheidung von Subjekt und Objekt signalisieren, fördert die Vereinigung der verschiedenen Kerne des Selbst und ermöglicht als kennzeichnende normative Entwicklungsleistung die Konsolidierung der Selbstorganisation.

Auf dieser Grundlage werden jene ausschlaggebenden Strukturverschiebungen der bereits ausführlich charakterisierten Übergangsphase eingeleitet, die eine Übersetzung zahlreicher affektiver und körperlicher Prozesse in eine erfahrungsmäßige Subjektivität beinhalten, eine wesentlich höhere Spannungstoleranz errichten, in Phantasie- und Denkaktivitäten flexible Problemlösungsstrategien fördern und eine Hinwendung zu individuierenden sozialen Umgangsformen bestärken.

Nur konsequent ist es, daß besondere Abwehrmechanismen eines Individuums gerade dem Ziel dienen, eine stabile Selbstorganisation aufrechtzuerhalten (vgl. Stolorow 1975, 1979). Eine spezifische Regression, die zur Labilisierung oder gar zur Auflösung der Kohäsion fortschreitet, geht notwendigerweise mit dem Verlust symbolischer Kapazitäten einher. In der Regel besteht dabei in einem objektbeziehungstheoretischen Kontext der Zusammenhang zur typischen Gefahr der Trennung oder des Objektverlustes (s.o.). Nicht selten geschieht dann ein Rückgriff auf ein Repertoire von unkoordinierten Handlungsmustern, die als Mittel der Problemlösung eingesetzt werden, oder auf pathologische Abwehroperationen, wie ich sie in Ansätzen bei der Diskussion der Arbeiten Greens vorgestellt habe. Die auftretenden wortlosen Erfahrungen wie subjektives Totsein, psychische Leere, blanke Depression oder körperlicher Schmerz sind hierfür charakteristisch. Als solche können sie nicht als Widerstandsphänomene gegen Verbalisierung und Einsicht interpretiert werden. Vielmehr verlangen sie empathische therapeutische Interventionen, die "jenseits der Interpretation" (beyond interpretation, Gedo 1979) liegen.

Hiermit ist auch wieder der Anschluß gefunden zur engeren Diskussion psychosomatischer Krankheitsbilder, die in ihrer "physiologischen Stummheit" eine Revision traditioneller Konzepte provozierten und zur intensiveren Beachtung präverbaler Phänomene anregten.

Das Erreichen einer kohäsiven Hierarchie persönlicher Ziele fällt zusammen mit der kindlichen Wahrnehmung der tatsächlichen Abhängigkeit von seinen Bezugspersonen. Unrealistische Aspekte von Wünschen und Idealen können jetzt defensiv erledigt werden. Das Aufgeben früherer Zielhierarchien vollzieht sich nur allmählich, bis sie schließlich als fremd, als "Es" zurückgewiesen werden können. Neue Wünsche und Ideale werden als "Ich-synton" erlebt. Diese fundamentale Umstrukturierung wird durch die Errichtung des Über-Ich eingeleitet und drückt die Anerkennung eines Systems von Moralität aus, welches von den bewunderten und geliebten Eltern vertreten wird.

Idealerweise wären nach der Phase IV eine relative Autonomie in bezug auf Ziele und Werte und eine relative Selbstregulation des Selbstwertsystems erreichbar. Da aber nach Gedo jede Organisationsform nur eine graduelle Stabilität erlangen und durch verschiedenste psychobiologische und psychosoziale Faktoren labilisiert werden kann, überrascht es nicht, daß auftretende Konflikte durch Verdrängungsarbeit erledigt werden müssen.

Das Diagramm des revidierten Hierarchiemodells (vgl. Gedo 1979, S. 195) gibt uns nochmals einen zusammenfassenden Überblick:

```
                                                    ↑↑
                                                    ↑↑
                                            ┌──────────────────────────┬────────┐
                                            │ Pcs. vs. Ucs.            │        │
                                            │ Renunciation             │        │
                                            │ Reality                  │ Mode V │
                                            │   dangers                │        │
                                            │ Creativity               │        │
                                        ↑↑  ├──────────────────────────┤        │
                                        ↑↑  │ Internalized morality;   │        │
                                            │   ego vs. id             │        │
                                            │ Typical defense: repression│ Mode IV│
                                            │ Danger of moral anxiety  │        │
                                            │ Regulation via reality   │        │
                                            │   principle              │        │
                                  ↑↑        ├──────────────────────────┴────────┤
                                  ↑↑        │ Era of subjective wishes          │
                                            │ "Object constancy"; recognition of│
                                            │   separateness of aims            │
                                            │ Typical defense: disavowal   Mode III│
                                            │ Danger of parental sanctions      │
                                            │ Regulation in terms of pleasure principle│
                            ↑↑              ├───────────────────────────────────┤
                            ↑↑              │ Transition to experiential and subjective; symbolic│
                                            │   functions                       │
                                            │ Personal aims uncoordinated; independent volition of│
                                            │   others not recognized    Mode II│
                                            │ Typical defense: projection       │
                                            │ Danger of "separation" or threats to self-cohesion│
  Maturation                                │ Regulation in terms of organismic integration│
                      ↑↑                    ├───────────────────────────────────┤
                      ↑↑                    │ Prepsychological era: sensorimotor organization; needs│
                                            │ Inability to distinguish one's own person from the milieu│
                                            │ No active defenses available; necessity for external assistance│
                                            │ Danger of disorganization or traumatization  Mode I│
                                            │ Regulation through principle of avoidance of unpleasure│
                                            └───────────────────────────────────┘
            │ Phase I   │ Phase II   │ Phase III │ Phase IV  │ Phase V
            Birth  Differentiation  Consolidation  Formation of  Formation of
                       of               of           Superego    Repression
                   Body Boundaries  Self-organization            barrier

    Time  ─────────────────────────►

    ↑↑  Area of "secondary autonomy" or
    ↑↑  conflict-free function: "irreversibility"

    ↓↓  Function may undergo regression:
    ↓↓  "reversibility"
```

7.3. Integrativer Bewertungsversuch der klassischen psychosomatischen Theorieansätze

Die Skizzierung von unterschiedlich hoch strukturierten psychosomatischen Krisen, ihre Verbindung zu distinkten Organisationsniveaus innerhalb einer psychosomatischen Epigenese macht es zur reizvollen Aufgabe, eine bewertende Zuordnung der einzelnen klassischen psychosomatischen Theorieansätze (s.o.) zu versuchen. Ziel dieser Bemühung kann jedoch nicht eine lückenlose Eingliederung der verschiedenen Konzepte in die aufeinanderfolgenden Entwicklungsstufen sein.

Die traditionelle Abhängigkeit psychoanalytischer Technik von einem reichen

Phantasieangebot und einer differenzierten Sprachbegabung der ausgewählten Klienten manövrierte den therapeutischen Umgang mit der häufig "stummen" Symptomatik vieler psychosomatischer Patienten in eine Sackgasse. Diverse Beiträge zur *Alexithymie* des "Psychosomatikers" waren eine nicht überraschende Konsequenz. Entwicklungspsychologische Erkenntnisse belegten, daß sehr wohl eine primäre Identität auch ohne sprachliche oder bildhafte Symbole möglich und in einen qualitativ beschreibbaren Kontext primärer Objektbeziehungen eingespannt ist.

Die detaillierte Analyse der Alexithymie-Thematik in ihren Aspekten der Objektbeziehung, des Narzißmus, der Kognition, der Affektivität und Körperlichkeit legt eine *Parallelisierung* mit Vorgängen während der präverbalen Entwicklungsabschnitte nahe. Die Modelle der "Trennung und Individuation" von M. Mahler und der "sensumotorischen Entwicklung der Intelligenz" von J. Piaget bilden hierbei eine geeignete Beschreibungsgrundlage für die innerhalb der üblichen psychosomatischen Ansätze nur schwer faßbaren Auffälligkeiten. Sie zeigen unumschränkt, daß ein schweigendes, bedeutungsverweigerndes, körperlich leidendes Individuum nicht automatisch in die ausschließliche Zuständigkeit einer physiologisch-operationalen Untersuchung fällt, sondern gerade in dieser Stummheit elementare Strategien eines minimierten Überlebens verraten kann, die einer besonderen therapeutischen Antwort bedürfen.

Durch ihre entwicklungspsychologische Ausrichtung besitzt das Konzept der *De- und Resomatisierung* von Schur einen bedeutsamen Vorteil gegenüber den anderen traditionellen Theorien, führt man sich nochmals die Sonderstellung der epigenetischen Perspektive vor Augen, die wir herausgearbeitet haben. Auch seine Idee einer reifungsmäßigen Progression wie einer unter Belastung möglichen Regression nähert sich dieser Sicht an. Der Bezug der Ursprünge des Denkens, der Angst und der Aggression auf ein undifferenziertes "psychosomatisches", präverbales Stadium identifiziert allenfalls den Funktionsmodus der Phase I im Entwurf Gedos (1979). Das Kriterium der Reizintensität mit der drohenden Desorganisation fügte sich global in die Trauma-Konzeption der ersten psychosomatischen Krise ein. Somatische Ausdrucksformen mit beschränkter Verbalisierung und kognitiver Kontrolle, vage und unvollständige Affektregungen wären kennzeichnend. Die analogen Fortentwicklungen von Denken, Angst und Aggression zu reifen, integrierten Ich-Kapazitäten charakterisierten hingegen schon Funktionsmodi der Phasen IV und V. Ausgang und Ziel des Desomatisierungsprozesses stellten so den Abschnitt der Präverbalität unvermittelt neben den der symbolischen Repräsentation. Die modellhafte Skizzierung der Affektent-

wicklung in den Dimensionen der Affektdifferenzierung und -verbalisierung, der
affektiven Realitätsprüfung und Affekttoleranz (s.o.) vermag die theoretische
Lücke des Desomatisierungsgangs bei Schur zu überbrücken. Sie ersetzt nicht nur
die Annahme eines unilinearen Fortschreitens der psychischen Entwicklung aus
somatischen Anfängen durch den Nachweis wichtiger Zwischenschritte, die eine
Zuordnung zu den einzelnen Subphasen der "Trennungs-Individuation" erlaubt.
Sie macht auch sehr deutlich, daß der Begriff der "Desomatisierung" sinnvollerweise nicht die allmähliche Verwerfung körperlicher Reaktionsmöglichkeiten generell als unreif meint, sondern die differenzierte Aneignung der eigenen Körperlichkeit als wesentliche Aufgabe der Identitätsbildung ansieht, wie sie sich
letztlich in einem subjektiv emotionalen "Dialog" mit der körperlichen Existenz
ausdrückt. Die wesentlichen Leistungen der organismischen Spannungsregulierung,
der Integration auseinanderstrebender psychobiologischer Ziele und der realistischen Abwandlung von Illusionen ermöglichen die Transformation präverbaler
Handlungsstrukturen in ökonomischere, symbolisch repräsentierte Organisationsprinzipien.

Diese Entwicklung läßt sich jedoch unter ausschließlich ich-psychologischen
Vorzeichen wie bei Schur nicht adäquat erfassen, spielen doch oben geschilderte
Prozesse in einem primären Objektbeziehungskontext, und signalisiert das Erreichen einer relativen psychophysischen Autonomie die erfolgreiche Auseinandersetzung mit der Abhängigkeit von einem mütterlichen Objekt. Dieser Zusammenhang
macht auch die Bedingungen für eine später einsetzende Resomatisierung und die
Bedrohung der psychischen Repräsentationsleistungen eines Individuums etwa durch
einen Objektverlust verständlicher. Die Komplexität der menschlichen Psyche
verlangt zwar eine potentielle Unterordnung der expressiven körperlichen und
emotionalen Stile unter den Gesichtspunkt der Effizienz. Doch sprechen zahlreiche Hinweise für die Notwendigkeit eines kontinuierlichen Kontaktes mit diesem
affektiv-sinnlichen Erfahrungsfundament, wie er sich in primärprozeßhaften Phantasien und Träumen, in lustvoll-triebhaften und zärtlich-sicherheitsstiftenden
mitmenschlichen Beziehungen artikuliert, um die einmal erworbene psychosomatische Integrität aufrechtzuhalten oder neuzugewinnen. Mußten im Laufe der primären Sozialisation wirksame Strategien ausgebildet werden, um eine Berührung
mit diesem emotionalen Persönlichkeitskern fortan als zu gefährlich zu verhindern, wird "erfolgreiche" Desomatisierung zu einer Hauptbedingung für eventuelle Resomatisierung in fordernden Lebenskrisen. Es bietet sich hier eine
Verknüpfung der Theorie Schurs mit den Alexithymie-Konzepten an. Der Resomatisierungsprozeß läßt sich zum einen als akutes Geschehen begreifen, in dem der

Zusammenbruch des Symbolisierungsvermögens zu einem Rückschritt auf globalere, undifferenzierte Handlungsmuster zwingt oder konfliktreiche innerseelische Spannungen eine vorübergehende Entlastung in einem somatischen Ausdrucksstil suchen. Während im ersten Fall der intrapsychische Zusammenhang zu weiteren Strukturen der "symbolischen Kette" verlorengeht, bleibt er im letzten Fall gewahrt. Der Resomatisierungsprozeß läßt sich zum anderen aber auch als psychophysiologische Endstrecke eher chronischer Verläufe darstellen. In ihnen spielen, wie gezeigt, die Desynchronisierung elementarer biologischer Rhythmen, die anhaltende Überforderung der organismischen Leistungsgrenzen, mangelnde Gelegenheiten zu Regeneration und Entspannung und die gesundheitsschädigende Einnahme von Suchtmitteln und Reizstoffen eine wesentliche Rolle.

Das erweiterte und modifizierte Konzept der De- und Resomatisierung von Schur kann also trefflich mit dem Modell der psychosomatischen Epigenese vereinbart werden. Der prinzipiell mögliche Zusammenhang mit den diversen psychosomatischen Krisen schließt die Zuordnung zu einer separaten Entwicklungsstufe aus. Eine grundsätzliche Implikation vor allem des Resomatisierungsprozesses in den übrigen Theorieansätzen ist folglich zu erwarten.

Ein direkter Anschluß an die Vorstellungen Engels und Schmales über den *"giving up - given up" - Komplex* scheint gegeben. Auch jetzt verbietet sich eine direkte Eingliederung in den Funktionsmodus einer einzigen Entwicklungsphase. Und doch weist der typische Affektgehalt von Hoffnungs- und Hilflosigkeit, der sich aus der verlorenen Objektstütze für das leibseelische Wohlergehen eines Individuums erklärt, auf eine besondere Nähe zu den Modi der Phasen I - III. Entsprechend der Entwicklungshöhe der Objektbeziehung in diesen Abschnitten, in denen eine unterschiedlich ausgeprägte Abhängigkeit vorliegt, bedeutet der Objektverlust eine narzißtische Kränkung durch einen enttäuschenden idealen Partner, der seine spiegelnde Bewunderung entzieht, mit Ohnmacht und blinder Wut konfrontiert und eine brüchige Selbst-Organisation bedroht, bedeutet der Objektverlust weiter die plötzlich fehlende Verbindlichkeit einer vorgegebenen Verhaltensplanung, das Auftauchen unkontrollierbarer affektiver und triebhafter Ambivalenzen und bedeutet der Objektverlust schließlich das hilflose Ausgeliefertsein an jegliche koordinierte Aktivität lähmende Spannungen und Reizüberflutung. Selbstverständlich führt diese affektive Ausgangslage nicht notwendigerweise zur körperlichen Dekompensation. Sie begünstigt jedoch bei entsprechender Prädisposition den Rückgriff auf somatische Bewältigungsmuster, wie zahlreichen klinischen Berichten zu entnehmen ist (vgl. Sweeney et al. 1970, Luborsky et al. 1973).

Während in krisenhaften Krankheitsverläufen eher eine vorübergehende Fragmentierung zahlreicher psychischer Funktionen zu erwarten ist, dominiert in chronischen, häufig unheilbaren Prozessen mehr jene erschreckende Spaltung zwischen kommunikativem und pragmatischem Realitätskriterium (s.o.), die den unweigerlichen Verlust einer gesundheitsfördernden Emotionalität signalisiert, die Sinnlosigkeit jeder psychischen Kreativität resignierend offenlegt, jedoch gleichzeitig die intellektuelle Erkenntnis der hoffnungslosen Lage intakt läßt.

Die klassische Konflikttheorie der psychosomatischen Medizin beispielsweise in der Fassung der *vegetativen* oder *Organneurose* nach Alexander war von vornerein auf die "psychogene" Erklärung distinkter Krankheitsbilder bedacht. Läßt man den unhaltbaren Anspruch bestimmter intrapsychischer Konfliktlagen auf Krankheitsspezifität beiseite, die als solche sinnvollerweise eine Operationalisierung auf physiologisch-biochemischer Ebene nahelegte, so verweist die Orientierung am Es-Über-Ich-Konflikt, das Verbleiben innerhalb des Strukturmodells (vgl. Gedo, Goldberg 1973) auf den Funktionsmodus der Phase IV. Diese trägt in unserem Modell bereits Kennzeichen einer erheblichen psychischen Strukturierung, so daß die Verbindung zu überwiegend unreifen oralen und analen Konfliktthemen bei vegetativen psychosomatischen Affektionen (vgl. Alexander 1935) einer besonderen Erläuterung bedarf. Forschungsergebnisse über die Entwicklung und Stabilisierung von biologischen Rhythmen in einer epigenetischen Abfolge machen die Vorstellung von Phasen einer erhöhten Vulnerabilität für einzelne physiologische Subsysteme sehr plausibel. Dieser genetisch gesteuerten physiologischen Differenzierung läuft die psychische Strukturierung im Kontext primärer Objektbeziehungen parallel, wobei die wechselseitige Beeinflussung zum Entwicklungsprinzip gehört (vgl. Spitz 1965). Somit werden auch beeinträchtigende Auswirkungen in beide Richtungen vorstellbar. Prädispositionen für spätere Anfälligkeiten in einem bestimmten physiologischen Regelkreis oder Organsystem können geschaffen werden (s.o.). Normalerweise erlangen physiologische Prozesse eine präverbale Stabilisierung und werden nicht auf ein symbolisches Repräsentationsniveau gehoben. Dies gilt in der Regel auch für abgespaltene "psychosomatische Subsysteme". Innerhalb einer anhaltend pathologischen Mutter-Kind-Interaktion wird aber auch die Sozialisation eines "nicht sozialisierbaren Funktionskreises" (v. Uexküll, Wesiack 1979c) möglich und kann den Status eines intrapsychischen Konfliktes erreichen, der je nach Organsystem eine orale oder anale Färbung trägt. Auch im Falle einer zunächst noch nicht erfolgten Repräsentierung ist eine sekundäre Symbolisierung durch die in der späteren Erkrankung veränderte Wahrnehmung der betroffenen pathologischen

Organfunktion denkbar. Während Alexander die Aktualisierung eines typischen innerseelischen Konfliktes für das Aufflammen der somatischen Symptomatik verantwortlich erachtete, spricht gerade die letztgenannte Konstellation eher für einen Resomatisierungsprozeß über eine "innere" oder "äußere Schleife" im Verständnis von Reiser (1975, s.o.) bzw. von Weiner (1977a, b, s.o.). Das Moment der partiell ungelebten, konflikthaft blockierten Emotionalität im Ansatz von Alexander besagt, daß der hierin verlorene vitale Persönlichkeitsausschnitt einer partiellen Alexithymie gleichkommt. Er belegt, daß Alexithymie nie nach dem Prinzip des "Alles oder Nichts" zu begreifen ist, sondern stets eine individuelle Ausprägung erfährt und sehr wohl mit differenzierten symbolischen Strukturen in anderen Persönlichkeitssektoren einhergehen kann.

Die Zusammenfassung der bisherigen Ansätze in dem Modell der *zweiphasigen Abwehr* nach Mitscherlich bedarf im augenblicklichen Kontext keiner näheren Erörterung. Lediglich seine Prämisse einer "vorausgehenden groben neurotischen Fehlhaltung" verlangte eine Spezifizierung gemäß der einzelnen Phasen. Sie dürfte in der Vielzahl der psychosomatischen Formationen aber nicht die Regel sein, erinnert man sich der Fülle der therapeutischen Erfahrungen mit psychosomatischen Patienten, die schließlich eine forcierte Konzentration auf die Alexithymie-Struktur bedingte.

Die Ausführungen Freuds und Rangells zur *Konversion* beinhalten den akut entlastenden Einsatz körperlicher Ausdrucksformen bei intrapsychischen Konflikten. Die in einem Anfangskapitel offengelassenen und in einem "Alexithymie"-Abschnitt erstmals erörterten Fragen nach den strukturellen Voraussetzungen des inneren Zusammenhangs von Phantasie, Symbolsystem und Körperschema im Konversionsprozeß lassen sich jetzt unter einer fortentwickelten Perspektive nochmals aufgreifen. Unser besonderes Augenmerk gilt der Nahtstelle III und IV, also dem Wechsel des sensumotorischen in den idiosymbolischen Funktionsmodus. An die allmähliche Differenzierung von Körpersubjekt und Körperobjekt in diesem Übergangsstadium, an die Errichtung einer Beobachtungsposition, die innerhalb einer langsam etablierten Selbstorganisation das lebendige Verhältnis beider Pole zueinander zu kontrollieren gestattet, sei erinnert. Die Konvergenz des Aufbaus eines Körperschemas mit einem übergreifenden Symbolisierungsprozeß habe ich beispielhaft an der Kreation des Übergangsobjekts beschrieben und die mögliche Transformation körperlicher Erlebniszustände, verspürter Körperfunktionen in individuell bedeutsame bildhafte Körperdarstellungen hervorgehoben. Die gelungene Integration der formalen und inhaltlichen Funktion des Körperschemas (s.o.) mit zuverlässigen Relationen zwischen Teilen und Ganzem des

Körpers und der Strukturierung gesammelter Körperbilder in den beiden symbolischen Systemen der Äquivalenzen und Identifikationen, also der Aufbau einer differenzierten "Körpersprache" sind wohl schon Kennzeichen der Phasen IV und V. Mit dem Wechsel einer rein kinästhetisch-taktilen Realitätserfahrung mit einer visuell-phantastischen Realitätskonstruktion scheint zugleich auch die Möglichkeit einer bewußten wie unbewußten Manipulation spannungsgeladener zwischenmenschlicher Beziehungen und intrapsychischer Konfliktlagen durch körperlich-affektive Zustände erlernt werden zu können. Dies spielt sowohl im Konversionsgeschehen als auch noch raffinierter im hysterischen Konfliktmodus (vgl. Mentzos 1982) eine wesentliche Rolle. Selbstverständlich liegt auch der Konversion in der aktuellen Konfliktsituation ein Resomatisierungsgeschehen zugrunde. Und hierin unterscheidet sie sich fundamental von der bewußten, selbstgelenkten Darstellung affektiver Dramen in einem körperlichen Medium, wie wir sie in Pantomime oder Ausdruckstanz bewundern. Der Preis dieses konfliktbedingten körperlichen Einsatzes liegt, wie gezeigt, in einer typischen regressiven De-Symbolisierung (vgl. Mentzos 1971). Häufig kann aber diese Schwebe zwischen ursprünglicher bildhafter Darstellung eines gewählten Körperzustandes und direktem, unbeeinflußbarem somatischen Erleben nicht mehr gehalten werden. Der Resomatisierungsprozeß schreitet voran, geht mit einem Wechsel des psychischen Funktionsmodus einher und bewirkt eine a-symbolische Dekompensation. Es empfiehlt sich dann mit Gedo (1981) eine selektive "funktionale Regression" von einer globalen "strukturellen" zu unterscheiden.

8. Kasuistischer Beitrag

Die folgende Fallgeschichte greift nochmals einige Aspekte der vorher theoretisch geführten Diskussion auf. Sie setzt sich zum Ziel, an Hand eines bunten psychopathologischen Bildes vor allem das komplexe Zusammenspiel der affektiven, körperlichen und objektbeziehungsmäßigen Komponenten aufzuzeigen und die hierin liegende psychosomatische Dimension exemplarisch hervorzuheben.

Sie beginnt mit der Vorstellung des Aufnahmegrundes einer 20-jährigen Sekretärin in die psychiatrische Notfallambulanz, des hier erhobenen psychopathologischen Status und der Vereinbarung weiterer ambulanter Gespräche. Hieraus entwickeln sich bedeutsame biographische Stationen der Patientin, der Zusammenhang zu verschiedenen Störungen ihrer psychosomatischen Integrität, ihre grundsätzlichen Einstellungen zur Emotionalität, subjektiven Körperlichkeit und Sexualität. Typische Traummuster und literarische Produktionen bereichern die Darstellung. Die Durchführung des psychoanalytisch konzipierten Gießentestes zur realen und idealen Selbstwahrnehmung und des Holtzman-Ink-Blot-Testes zur projektiven Erfassung zentraler kognitiver, affektiver und körperorientierter Leistungen ergänzen den Bericht. Eine Zusammenfassung mit einer vorsichtigen theoretischen Interpretation beschließt das kasuistische Beispiel. Stets gilt es jedoch zu bedenken, daß die Begrenztheit der Kontakte zwischen Referent und Patientin bzw. Probandin, die nur unzureichend reflektierte unbewußte Dimension der Begegnung und die lediglich in freier Form eines unstrukturierten Gesprächs gesammelten Daten nie Qualität und Aussagekraft der innerhalb eines psychoanalytischen Settings möglichen Einsichten erreichen.

8.1. Grund des psychiatrischen Erstkontaktes

Frau A., eine 20-jährige Sekretärin einer großen Importfirma wurde eines Abends mit einem suizidalen Syndrom vom Sanitätsdienst in die psychiatrische Ambulanz gebracht. Sie hatte tags zuvor 20 Tabletten Lexotanil eingenommen und sich am Unterarm und in der Radialisregion Schnittwunden zugefügt. Ein Abschiedsbrief an die einzige Freundin, ein kleines Geschenk für einen Bekannten, der aufgeräumte Müll unterstrichen die definitive Absicht zu sterben. Die Wunden schlossen sich jedoch spontan und die Medikamente lösten lediglich einen 20-stündigen Schlaf aus. Am nächsten Morgen wurde die stets sehr gewissenhafte Sekretärin am Arbeitsplatz unentschuldigt vermißt, so daß sie gegen späten Nachmittag eine Kollegin aufsuchte, sie schlaftrunken und leicht blutverschmiert vorfand und den Notarzt alarmierte, der nach einer geringfügigen Erstversorgung die Einweisung in die psychiatrische Klinik veranlaßte.

Fremdanamnestischen Angaben war lediglich zu entnehmen, daß Frau A. bis zuletzt als hocheffiziente Sekretärin gearbeitet, sich aber seit mehreren Monaten einem verstärkten beruflichen Streß ausgesetzt gefühlt habe. Deswegen habe sie in letzter Zeit gehäuft zu affektiven Ausbrüchen und unverständlichen Gereiztheiten geneigt, die zu ihrem sonst sehr höflichen und freundlichen Benehmen auffällig kontrastierten. Wegen dieser Veränderungen habe sie auch bei einem Nervenarzt vorgesprochen, der ihr nach einer neurologisch-psychiatrischen Untersuchung Tranquilizer verschrieben habe. Hinweise auf private Schwierigkeiten der beliebten Mitarbeiterin ergaben sich nicht.

8.2. Psychopathologischer Befund bei Aufnahme

In die Ambulanz wurde eine kleine, zierliche junge Frau gebracht. Es imponierten ihr sehr gepflegtes Erscheinungsbild, das etwas zu stark aufgetragene Makeup, lang gezogene, rotlackierte Fingernägel. Eine frisch gelegte Frisur überraschte mich umso mehr, als ich erfuhr, daß die Patientin gerade erst aus einem 20-stündigen Schlaf aufgeweckt worden war.

Sie war voll orientiert und bewußtseinsklar, wirkte aber unter dem Einfluß der Medikamente noch müde. Psychomotorisch war sie leicht verlangsamt und unsicher. Ein unbeholfener Gang fiel auf, der sich auch nach Abklingen der medikamentösen Wirkung am nächsten Morgen beobachten ließ.

Im persönlichen Kontakt gab sich die Pt. fordernd, ließ eine Neigung zu kokettieren erkennen und setzte ihren Körper geschickt als Ausdrucksmittel ein. Hiervon grenzte sich ihre stets disziplinierte, zuweilen sogar unterkühlt wirkende Gesprächsführung auffällig ab. Diese Momente der aktuellen Interaktion erschwerten das Verständnis der eigentlichen Beweggründe für den versuchten Suizid. Direkt nach den Motiven gefragt, antwortete die Patientin sehr allgemein: "Ich liebe das Leben und mag Menschen gerne, doch wollen sie nichts von mir annehmen und geben auch nichts". Es fielen Stichworte von "Liebe", "Dankbarkeit" und "Abweisung", die grammatikalisch wohl verknüpft waren, doch jeglichen Bezug zu ihrer Lebenspraxis vermissen ließen. Konkrete Beispiele konnte oder wollte sie nicht benennen. Und nur konsequent meinte schließlich die Patientin, "grundlos" den Suizid vollzogen zu haben, fügte jedoch hinzu, kurz vorher in einer diffusen, schmerzlichen und kaum zu beschreibenden Niedergeschlagenheit gewesen zu sein. Wenn sie jetzt über ihre Gefühle sprach, erschien sie zwar gedrückt, doch ein wirklich trauriger Affekt ließ sich nur schwer nachempfinden, zu sehr lenkten immer wieder betonte Aspekte ihres Körpers ab. An manchen Passagen des Gesprächs reagierte sie ängstlich. Vor allem wenn sie über ihre nächtlichen Erlebnisse in ihrer Wohnung berichtete, war sie für Augenblicke sichtbar beunruhigt, um gleich darauf wieder eine kühl distanzierte Haltung einzunehmen.

Dominierend war ihr Bericht über visuelle Phänomene, die sich wohl am ehesten als illusionäre Verkennungen oder Tagtraumphantasien in angstvollen Situationen begreifen ließen. So erzählte sie, wenn sie abends nach Hause komme, daß häufig ein Chaos in ihrer Wohnung herrsche, sich schauerliche Gestalten aus allen Ecken auf sie drohend zubewegten, ohne ihr jedoch tatsächlich etwas anzuhaben. Sie sagten aber zu ihr, in ihr steckten Würmer, die sie schließlich auffressen würden. Es seien wirklich plastische Figuren, die vor ihr erschienen, sie habe aber noch keine berührt. Ähnliche Erlebnisse beherrschten auch viele ihrer Träume, zuweilen bestünde ein nahtloser Übergang von Wach- und Traumerleben, den sie bewußt nicht steuern könne.

Die Patientin berichtete ferner, ab und zu eine leise Stimme zu vernehmen, die sie beschimpfe; es entwickle sich zwischen ihr und dieser Stimme eine Art Streitgespräch; sie argumentiere dagegen, müsse sich aber schließlich der anderen Meinung fügen. Dies gehe seit ca. einem Jahr, trete vorrangig in panischen Situationen auf, etwa wenn sie aus einem Alptraum aufschrecke. Sie selbst glaube, es sei ihre eigene Stimme, die aus dem Unterbewußtsein zu ihr spreche. Aber in ihrer beruflichen Arbeit sei sie sehr konzentriert und könne von diesem akustischen Phänomen nicht belästigt werden.

Während dieser Schilderungen wurde kurzfristig die verzweifelte Anstrengung der Patientin faßbar, sich gegen letztlich doch unkotrollierbare Bestrebungen ihrer Persönlichkeit, die sie als bedrohlich, aber nicht als ich-fremd erlebe, zur Wehr zu setzen. In diesen Augenblicken traten auch körperliche Ablenkung und emotionale Disziplin unwirksam in den Hintergrund.

Konzentration und Gedächtnisleistungen erschienen während des Gesprächs unauffällig.

Das formale Denken war absolut geordnet; die Formulierungen in ihren Antworten bekundeten ein präzises Erfassen der gestellten Fragen, doch verriet die meist beibehaltene Strategie, im Abstrakt-Theoretischen zu verweilen ein Zögern, persönliches Erleben in die aktuelle Begegnung einfließen zu lassen, um den gegebenen Informationen wirkliche anteilnehmbare Vorstellung zu verleihen. Zumindest während dieses Erstkontaktes wirkte die bestechende Form ihrer Sprache als kaum zu erschütternder Wall.

Bei längerer Unterhaltung berichtete die Patientin schließlich eine Reihe von Depersonalisationserlebnissen, die auch an Dissoziationsphänomene denken ließen. So erzählte sie, es wohnten verschiedene "Persönlichkeiten" in ihr, die spontan, häufig unkontrollierbar und manchmal auch unbemerkt die Dominanz über ihr Verhalten ergriffen. Ein Teil verfüge über ein ausgeprägtes Wahrnehmungsvermögen, insbesondere ein subtiles Geruchssystem, das bedeutungsvolle Begebenheiten des Alltags erfasse. So könne dieser Persönlichkeitsteil zuweilen die emotionale Rohheit oder gefühlsmäßige Leere von Leuten als Verwesungsgeruch empfinden, der ihr Übelkeit verursache und auch zu spontanem Erbrechen führen könne. Ein anderer Wahrnehmungssektor löse ein momentan gefaßtes visuelles Wahrnehmungsobjekt in seine feinsten Unterstrukturen auf, ohne dabei die umgrenzenden Konturen zu verlieren. Weitere merkwürdige, jedoch für die Patientin als selbstverständlich erachtete Erlebnisse habe sie wiederholt in der sehr problemgeladenen Beziehung zu ihrem Freund gesammelt, von dem sie sich mittlerweile nach 3 1/2 Jahren vor ca. 6 Monaten getrennt habe. Dieser Freund sei drogensüchtig gewesen, eine Tatsache, die sie erst relativ spät in ihrem Zusammenleben mit ihm realisiert habe. Im Rahmen von zuletzt immer häufiger auftretenden Horrortrips habe sie ihr Freund in psychotischer Verkennung der Umgebung und panisch-aggressiver Erregung mehrfach angefallen und auf sie eingeschlagen, so daß sie wirklich in diesen Augenblicken um ihr Leben fürchten mußte.

Während dieser Zwischenfälle habe sie auf dem Höhepunkt körperlichen Schmerzes und affektiver Bedrängnis plötzlich in einen Bewußtseinsstand überwechseln können, der es ihr gestattete, die Prügelszene quasi von außen zu betrachten. Sie habe jetzt zwar genau gewußt, daß dies ihr Körper sei, der bedroht werde, ihn aber gleichwohl in ihrem momentanen Erleben als nicht mehr ich-zugehörig erachtet und infolgedessen auch keinen Schmerz mehr verspürt. Trotz der visuellen Eindringlichkeit und Klarheit, mit der das Geschehen verfolgt werden konnte, habe die Szene für sie eher einen traumartigen Charakter angenommen. Erst Stunden später habe sie allmählich durch den zunehmenden Schmerz der zahllosen blauen Flecken an ihrem Körper die Tatsächlichkeit des Vorfalls verifizieren können.

Das Vermögen, sich von ihrem Körper als Hülle zu distanzieren, realisiere sich aber nicht nur in bedrohlichen Extremsituationen, sondern verwirkliche sich auch in Momenten innerer Anteilnahme, wenn sie beispielsweise ihren Lieblingsstücken aus der klassischen Musik lausche. Hier merke sie, wie ein bestimmter Persönlichkeitsteil gleichsam von den Klängen aufgenommen werde, mit der Musik verschmelze und in eine großartige Gestimmtheit eintauche. Sie registriere nur en passant, wie "ihr übriger Körper in der Ecke liege und sie an dem Genuß nicht mehr stören könne".

Dieses für die Patientin riskante, aber andererseits auch als vorteilhaft erkannte Verwirrspiel einzelner "Personen in ihr" sei auch der Grund, warum es für ihre Mitmenschen so schwer sei, sie wirklich kennen zu lernen. Das Überwechseln in die einzelnen, häufig vollkommen konträren Zustände sei in der Regel von einer dominanten, andere affektive Regungen ausgrenzenden Gefühlslage begleitet. Gerade diese Unberechenbarkeit konfrontiere sie und vor allem ihre Partner mit manchmal unlösbaren Aufgaben. Angesprochen, ob diese verschiedenen

"Personen in ihr" von einander wüßten, bejahte sie dies und fügte hinzu, sie beargwöhnten sich lediglich, beeinflußten sich aber nicht. Irgendwie glaube sie aber, es sei all diesen Persönlichkeitsteilen eine Instanz übergeordnet, der aber nicht die Aufgabe der Koordination obliege, sondern nur die Funktion einer unbestechlichen Beobachtung, was freilich ohne Konsequenzen für das gerade vorherrschende Verhalten bleibe.

Was sie immer wieder vor schwierige Rätsel stelle, seien Begebenheiten bei Spaziergängen durch die Straßen der Stadt, wenn sie plötzlich meine, sie begegne sich selbst. Sie verspüre ein inneres Verlangen, auf ihr "Double" zuzulaufen, um 'hallo Monika, wie geht's Dir' zu sagen, um schließlich feststellen zu müssen, daß sie selbst ja diese Monika sei, worauf sich der visuelle Eindruck sehr bald verflüchtige. Diese Verkennungen ereigneten sich jedoch nur, wenn sie sich in der Verfassung einer quälenden inneren Leere befinde und das diffuse Gefühl habe, äußerlich bloß von einer brüchigen Schale umgeben zu sein. Sie verglich diese Episode mit einem anderen häufigen Vorgang, wenn sie in einen Spiegel schaue und dabei eine befremdende Differenz dieses Spiegelbildes zur Vorstellung von ihrer eigenen Person feststelle. Sie nehme einen Fleischberg wahr, der ihr entgegenglotze, und es ekele sie davor. Nur unter großem Widerwillen könne sie ihn als ihr eigenes Spiegelbild tolerieren. Sie sprach: "Es ist manchmal widerwärtig, absurd, das 'Ding da', das mich anblickt, unfaßbar, fremd, es macht dieselben Bewegungen wie ich und ich muß mich damit abfinden, daß ich's bin". Ich fragte sie hierauf, ob sie sich denn häßlich finde. Es erfolgte ihr heftiges Dementi. Sie wisse, sie habe einen schönen Körper, jedoch keine Einstellung zu ihm. Sie lasse sich aber von anderen bestätigen, wie er sei.

Von einer guten Freundin abgesehen, die sie leider nur selten treffen könne, lebe sie augenblicklich ohne wirkliche Freunde. Sie besitze zwar eine ganze Menge sogenannter "guter Bekannter". Von ihnen wisse sie aber, sie wollten lediglich ein unverbindliches sexuelles Vergnügen. Ab und zu lasse sie sich auch auf deren Avancen ein. Nur ein Mann stünde ihr innerlich näher, doch dieser sei kurz vor der Heirat mit einer anderen Frau gewesen ("leider nicht mich!"), habe aber das Vorhaben vorläufig wieder aufgegeben. Persönlich habe sie nur verletzt, daß er ihr nicht mitgeteilt hatte, auch noch mit einer anderen Frau liiert zu sein. Jetzt bekümmere sie diese Tatsache hingegen nicht mehr. "Es wäre schon gut, selbst nur das 'zweite Rad' zu sein". Wenn sie zusammen kämen, erlebe sie das "Paradies auf Erden". Wenn ich sie aber fragen würde, was er für ein Mensch sei, so könne sie hierzu praktisch nichts sagen. Sie kenne ihn nicht.

Ihr derzeitiges Leben sei durch eine klare Trennung von Berufs- und Privatwelt gekennzeichnet. Den Tag über verkörpere sie den "Sonnenschein" in ihrer Firma, sei charmant, freundlich, strebsam und als tüchtige Kollegin sehr geschätzt. Bedroht sei diese äußere Fassade, die sie als solche wohl registriere, in letzten Wochen durch unverständliche Gereiztheiten und launische Verstimmungen gewesen, die sie nur mühsam habe kontrollieren können. Abends erwarte sie in ihrer Wohnung jedoch ein Chaos, dem sie sich meist hilflos ausgeliefert fühle. Ihre persönliche Sphäre sei dann beherrscht von Alpträumen und schlimmster Selbstkonfrontation. Eine wesentliche Hilfe, mit diesen auf sie einstürmenden Impulsen, Gefühlen und Bildern fertig zu werden, sei ihr Versuch, sie in schriftliche Skizzen zu fassen, Spontaneindrücke in Erzählungen niederzulegen und dadurch zu ordnen (vgl. als literarisches Beispiel "Dividuum"). Der oft stundenlange Gang durch die Straßen der Stadt diene der nüchternen, sezierenden Beobachtung ihres Lebensraums, dem Entdecken eines destruktiven Potentials, der Reflexion ihres erlebten inneren Chaos, das jetzt seine äußere Entsprechung finde, dadurch paradoxe Sicherheit vermittle, ohne aber Hoffnung zu signalisieren (vgl. als literarisches Beispiel "Stadt - Status quo").

Einen direkten Zusammenhang des tags zuvor gefaßten Entschlusses zu sterben zu dieser konkreten Lebenssituation erkenne sie aber nicht. Das Motiv hierzu sei tatsächlich nicht in einer definierbaren Auslösesituation zu suchen. Vielmehr wurzele es in ihrer unverrückbaren Überzeugung von anderen Existenzformen, die als Ziel den gelungenen Abstand vom eigenen Körper und die souveräne Verfügbarkeit der geistigen Möglichkeiten des Menschen verlangten. Sie sehe diese als gesetzesmäßige Reihe von "Reinkarnationen", die in ihrer Richtung unbeeinflußbar, jedoch in ihrer Abfolge aktiv z.B. durch Suizid zu beschleunigen seien. Sie erkenne, daß dieser Zeitpunkt ihres persönlichen Beitrags gestern noch nicht vorgelegen habe. Sie fühle sich deshalb jetzt auch frei von suizidalen Überlegungen.

Die konkrete Frage nach einem eventuellen Drogen- oder Alkoholkonsum verneinte die Patientin bestimmt und glaubwürdig und bekundete ihre große Angst, von irgendwelchen Substanzen je abhängig zu werden.

Auf somatische Beschwerden angesprochen erklärte die Patientin, seit etwa 5 Jahren unter heftigen Gastritiden und rezidivierenden Ulcera duodeni zu leiden. Seit dieser Zeit träten gelegentlich auch generalisierte allergische Hautreaktionen auf. Eine in emotionalen Belastungssituationen verspürte Dyspnoe rühre wohl noch von ihrem schweren Asthma bronchiale her, das ihre Entwicklung vor allem in den Jahren 5 - 13 immer wieder beeinträchtigt habe und meist von einer umfassenden Pollinosis begleitet gewesen sei. Im Laufe der Pubertät hätten sich Asthma und Pollinosis verflüchtigt, seien aber durch jene bereits erwähnten Allergien abgelöst worden.

Meine *vorläufigen psychiatrisch-diagnostischen Überlegungen* konzentrierten sich auf die geschilderten dissoziativen Erlebniszustände. Die immer wieder aufscheinende demonstrative Note ihres nonverbalen Verhaltens, die häufig zur Schau gestellte "belle indifference" ließen mich mit an einen vorherrschenden hysterischen Verarbeitungsmodus der Patientin denken. Die Eigenart ihrer Suizidplanung mit der freilich nur angedeuteten Erlösungsphantasie einer "Reinkarnation", Auffälligkeiten in den wichtigen Objektbeziehungen und die im Erstgespräch ebenfalls nur flüchtig erwähnte "psychosomatische" Karriere mit Asthma bronchiale, Pollinosis, Gastritiden, Ulcera duodenalia und Allergien mußten unwillkürlich auf eine tiefere Störung in der Persönlichkeitsorganisation der Patientin verweisen.

Zur Krisenintervention wurde die Patientin stationär aufgenommen. Anderen morgens weigerte sie sich aber, länger in der Klinik zu bleiben. Ihrem insistierenden Drängen auf Entlassung mußte schließlich nachgegeben werden, da keine akute Fremd- oder Selbstgefährdung vorzuliegen schien. Es gelang jedoch, mit der Patientin weitere Termine für ambulante Gespräche zu vereinbaren.

8.3. Biographische Anamnese

Im Laufe der ambulanten Gespräche skizzierte die Patientin auch ihren persönlichen Werdegang, den ich zusammengefaßt wiedergeben möchte.

Die Patientin wurde als erstes Kind geboren. Schwangerschaft und Geburt verliefen ohne größere Komplikationen. Die früheste Mutter-Kind-Beziehung wurde jedoch bald durch eine Säuglingstuberkulose belastet. Von einer Bruststillung wurde ärztlicherseits abgeraten, war aber auch von der Mutter nicht geplant gewesen. Die tuberkulöse Affektion der Lunge erforderte eine vorübergehende Trennung von Tochter und Mutter. Ein mehrwöchiger stationärer Aufenthalt wurde notwendig. Da die Mutter bis zum 4. Lebensjahr der Pt. ebenfalls berufstätig war (Schneiderin), oblag die Betreuung zumindest tagsüber ausschließlich der Großmutter. An sie hatte die Patientin eine liebevolle Erinnerung. Zu ihrer Mutter meinte sie: "Als Kleinkind wartete ich ständig auf meine Mutter". An frühe zärtliche Gesten der Mutter konnte sie sich nicht erinnern und hielt sie auch für wenig wahrscheinlich. Denn auch bei späteren Umarmungsversuchen sei stets ein peinliches Gefühl zwischen ihnen aufgetreten. Beide seien bei ihrer körperlichen Annäherung widersprüchlich zurückgezuckt. Das Laufen lernte sie erst sehr spät, was die Eltern wiederholt beunruhigte. Auch später verspürte sie offensichtlich keinen großen Drang, sich viel zu bewegen und herumzutollen.

Als nach zwei Jahren ihr Bruder zur Welt kam, ergriff die Mutter einen anderen Beruf, um öfters zu Hause zu sein und sich besser um den Sohn kümmern zu können. Vorher hatte sie ganztägig gearbeitet. Bezeichnenderweise erklärte die Patientin, ihren Bruder erst mit vier Jahren wahrgenommen zu haben. Um diese Zeit hatten beide Geschwister Keuchhusten: "Mein Bruder und ich durften dafür fliegen".

Als sehr charakteristisch für ihre ersten Lebensjahre schilderte sie schon damals ihre Aggressionen als hauptsächlich gegen sich selbst gerichtet, wie z.B. den Kopf gegen die Wand geschlagen zu haben und ähnliches: "Wahrscheinlich, weil meine Eltern sehr streng bei Wutausbrüchen jeder Art reagierten. Mein Vater hatte auch etwas gegen Tränen, vor allem wenn es Tränen des Trotzes waren".

Mit etwa fünf Jahren begann sie sich erstmals mit einem Mädchen und einem Jungen aus der Nachbarschaft anzufreunden. Als besondere Erinnerung erzählte sie: "Der Junge zeigte mir, wie toll er pinkeln konnte, bis zur Mitte eines Baumstammes. Ich schaffte das natürlich nie. Ich war tief beeindruckt". Zu dieser Clique stieß dann die etwa gleichaltrige Cousine der Pt., welche die Rolle einer "Anführerin" bei allen möglichen Streichen spielte, und zu der die Pt. ein bewunderndes Verhältnis entwickelte.

Die Jahre zuvor hatte sich die Patientin hauptsächlich alleine mit sich beschäftigt. Da sie früh Lesen lernte und ein großes Interesse an Bilderbüchern entdeckte, konnte sie oft stundenlang in einer Phantasiewelt verweilen, ohne auch nur von irgendeinem Vorgang in der nächsten Umgebung Notiz zu nehmen oder abgelenkt zu werden. Sie entwickelte innige Kontakte zu den imaginären Figuren aus ihren Erzählungen. Im Anschluß an das Lesen verlieh sie ihnen räumliche Gestalt ("Ich gab denen meinen Körper") und stellte im Spiel "selbst eine Figur dar, die in den Geschichten vergessen war". Diese Vorrangstellung der "privaten Welt" wurde durch die neu geknüpften Kontakte zu den Nachbarskindern und vor allem durch die aufregenden Unternehmungen mit der Cousine in einer sich langsam öffnenden "Außenwelt" relativiert, war jedoch in ihrer Besonderheit nach wie vor präsent. Die Eroberungen des neuen Lebensbereiches wurden um das 5. Jahr vor allem in den Frühjahrs- und Sommermonaten durch einen heftigen Heuschnupfen gebremst und eingeengt.

Als auffallendste persönliche Merkmale während der Grundschule hob sie ihre spielend erzielten sehr guten Noten hervor, die ihr die besondere Gunst des Vaters garantierten ("das Wichtigste für den Vater"), ihre Unkameradschaftlichkeit als "petzender Lehrerliebling" und ihre sozial weitgehend isolierte Stellung im Klassenverband ohne Freunde. Sie kennzeichnete sich selbst als "Stubenhockerin", die fast jeden Tag ein Buch verschlang, was hauptsächlich die Mutter irritierte. Mit 9 Jahren begann sie für ihre Umwelt immer unansprechbarer zu werden. Sie verweilte fast nur mehr in ihrer Phantasie- und Buchwelt. In diese Zeit fielen auch ihre schlimmsten Asthma-Attacken, die wiederholt notärztliche Interventionen erforderten und stets die gesamte Familie in hellsten Aufruhr versetzten. Selbst bei intensiver Befragung sah sie sich außerstande, etwaige Gemeinsamkeiten im Auftreten dieser somatischen Krisen herauszuarbeiten oder typische konfliktbesetzte Szenen zu benennen. Und doch drängte sich mir das unbestimmte Gefühl auf, daß es sich wohl primär um Situationen handeln mußte, in denen gerade diese "Privatwelt" gefährdet schien, etwa von dem reglementierenden Zugriff der Mutter bedroht war, die ihre "asoziale" Zurückgezogenheit monierte, oder auch bei nur geringsten Schwankungen in ihren schulischen Leistungen, welche die "Noten-Liaison" mit dem Vater in Frage stellen konnten. Obwohl sie vernichtende Ängste in diesen prekären Augenblicken andeutete, schilderte sie die Vorfälle eher in einem ironisierend-distanzierenden Plauderton: "Wenn's arg schlimm wurde, kutschierte man mich in die Berge und hier wurde es bald besser für mich".

Mit 10 Jahren wechselte sie auf das Gymnasium über. Da sie es nie für nötig erachtet und tatsächlich auch nicht gelernt hatte, für schulische Erfolge aktiven Fleiß zu entwickeln, fielen die Zensuren bald sehr mittelmäßig aus. Es fingen die Streitereien mit den Eltern an. Die besondere Rolle des Vaters in diesen Auseinandersetzungen beschrieb sie: "Mein Vater war 'enttäuscht' und wurde bei jeder neuen 'Enttäuschung' wortkarg. Es war sehr belastend, daß er nie meckerte (im Gegensatz zur Mutter), nie nörgelte - nur so aufreibend und durchdringend 'enttäuscht' war. Ich schwankte zwischen einem Schamgefühl und Haß gegen ihn".

In der Schule wurde sie nun zum "Lehrerschreck" und "Klassenkasperl". Ihre anhaltende Geistesabwesenheit und daraus resultierenden unpassenden Antworten bei Ansprache erzürnten die Lehrer und belustigten die Kameraden. Ihre "maßlose Unsportlichkeit", ihre tapsigen Bewegungen dienten als willkommene Zielscheibe für den Spott der Klasse. Dies verletzte sie ungemein. Da sie aber ohne Freunde war, zog sie es schließlich vor, lieber ein "Kasperl" als dauernd unbeachtet zu sein. Kurz vor Beginn der Pubertät erreichten die Asthma-Krisen einen letzten dramatischen Höhepunkt. Wiederum blieb die Beschreibung der Auslösemomente weitgehend unbestimmt, wenngleich ihr nachgeschobener Bericht über erste ängstlich-registrierte Veränderungen ihres Körpers und sich allmählich entwickelnde Geschlechtsmerkmale einen möglichen Zusammenhang anbot.

Mit 12, 13 Jahren fing sie plötzlich an, sich einen Sport daraus zu machen, Bücher aus Geschäften zu klauen. Ihre Cousine hatte sie zuvor in den Ladendiebstahl als "erregende Mutprobe" eingeweiht. Eine zentrale Stellung nahm diese Cousine auch in der Entdeckung der sich entfaltenden Sexualität ein. Die Patientin erzählte: "Meine Cousine erweckte in mir ein besonders lebhaftes Interesse an Sexualität. Ihr und einschlägigen Werken wie "Fanny Hill", die meine Mutter versteckt hielt, verdanke ich mein umfassendes Wissen in dieser Hinsicht, das bereits mit 12 keinerlei Ergänzung mehr bedurfte. Meine Aufklärung war vielleicht pädagogisch wertlos, aber für mich sehr aufregend. Da ich den Jungen jedoch wegen meiner frühen körperlichen Entwicklung etwas suspekt vorkam (sie nannten mich halb demütigend, halb verunsichert "sexy Moni"), konnte ich meine Erkenntnisse erst später in die Praxis umsetzen". Der innige Kontakt zur Cousine hörte abrupt auf, als diese ihren Freund kennenlernte. Erneut fühlte sich die Pt. wieder weitgehend auf sich gestellt und in ihrer "Privatwelt" gefangen. Asthma bronchiale und Heuschnupfen besserten sich jedoch zunehmend. Es folgten aber alle möglichen Allergien, vor allem in Form generalisierter Hauteffloreszenzen.

Mit 15 Jahren reiste sie alleine anläßlich eines Schüleraustausches in die USA und lernte in drei Wochen so viele Freunde kennen, daß sie sogar auswandern wollte, was ihr natürlich von den Eltern als unsinnig untersagt wurde. Aber "mein Kasperl-Dasein hörte auf". Bezeichnenderweise markierte auch diese psychosoziale Fortentwicklung ein somatischer Symptomwandel. Die Allergien wurden fast vollständig von heftigen Magenbeschwerden abgelöst, unter denen sie mit 18 Jahren am schlimmsten litt.

Kurz vor Übertritt aus dem Gymnasium in eine Sprachenschule lernte sie ihren Freund kennen, mit dem sie 3 1/2 Jahre zusammen war. Sie charakterisierte diese Beziehung eher als gegenseitige Abhängigkeit und kaum als "die große Liebe". Sie schilderte die Art ihres Kennenlernens wie folgt: "Vor unserer Beziehung war er der einzige Mensch gewesen, der mir nur vom Sehen zutiefst unsympathisch war, ohne daß ich ihn kannte", und fuhr ohne ein Wort der Differenzierung fort: "Einen Tag nach meinem 18. Geburtstag - meine Eltern, mit denen ich mich fast nur mehr stritt, hatten es vorher nicht zugelassen - zog ich zu ihm in ein 1-Zimmer-Appartement".

Die folgenden Jahre des Zusammenlebens ließen die Individualpathologien beider Partner deutlicher hervortreten. Während sich ihr Freund zunächst noch in seinem Beruf als tüchtiger und erfolgreicher Kaufmann zeigte, wechselten bei ihm schon bald Phasen einer besessenen Arbeitswut mit Zeiten einer völligen psychosozialen Vernachlässigung, eines orientierungslosen Sichtreibenlassens. In diesen Abschnitten steuerte er selbstzerstörerisch einen Erlebniszustand an, in dem er aktiv Leiden suchte und zwanghaft daran festhielt, um aller Welt sein Unglück demonstrieren und seine aggressiven Schuldzuweisungen rechtfertigen zu können. Enttäuschungen in seinen beruflichen Zielvorstellungen folgten regelmäßig masochistische Rituale der Selbstqual und Fremdanklage. In diesen Augenblicken wies er aber jegliche Bemühungen der Patientin, seine völlig fremd erscheinenden emotionalen Ausbrüche zu verstehen, als anmaßend und unzureichend zurück und wehrte ihre Hilfeversuche verletzend ab. Diese Ausnahmesituationen erlebte die Patientin zwar stets als aufreibend, unbegreiflich und zuweilen höchst bedrohlich, vor allem als sie langsam realisierte, daß ihr Freund exzessiv Alkohol und Haschisch konsumierte, und hierdurch ihre Auseinandersetzungen eskalierten. Andererseits übte gerade diese brisante Mischung aus persönlicher Gefährdung und Unfaßbarkeit des Geschehens auf sie eine unwiderstehliche Faszination aus, schuf einen erregenden "Nervenkitzel". Ihn tolerierte und benötigte sie.

Ihre persönliche Lage selbst wiederum zeichnete sich damals durch plötzliche Gefühlsschwankungen aus. Sie pendelte unberechenbar für ihren Freund bald von einem Pol tiefer Gedrücktheit und innerer Leere bald zu einem Pol aufgeregter Unternehmungslust und euphorischer Gestimmtheit. Was sich bereits in früher Kindheit erstmals zeigte und im Laufe der Schuljahre wiederholt manifestierte, setzte sich auch in den Jahren des Zusammenlebens verstärkt durch, nämlich Augenblicke einer völligen Distanzierung, eines emotionalen Rückzugs in eine private Erlebniswelt. Während dies früher die selbstgewählte Zuflucht in einen abgeschlossenen Phantasieraum, in einen Zustand der aktiven Nicht-Kommunikation mit der Umwelt bedeutete und eine private Zone der Sicherheit angesichts äußerer Gefahren oder innerer Nöte vermittelte, fügten sich jetzt für sie gänzlich unkontrollierbare Momente in das Geschehen ein. Es traten erstmals beängstigende Erlebnisse auf, in denen sie das Gefühl der Beziehung zum eigenen Körper verlor und auch mehrfach die Trennung von ihm wahrnahm. Diese Depersonalisationserfahrungen ähnelten den bereits oben geschilderten Eindrücken. Die Spaltungsvorgänge wurden noch intensiviert, als ihr Freund einen jeden ihrer Zustände von extremer Zurückgezogenheit mit Aggression beantwortete. Bemerkte er ihre Distanzierung, fing er unwillkürlich an, auf sie einzuschlagen. Doch signalisierte sie weder mit einer körperlichen Regung oder affektiven Äußerung Schmerz, noch empfand sie die Schläge bei sich selbst. Mit der zunehmenden Neigung des Partners, Alkohol und Drogen zu sich zu nehmen, senkten sich auch seine Hemmschwellen und steigerte sich seine Brutalität.

Als sie sich schließlich doch zu einer Trennung durchrang, rief dies bei ihr keinen Trennungsschmerz hervor, sondern Erleichterung.

In einem Rückblick urteilte sie: "Zumindest verdanken wir unseren beiden Charakteren eine Beziehung, die einem Ritt durch eine Alptraumwelt nicht unähnlich ist. Zwar hätten wir unsere 3 1/2 Jahre Chaos besser verbingen können ohne einander, aber ich habe noch nie in so kurzer Zeit so viele beeindruckende Erfahrungen sammeln können; hauptsächlich die, daß man Leben am intensivsten spürt, wenn man bereits mit einem Bein "über dem Jordan schwankt".

Bronchialasthma und Heuschnupfen verschwanden in den Jahren des Zusammenlebens mit dem Freund fast vollständig. Auch die allergischen Hautausschläge verloren sich zunehmend. Es quälten sie aber während dieser Zeit immer wieder und in steigendem Maße heftigste Magenschmerzen. Sie lösten sich in unregelmäßiger Folge mit den neu auftretenden körperlichen Dissoziationserlebnissen ab.

Während das Verhältnis zu ihren Eltern in den vorausgehenden Jahren sehr unter ihren Eigenwilligkeiten gelitten hatte, besserte es sich nach ihrem Auszug von zu Hause und gestaltete sich nach der schließlichen Trennung von ihrem Freund sehr befriedigend. Der Eintritt ins Berufsleben war ebenfalls reibungslos verlaufen: "Im Gegensatz zu meiner Einstellung zur Schule nehme ich meinen Beruf sehr ernst - vielleicht Ersatzbefriedigung".

8.4. Bei der *Schilderung ihrer Familienmitglieder* gab die Patientin folgende *Einzelportraits*:

Vater:

"Er ist das typische "Familienoberhaupt", ziemlich autoritär. Er verschaffte sich den Status des unangezweifelten Herrn im Hause, nicht durch Brutalität und Lautstärke, sondern durch seine für ihn selbstverständliche Überlegenheit.

Er hatte immer recht. Anfallende Aufgaben in der Familie wurden nach Geschlechtern verteilt. Er selbst hat wohl in seinem ganzen Leben noch kein Geschirrtuch in der Hand gehabt - Frauensache.

Er ist ein sehr praktisch und geradeaus denkender Mensch; Probleme müssen definierbar sein und sind keine, wenn die äußeren Lebensbedingungen nicht negativ beeinflußt werden. Sieht er ein Problem, packt er es an. Ich kann mich nicht erinnern, daß er jemals vor etwas davongelaufen wäre. Dasselbe erwartet er von anderen Menschen.

Seine Interessen gelten dem Sport und körperlichen Arbeiten (er ist Handwerker); er vertritt sie mit großem Ehrgeiz. Er zeigt in allem großes Verantwortungsbewußtsein.

Anderen gegenüber ist er freundlich und höflich, aber gleichzeitig versteht er es, ständig ehrlich und aufrichtig zu bleiben. "Verwundete" bleiben dabei kaum zurück, obwohl er sicher nicht sehr einfühlsam ist. Menschen beurteilt er nach ihrer Erscheinung, nach ihrem Händedruck und nach ihrer Fähigkeit, anderen in die Augen schauen zu können.

Er ist sehr lebenslustig, sehr traditionsbewußt, sehr katholisch und sehr gesellig."

Mutter:

"Sie ist das passende Gegenstück zu meinem Vater. Zwar weiß sie ihren Willen durchzusetzen, wenn es ihr darauf ankommt, aber sie setzt ihn "wie eine Frau" durch; dann argumentiert sie nicht, sondern ist "eingeschnappt", wenn es "ganz lieb" nicht geht. Im großen und ganzen aber ist sie "Ehefrau"; eine Gesellschaft verläßt sie, wenn mein Vater gehen will; wenn er weg ist, bleibt sie zu Hause. Sie bedient die Familie.

Sie ist stärker gefühlsbetont, hat eine enorme Menschenkenntnis, ist humorvoll und auch ziemlich launisch. Progressiven und ungewöhnlichen Anschauungen gegenüber ist sie zwar aufgeschlossen, bewahrt aber stets Skepsis und richtet sich dann vermutlich doch eher nach meinem konservativen Vater. Markant ist ihre Eigenart, "Behördenkram" mit einer Mischung aus Ehrfurcht und Panik zu behandeln; gegen Monatsende beklagt sie den Stand der Finanzen so sehr, daß ein Außenstehender glauben könnte, die Familie stünde vor dem Ruin (was nicht annähernd der Fall ist).

Sie interessiert sich für Theater ("aber Papa will ja nie..."), liebt gute Küche ("aber Papa mag ja keinen Oregano...") und legt Wert auf die Wohnungseinrichtung ("aber Papa ist von seiner spießigen Eiche nicht wegzukriegen...")"

Bruder:

"Sein Wesen kann ich so wenig nachempfinden, daß ich kaum Beziehung zu ihm habe. Als Kind nahm ich ihn erst nach ein paar Jahren zur Kenntnis, weil die Menschen ihn wegen seiner "herrlichen Augen" wie einen Göttersohn behandelten und er mir damit die gewünschte Show stahl.

Manchmal wirkt es fast erschreckend, daß er offensichtlich in keiner Situation von Unsicherheit geplagt ist und ein seelisches Tief nicht einmal annähernd zu kennen scheint. Seine Sorgen beschränken sich auf den TÜV für sein Auto und auf die Wetterbedingungen zum Fußballspielen. Er scheint ein Lebenskünstler zu sein, ohne dies als Besonderheit zu betrachten. Kränkungen hat er wahrscheinlich nie empfunden, weil er entweder über den Dingen steht oder Menschen als "Idioten" abtun kann, ohne sich weiter mit ihren Äußerungen zu beschäftigen. Seine als selbstverständlich hingenommene Lebensfreude wirkt auf mich unfaßbar. Auf Grund seiner Einstellung ist er ziemlich oberflächlich. Er verpflichtet sich selten, verspricht kaum etwas, aber auf das Wenige ist Verlaß. Er kennt seinen Vorteil nicht nur sehr genau, sondern hat auch die erstaunliche Gabe, ihn stets zu wahren und sogar andere, die ihm gerne helfen, dafür einzuspannen; "weichreden" läßt er sich nie. Er tut was er will und eckt nicht einmal damit an; im Gegenteil: Er erfreut sich allgemeiner Beliebtheit.

Die meisten seiner Bekannten sind echte Freunde, die ihm vermutlich aus jeder Patsche helfen würden, obwohl er vielleicht nicht bereit wäre, dasselbe zu tun. Seine Hilfeleistungen sind stets praktisch. Als "Seelentröster" wäre er ungeeignet; seine Unterstützung würde er sicher für unangebracht halten, wenn er glaubt, jemand habe sich durch eigene Schuld in Nachteil gebracht; und größere Summen würde er auch dann nicht verleihen, wenn er einem anderen damit die Existenz stabilisieren könnte (außer Zinsen wären ihm gewiß).

Seine "kulturellen" Interessen beschränken sich auf Sport, Pop-Konzerte und Goebbels Tagebücher. Erstaunlich, wie ein Mensch so sein kann, ohne dumm zu sein. Ich mag ihn gern, obwohl mir seine Lebensanschauung und sein Lebensstil unbegreiflich sind; die Dinge, über die ich mich streiten könnte, interessieren ihn nicht genug, um zu streiten."

8.5. Einstellungen zu Körper, Sexualität und Emotionalität

Die zentrale Rolle des Körpers in den geschilderten Dissoziationsphänomenen, seine angedeuteten hervorstechenden Wahrnehmungsfunktionen mit der gleichrangigen Dominanz des Sehens und Riechens, eine durchgehende psycho-somatische Pathologie in der Anamnese mit einem mehrmaligen Symptomwechsel und nicht zuletzt das besondere Gewicht, das die Patientin auf ihr äußeres Erscheinungsbild in den einzelnen Gesprächen legte, veranlaßten mich, den Stellenwert der Körperlichkeit in ihrem Erleben näher zu betrachten.

In ihren Aufzählungen der somatischen Schwächen wie Asthma bronchiale, Heuschnupfen, allergische Hauteffloreszenzen, Ulcus duodenum und Gastritiden, die alle eine auffällige Zuordnung zu einzelnen Lebensabschnitten und angedeuteten Entwicklungsschwierigkeiten zeigten, ohne freilich bewußt als solche benannt zu werden, fehlte generell der Hinweis auf eine mögliche und auch wahrscheinliche psychische Dimension. Weder kristallisierte sich bei ihr eine gemeinsame Komponente in den Auslösesituationen heraus; es erfolgten lediglich neutrale Feststellungen einer sicher zutreffenden außergewöhnlichen Sensibilität gegenüber mannigfaltigen Blütenstäuben, unterschiedlichsten Früchten und wechselnden Witterungseinflüssen. Noch verriet der Bericht des akuten Körpergeschehens mehr als die bloße Tatsache einer früher einmal diagnostizierten somatischen Dysfunktion, ohne Konsequenzen für das eigene Erleben, für die besondere Selbsterfahrung innerhalb wichtiger Objektbeziehungen. Selbst die vorsichtige Nachfrage nach einem eventuellen Zusammenhang von Asthma und Abgrenzung gegenüber der Mutter, gefährdeter Sicherheitszone durch phantastischen Rückzug, enttäuschender Leistungsbilanz und beschämender Verweigerung des Vaters, Abwehrversuch der Veränderungen des präpubertären Körpers, nach einer Verbindung von allergischem Hautausschlag und unsicherer Erfahrung des gewandelten Körpers mit einer verstärkten Sexualität in der Pubertät, von Magenschmerzen und unbefriedigtem Bedürfnis nach Zuneigung und Wärme in der ersten außerfamiliären Partnerschaft, ließ die somatischen Fakten als solche isoliert und entfremdet stehen. Sie bewirkte nicht das geringste Auftauchen einer Spur zu einer möglichen verborgenen Psychodynamik, was freilich nicht deren tatsächliche Existenz ausschloß.

Im Vergleich zur psychosomatischen Pathologie, die kaum einen prominenten Platz in der Vorstellungswelt der Patientin verriet, ließen sich die körperbezogenen Depersonalisations- bzw. Dissoziationsphänomene recht plastisch erfassen. Sie vermochte sowohl einzelne Bedingungen für das Zustandekommen als auch wesentliche Komponenten des tatsächlichen Ablaufs anzugeben.

Im Vorfeld der besagten Erlebnisse befinde sie sich häufig in einer diffusen, positiv oder auch negativ gefärbten Stimmungslage, die jedoch nur mäßigen Intensitätscharakter zeigen dürfe. Typischerweise werde plötzlich ihre volle Aufmerksamkeit auf ein Wahrnehmungsobjekt gelenkt, was nicht unbedingt einen Mitmenschen betreffen müsse, etwa eine auffällige Person, der sie gerade auf einem ihrer Spaziergänge begegne oder der sie auf einer Parkbank gegenübersitze. Auch ein besonderer Teilaspekt einer Wahrnehmungsmodalität könne als Auslöser wirken, wie eine Lieblingsmelodie oder, was sie bei den wiederholt aggressiven Auseinandersetzungen mit ihrem früheren Freund erschreckend feststellen mußte, körperlich zugefügte Schläge. Die Fokussierung ihrer Wahrnehmung vollziehe sich meist unbemerkt, sei aber stets weder zu planen noch letztendlich zu verhindern. Sie sei von einem fortschreitenden Ausblenden körperlicher Empfindungen begleitet. Die langsame Distanzierung vom eigenen Körper führe zu einer allmählichen Aufnahme und nachfolgenden Aufhebung der selbständigen Gefühle und Ideen in diesem externen Wahrnehmungsobjekt. Ein Rest einer Beobachtungsfunktion bleibe freilich in der Regel bestehen. Die Patientin verschwinde beispielsweise in der körperlichen Hülle des sie interessierenden Gegenüber und eigne sich konsequent dessen Emotionen und Vorstellungen an. Der Vorgang des Überwechselns in die andere Person trage für sie den Charakter der erlebnismäßigen Gewißheit, wie sie später nach Wiedereinnahme der alten selbständigen Position an gezeigten Affekten oder geäußerten Meinungen des Betreffenden erstaunt entdecke. Bei einer anderen Gelegenheit verschmelze sie mit den Klanggebilden eines geliebten Musikstücks und verliere vorübergehend den Zusammenhang mit ihrem Körper, der sie an dem augenblicklichen Genuß nun micht mehr stören könne. In den Prügelszenen sei sie wiederum ungewollt in einen Zustand völliger Empfindungsleere abgedrängt worden, von dem aus sie das Schlagen ihres Körpers als äußerliches, unpersönliches Geschehen in einer totalen Schmerzfreiheit registriert habe. Meist realisiere sie aber in diesen Vorfällen das Moment einer Trennung vom eigenen Körper als eingrenzendem Raum erst eine beträchtliche Zeit später. Panische Ängste manifestierten sich dann und führten bei ihr zu verzweifelten Versuchen, das verlorene Gefühl einer körperlichen Verwurzelung wiederzugewinnen.

Gelinge es ihr, ausnahmsweise schon erste Anzeichen eines Dissoziationsvorganges zu bemerken und sie große Angst hiervor habe, versuche sie folgendes Abwehrmanöver, das jedoch nur selten erfolgreich sei. Sie eile zum Spiegel und fahre die gesehenen Konturen ihres Bildes mit den Händen nach, um sich zu vergewissern, daß die wahrgenommenen Bewegungen auch ihre eigenen seien.

Könnte sie den Ablauf der körperlichen Trennung willentlich steuern und manipulieren, bedeutete dies eine unschätzbar wertvolle Fertigkeit für sie in der Auseinandersetzung mit der Umwelt. So aber berge die unvorhersehbare Möglichkeit stets auch die Gefahr einer Persönlichkeitsauflösung, gehe mit panischer Angst einher und steigere sich zu der Befürchtung, "verrückt" zu werden, was einer Selbstzerstörung gleichkäme.

Wenn sie auch keine Kontrolle über die körperliche Dissoziation ausübe, könne diese doch nicht in allen Situationen auftreten: "Nur wenn ich 'Reflektor' bin, etwa passiv die Schläge meines Freundes erduldet habe oder akustische oder optische Reihe aufnehme, ist diese Trennung möglich. Sie würde mir aber nicht widerfahren, wenn ich mich in einer Arbeit befinde, die körperliche Aktivität erfordert, und auch nicht, wenn ich bewußt und zielgerichtet denke, wenn ich 'Aktor' bin."

Während der einzelnen Gespräche fiel mir bei dem mehrfach berührten Thema "Körper" auf, als würden wir fast über eine dritte, aber fremde Person sprechen. Dies überraschte mich umso mehr, als ich immer wieder feststellen mußte, welch ungewöhnlichen Wert die Patientin auf ein makelloses körperliches Erscheinungsbild legte. Ich machte sie auf diese offensichtliche Diskrepanz aufmerksam. Sie antwortete, ihr Äußeres verhelfe ihr in der Tat spielend leicht zu Kontakten, die sie benötige, um sie ihre innere Leere vorübergehend vergessen zu lassen, aber auch um sie vor ihrem "nächtlichen Chaos" in ihrer Wohnung (s.o.) zu schützen. Eigentlich habe sie überhaupt keine Beziehung zu ihrem Körper. Sie lasse sich aber von anderen sagen, wie er sei, und das garantiere ihr zumindest oberflächliche Beziehungsmöglichkeiten. Für sich alleine empfinde sie ihn häufig als Belastung. Er beeinträchtige sie oft durch seine zu enge Hülle. Diese Einengung verspüre sie, wenn sie beispielsweise in einen weiten blauen Himmel blicke, und dies eine beunruhigende, undefinierbare Sehnsucht in ihr hervorrufe. Aber auch in Menschenansammlungen, wo sie mit Ekel feststelle, wie "sich fremde Menschen aneinander reiben". Überhaupt in vielen Situationen, wo "Körperlichkeit unangebracht" sei, wenn sie sich gedanklich konzentriere, wenn sie Musik höre, und bei dem Anblick von allem, "was irgendwo endlos ist". Gerade da mache sich aber der Körper gerne durch Atembeschwerden, Schwindel, diffuse Ängste und Magenschmerzen bemerkbar.

Sehr pointiert faßte die Patientin ihre Einstellung zu ihrem Körper zusammen: "Meinen eigenen Körper empfinde ich negativ, wenn er Bedürfnisse zeigt (z.B. Hunger), die ich nicht ignorieren kann, wenn er dadurch meine Gedanken hemmt und Geistigkeit beeinflußt. Leider kann ich ihn nicht bewußt verlassen; aber wenn ich es könnte, würde ich seine Bedürfnisse wahrscheinlich dauernd vernachlässigen. Ich finde ihn dann positiv, wenn er etwas vermittelt, das er selbst nicht braucht, um zu funktionieren (z.B. Appetit ohne Hunger, Berührungen, Gerüche, Geschmack - jede Art für den Körper unwichtiger Lust). Besonders wichtig sind für mich Geruchs- und Geschmackssinn. Sofern mein Körper ein Eigenleben entwickelt, wenn er sich von mir löst, kann er mich wahrscheinlich nicht besonders gut leiden; schließlich wird er von mir lediglich zum Lustgewinn mißbraucht, während ich seine Ansprüche zum Funktionieren oft sträflich ignoriere - abgesehen von der Pflege der Hülle. Andere Körper sind für mich immer schön, wenn mir ein Mensch sympathisch ist. Sympathie hängt nicht vom Aussehen, sondern von der Ausstrahlung ab. Körperliche "Bestandteile" der Ausstrahlung sind wiederum Geruch und Geschmack. Der Geruch eines Menschen kann bei mir über Sympathie oder Antipathie entscheiden. Bei Menschen, die mir sympathisch sind, entwickle ich einen wahren Geruchs- bzw. Riech-Fetischismus, sofern es so etwas gibt. Ich halte mich in ihrer Nähe auf, um zu riechen, berieche ihre Räume, Gegenstände, mit denen sie arbeiten, und ihre Kleidungsstücke. Bei einem Stadtbummel habe ich schon manchmal die beabsichtigte Richtung geändert, um jemandem zu folgen, der besonders gut roch. Wenn "Ausstrahlungs- und Geruchstest" bei einem Menschen positiv ausgefallen sind und sich dadurch eine Beziehung anbahnt, wird mir auch sein Geschmack wichtig. In dieser Hinsicht ist so ein Körper schon großartig, denn er riecht und schmeckt überall anders. Alles andere ist ziemlich unwichtig."

Wesentliche Merkmale, welche die Beziehung der Patientin zu ihrem Körper kennzeichneten, fanden sich auch in ihren *Mitteilungen über ihre Sexualität*. Die sexuelle Anamnese konnte freilich nicht erschöpfend sein und mußte sich teilweise auf isolierte biographische Angaben stützen oder aus Gesprächssentenzen über die Art der Partnerbeziehungen rekonstruiert werden.

Mit einem ironischen Lächeln bemerkte die Patientin: "Ich bin ein Flaschenkind. Meine Mutter hatte keine große Lust, mich an ihre Brust zu nehmen", und verwies damit indirekt wohl auf eine grundlegende Mangelsituation, welche die erste Kontaktaufnahme zum eigenen Körper und die orale Modalität sexueller Erfahrung entscheidend prägte. Von einer außergewöhnlichen Strenge oder besonderen Auffälligkeiten in der Reinlichkeitserziehung wußte sie nichts zu berichten. Durch die weitgehende Abwesenheit der Mutter tagsüber während der ersten Lebensjahre und der zwar liebevollen, aber nicht konstanten Betreuung durch die Großmutter war dieser Entwicklungsabschnitt durch frühe Selbständigkeit ausgezeichnet. Wenngleich anzunehmen war, daß durch die Geburt ihres zwei Jahre jüngeren Bruders erste Eindrücke eines "anderen Geschlechts" gesammelt werden konnten, unterlagen sie infolge der heftigen Neidproblematik, wie die Pt. freimütig andeutete, und der vermutlich schon stark ausgeprägten Rückzugstendenzen in eine private Phantasiewelt einer umfassenden Leugnung. Erst die Bedrohung ihrer als selbstverständlich erachteten Sonderstellung innerhalb der Familie durch die "wunderschönen Augen" ihres Bruders erforderten eine stärkere Realitätsorientierung. Diese ermöglichte um das 5. Lebensjahr auch das erste bewußte Registrieren von Sexdifferenzen, begründete ihr lebhaftes Interesse an urethralen Spielen mit den Nachbarskindern, führte aber auch zum beschämenden Eingeständnis eines ihr fehlenden Penis und zur gleichzeitigen bewundernden Anerkennung des Penis als alleinigem männlichen Attribut.

Dies dürften wohl auch die grundlegenden sexuellen Erfahrungsstrukturen gewesen sein, mit denen sie die ödipale Entwicklungsstufe durchlebte. Den Charakterisierungen von Vater und Mutter zufolge (s.o.) verfügte sie zumindest über ein in festen sozialen Rollen definierbares ödipales Elternpaar. In den alltäglichen Interaktionen der beiden Eltern war nach Angaben der Patientin eine zärtlich-physische Dimension strikt ausgeklammert. Die Beziehung zur mächtig gezeichneten Vaterfigur gestaltete sich zunächst noch vorteilhaft auf einer dominanten, aber sehr einseitig betonten Leistungsebene. Da die anfänglichen schulischen Erfolge der Pt. sich hauptsächlich nur einer guten Intelligenz verdankten und weniger durch aktives Lernen zustande kamen, also weitgehend auf illusionäre Elemente gestützt waren, mußte diese schmale Kontaktmöglichkeit zum Vater zwangsläufig empfindlich getroffen werden, nachdem Leistungen bei höheren externen Anforderungen nicht mehr erzielt werden konnten. Die kränkende und Haß auslösende Zurückweisung durch den Vater konnte aber bei der Patientin auch durch eine normalerweise mögliche Wiederannäherung an die Mutter nicht abgemildert werden. Durch beeinträchtigende prägenitale Erfahrungen mit ihr, durch eine mangelhaft gelöste erste Trennungs-Individuation, die aus den Angaben der Pt. freilich nur indirekt erschlossen werden konnte, erwiesen sich die Identifikationsmöglichkeiten mit ihr als sehr brüchig und wenig tragfähig. Es blieb als einziger gebahnter Ausweg ein neuerlicher Rückzug in ihre private Phantasiewelt. Schien auch diese durch äußere Zugriffe gefährdet, so wurde letztlich eine somatische Dekompensation provoziert, und derart zumindest eine beschränkte Form der Eigenständigkeit erreicht. Die festgefügte, sozial verläßliche Rollenverteilung zwischen Vater und Mutter nach dem Muster der Geschlechtsspefizität vermittelte zwar ein grundlegendes Modell für die Entfaltung von ödipalen Phantasien, wie sie auch die aktuellen Partnerbeziehungen der Patientin mitbestimmten (s.u.). Doch ein primärer Wert dieser ödipalen Beziehungselemente für die Erhaltung ihrer Selbstorganisation und für die Regulierung eines labilen Selbstwertsystems waren unverkennbar, was der Entwicklungsverlauf der Patientin in diesen Jahren recht gut belegte. Mit Hilfe einer bewundernden Beziehung zur gleichaltrigen, aber wesentlich aktiveren Cousine gelang es ihr wieder Anschluß an die sexuelle Fortentwicklung zu finden. Unter Anleitung der Cousine spürte sie die erotischen Geheimnisse der Mutter auf, entdeckte erste Möglichkeiten einer sexuellen Selbststimulation und erprobte sie in "prickelnden" Ladendiebstählen. Es überraschte nicht, daß ihr Ausagieren gerade auf das Klauen von Büchern zielte und hierin versteckte ödipale Beziehungsmomente zum Vater anklingen ließ.

Wie wenig diese sexuellen Erfahrungen aber schon zu integrierten, frei verfügbaren Bestandteilen ihrer Erlebniswelt geworden waren, zeigte sich nach der abrupten Abwendung der Cousine von ihr zu einem Freund. Wieder fiel sie in ihre private Abgeschiedenheit zurück, in der Sexualität lediglich als raffinierte, aber ausschließliche Betätigung ihres 'Kopfes' toleriert werden konnte. Die zweideutigen Anspielungen ihrer Klassenkamraden auf ihr frühreifes sexbetontes Erscheinungsbild demonstrierten ihr zwar die prinzipielle Ausstrahlungskraft des weiblichen Körpers und wiesen ihr damit einen Ansatz zu vorteilhafter Manipulation. Sie bestärkten aber auch zumindest anfänglich eine fundamentale Unsicherheit, die wohl aus der reifungsbedingten Annäherung an das gefährliche Bild ihrer Mutter als einer Frau resultierte. Erneut erstaunte es nicht, daß diese bedrohliche Entwicklungsstufe vorübergehend den Rückgriff auf eine somatische Abgrenzungsstrategie in Form von allergischen Hautausschlägen erforderte. Die ihr Selbstwertgefühl ungemein stärkenden Eindrücke, die sie anläßlich eines Amerikaaufenthalts sammeln konnte, favorisierten aber für die folgende Zeit die erste Alternative. In ihr wurde das äußerliche Ideal des weiblichen Körpers erstmals deutlich, bereitete aber das außergewöhnliche Angewiesensein auf extern zugeführte Bewunderung und Bestätigung vor. Unabhängig von der Verläßlichkeit des Gefühls, im eigenen Körper beheimatet zu sein, erreichte die Patientin über ihr äußeres Erscheinungsbild ein grundsätzliches Mittel, Kontakte zu Männern so zu manipulieren, daß auch grundlegenderen als sexuellen Bedürfnissen gedient war. In der einseitigen und zugleich widersprüchlichen Ausrichtung ihrer körperlichen Identität auf scheinbar genitales Niveau setzte sie aber zugleich die Voraussetzungen für Mißverständnisse und Konflikte in künftigen Partnerschaften, wie sich beispielhaft in der Beziehung zu ihrem ersten Freund zeigte. Ihn hatte sie bei ihrem Kennenlernen als ausgesprochen unsympathisch erlebt. Erst nach ihrer Trennung von ihm glaubte sie in dem globalen Eindruck bereits jene äußerliche Brutalität und rohe Sexualität, den Egoismus und das emotionale Unverständnis enthalten zu sehen, welche die Beziehung zu einem "Alptraum" werden ließen. Sie vermochte jedoch nicht zu erkennen, daß gerade ihre fassadenhafte Weiblichkeit nach dieser männlichen Polarisierung verlangte und von ihr angezogen wurde. Zwangsläufig scheiterte die Suche nach einer ursprünglicheren Befriedigung von Sicherheit und zärtlicher Zuneigung und das hiermit korrespondierende Bemühen, dem Partner zu helfen, ihn einfühlsam zu umsorgen. Die schon früh realisierte Unmöglichkeit dieses Unterfangens führte zu einer neuerlichen inneren Distanzierung. Die ernstzunehmende aggressive Bedrohung ihrer Existenz durch den Partner machte eine extreme Flucht im Transzendieren körperlicher Erlebnisgrenzen notwendig, eine Abwehrmaßnahme, die freilich als konsequente Fortsetzung einer bereits angelegten Reaktionsmodalität imponierte (s.u.).

In ähnlicher Abfolge wiederholte sich dieselbe Konstellation in den anschließenden, eher flüchtigen Beziehungen: die Kontaktaufnahme auf erotischer Ebene, das sexuelle Mißverständnis, die letztlich enttäuschende Nichtbefriedigung elementarer Sicherheitsbedürfnisse und Selbstwertansprüche, die resultierende Depression.

In ihren eigenen Worten drückte die Patientin ihre Einstellung zur Sexualität wie folgt aus:

"Der Sexualität liegt meine geschilderte Einstellung zum Körper zugrunde, setzt also knisternde Ausstrahlung, angenehmen Geruch und guten Geschmack voraus. Sexualität setze ich jedoch nicht gleich mit Körperlichkeit. Viel wichtiger ist alles 'Drumherum'. Das Wort 'Sexualität' ist unsympathisch und unpassend - entweder ein rein medizinischer Begriff oder Ausdruck für eine Reihenfolge von gelernten Techniken, ein rein mechanisches Aufeinanderlosgehen. Ich spreche von Erotik, wenn ich meine Einstellung positiv beschreibe; Sexualität ist allenfalls der unwichtigste Teil davon. Erotik muß in der Luft liegen, muß unangesprochen ausgesprochen werden, um Sexualität überhaupt entstehen zu lassen. Das wichtigste Sexualorgan ist der Kopf (vor allem, weil es so schön ist, ihn zu verlieren...). Sexualität als ausschließliche Unterleibstätigkeit ist genauso abstoßend, wie es sich anhört. Sexualität und Erotik haben nichts mit Liebe zu tun, sind aber wichtig genug, um mir keinen Menschen als Neutrum erscheinen zu lassen. Grundsätzlich stelle ich mir bei jedem Mann, mit dem ich zu tun habe (unabhängig von der Situation und von seiner Position) vor, wie ich mit ihm schlafe, bei jeder Frau, wie sie mit ihrem Mann schläft. Auf Grund meiner offensichtlich sehr realistischen Vorstellungen sind meine Erfahrungen und damit meine Einstellungen in dieser Hinsicht positiv."

Wichtige *Aspekte des emotionalen Empfindens und Ausdrucks*, die sich nur der Übersicht halber von Sexualität und Körperlichkeit trennen lassen, waren bereits in den aktuellen Gesprächssituationen offenkundig (vgl. psychopathologischer Status). Das Verblüffendste für mich war ihr durchgängig disziplinierter Vortragsstil, der nicht nur bei der ersten Kontaktaufnahme, sondern auch bei den übrigen Gelegenheiten bestimmend war. Selbst bei der Schilderung der nächtlichen Alptraumwelt, den tätlichen Auseinandersetzungen mit dem ehemaligen Freund oder der Planung und Durchführung ihres Suizids war für mich nur ausnahmsweise eine wirklich echte Affektäußerung sichtbar. Und doch hatte ich nie den Eindruck, als dominierte eine umfassende Emotionslosigkeit die Erfahrungswelt der Patientin. Vielmehr stach das Merkmal einer außergewöhnlichen Emotionskontrolle hervor. Bezeichnend war für mich ihre Behauptung: "Je mehr ich mich aufrege, innerlich aufgewühlt bin, desto ruhiger wirke ich nach außen hin; ich spreche dann 'druckreif'."

Unter den Spielarten des emotionalen Empfindens nahm in ihren Erzählungen die Angst eine Sonderstellung ein. Stets fiel das berichtete Moment einer panischen Lähmung auf, die sowohl ihr nächtliches Traumleben als auch ihren allabendlichen Aufenthalt allein in ihrer Wohnung beherrschte, wo sie sich mit aufsteigenden Horrorvisionen konfrontiert sah. Sie sei grundsätzlich kein ängstlicher Mensch, kenne nicht die geringste Anstrengung etwa bei Prüfungen oder fordernden sozialen Situationen. Das Besondere an ihrer abendlichen Panik sei, daß es eigentlich eine 'abstrakte Angst' sei, die angesichts der Schreckensbilder ihr Denken blockiere, sie erstarren lasse. Es sei die panische Befürchtung, "verrückt" zu werden, die sie immer wieder tagsüber in hektische Betriebsamkeit stürze, damit sie in totaler Erschöpfung dieser drohenden Erfahrung zu Hause entfliehen könne. Dies sei auch mit der Grund, warum sie in letzter Zeit auch flüchtige sexuelle Bekanntschaften eingehe, um zumindest einen geringen externen Schutz zu finden.

Der Höhepunkt der überflutenden Ängste berge aber gerade vor der Nahtstelle des "Verrücktwerdens" ein merkwürdiges Erfahrungsdetail in sich, das sie fast schon als perverse, aber nicht als sexuelle Lust bezeichnen müsse. Sie meine die bereits bei der Schilderung der traumatischen Erlebnisse mit ihrem Freund angedeutete erregende Erkenntnis, daß man Leben am heftigsten verspüre, wenn man bereits mit einem Bein "über dem Jordan" schwanke.

Von dieser nächtlichen Szenerie abgesehen gebe es noch einen Bereich, der bei ihr unkontrollierbare Ängste auslöse: Höhen jeglicher Art. Die Angst, die sie beispielsweise auf dem Olympiaturm verspürt habe, geleitet von dem heftigen Impuls, sich hinunterzustürzen, sei jedoch hauptsächlich "körperlicher" Art. Es träten Schwindelgefühle, Zittern, Schwäche in den Beinen und Schweißausbrüche auf. Sie habe gelernt, diese Umgebungen strikt zu meiden.

Neben den geschilderten Ängsten seien für sie seit Jahren durchgehend depressive Gefühlslagen charakteristisch gewesen. Während diese vor allem im Zusammenleben mit ihrem Freund in kaum berechenbarer Abfolge mit kurzfristigen affektiven Hochs gewechselt hätten, seien die einzelnen Stimmungsabschnitte nunmehr wesentlich länger geworden. Die Trennung von ihrem Freund habe keinerlei Schmerz bei ihr hervorgerufen, im Gegenteil sogar eine Episode hypomanischer Gelöstheit eingeleitet, die für mehrere Monate ihr soziales Leben geprägt habe. Eine wirkliche Fröhlichkeit habe sie freilich während dieser Zeit nicht verspürt, eher eine oberflächliche Beschwingtheit, ein Gefühl der Unverbindlichkeit. Ohne eigentlichen Anlaß sei diese Phase von einer mit unerklärlich bitterer Verstimmung abgelöst worden, die seit gut einem halben Jahr andauere. Auch hier fehlten ihr die Worte, den tatsächlichen Gefühlston passend zu beschreiben. Wiederum sei es keine echte Traurigkeit, keine depressive Niedergeschlagenheit, viel mehr sei es ein nicht weiter differenzierbarer Schmerzzustand, der mit Augenblicken innerer Leere und quälender Unlust alterniere. Wenige Tage vor dem Suizidversuch sei er besonders unerträglich gewesen, jedoch nach fester Entschlossenheit, sich das Leben zu nehmen, einer ruhigen kühlen Gefaßtheit gewichen. Nach dem mißglückten Selbstmord habe sie die Chance, vorzeitig ihre Existenz zu beenden, verwirkt. Sie habe nämlich an der Bestürzung der Eltern feststellen müssen, daß ein Suizid mit auch ihre Familie erschüttern würde. Sie behaupte für sich zwar das Recht zur Selbstdestruktion, nicht aber zur Fremdaggression. Sie fühle sich jetzt wie in einem Käfig gefangen, der wohl zu öffnen sei. Doch das Aufstoßen der Türe bedeute das gleichzeitige Runterstoßen ihrer Eltern und sei deswegen unmöglich. Ihre momentane Lage sei deswegen ausweisloser als in der Zeit vor ihrem Suizidversuch.

Die zusammenfassende Stellungnahme der Patientin zur Emotionalität lautete:

"Emotionalität erscheint mir so wichtig, daß es mir fast lieber wäre, es gäbe sie nicht. Leider ist sie mein "Getriebe" und läßt sich deshalb nicht ausschalten.
Emotionalität im Berufsleben ist ausgesprochen hemmend und störend. Wer besonders "darunter leidet", leidet doppelt - er beeinträchtigt selbst sein Schaffen und seine Wirkung und wird dadurch noch zur Zielscheibe anderer, die Emotionalität weitgehend ausschalten können.
Emotionalität bei eigenen Eindrücken und in persönlichen Situationen macht objektive Betrachtungsweisen schwer und verleitet deshalb zu Fehlentscheidungen. Sie ist die Ursache für mitunter sehr belastende Stimmungsschwankungen. Sie macht unvorsichtig aktiv oder erzeugt ein Gefühl des Sich-gehen-lassens. Emotionalität ist die beste Waffe, die ich einem anderen geben kann, um mich erschlagen zu lassen. Und wenn ich mir die vielen Erschlagenen und Angeschlagenen ansehe, die es gibt, wünsche ich mir wirklich, die Emotionalität ließe sich erschlagen.
Lediglich in der Liebe ist Emotionalität unerläßlich. Aber mit Auslöschen des einen gäbe es auch das andere nicht mehr, so daß gar keine Lücke spürbar würde.
Ohne Emotionalität würde der Instinkt herrschen - eine großartige Vorstellung! Keine Kriege und kein gegenseitiges Zermürben mehr, etc. Ohne Emotionalität wäre der Mensch kein größerer Störfaktor als ein Tier oder eine Pflanze. Doch wegen seiner Emotionalität ist er es und zerstört weiter."

8.6. Testergebnisse, Träume, literarische Skizzen

Neben der ärztlichen Befunderhebung in der psychiatrischen Ambulanz, den frei vereinbarten Gesprächen und schriftlichen Antworten der Patientin auf vorgelegte Fragen zu verschiedenen Abschnitten ihrer Biographie und einzelnen interressierenden psychischen Funktionsmodi war es auch möglich, die Kasuistik mit Testergebnissen, typischen Traummustern und exemplarischen literarischen Kurzarbeiten der Pt. zu ergänzen.

Der *psychoanalytisch konzipierte Gießen-Test* (vgl. Beckmann, Richter 1972) bietet die Möglichkeit, die psychische Struktur eines Patienten näher zu beschreiben, seine Grundstimmung zu erfassen und vorrangig soziale Beziehungsmuster zu charakterisieren. Die Konstruktion des Tests hält sich hierbei eng an die Vorstellungen S. Freuds und E. Eriksons zur psychosexuellen bzw. psychosozialen Entwicklung. Die Vorlage des GT in den Formen einer realen und idealen Selbsteinschätzung erlaubt Informationen über Richtungsvektoren von Normphantasiebildungen, die maßgeblich in ein ideales Selbstbild eingehen. Differenzen von Selbst- und Idealbild-Items deuten konflikthafte Sektoren der Persönlichkeitsorganisation an, wobei pauschal unterstellt sei, daß geringe Unterschiede eher ein Kriterium für subjektiv angenommene seelische Gesundheit seien, woraus natürlich nicht auf deren tatsächliches Vorhandensein geschlossen werden darf. Gemittelte Vergleichsprofile (real-ideal) einer psychoneurotischen und psychosomatischen Patientengruppe, die der Arbeit v. Rads (1977) entnommen sind, seien zur Orientierung für die beiden Individualprofile (real-ideal) vorangestellt:

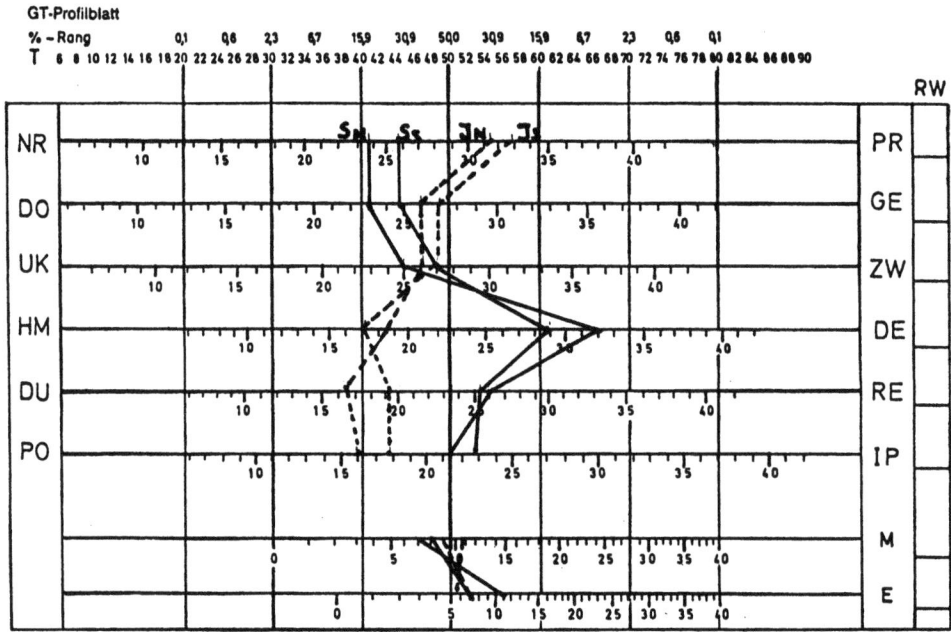

Referenzprofile: S_N: Selbstbild-Neurotiker — Idealbild: I_N

S_S: Selbstbild-Psychosomatiker — Idealbild: I_S

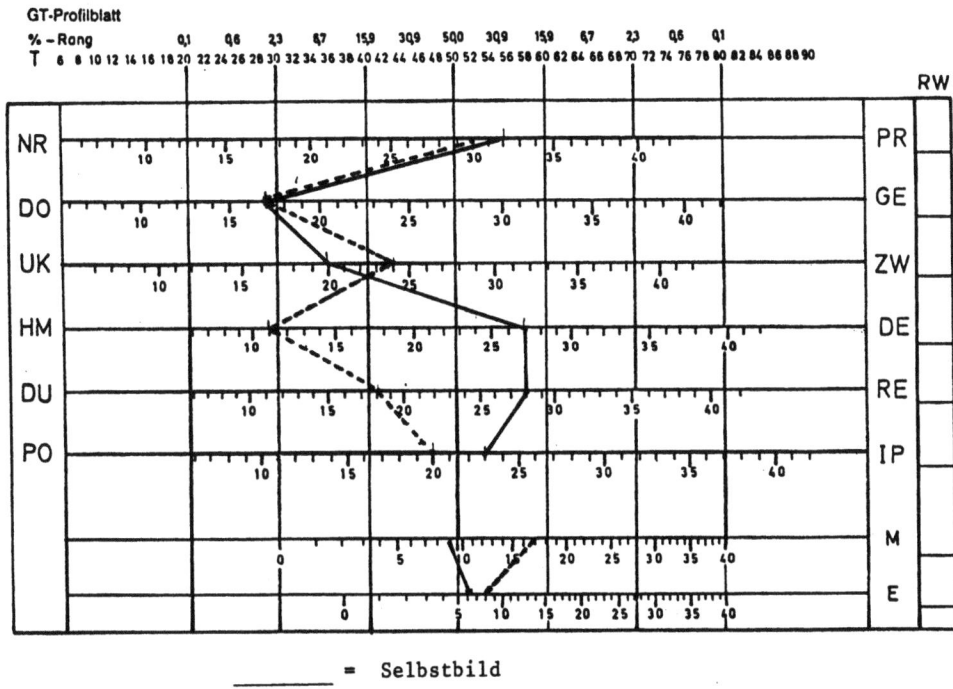

_____ = Selbstbild

.... = Idealbild

Individualprofile der Pt.

Eine globale Beurteilung des realen Selbstbildes mit Hilfe der beiden Referenzprofile zeigt eine deutliche Divergenz in den Skalen 1-3 (soziale Resonanz, Dominanz, Kontrolle) und eine ungefähre Übereinstimmung in den Skalen 4-5 (Grundstimmung, Durchlässigkeit, soziale Potenz). Eine differenziertere Aufschlüsselung der Selbsteinschätzung der Pt. gemäß der einzelnen Skalen ergibt folgendes Bild:

Skala 1 weist eine vergleichsweise starke Tendenz zum Pol der positiven Resonanz auf. Die Items 'in der Arbeit geschätzt', 'beliebt', 'an schönem Aussehen interessiert', 'anziehend' tragen hohe Scores. Das zugrunde liegende Theoriekonstrukt spricht für *hysterisch-exhibitionistische* Züge.

Skala 2 weist eine vergleichsweise starke Tendenz zum Pol der Dominanz auf. Die Items 'eigensinnig', 'gern dominierend', 'ungeduldig' tragen hohe Scores. Das Theoriekonstrukt spricht sowohl für eine *anale Hartnäckigkeit* in ausgewählten sozialen Situationen als auch für eine *Neigung, Konflikte impulsiv abzureagieren*.

Skala 3 weist eher eine mäßige Tendenz zum Pol der Unterkontrolliertheit auf. Das Item 'unstetig' sticht besonders hervor. Das Theoriekonstrukt, welches ein Kontinuum von Trieb- und Zwangscharakter erfaßt, spricht in unserem Fall für eine eher zu *schwache Über-Ich-Barriere gegenüber Es-Impulsen* und deutet ein *mögliches triebhaftes Agieren* an.

Skala 4 weist eine depressive Grundstimmung auf. Die Items 'häufig bedrückt', 'sehr ängstlich', 'Ärger in sich hineinfressend', 'selbstkritisch' fallen auf. Das Theoriekonstrukt spricht für ausgeprägte *depressive Anteile* und für eine hiermit korrespondierende hauptsächlich *nach innen gerichtete Aggression*.

Skala 5 weist eine Tendenz zum retentiven Pol auf. Die Items 'Liebesbedürfnisse zurückhaltend', 'eher wenig preisgebend', 'anderen fern' treten hervor. Das Theoriekonzept erfaßt prinzipielle soziale Beziehungsmuster. Das basale Kontakterleben und -verhalten der Pt. verrät ein *mangelndes Urvertrauen* und läßt an eine *Störquelle* auf der *frühen oralen Entwicklungsstufe* denken.

Skala 6 deutet scoremäßig ein relatives Gleichgewicht zwischen den Polen der sozialen Potenz und Impotenz an. Doch die Items 'im hetero-sexuellen Kontakt unbefangen', 'sehr hingabefähig', 'deutlich konkurrierend', 'phantasiereich' konstrastieren deutlich mit dem besonders hervorgehobenen Item 'kaum fähig zu Dauerbindung'. Das Theoriekonstrukt beschreibt Auswirkungen zentraler ödipaler Erlebnisse auf die weitere psychische Strukturbildung. Die hier anklingenden erworbenen *ödipalen Strukturmerkmale* werden jedoch stark durch den Vermerk der 'Bindungsschwäche' *relativiert* und unterstreichen die Aussagen der Skala 5.

Betrachtet man global die Bewegung der Profile, die aus der Gegenüberstellung der Real- zu Idealeinschätzung resultieren, so ist das Übereinstimmen der je erreichten Scores für die ersten beiden Skalen festzuhalten. Unterstellen wir das Moment der subjektiv angenommenen seelischen Gesundheit, so ließe sich für das Erleben der Patientin postulieren, daß sie vorhandene exhibitionistisch-hysterische Verhaltensweisen und teilweise gezeigte soziale Hartnäckigkeit möglicherweise wenig konflikthaft verarbeitet. Eine merkliche Verschiebung der Idealscores auf Skala 3 in Richtung zunehmender Kontrolle entspricht einer akzeptierten sozialen Rollenstereotypie, macht aber auch auf verdeckte Ängste vor triebhaften Durchbrüchen des Es aufmerksam. Nimmt man die gewaltige Spanne (von annäherungsweise 3 s) von Ideal- und Real-Score auf Skala 4 als Indikator für eine außergewöhnliche Konflikthaftigkeit bzw. seelische Gestörtheit in der emotionalen Grundbefindlichkeit der Pt., so muß hier eine Kernstörung vermutet werden. Relativiert man diese Hypothese mit den Befunden der Skala 5, so scheint eine basale Störung in der präverbalen Entwicklungsphase eher wahrscheinlich als eine hochstrukturierte konflikthafte Trauer. Die auffallende hypomanische Komponente im Idealbild läßt sich als eine frühe Abwehrformation gegen diese depressive Disposition begreifen.

Eine itembezogene Analyse hebt folgende Aspekte mit einer Differenz von $\geq$ 3 Scorepunkten heraus: weniger Gedanken über innere Probleme, starke Außenorientierung bei der Aggressionsbewältigung, geringere Angst, schwindende Depression, zunehmende Bindungsfähigkeit, ersehnte Nähe, ärmere (vermutlich weniger angsterregende) Phantasie, größere Persistenz in Planung und Durchführung von zielorientierten und bedürfnisintegrierten Handlungen.

Eine vorsichtige *diagnostische Einschätzung* der beiden Individualprofile legt eine frühe Störung in der Persönlichkeitsorganisation nahe. Ein schizoid-depressiver Strukturkern ist anzunehmen. Hysteriforme, exhibitionistische und isolierte soziale Dominanzbestrebungen müssen als später erworbene Fertigkeiten verstanden werden, eine labile Selbst-Kohäsion zu stützen. Sporadische triebhafte Durchbrüche, eine Neigung zum unkontrollierten Ausagieren von Konflikten, eine primäre depressive Verstimmung mit hypomanischen Abwehrversuchen und schizoide Rückzugstendenzen charakterisieren die von Fragmentierung bedrohte Selbst-Organisation der Patientin.

Die *Holtzman-Inkblot-Technique* (vgl. Holtzman 1958) weist als *projektives Verfahren* eine gegenüber dem gebräuchlichen Rorschach-Test geringere Abhängigkeit von situativen Faktoren und der Person des Untersuchers auf (vgl. Molish 1972). Die Analyse der Antworten auf 45 Projektionstafeln vermag detaillierte Informationen über den Zusammenhang zentraler psychischer Verarbeitungsmechanismen, inhaltlicher Kernthemen und möglicher pathologischer Störeinflüsse zu geben. Die einzelnen Dimensionen der *Wahrnehmungsdifferenzierung* (Lokation: *L*, Formadäquatheit: *FA*, Figur-Grund-Konstellation: *S)*, der *Reizdeterminanten* (Farbe:*C*, Textur: *Sh*, Symmetrie: *B,*), der *Vorstellungs- und Phantasieorganisation* (Formdefiniertheit: *FD*, Bewegung: *M*, Integration: *I*, Populärantworten: *P*, Grenze: *B*), des *Inhalts* (Mensch: *H*, Tier: *A*, Anatomie: *At*, Sexualität: *Sx*, Abstrakta: *Ab)*, der *gestörten Denkprozesse* (pathologische Verbalisierung: *V*, Angst: *Ax*, Aggression: *Hs*, Pentration: *Pn*) bieten hierbei eine willkommene Ergänzung zur obigen persönlichkeitsorientierten Diagnostik.

Der Bewertung der erzielten Scores in den Einzelkriterien ist eine Referenzgruppe von College-Studenten zugrunde gelegt (vgl. Holtzman 1958). Die anschließende Interpretation folgt weitgehend dem Manual von Hill (1972).

Den von der Pt. erreichten Rohwerten schließt sich der korrespondierende Perzentil-Rang in der Referenzgruppe an. Das *Gesamtbild* der Leistungen stellt sich folgendermaßen dar:

Kriterium:	L	S	FD	FA	C	Sh	M	V	I	H	A	At	Sx	Ab	Ax	Hs	Br	Pn	P
Rohwert:	17	1	142	49	37	8	90	8	43	54	15	9	6	9	8	30	3	14	8
Perzentile:	38	-	99	92	91	11	99	71	99	99	12	95	-	-	34	97	6	97	18

Selbst ein nur flüchtiger Blick erkennt die Extremwerte in der Mehrzahl der Kriterien. Die Analyse gemäß der oben genannten Dimensionen läßt Schlüsse auf die Besonderheiten einzelner psychischer Modi der Pt. zu:

Die *Wahrnehmungsdifferenzierung* erfaßt den Grad der perzeptiven Autonomie eines Individuums. Sie spiegelt auch das Ausmaß des Realitätskontakts wider, wobei aber die Beziehung zwischen Person und Umwelt noch offen bleiben muß. Ein mäßig niedriger L-Wert legt die bevorzugte Neigung der Pt. zu Ganzantworten offen; ausgesprochene Spitzenscores in *FD, FA* und *I* sprechen aber gegen eine nur globale Annäherung an Lebenssituationen, sondern heben eine geradezu analytische Beobachtungsschärfe hervor, der es neben der Erfassung von feinen Wahrnehmungsdetails gelingt, diese auch zu einem passenden Gesamtbild zu integrieren. Ihre hier mitangesprochene sehr gute intellektuelle Organisationsfähigkeit und Urteilsbildung muß jedoch angesichts der häufig auch pathologischen Verbalisierungen (*V*) relativiert werden. Der Extremwert in *FA,* der gegenüber dem ebenfalls erreichten Höchstwert in *FD* sehr überrascht, zeigt das intensive Bemühen der Patientin an, ein konventionelles Konzept möglichst spannungsfrei in die noch undifferenzierte Reizvorlage einzubringen, so daß eigene triebhafte Ansprüche unmöglich in adäquater Form befriedigt werden können. *S* reflektiert intrapsychisch gehaltene oppositionelle, vor allem aggressive Bestrebungen. Der erzielte Wert ist für die weitere Klärung des Gesamttestprofils zu vernachlässigen.

Die einzelnen *Wahrnehmungsdeterminanten (C, Sh, B)* beschreiben direkte Einflüsse der Reizkonfiguration auf verfügbare Ich-Funktionen. Bei der Pt. dominieren hier häufige Farbantworten. Sie heben nach Schachtel (zit. in Hill 1972) das passive, manchmal auch hilflose Moment in der Auseinandersetzung mit der Umwelt hervor. Die große Anzahl von *C2*-Antworten muß an starke Wünsche der Pt., Kontakte zu schließen, aber auch an eine gleichzeitige Unfähigkeit denken lassen, eine stabile Beziehung mit dem Objekt des Affekts einzugehen (vgl. Skala 6 in GT, s.o.).

Die für eine psychoanalytische Betrachtung besonders wichtige *Organisation der subjektiven Vorstellungen und Phantasien* zielt auf Sekundär- wie Primärprozesse des psychischen Apparats. Der Spitzenwert in *FD* unterstreicht die ausgefeilte intellektuelle Funktionstüchtigkeit, die hohe Aufmerksamkeitsspanne der Pt. und ihre Fähigkeit, konventionelle Vorstellungsmuster bewußt zu erkennen und kontrolliert einzusetzen. In einen auffälligen Kontrast tritt hierzu der gleichfalls extreme *M*-Score, der ein komplementäres Beschäftigtsein mit eigenen Vorstellungen auf Kosten außenorientierter Reaktionen aufdeckt. Da die gleichzeitige Manifestation beider Dispositionen sich in einem konkreten Verhalten und Erleben mehr oder weniger ausschließt, sind hohe *FD-* und *M*-Scores am ehesten mit der Annahme zweier abgespaltener Persönlichkeitssektoren zu vereinbaren. Die Kombination 'hohes *M* + hohes *C*' verweist auf eine Neigung zu Acting-out-Verhalten. Die aus dem Rorschach-Test entlehnte "ambiequale Kategorie" (hohes *M/C*) spricht für eine zusätzlich vorhandene manische Tendenz, sich in einer Fülle von spontanen Ideen zu verlieren und wahllos emotionale Kontakte zu knüpfen.

Eine ausgezeichnete Analyse- *und* Synthesefertigkeit angesichts verschiedenster kognitiver Einzelheiten liegt dem sehr hohen *I*-Score zugrunde. Die geringen Werte in *P* verraten wiederum bewußte Abgrenzungsversuche gegenüber konventionellen Stereotypen, wobei der vorherrschende Modus in einem Rückzugsverhalten besteht. Der äußerst geringe *Br*-Score läßt sich mit den gerade geschilderten Polaritäten in der Vorstellungs- bzw. Phantasieorganisation mühelos verbinden. Unter Umständen ist gerade hier ein Bedingungsgrund für das mögliche Existieren in zwei völlig getrennten Lebensformen zu finden. Der erzielte *Br*-Score geht mit einem höchst mangelhaft definierten Körperschema einher, mit kaum existenter Fähigkeit sich als abgegrenzte Person zu fühlen, die Wahrnehmung des eigenen Körpers als Bezugsrahmen für eine Urteilsbildung zu verwenden. Es besteht eine nur geringe innere Stabilität, Streß zu tolerieren. In neuen Situationen werden die externen Bedingungen so arrangiert, daß künstliche Substitut-Grenzen möglich werden. Der Br-Score ist zugleich ein vorzügliches Maß für die individuelle Suggestibilität der Patientin, für mögliche Bedrohungsgefühle gegenüber anderen Personen.

Letztere Vermutung findet unter den *inhaltsbezogenen Kategorien* eine Bestätigung. Die extremen H-Antworten rücken interpersonales Geschehen in eine Atmosphäre möglicher Bedrohung. Eine wachsame Besorgnis und kontrollierende Überbeschäftigung mit eben diesen zwischenmenschlichen Prozessen stellen konsequente Reaktionen dar. In den überwiegenden H2-Werten spiegeln sich die guten intellektuellen Talente der Patientin wider. Das aber noch wiederholte Auftreten von 'Hexen', 'Geistern' usw. deutet auf eine unreife Projektionstendenz von eigenen Aggressionen auf eine omnipotente Agentur hin, die bewußt als Vergeltungsängste registriert werden. Der mehrmalige Verweis auf negativ geschilderte Frauenfiguren legt eine Problematik in der weiblichen Rollen- und Identitätsfindung nahe.

Gleichsinnig zu H- stark reduzierte A-Antworten drücken die nur mangelhafte Fähigkeit der Pt. aus, zweifelsohne vorhandene gute intellektuelle Kapazitäten phantasiereich und spielerisch einzusetzen. Eine implizit angesprochene schwache Ich-Kontrolle duldet keine spontane Kreativität in einer bedrohlichen Außenwelt.

At-Scores müssen gemeinsam mit den bereits aufgeführten Br- und den noch folgenden Pn-Werten betrachtet werden. Die überwiegenden At1-Antworten signalisieren pauschal eine Überbesorgnis im Hinblick auf die Körperperipherie, während At2-Antworten die Aufmerksamkeit auf das Geschehen im Körperinneren lenken. Der exzessive At-Gesamtscore vertrüge sich mit diffusen Angstzuständen, hypochondrischen Befürchtungen, Gedankenstörungen und autistischem Rückzugsverhalten. Die Assoziation 'Blut' beinhaltet eine stark negativ gefärbte Emotion und spielt außerdem auf eine eigentümliche Mischung von aggressiven und sexuellen Impulsen an.

Die Sx-Antworten werden von der Patientin überdurchschnittlich häufig gegeben, wobei wegen der Schwierigkeit einer sinnvollen Normierung von sexuellen Verhaltensweisen die Eingliederung in die Referenzgruppe unterbleiben muß. Die hohe Anzahl der Ab-Antworten entspricht dem Bildungsniveau und der allgemeinen Interessenlage der Patientin.

Hinweise auf vorhandene *Störungen in den allgemeinen Denkfunktionen* finden sich zunächst in dem hohen V-Score. Da jedoch sehr heterogene Aspekte wie etwa reines Fabulieren, Inkohärenz-Zerfahrenheit, Absurdität usw. unterschiedslos in die Bewertung eingehen, könnte der hohe Gesamtscore zu falschen diagnostischen Annahmen verleiten. Bei der Patientin rekrutiert er sich fast ausschließlich aus einem Hang zur eigenwilligen, teilweise surrealen Formulierung, aus einer sichtlichen Lust spontan zu fabulieren ohne wirkliche Anzeichen formaler Denkstörungen. Lediglich in einer Antwort ist eine stark assoziative Lockerung der vorgetragenen Bilder zu sehen. Wenn also die V-Kategorie eine Distanzierung von konventionell-logischen und eine Annäherung an autistische Denkstrukturen erfassen soll, dann spricht der hohe Wert bei unserer Patientin für einen in kognitiver Hinsicht geordneten Rückzug in eine private Vorstellungswelt.

Der Ax-Score bewegt sich im unteren Normbereich. Dies impliziert jedoch nicht die Annahme einer weitgehenden Angstfreiheit der Patientin. Die durchgängig zu

entdeckenden Angsttypen der existentiellen Vernichtung bzw. der unabwendbaren
Vergeltung sprechen für ein extremes Angsterleben, das freilich nicht in allen
Lebensbereichen, sondern nur in bestimmten Situationen auftritt. Dies scheint
vorrangig dann der Fall zu sein, wenn die Patientin mit abgespaltenen primitiven Aggressionsregungen konfrontiert wird, die sie als von Objekten der Außenwelt herrührend erlebt. Eine relative Angstfreiheit besteht jedoch in der Tat
mangels hochstrukturierter innerseelischer Konflikte in weiten Lebensbereichen.
Der gefundene Angstwert könnte durchaus mit den anamnestisch berichteten präpsychotisch anmutenden Horrorerlebnissen konform gehen.

Der wiederum extreme Hs-Score umfaßt verschiedene, in erster Linie frühe Aggressionsformen. Themen des oralen Verschlingens, der existentiellen Vernichtung,
der destruktiven Verschmelzung, der primitiven Vergeltung, der sadistischen
Folter, der bedrohten Symbiose, aber auch des rituellen Wettkampfes klingen an.
Ein aggressives Ausagieren muß vor allem bei externer Provokation erwartet werden. Eine nach innen gerichtete Aggression wird aber besonders durch höchste
At- und Pn-Scores nahegelegt.

Der extreme Pn-Wert unterstreicht erneut die hohe Vulnerabilität der Körpergrenzen, die erschreckende Verletzlichkeit gegenüber Anfechtungen von außen, in die
auf Grund vorherrschender Spaltungs- und Projektionsmechanismen fremde wie auch
persönliche Erlebnisanteile ungeschieden eingehen.

Eine *Zusammenschau* der individuellen Ausprägungen in den einzelnen Testdimensionen hält zunächst die außergewöhnliche Fertigkeit der Patientin zur differenzierten Wahrnehmung von Außenvorgängen fest. Deren minutiöse, detailgerechte
Widerspiegelung in persönlichen Vorstellungsinhalten verrät eine mangelnde Bereitschaft oder ein blockiertes Vermögen, auch private, bedürfnisgeleitete Phantasien spontan zur Gestaltung des aktuellen Realitätsbezugs einzusetzen. Hinweise auf ein florides, vielleicht sogar auswucherndes Phantasiesystem sind
aber nichtsdestoweniger gegeben. Es scheint weitgehend auf einen privaten Erlebnissektor beschränkt zu sein. Die Kluft zwischen der subjektiven und der konventionellen Orientierung muß deshalb umso tiefer wirken. Bei der auffälligen
Unreife der emotionalen Re-aktionen der Patientin sind Probleme in interpersonalen Beziehungen direkt zu erwarten. Die strikte Trennung von privater und öffentlicher Welt erscheint somit als durchaus konsequente, vielleicht auch lebensnotwendige Strategie. Diese birgt freilich die Gefahr einer zunehmenden Sterilität und fehlenden Akzentuierung der Objektbeziehungen in sich. Sie setzt andererseits einem heimlichen innerseelischen Chaos aus. Beide Bereiche berühren
sich notgedrungen, so daß unkontrollierbare private Erlebnisinhalte wiederholt
in die soziale Umwelt einbrechen oder zur illusionären, zuweilen idealen Verkennung der Realität führen. Umgekehrt kann mittels erworbener kognitiver Möglichkeiten durchaus eine eigenständige, kreative Bearbeitung dieser chaotischen
Elemente gelingen, wie sich in manchen Essays oder Erzählungen der Patientin
zeigt.

Gravierende Störungen im Aufbau des Körperbildes, vor allem definierter Körpergrenzen stellen die Grundlage für zentrale pathologische Austauschprozesse von Pt. und sozialer Umwelt dar. Der Zusammenhang mit den Besonderheiten in der Vorstellungs- und Phantasieorganisation ruft die elementare entwicklungspsychologische Ansicht S. Freuds vom frühen Körper-Ich als entscheidender Ausgangsposition für reifere, desomatisierte Fertigkeiten eines Individuums ins Gedächtnis.

Testdaten sind Antworten auf vorgegebene, weitgehend standardisierte Realitätsausschnitte. Sie ermöglichen Rückschlüsse auf die Persönlichkeitsstruktur oder bilden bestimmte Fertigkeiten eines Probanden ab. Einen subjektiven und vielleicht auch direkteren Zugang zur Erlebniswelt eröffnen spontane seelische Produktionen.

Träume bieten sich spätestens seit S. Freud als 'via regia' an. Während verborgene individuelle Wahrheiten, latente Bedeutungsstrukturen sich einer Dechiffrierarbeit innerhalb des analytischen Dialogs verdanken, können an den manifesten Traumgehalt ohne weiteres auch externe, vor allem formale Kriterian herangeführt werden.

Dies soll auch mit den Traumbeispielen unserer Patientin geschehen.

Aus ihrem stets eindrucksvollen Traumleben erinnerte sie sich vor allem an einen Traum, der jahrelang fast jede Nacht wiederkehrte, um nach ihrem 12. Lebensjahr fast schlagartig aufzuhören:

"Dieser Traum, der eigentlich ein Ablauf von Bildern ohne jede Handlung war, bestand aus verschiedenen geometrischen Körpern, die sich bewegten, wie Schrauben oder Walzen. Ich versuchte ihre Form und Größe zu deuten, was mir nie richtig gelang. Große Walzen schienen näher zu kommen, aber nicht so, als hätten sie mich zum Ziel; plötzlich wirkten sie wieder viel kleiner und auch nicht mehr wie Walzen. Manchmal wirkte der Traum bedrohlich und beunruhigend; dann wieder machte es mich fast verrückt, daß ich nicht imstande war, die Körper und ihre Größe zu erfassen."

Die Patientin konnte lediglich erläutern, daß ihre Traumperson als ängstlich gespannter und hilfloser Beobachter am Rande des automatisch sich abspulenden Traumgeschehens gestanden sei. Sie fügte hinzu, die in einem sonst leeren, farblosen Raum schwebenden Figuren und Körper seien vergleichbar gewesen mit "Endlos"-Skulpturen wie dem "endlosen Wasserfall" oder wie aus Papier geformten Quadern, deren Kanten so miteinander verbunden sind, daß die Seiten nicht als innere oder äußere Seitenflächen zu definieren sind.

Gliedert man den manifesten Traum in eine zwischenmenschliche, affektive, räumliche und zeitliche Konfiguration auf (vgl. Erikson 1955), so lassen sich wesentliche Merkmale erkennen.

Das Traum-Ich der Patientin hält ausschließlich die Position einer statischen Beobachtung inne, ohne sich selbst am Traumgeschehen beteiligen zu können oder auch nur irgendwie berührt zu werden. Seine Funktionen beschränken sich auf das Sehen und den Versuch, einen äußerlichen, abgetrennten Ereignisablauf zu verstehen. In dem Bemühen zu begreifen liegt jedoch die Intention einer Kontaktaufnahme, die sich letztlich als unmöglich erweist. Scheinpartner dieser verhinderten Intention sind nicht Personen oder lebende Wesen, sondern mechanische Körper. An die Stelle einer *zwischenmenschlichen* Beziehung tritt ein automatischer Prozeß.

Gemeinsames Merkmal dieser Figuren ist die Unbestimmbarkeit von Form, Größe und Bewegung. Kennzeichnend ist der wiederholte Verlust einer konsistenten Räumlichkeit, das Ineinanderfließen von Drei- in Zweidimensionalität. Konsequent erscheint der Zusammenbruch von verläßlichen Grenzen dieser Körper, die Unklarheit über ihr Inneres und Äußeres. Als einzige, vorübergehend differenzierbare Merkmale ergeben sich Schrauben und Walzen, also spitze, längliche und runde, wuchtige Objekte. Doch sie bilden nur unsichere, wenig informative Momentaufnahmen. In der Art der Bewegung der Körper sind zumindest Vektoren eines Näherkommens und eines Verschwindens angedeutet. Der implizite Gestaltfluß verrät Pole des "näher-größer-vermeintlich bestimmbar" vs. des "entfernter-kleiner-offensichtlich undefinierbar". Ebenso läßt der Spannungsfluß einen harmonischen Rhythmus vermissen. Er zeigt sich sprunghaft, stockend, unberechenbar.

Die Dimension der *Emotionalität* zeichnet sich vor allem durch ein weitgehendes Fehlen einer jeglichen affektiven Anteilnahme aus. Die gefühlsmäßige Leere, die in erster Linie das wiederkehrende plötzliche Verschwinden der Objekte begleitet, durchbricht allenfalls eine bedrohliche Unruhe, eine somatische Spannung angesichts ihres unverhofften, willkürlichen Näherrückens. Eine mentale Angst "verrückt" zu werden kann resultieren.

Dieser affektive Mangel findet im Fehlen einer klaren *räumlichen* Konfiguration ein wichtiges formales Gegenstück. Der umspannende Raum gibt sich endlos und kennt keine Strukturen. Einzelobjekte bleiben weitgehend unbestimmt und sind in ein Verwirrspiel eingespannt.

Die angesprochene *zeitliche* Perspektive ist a-historisch. Sie definiert sich ausschließlich aus unregelmäßigen Perioden registrierter Körperbewegungen und nicht aus persönlich-motivierten, zielorientierten Handlungen.

Die das Traumgeschehen dominierenden geometrischen Figuren lassen sich nochmals eingehender unter einem Beziehungsstandpunkt fassen. Sie zeigen bedeutsame objekt- und subjektbezogene Charakteristika, die wiederum Rückschlüsse auf Struktur- und Verarbeitungsniveau der Patientin erlauben.

Zweifelsohne signalisieren die Traumkörper mit ihren lediglich instrumentellen Zügen die erschreckende Getrenntheit der Pt. in ihrem Empfinden und Handeln von der realen Umwelt, die sich nur mehr als verselbständigtes mechanisches Orchestreon darstellen kann. Ihre Sehnsucht, aktiv Einfluß zu nehmen oder erneut Anschluß zu finden, entwickelt sich zur trügerischen Beziehungsidee. Deren Grundstruktur verrät aber möglicherweise eine Ursache für das Auftreten der abwehrmäßigen Spaltung, für die Flucht in eine überlebensnotwendige soziale Isolierung. Sie beinhaltet die kaum tolerable Spannung von eindringender Nähe eines primären Objektes bzw. seiner plötzlichen unerreichbaren Ferne. Angstvolle Bedrohung und gefühlsmäßige Leere stellen die affektiven Korrelate dieses Beziehungsmodus dar. Sie rücken die Patientin tatsächlich an die Schwelle des "Verrückt-Werdens" heran. Die in Schrauben und Walzen flüchtig anklingenden geschlechtsspezifischen Symbolaspekte erweisen sich angesichts dieser Gefahr als noch unwirksame kognitive Organisationsmöglichkeit. Die impliziten weiblichen und männlichen Attribute besitzen noch keinen festen ödipalen Stellenwert.

Die zentralen Traumelemente können aber auch auf die Persönlichkeit der Patientin selbst bezogen, vor allem im Hinblick auf eine psychosomatische Integrität gedeutet werden. Es muß dann ebenfalls der Zustand einer tiefgreifenden Spaltung beschrieben werden.

Nimmt man die Traumkörper in einem wörtlichen Sinn als Abbild für die erlebte Körperlichkeit der Pt., so verstärkt sich der spontane Eindruck einer psychosomatischen Fragmentierung noch weiter. Die Patientin beschränkt sich in der Aneignung ihrer Körperlichkeit auf ein bloßes Sehen. Ihr "Be-Greifen" ist vergeblich. Nur folgerichtig erscheinen Störungen im Aufbau des Körperschemas. Typisch wirkt der Verlust einer durchgehenden Dreidimensionalität (vgl. Sami-Ali 1969a). Die 1. Funktion des Körperschemas (vgl. Pankow 1974), welche das Zusammenspiel von Teilen und Ganzem des gelebten Körpers reguliert, ist mangelhaft ausgebildet und drückt sich in einer Ungeschiedenheit von Körperinnerem und -äußerem aus. Das Fehlen einer reiferen 2. Funktion mit einer historischen Dimension der subjektiven Körperlichkeit ist somit eine notwendige Folge. Die Leere des Raums und die Zeitlosigkeit bilden hierzu die Pendants in der Traumdynamik.

Die biographische Einordnung des Traums ermöglicht zumindest eine zeitliche Korrelation zu den Jahren heftigster Asthma-Attacken der Patientin. Die wiederholte krisenhafte Bedrohung des Atemzyklus bedingte grundlegende Erfahrungen im Umgang mit dem eigenen Körper, der hier als störend, fremd, mechanisch, unbeeinflußbar erlebt werden mußte. Schwachstellen im Aufbau des Körperschemas, die sich als "mechanistischer Sektor" (Stephanos, Berger 1979a) oder als "psychosomatisches Subsystem" (Müller-Braunschweig 1980) konzeptualisieren lassen, prädisponierten für spätere psychopathologische Auffälligkeiten. Es scheint mir nicht allzu weit herbeigeholt, in den geschilderten Traumpassagen formale Analogien eines gestörten Gestalt- und Spannungsflusses (vgl. Kestenberg 1978) zu entdecken, wie er in asthmatischen Krisen anzutreffen ist.

Im Folgenden seien nur die zentralen Themen weiterer Träume der Patientin wiedergegeben und typische formale Kennzeichen herausgestellt, die sich häufig auch im Traumleben anderer psychosomatischer Patienten finden (vgl. Levithan, s.o.):

- *Die Traumhandlung stellt sich als kaum verkleidete Fortsetzung realer triebhafter Erlebnisse dar:*
  Es dominieren offen sexuelle Kontakte zu weitgehend unbekannten Männern, die sich lediglich durch ein besonderes Ausmaß an Unsympathie und abstoßender Häßlichkeit auszeichnen. Die unverhüllten sexuellen Motive unterliegen keiner Traumzensur. Perverse Neigungen treten ungehindert zutage.
- *Bedeutsame Aspekte des Gefühlslebens werden auf einen anderen Traumcharakter projiziert. Eine wirksame emotionale Kontrolle und eine weitgehende Affektfreiheit werden so ermöglicht:*
  Der ehemalige Freund verstümmelt sich selbst und stürzt sich in einen seelischen, geistigen und moralischen Abgrund. Er erscheint als Teufel, der durch Pillen völlig unverwundbar und gefühlskalt geworden ist und Vorteile aus dieser "alexithymen" Position bezieht.
- *Gegen die eigene Person gerichtete Aggressionen werden in ihrem ungezähmten selbstdestruktiven Potential erfahren:*
  Große Mengen von Insekten und Ungeziefer verfolgen die Traumfigur der Pt. und zerfressen sie. Ihr Körperinneres wird vernichtet, ihre Körperhülle zerstört. Es stinkt bestialisch nach faulem Fleisch und Tod.
- *Ein typisches paranoid-schizoides Verarbeitungsniveau des Traumlebens wird sichtbar:*
  Bizarre Phantasiegestalten, halb Mensch, halb Bestie tauchen von überall her auf. Sie verfolgen die Pt. nicht tatsächlich; doch sie fühlt sich von ihnen verfolgt. Erst sind es ganz normale Menschen, die sogar lächeln, wenn sie sie erblicken. Plötzlich aber verwandeln sie sich in alles zerstörende Wesen. Überall herrscht Gestank, ist Blut. Die Pt. erstickt in Horror und Panik.

Einem abschließenden Traum, den die Patientin als charakteristisches Abbild ihres derzeitigen seelischen Befindens beschrieb, seien als bedeutsamste Charakteristika vorangestellt:

- der traumatische Verlust an Menschlichkeit der auftretenden Traumfiguren,
- die Künstlichkeit, die Emotionsleere, das Mechanische ihrer Handlungen, die jede echte gefühlsmäßige Beziehung unterbrechen,
- die als körperliche Kälteschauer und Luftmangel registrierte atmosphärische Veränderung der allgemeinen Traumkulisse,
- der offene, planmäßige Sadismus der Hauptakteure, die auf die totale Zerstörung vermeintlicher oder tatsächlicher Gegner zielen,
- Gefühle der Hilf- und Hoffnungslosigkeit der Pt. angesichts völliger Unsicherheit und Aussichtslosigkeit auf Rettung von außen,
- der Horror vor Fragmentierung der eigenen psychosomatischen Integrität bewirkt ein Erwachen aus dem Alptraum, was jedoch nicht zur schnellen inneren Beruhigung führt, sondern häufig die Fortsetzung der schrecklichen Traumbilder im Wachzustand bedeutet.

"Schichtwechsel in Würzburg:

Ich fuhr mit meinem damaligen Freund nach Würzburg. Er mußte etwas besorgen und ich sollte ihn dann im Hotel treffen. Er hatte vergessen, mir zu sagen, daß es Schichtwechsel im Abstand von einer Viertelstunde gebe. Eine Viertelstunde: Ganz normale Menschen, Idylle usw. Folgende Viertelstunde: Plötzlich waren alle normalen Menschen wie vom Erdboden verschluckt. Die Gassen füllten sich mit "Künstlichen", eine Art Roboter, die das Äußere von Schaufensterpuppen hatten und einen mechanischen Gang zeigten. Ihr Blick war leblos und starr. Aus irgendeinem Grund waren sie gefährlich, weil sie den Gegensatz zu den anderen Menschen darstellten, ein Feindbild. Es wurde auch schlagartig viel kälter und die Luft war sauerstoffarm.

Ich war vollkommen überrumpelt vom plötzlichen Erscheinen der "Künstlichen" und wollte mich irgendwo verstecken, bis wieder Schichtwechsel war. Erst rannte ich in ein Kloster, auf die Güte von Mönchen vertrauend. Aber die Mönche waren auch "Künstliche". Auf der Suche nach einem passenden Versteck lief ich immer weiter, verirrte mich ein paar Mal, bis ich erschöpft beim Hotel ankam. Das Hotel war jedoch ebenfalls umfunktioniert, nämlich in eine Aufenthalts- und Reparatur-Anstalt, eine Art Sanatorium für die "Künstlichen". Die Ärzte und Schwestern waren "Künstliche" von besonderer Grausamkeit. Man hörte Peitschenknallen und metallenes Schlagen; es hallte in den hohen alten Gängen. Während die "Künstlichen" auf der Straße totenstumm waren, vernahm ich hier das Hallen von ihrem Gestöhn und Geschrei (alles sehr künstlich, sehr klirrend). Halb zerlegte "Künstliche" tauchten von irgendwo her auf, irrten ziellos durch die Gänge, oft gefolgt von ihren "Operateuren" mit Foltergerät. Ich geriet in einen Raum, wo Fechtkämpfe stattfanden; das Ziel war die völlige Zerlegung des Gegners. Dort waren die "Künstlichen" besonders funktionsgestört und grausam, ebenso die Ärzte und Schwestern, die bereits ausrangiert waren. Sogar die anderen Ärzte und Schwestern liefen hastig an dem Fechtraum vorbei, um sich nicht zu gefährden. Die Atmosphäre dort läßt sich kaum beschreiben - wie eine Potenzierung der Grausamkeit, Perversion und Scheinwirklichkeit in Bunuels "L'âge d'ore". Die "Künstlichen" im Fechtraum nahmen mich plötzlich alle auf einmal wahr und erkannten mich als Eindringling. Das Schlimmste an diesem Moment war, daß sich ihre Zerstörungswut, ihr Wahn und ihre Blutrünstigkeit nicht in ihren toten Blicken und mechanischen Bewegungen wiederspiegeln konnten. Sehr rasch, aber doch wie in Zeitlupe, kamen sie auf mich zu - klirrend, tot, gefühls- und ausdruckslos.
Vor meiner eigenen Zerlegung wachte ich aus lauter Schrecken auf."

Zusammenfassend beurteilte die Patientin ihr Traumleben:

"Erinnern kann ich mich fast nur an Alpträume. Es gab ein bis zwei Wochen, in denen ich jede Nacht welche hatte, bis ich mich so lange gegen den Schlaf wehrte, daß ich vor Erschöpfung einschlief - und wegen eines weiteren Traums kurz darauf wieder aufwachte. Wegen des Schlafmangels ließen mich diese Träume nach ein paar Tagen auch tagsüber nicht mehr los. Wenn mich jemand ansprach, sah ich ihn (träumend, halb wach) plötzlich als Traumfigur und reagierte entsprechend. Mein damaliger Arzt schrieb mich 2 Wochen krank, obwohl er nicht wußte, weshalb, und mir sehr verstimmt riet, meine "asozialen Ausbrüche" zu zügeln. Die Träume wurden dann langsam etwas seltener."

Träume und Phantasien gehorchen in einem psychoanalytischen Verständnis analogen Gesetzmäßigkeiten der schöpferischen Kräfte eines Individuums. In *Erzählungen* und *literarische Skizzen* einfließende Phantasieanteile bieten eine besondere Möglichkeit, zentrale Themen der Wachaktivität vergleichend neben die des Traumlebens zu stellen. Ein Auftauchen sehr ähnlicher Kernmotive in beiden Ausdrucksfeldern überrascht bei unserer Pt. um so weniger, als das manchmal geradezu nahtlose Ineinanderübergehen von Wach- und Traumzuständen ein wesentliches Merkmal ihrer Psychopathologie bildete. Zwei Geschichten, die im Anhang in voller Länge zu lesen sind, dienen mir als abschließende Gelegenheit, nochmals einige Grundzüge im seelischen und körperlichen Erleben der Patientin hervorzuheben.

In der Momentaufnahme "Stadt - Status quo" stellt sich für die Patientin zu Beginn die Frage nach einer allgemeinen Unterscheidungsmöglichkeit von 'Krankheit' und 'Gesundheit', nach einer annehmbaren Definition von 'Normalität'. Die Pt. findet eine abschließende Antwort in der Ausweglosigkeit eines "geschminkten Tods". Was als sezierender Blick auf reale Lebensformen der Stadt anhebt, entpuppt sich letztlich als Beschreibung des eigenen Befindens innerhalb eines projektiven Mediums. Die Suche nach einem verläßlichen Kriterium für 'Normalität', die einer 'Durchschnittlichkeit', 'Gewohnheit', 'Anpassung' und 'Resignation' gleichgesetzt ist, wird zur persönlichen Zwickmühle der Patientin. Ihre analytische Schärfe erfaßt kritisch und unbestechlich vorliegende Realitäten und entlarvt die dominierende Hohlheit hinter vordergründigen, ablenkenden Fassaden. Derselbe Vorgang der exakten Wiedergabe der gesichteten Verhältnisse resultiert jedoch in der unvermeidbaren Feststellung ihrer prinzipiellen Unveränderlichkeit, in der resignierten Annahme des Status quo.

Die Stadt gliedert sich als bewohnter Ort in eine Vielzahl künstlicher Raumstrukturen. 'Renovierte klassizistische Fassaden', 'wiederaufgebaute Gotik', 'nachempfundene Romanik', 'Kunststoff-Jugendstil' bilden nur die eine Möglichkeit der Stadt, ihr wahres Gesicht gleichsam mit immer neuen Masken zu verstellen. Sie verführen dazu, die eine Realität dahinter zu vergessen, die nur mehr als 'grau', 'voller Dreck', 'trostlos', 'kalt', 'abstoßend' erlebt werden kann, die kein echtes Lebensgefühl mehr trägt. Die vordergründige Buntheit und Turbulenz des Alltagstreibens ihrer Bewohner weist auf eine weitere Möglichkeit, Veränderung und Wandel wirksam vorzuspiegeln, wo sich Eintönigkeit und Hast ohne eigentlichen Sinn verbirgt.

Faßt man diese Verhaltensformen und die in ihnen verwirklichten zwischenmenschlichen Beziehungen näher ins Auge, so eröffnet sich das destruktive Potential der Stadt in seiner ganzen Rohheit: rituelle Akte staatlicher Aggression und Vergeltung stehen unvermittelt neben niedergeschlagenen Frauen, verunglückten Verkehrsteilnehmern, sich verprügelnden Zuschauern, niedergetrampelten Kindern. Die verzweifelte Suche nach anderen, echten emotionalen Kontakten stößt ins Leere und bedingt lediglich die Annahme eines inneren Status unter vereinzelten "Outcasts". "In der Stadt leben viele davon, daß keiner so genau hinsieht. Ich lebe davon". Das Bemühen um eine persönliche Identität beschränkt sich jedoch auf die entschiedene Analyse äußerer Vorgänge. Es grenzt sich so ab vom blinden Treiben der "Normalen". Aber die polare Gegenüberstellung einer Indivualität des Sehens und einer Kollektivität des Handelns gestattet lediglich die konsequenzlose Wahl zwischen den Alternativen einer registrierten und akzeptierten Hoffnungslosigkeit und einer verleugneten Beschädigung des eigenen Lebens. Nicht einmal das weite Ausdrucksfeld subjektiver Emotionen bietet einen Ansatz für eine persönliche Verwirklichung; auch Gefühle erweisen sich letztlich als 'anerzogen', 'gelernt', 'gesteuert', 'kontrolliert', 'im Rahmen des Geforderten'. Würden sie ihre ursprüngliche sprengende Kraft entfalten, führten sie zur 'Nervenheilanstalt', der Endstation unteilbarer, in-dividueller Leidenschaften, die über den Rahmen des Gehörigen schlagen. Welche Existenzform verbleibt nun unserer Patientin angesichts dieser Erfahrungslage? Ebenfalls nur ein Arrangement mit dem Lebensstil der "Normalen", "Nicht-Hinsehenden": "Wir, die nicht in einer Anstalt leben wollen, verhalten uns entsprechend. Wir führen den Begriff "Individualismus" ad absurdum, indem wir unsere Persönlichkeit teilbar machen. Allerweltspersönlichkeiten mit einem Tupfer Exzentrik."

Bezeichnenderweise bleibt die analytische Beobachtung der Patientin eine private Tätigkeit, die sich ausschließlich auf den ausklingenden Tag und den beginnenden nächsten Morgen bezieht. Sie spart konsequent die Stunden zwischen den beiden Tageszeiten aus. Von ihren persönlichen Schilderungen wissen wir über die strikte Trennung der unauffälligen Normalität ihres Arbeitsalltags und dem

phantastischen Schrecken und Chaos ihrer Nächte. Hierüber ist in der Betrachtung
über die Stadt noch wenig verlautet. Eine Existenz unter diesen Bedingungen trägt
die aus der Annamnese bekannten Züge einer tiefgreifenden Spaltung verschiedener
Erlebnis- und Verhaltensweisen der Patientin. Es überrascht nicht, die in den
Testergebnissen aufscheinenden polaren Strukturen einer außergewöhnlichen öffentlichen Wahrnehmungsdifferenziertheit und einer undisziplinierten, überschwemmen-
den privaten Phantasieproduktion unvermittelt auch in dieser Skizzierung des
Stadtlebens wiederzuentdecken. Der dort deutlich gewordene mangelhafte Aufbau
des Körperschemas als zugrunde liegender pathologischer Sachverhalt lädt auch
hier ein, den beschriebenen Existenzraum der Stadt mit dem direkten Lebensraum
des eigenen Körpers zu vergleichen, ja die Stadt, d.h. deren Bildentwurf durch
die Pt. als projektive Gestaltung ihrer persönlichen Leibbezüge mitzusehen.
Nicht zufällig hebt die Patientin an den anfänglich erwähnten Raumstrukturen
der Stadt die Künstlichkeit ihrer Fassaden hervor, die den kritischen Beobachter
unbarmherzig auf die inhaltliche Leere dahinter stoßen, den unbeteiligten Zeit-
genossen aber mit der Äußerlichkeit ihrer Erscheinungsbilder verwirren und ablenken. Unwillkürlich erinnern wir uns an den oben vermerkten Kontrast in der
persönlichen Einstellung der Patientin zu ihrem Körper, an die überzogene Auf-
wertung ihres "sichtbaren Körpers" und an die offenkundige Vernachlässigung ihres "spürbaren Körpers". In den Passagen, in denen registrierte Realitätsmomente,
spontan gesammelte Bilder der Stadt eine persönliche Bedeutung für die Pt. erlangen, geschieht dies ebenso charakteristisch über die eine körperliche Wahrnehmungsmodalität, die in ihren obigen Ausführungen als zentrale Umwelterfahrung
hervortrat, im Riechen und Schmecken. 'Asphaltgestank', 'Staub bei Hitze', 'fur-
zende Geschäftsleute', 'stinkende Ausländer', 'verpißte Penner' tangieren die
Patientin unmittelbar. In den durchwegs negativ getönten Wahrnehmungsqualitäten
artikuliert sich die Definition ihrer Beziehung zur Umwelt. Im selben Medium
verweilt das Bild vom 'Köter mit Asthma' und die Anspielung auf die eingestellte
'Vergasung in Deutschland'. Und nur konsequent deutet sich die einzige Alternative zur aktuellen Wirklichkeit als zwar unbegreifliche, aber prinzipiell mögliche Utopie 'fliegender und zwitschernder Vögel', 'körperlose Luft' als Gegen-
ziel zum 'beschmutzenden Straßenstaub' an.

Eine Annäherung dieser beiden Pole von Gefangensein und Befreitheit scheint für
die Pt. ausgeschlossen. Pathologische Fluchtversuche zeigten sich in ihrer Biographie allenfalls in jahrelangen Asthmaattacken , in körperlosen Dissoziations-
zuständen und zuletzt in Selbstmordphantasien und Suizidversuch. Die verbleibende
konkrete Realitätserfahrung entspricht der 'Hundescheiße am Wegrand, in welche

sie regelmäßig tritt'. Die hier und in zahlreichen Sentenzen anklingenden analen Untertöne verweisen aber auf einen noch anderen zentralen Bestandteil des "In-der-Welt-seins" der Patientin, der ihr eine Synthesemöglichkeit für ihre von äußeren und inneren Schrecken bedrohten psychosomatischen Integrität bietet. Man könnte es als "Libidinisierung des Makabren", als Lustgewinn im Entsetzen bezeichnen, wie in der Geschichte "Dividuum" eindrucksvoll demonstriert wird.

"Dividuum" setzt die Spaltung von bunt-schillernder Außen- und modernder Innenwelt fort. Es bekundet, daß die Verabschiedung des Arbeitsalltags für die Pt. ein Eintauchen in die nächtliche Welt bedrohlicher Traumgespinste bedeutet. Es dokumentiert aber auch, daß die immer wieder spürbare Leere hinter vordergründigen Fassaden sich mit den vielen Gesichern angstvollen Grauens und schmerzlichen Bedrücktseins nur stellvertretend abwechselt. So läßt sich die Geschichte in klare Abschnitte mit dominierenden Affektgehalten gliedern: "lähmende Angst"- "makabrer Körperschmerz" - "sehnsüchtige Qual". Den vorherrschenden Gefühlslagen können typische Beziehungsmuster zugeordnet werden.

Der hastige Gang durch den dunklen Flur des alten Wohnblocks, die Zeichen allgemeinen Abgestorbenseins, die Auslieferung an eine fraglich funktionierende Aufzugsmechanik, bedrohliche Schatten, beunruhigende Laute, lauernde, unheimliche Gestalten im ersten Teil der Erzählung sind literarisch umgesetzte Bilder jener mentalen Angst, von der die Patientin wiederholt sprach. Sie verdeutlicht die Nähe zum "Verrücktwerden", indem sie geordnete Gedankenzüge blockiert, vitale Körperreaktionen lähmt und mit affektiver Überflutung konfrontiert. Gleichzeitig veranschaulicht sie die Hilflosigkeit und Ohnmacht der Pt. gegenüber einem Chaos abgespaltener eigener Phantasien und unbewußter Inhalte, die als projiziertes Unheil der Außenwelt erscheinen. Und doch verrät ein näherer Blick auf die Art der schriftlichen Darstellung ein nachträglich aufgesetztes Bearbeitungsmoment, das Grauen in "thrill" verwandelt und somit genüßlich aufbereitet. 'Aufgescheuchte dicke, schwarze Spinnen' bedrohen im Grunde die körperliche Integrität der Patientin, attackieren ihre Körperoberfläche und zerfressen ihre Eingeweide. Ihr Heranrücken wird aber mehr als anstößige Annäherung, ihr Hochkrabbeln als erregendes Vorspiel und ihr Eindringen als perverser Akt beschrieben. Eine ähnliche sexuelle Konnotation liegt in der makabren Begegnung mit dem Nachbarn, bei welcher ein toter, steifer Vogel als Anspielung auf einen erigierten Penis fungiert, eigentlich aber die sadistische Zerstörung eines lebenden Wesens meint. Wir erinnern uns an die Bemerkung der Pt., Leben am intensivsten zu verspüren, wenn sie bereits 'mit einem Bein über dem Jordan schwanke'.

Einen vorläufigen Höhepunkt der Erzählung formt die Traumpassage, die erstmals mit einer unaufhaltsamen Destruktion hinter den Fassaden konfrontiert. Die auftretenden Traumfiguren verändern hierbei sukzessiv das Niveau ihrer Beziehung. Ein besuchender Freund erscheint noch als "Alter ego" der Traumperson der Pt. Beiden widerfährt Gleiches. Doch der zunächst angestrengte Interaktionsmodus der narzißtischen Spiegelung erweist sich bald als brüchig, wie 'eingefallenes Gesicht' und 'mit eitrig-gelber Masse gefüllte Augenhöhlen' signalisieren. Die zutage tretende, archaischere Beziehungsstufe der Symbiose ist aber die einer gemeinsamen Verwesung. Sie verleiht keinen Schutz vor weiterer Fragmentierung der leibseelischen Integrität und kann der in Gang gesetzten Zerstörung keinen Einhalt gebieten. Was sich zunächst als gegenseitiger körperlicher Entlastungsversuch darstellt, wenn sich der Mund öffnet und das Übel des Körperinneren gleichsam physisch gebeichtet werden soll, ist lediglich der Anfang eines Prozesses, der lawinenartig zur Auflösung der Körpergrenzen des Traumpartners und zur Zerstörung sämtlicher innerer Körperstrukturen führt. Es bleibt die Beziehung der Traumperson der Patientin zu seinem leeren, toten Körper, für den jede Rettung zu spät kommt. Die eigene Existenz ist nun akut gefährdet, ein Ausweg plötzlich versperrt. Die autistische Isolation kündigt die unmittelbar bevorstehende Vernichtung an. Der Traum endet in panischem Aufschrecken.

Ein Versuch, die einzelnen Traumabschnitte mit verschiedenen Stufen der Beziehung zum ehemaligen Freund zu vergleichen ist willkürlich; und doch lassen sich modellhaft interessante Parallelen entdecken: die gegenseitige Anziehung auf einer Ebene eigentümlicher Häßlichkeit und makabrer Ästhetik, die zum Scheitern verurteilten kollusiven Hilfeversuche aus einer labilen depressiven Position heraus, die offen sado-masochistischen Interaktionen der Partner, die unkontrollierbar freigesetzten Aggressionen, die zur tatsächlichen physischen Bedrohung der Patientin führten, eine Verletzung ihrer Körpergrenzen bedeuteten, sich aber auch in quälenden Magenschmerzen niederschlagen, die letztlich extreme Abwehroperation in einer völligen Dissoziation von körperlichen Empfindungsweisen, das hierin aber möglicherweise Abgleiten in eine autistische Psychose, die vielleicht gerade durch die präsente Magensymptomatik noch verhindert werden konnte, weil sie eine Brücke körperlichen Schmerzes bildete und damit implizit eine Chance zur Reintegration körperlicher und seelischer Erfahrungsmodi barg.

Die formale Gestaltung des Traums erlaubt aber auch die Deutung einer Kontaktaufnahme der Pt. mit eigenen abgespaltenen Persönlichkeitsanteilen, die als fremd erachtete Figuren der Außenwelt wiederkehren.

Der weitere Verlauf der Erzählung bekräftigt sogar diese Sichtweise. So demonstriert das Intermezzo mit der geliebten Musik Dvoráks eine Gewohnheit der Selbstgespräche, die mit dem starken Gefühl einhergehen, als seien die illusionären Gesprächspartner wirklich gegenwärtig. Noch deutlicher tritt diese Problematik in der Episode mit 'Asmilo' auf. Asmilo, vielleicht eine unbewußte Kontamination von "Assimilation" und "smiling", verkörpert eine utopische Gegenfigur, eine ideale Ergänzung zur Person unserer Patientin. Er stärkt bei Erschöpfung, er wärmt bei Kälte, dies alles ohne doch bedrohlich nahe zu kommen, den eigenen Spielraum einzuengen. Asmilo ist spontan, lebt von verrückten Einfällen, die Aufsehen erregen und das Angebot einer therapeutischen Veränderung seines außergewöhnlichen "Falls" einbringen. Er widersetzt sich der Normiertheit des gesellschaftlichen Alltags, stößt hier wohl auf gesetzte Grenzen, findet aber doch kreativen Anschluß an verschüttete Sehnsüchte und Wünsche der Kindheit. Er spendet Glück und gibt eine Hoffnung. Doch seine Freundschaft wird zur bitteren Illusion, trifft sie auf ein hartes Außenkriterium und wird sie von objektiver Realität berührt. Asmilos Bild schwindet, sein Lächeln wandelt sich zur Grimasse, die jeden Lebensmut tötet, seine ideale Ergänzung entpuppt sich als fatale Trennung von der eigenen, für immer verlorenen Ganzheit. Beziehungen zu Menschen sind fortan nur hoffnungsarme Versuche, die Teile zum Ganzen zu finden. Das scheiternde Bemühen stellt sich aber als kontinuierliches Zerteilen der Restpersönlichkeit dar. Unter gegebenen Verhältnissen scheint zwar auch eine Existenz möglich zu sein, die nur auf einem winzigen Restteil zu beruhen braucht. Doch der Preis dieser fassadenhaften Einheit, hinter der sich eine Vielfalt ungeordneter Persönlichkeitsfragmente verbirgt, ist ein quälender Schmerz. Und dieser Preis ist diktiert. Ein äußerer Zwang ist stärker als die innere Sehnsucht nach einer Befreiung von eigenen körperlichen Grenzen:

"Mit Gewalt preßten sie wieder in mich herein, was sich schon neben meiner Hülle zu einem Ganzen formen wollte. Wahllos drückten sie die einzelnen Fetzen wieder in meine wertlose Fassade und zerrissen mich damit mehr, als ich es vorher gewesen war. Sie kennen nicht die endlose, wachsende Qual, wenn die Ganzheit versagt bleibt. Überwältigende Qual ohne Asmilo."

8.7. Theoretische Diskussion

In der bunten Psychopathologie der Patientin imponierten vor allem die Störungen ihrer Körperlichkeit. Wohldefinierte psychosomatische Krisen wie Asthma bronchiale, Heuschnupfen, allergische Hauteffloreszenzen und Magenbeschwerden standen neben körperbezogenen Depersonalisations- bzw. Dissoziationsphänomenen. Psychische Fertigkeiten und Talente und körperliche Re-aktionsmodi klafften sichtlich auseinander. In der persönlichen Einstellung zum eigenen Körper spiegelte sich eine fast völlige Instrumentalisierung seiner Ausdrucks- und Handlungsmöglichkeiten wieder. Eine übermäßige Wertschätzung des Körperäußeren und eine aggressive Ablehnung des Körperinneren fielen auf. Isolierte sensorische Wahrnehmungsqualitäten erwiesen sich als grundlegend in der Gestaltung der zwischenmenschlichen Beziehungen und in der Kontaktaufnahme zur Umwelt. Testergebnisse deckten fundamentale Mängel im Aufbau des Körperbildes auf. Träume und literarische Skizzen illustrierten diesen Befund anschaulich.

Es liegt deshalb nahe, die theoretischen Anmerkungen zunächst gerade auf den Sektor der subjektiven Körperlichkeit der Patientin zu konzentrieren, um von hier aus ein besseres Verständnis einzelner psychopathologischer Aspekte wie etwa besondere psychosexuelle Charakteristika in Objektbeziehungen, alexithyme Auffälligkeiten, suizidale Tendenzen oder die speziellen Phänomene der multiplen Persönlichkeit und der Autoskopie zu erzielen. Grundlegend für diese Erörterung ist eine entwicklungstheoretische Sicht, welche den eigenständigen Beitrag eines jeden Entwicklungsstadiums hervorhebt, die Auswirkungen auf nachfolgende Abschnitte diskutiert, aber auch aktuelle Determinanten der Erlebnis- und Verhaltensweisen berücksichtigt. Gerade für den Erwerb der psychosomatischen Integrität muß gelten, daß die ursprüngliche Selbst-Erfahrung sich gänzlich auf körperliche Eindrücke stützt, und fundamentale Beeinträchtigungen während der ersten Lebensmonate auch tiefgreifende Effekte für die weitere Entwicklung des Selbstgefühls besitzen (vgl. Dare, Holder 1981).

Die frühesten Mutter-Kind-Interaktionen zielen auf eine möglichst harmonische Abstimmung der noch unreifen Körperprozesse des Säuglings. Einfühlsamkeit und Körperlichkeit der Mutter stellen mit die entscheidenden Bedingungen für ein Gelingen dieses Zusammenspiels in der Holdingsituation dar. Das erste Modell körperlichen Erlebens, in welcher das Einüben rhythmischer Spannungs- und Gestaltveränderungen normalerweise Modi der Spannungskontrolle und grundlegende körperliche Ausdrucksformen in Objektbeziehungen bewirken und zu Sicherheit, Wohlbefinden, Vertrauen und Empathie führen (vgl. Kestenberg, Buelte 1977), war bei unserer Patientin durch eine Säuglingstuberkulose empfindlich belastet. Die entzündungsbedingte Einschränkung der Atemfunktionen, Fieberzustände und allgemeines körperliches Unwohlsein interferierten nicht nur kurzfristig mit diesen Integrationsprozessen, sondern waren mit einer mehrwöchigen Trennung von der

Mutter verbunden. Eine prädisponierende Vulnerabilität der Atemvorgänge mit einer resultierenden Beeinträchtigung der Gewebselastizität, eines freien motorischen Bewegungsablaufs, einer prinzipiellen Entspannungsmodalität und eines Transsensus-Gefühls des "Aus-sich-Herausgehens", welches normalerweise in der schützenden Personalunion mit der Mutter beglückend erfahren werden kann (vgl. Kestenberg 1978), wurde also für die Patientin schon auf dieser frühen Entwicklungsstufe bedeutsam. Es ist anzunehmen, daß diese präverbalen Gedächtnisspuren sich auch mit späteren emotionalen und körperlichen Erfahrungen im Umgang mit der Mutter zu Deckerinnerungen verdichteten. Diese drückten die Überzeugung von einer starken oralen Frustration aus ("Ich bin bestimmt ein 'Flaschenkind'!", leer wie eine Flasche) und ließen die körperlichen Begegnungen mit ihr zur peinlichen Berührung werden. Es überrascht nicht, wenn die vorrangige Aufgabe der Mutter in der symbiotischen Phase, die verschiedenen Körperzustände des Kindes empathisch zu interpretieren, seine einzelnen Körperzonen sinnlich zu be-deuten, sie sprachlich zu benennen und die fragmentarischen Körpererfahrungen innerhalb des "symbiotischen Reizschildes" zu einem ersten Körperbewußtsein zu vereinen (vgl. Mahler et al. 1975), nur höchst mangelhaft ausgeführt wurde. Das abrupte Trennungserlebnis in den schon belasteten symbiotischen Interaktionen von Mutter und Kind bedingte bei der Pt. eine vorzeitige traumatische Teilung der noch weitgehend undifferenzierten Selbst- und Objektbilder. Für ihr körperliches Selbsterlebnis bedeutete dies eine rigide Abspaltung der "objektiven" Körperrepräsentanzen, die nunmehr hauptsächlich als ich-dystone Bestandteile einer fremden, bedrohlichen Außenwelt erfahren wurden. Sie verursachte eine frühe Gefährdung und vermutlich auch bereits einen Teilverlust einer sensiblen körperlichen Grundlage für die weitere Auseinandersetzung mit der Umwelt. Die während der symbiotischen Phase auszubildenden intrapsychischen Strukturen eines körperlichen Kerns und einer äußeren Konturierung, die wesentlich den Aufbau des Körperselbst bestimmen, erfuhren eine analoge Prägung. Eine unvollständige, lieblose innere Differenzierung und eine voreilige äußere Demarkation (vgl. Spiegel 1959) stellten einen nur unzuverlässigen Bezugsrahmen für die spätere Selbstorientierung dar. Die entwicklungsmäßig ohnehin angelegte Divergenz des Objektaspekts des Körperinneren und des Selbstaspekts der Körperhülle (vgl. Hägglund, Piha 1980) wurde noch verstärkt. In den Trennungsphasen erschwerte dies die vorrangige Aufgabe, die beiden Prinzipien einander anzugleichen und langsam in eine erste subjektive Körperlichkeit überzuführen.

Ein kontinuierlicher Integrationsprozeß von Wahrnehmungsdaten aus den verschiedenen sensorischen Quellen erreicht bei einer durchschnittlichen Entwicklung im

ersten psychischen Organisator (vgl. Spitz 1959) eine neue Strukturebene. Er
setzt sich verstärkt während der Differenzierungsphase fort, wenn das Kind lernt,
im stetigen Vergleich den eigenen vom mütterlichen Körper abzugrenzen und manu-
ell-taktile, olfaktorische und visuell-auditorische Sensationen zu Gesamtbildern
zu gruppieren. Doch die quasi somatischen Gedächtnisspuren einer primären Befriedigung durch ein mütterliches Objekt verschmelzen nicht automatisch mit dessen
visueller Repräsentation. M. Klein (1972) kennt bei anhaltend enttäuschenden
Mutter-Kind-Interaktionen auch eine gegenteilige Erinnerungsassoziation von
"Gesicht und Frustration" und weist auf die abwehrende Körperbewegung des Kindes
hin, wenn die Mutter erscheint. Eine vergleichbare Konstellation deutete sich in
den körperlichen Kontakten der Patientin mit ihrer Mutter an (s.o.). Die frühe
Durchtrennung der symbiotischen Bande ließen zudem die beiden Formen der koenästhetischen und diakritischen Wahrnehmungsfunktionen bei ihr auseinandertreten.
Eine spätere Vermittlung in der Differenzierungsphase blieb unzureichend. So
resultierte eine strikte, überzogene Besetzung äußerer Wahrnehmungsvorgänge, die
sich auch in der aktuellen Psychopathologie der Pt. als zentral nachweisen ließ.
Hiervon getrennt zeichnete sich eine dominierende Wahrnehmungsmodalität des
"Riechens und Schmeckens" in der Aufnahme und Gestaltung ihrer Objektbeziehungen
ab. Mit Bick (1968) könnte von einer "adhäsiven Identifikation" gesprochen werden.

Aktive Trennungsschritte während der Übungsphase waren durch das schmerzliche
Erlebnis der Hospitalisierung weitgehend blockiert. Das Vergnügen im aktiven Gebrauch des Körpers, ein das Selbstbewußtsein stärkendes Erproben gereifter auto-
nomer Ich-Apparate, eine selbstgelenkte Bestätigung und Ausdifferenzierung von
Körpergrenzen wurden zum bedrohlichen Unterfangen, bedeuteten sie doch die Wiederbelebung der vorausgegangenen traumatischen Erfahrung. Diese wurde zudem
durch die berufsbedingte ganztägige Abwesenheit der Mutter während der gesamten
ersten zwei Lebensjahre ständig aktualisiert. Eine trotzige Passivität und ein
nur mäßig ausgeprägter Drang, laufen zu lernen und die nahe Umgebung zu erobern,
waren für die Patientin typisch. Anstatt ein erstes "Liebesverhältnis mit der
Welt" (Greenacre 1957) zu beginnen, blieb sie eine "Stubenhockerin". Eine in der
Übungsphase grundlegende Formbarkeit des körperbezogenen Selbstwertgefühls (vgl.
Mahler, Kaplan 1977) verkümmerte. Eine besondere narzißtische Anfälligkeit bahnte
sich an und bereitete eine manisch-depressive Polarisierung der gefühlsmäßigen
Erlebnisfunktionen vor (vgl. Pao, P.-N. 1971). Mit den bislang erzielten Struk-
turvoraussetzungen war eine befriedigende Lösung der bevorstehenden Wiederannähe-
rungskrise nicht zu erwarten. Das früh unkontrollierbar freigesetzte Gefühl einer

schmerzlichen Trennung von der Mutter mußte sich wegen ihres ganztägigen Arbeitseinsatzes noch verstärken. Ihre Abwesenheit etablierte sich bald als kognitive Gewißheit ("Als Kleinkind wartete ich ständig auf meine Mutter."). Obligatorische Ambivalenzkonflikte konnten nicht mehr in einer entwicklungsfördernden Spannung durchlebt und verarbeitet werden, da die Möglichkeit zu einer versöhnenden und lindernden Annäherung an das primäre Objekt gerade in den Augenblicken nicht bestand, in denen ihre Nichtverfügbarkeit heftigste Aggressionen provozieren mußte. Die Vorstörung der narzißtischen Anteile des kindlichen Selbstgefühls, die vermutlich schon durch kompensatorische Größenphantasien gestützt wurden (vgl. Kernberg 1975), machte eine realitätsgerechte Modifizierung der auch abwehrbestimmten magischen Omnipotenzgefühle nunmehr noch weit weniger möglich. Eine volle Realisierung der Lebenslage löste doch nur schmerzlichste Scham und depressive Niedergeschlagenheit aus. Die Notwendigkeit, weiter an globalen Größenvorstellungen festzuhalten, beinhaltete aber auch eine übertriebene Einschätzung der eigenen Vernichtungsgewalt. Die ungenügende Differenzierung eines innerseelischen Raums von einem Feld realer Interaktionen bedeutete die Versuchung, die "böse Mutter" zerstören zu können, jedoch gleichzeitig auch die Gefahr, durch ihren Verlust die eigene Existenz zu verwirken. Eine Lösung dieses Dilemmas eröffnete sich lediglich in der völligen Abspaltung der Körperrepräsentanzen, die ohnehin noch immer als Domäne einer unkontrollierbaren mütterlichen Macht galten. Nur konsequent richtete sich die geballte Aggression der Patientin gegen ihren eigenen Körper. Diese Tendenz, etwa den Kopf gegen die Wand zu knallen, welche die Patientin als frühe Kindheitserinnerung berichtete, wurde durch das strikte elterliche Verbot, Aggressionen offen zu zeigen, noch verstärkt.

Die grundlegenden Eindrücke, welche die Patientin während der Symbiose- und Trennungsphasen sammelte, formten auch ihre Erfahrung der Außenwelt, ihr Herangehen an sie in typischer Weise. Die primäre Illusion einer Außenwelt, welche in der kindlichen Vorstellung selbstgeschaffen den eigenen Bedürfnissen korrespondieren soll, fehlte als Grundstein für eine optimistische Auseinandersetzung. Die vorzeitige Aufhebung der symbiotischen Beziehung zur Mutter machte zwar die exakte Erfassung aller Außenvorgänge zur dringlichen Überlebensaufgabe. Ein symbolisches Wahrnehmungsvermögen, das Objekten eine reiche emotionale Farbe verleihen und persönliche Bedeutung zusprechen kann (vgl. Deri 1978), wurde jedoch nicht ausgebildet. Vielmehr mußte die Umwelt stets als potentiell gefährlich bleiben und häufig auch leblos wirken. Da der eigene "verspürte Körper" sich nicht in einen "anerkannten Körper" wandeln konnte, diente auch er nicht als zuverlässige Orientierungsgröße. So überrascht es weiter nicht, daß sich die

Patientin an kein äußeres Objekt in ihrer frühen Kindheit zu erinnern vermochte,
zu dem sie eine besonders innige Beziehung eingegangen wäre, so daß man ihm die
Attribute und Entfaltungsmöglichkeiten eines Übergangsobjekts zuerkennen müßte.
Die Umwelt stellte sich nicht als ein von zwei Partnern gemeinsam erfahrener
Übergangsraum dar, zu dem inneres und äußeres Leben gleichermaßen beitragen.
Für die Patientin entwickelte sich die fundamentale menschliche Aufgabe, beide
Realitäten zwar getrennt zu halten, jedoch gefühlsmäßig zu vermitteln (vgl. Winnicott 1969), zum unlösbaren Problem. Eine Verschränkung des kommunikativen und
pragmatischen Realitätskriteriums erfolgte nicht (vgl. v. Uexküll, Wesiack 1979b).
Das Übergangsobjekt tritt die unmittelbare Nachfolge von "holding and playing"
(vgl. Kestenberg, Weinstein 1978) an. Sein kreatives Potential besteht darin,
die realisierte Trennung von der Mutter aufzuheben und die vorübergehend gefährdete psychosomatische Einheit wiederherzustellen. Der Zugewinn an relativer Autonomie hierdurch drückt sich in bedeutsamen innerseelischen Strukturverschiebungen aus. Diese kennzeichnen neben den Fortschritten im Erinnerungsvermögen, der
Symbolisierungsfähigkeit, der Phantasietätigkeit und der Affekttoleranz vor allem lustvolle selbsttröstende und -beruhigende Techniken aus, die als vormals
ausschließlich mütterliche Funktionen internalisiert werden. Die Integration von
elementaren libidinösen *und* aggressiven Impulsen wird so möglich. Da die symbolischen Aspekte des Übergangsobjekts Räumlichkeit und Zeitlichkeit vereinen
(vgl. Pankow 1982), kann die Aneignung einer subjektiven Körperlichkeit in ihrer
Dreidimensionalität und ihrer historischen Perspektive gelingen. Unserer Patientin war der Zugang zu diesen Entwicklungsressourcen versperrt.

Im Hinblick auf eine psychosomatische Integrität stellte sich ihre Ausgangslage
nach Beendigung der ersten Trennung-Individuation wie folgt dar:

- Früheste Körpererfahrungen schufen eine organpathologische Vulnerabilität der
  Atemfunktionen und hiermit assoziierter Entspannungsvorgänge.
- Das Modell der symbiotischen Mutter-Kind-Interaktionen bildete ein nur mangelhaftes Körperbewußtsein im Erkennen, Unterscheiden und Verstehen innerer Körperprozesse aus.
- Ein vorzeitiges traumatisches Trennungserlebnis führte zu einer übereilten und
  damit unsicheren Abgrenzung des Körperäußeren und schränkte die körperliche
  Experimentiergrundlage als Voraussetzung für eine spätere psychosomatische Integrität empfindlich ein. Es resultiert in einer unvermittelten Aussonderung
  körperlicher und geistiger Aspekte des kindlichen Selbst.
- Eine frühreife Beobachtungsfunktion erlaubte lediglich eine differenzierte
  Aufgliederung der Wahrnehmungswelt nach möglichen Gefahrenquellen, aber nicht
  eine narzißtische Spiegelung im mütterlichen Gesicht. Sie verhinderte ferner
  ein ausgewogenes Verhältnis von pragmatischem und kommunikativem Realitätskriterium.

- Erfahrungen in Übungs- und Wiederannäherungsphase schwächten die Ausbildung eines belastungsfähigen Selbstwertsystems. Eine manisch-depressive Polarisierung der emotionalen Erlebnisfähigkeit wurde vorbereitet.

- Das Dilemma der Wiederannäherungskrise erforderte eine strikte Trennung eines "falschen" von einem "wahren Selbst" (vgl. Winnicott 1960a).Erstere Persönlichkeitsorganisation war einer pedantischen Befolgung elterlicher, vor allem mütterlicher Ge- und Verbote verpflichtet und entfaltete sich auf Kosten eigener triebhafter und sinnlich-affektiver Ansprüche. Letztere nährte sich von kompensatorischen Größenphantasien und bedurfte zu seiner Realisierung eines geheimen Orts der sozialen Zurückgezogenheit und Nicht-Kommunikation.

- Die Wiederannäherungskrise resultierte in einer analogen Psyche-Soma-Relation, die innere Körperprozesse weiterhin als nicht verfügbares mütterliches Terrain erachtete und die Körperoberfläche allenfalls als Garant für eine labile Selbstkohäsion ansah. Das aufgrund von vernichtender Trennungsangst und -schuld erhöhte Spannungsverhältnis von Körpersubjekt und Körperobjekt verlangte eine rigide Spaltungsoperation. Diese bewirkte, daß sich die Patientin nie in ihrem Körper beheimatet fühlte, ihre ungemilderte Destruktivität in seiner völligen Instrumentalisierung als Leistungsapparat und spätere Lustmaschine ausagierte und eine Individuationsmöglichkeit ausschließlich auf geistigem Sektor erblickte.

Verfolgt man in den nächsten Jahren die zentrale Aufgabe der Patientin, eine psychosomatische Integrität wie auch immer geartet zu erhalten, so kristallisiert sich in den einzelnen Lebensabschnitten eine enge Verflechtung auch mit der psychosexuellen Entwicklungslinie heraus. Möglichkeiten der Kompensation, aber auch der direkten Ausgestaltung psychosomatischer Krisen deuteten sich an.

In den ersten Lebensjahren konnte die infolge konstanter Abwesenheit der Mutter drohende Gefahr einer traumatischen Überschwemmung mit schmerzlichen Affektregungen und Körperirritationen durch eine großmütterliche Unterstützung zumindest grob gebannt werden. Auf der analen Stufe, die ja zeitlich mit der Wiederannäherungsphase zusammenfällt, zeichnete sich aber für die Patientin ein erstes Stück eigener Autonomie ab. Durch eine besondere Konzentration auf die anale Körperöffnung, die prototypisch zwischen inneren Körperräumen und Außenwelt vermittelt, bot sich ihr die Möglichkeit, doch noch willentlich auf einen "mütterlichen" Sektor Einfluß zu gewinnen. Bezeichnenderweise schälte sich aber nicht ein eigenständiger aktiver Aggressionsmodus etwa in trotzigen Stuhlgewohnheiten mit einer anal-sadistischen Färbung heraus, sondern eine anal-libidinöse Vorliebe für Gerüche und Düfte. Diese erlaubten als symbiotisches Band eine ursprüngliche Organ-Objekt-Einheit mit der Mutter herzustellen (vgl. Kestenberg 1971). Die schon erwähnte Sonderstellung des "Riechens und Schmeckens" in der Aufnahme von Objektbeziehungen erfuhr auf dieser Entwicklungsstufe ihre typische Akzentuierung. Angesichts der höchst labilen Selbstorganisation der Pt. bedeutete diese "Sozialisierung des olfaktorischen Systems" aber einerseits die Gefahr eines Abgleitens in fetischartige Kontaktformen (vgl. Einstellung der Patientin zu ihrem Körper, Becker, Schorsch 1980), andererseits die drohende Reaktualisierung eines abgespaltenen destruktiven Potentials (vgl. Traum in Erzählung 2, spätere Allergisierung).

Mit 4, 5 Jahren vollzog die Patientin eine erste, eigentliche Hinwendung an ihre Umwelt. Diese Außenorientierung zeichnete sich durch erregende, lustvolle Unternehmungen unter der Regie einer Cousine aus, die auch in der weiteren Entwicklung der Pt. eine zentrale Rolle einnahm. Urethrale Spiele ermöglichten neue Varianten im Erleben des eigenen Körpers. Eine hierbei erfahrene Fluidität des Körperbildes mit einem Verwischen erreichter Körpergrenzen (vgl. Kestenberg 1971) mußte frühe Mängel im Aufbau ihres Körperschemas freilegen, zumal sie im Vergleich mit den tollen "Pinkelkünsten" der Jungen nur narzißtisch gekränkt werden konnte. So überrascht es nicht, daß dieses erste Wegbewegen vom mütterlichen Zuhause gewissermaßen als verspätete Übungsphase alte Konflikte von Trennung und Verlust neu belebte. Ein heftig einsetzender Heuschnupfen unterband sehr bald die gewagten Ausflüge der Patientin, immobilisierte sie gar, wenn sie zu Zeiten besonders starker Attacken fast nichts mehr "sehen" konnte.

Ähnlich ungünstig verliefen die Erlebnisse der Patientin auf der ödipalen Stufe. Der Schilderung ihres Vaters zufolge bot sich ihr zweifelsohne in ihm ein geeignetes männliches ödipales Objekt an. Seine unumschränkte Herrscherposition innerhalb der Familie machte eine Annäherung an ihn als Schutz gegen die Mutter und als Stärkung des Selbstwertes zusätzlich attraktiv. Seine Vorlieben für Sport und handwerkliche Arbeiten ließen außerdem in klarer Abgrenzung zu den schöngeistigen Interessen der Mutter Körperlichkeit in einem anderen Licht erscheinen. Solange die Tochter den Leistungsanforderungen ihres Vaters entsprach, und diese erfüllte sie während ihrer Volksschuljahre spielend, gestaltete sich ihre Beziehung ideal. Verfehlte sie hingegen durch unrealistische Größenvorstellungen und mangelhafte Arbeitsdisziplin die gesteckten Normen während der ersten Gymnasialjahre, geriet ihre Verbindung zum Schauplatz tiefster Beschämung und Entwertung. Unter seinem strikten Aggressionsverbot waren aber heftige Haßausbrüche blockiert. Durch den Verlust des Vaters als verläßliches Liebesobjekt und schützenden Partner erhielten fortdauernde Konflikte im Umgang mit der Mutter neue Nahrung. Ihr wiederholtes Eindringen in die private Welt der Tagträumereien bedrohte zusätzlich eine für die Patientin lebensnotwendige geheime Zone ihres "wahren Selbst". Vor diesem familien- und psychodynamischen Hintergrund ereigneten sich die jahrelangen Asthmaanfälle der Patientin. Sicherlich bahnte die frühkindlich erworbene organische Vulnerabilität der Atemfunktionen das aktuelle Krankheitsgeschehen und trug der schon zuvor in Gang gesetzte allergische Sensibilisierungsprozeß bei. Die in diesen prädisponierenden somatischen Komponenten eingeschlossenen biographischen Elemente wie pathogene Erfahrungsmuster aus frühester Mutter-Kind-Interaktion, der "negative" Pol der sozialisierten Geruchsfunktionen, die Enttäuschung des gleichfalls analstrukturierten Leistungsaspekts durch den Vater, ein erschüttertes narzißtisches System waren aber ebenso als pathogenetische Faktoren offenkundig. Der akute Somatisierungsprozeß vollzog sich nach dem Modell von Verlust und Intrusion (vgl. Green 1975). Er spiegelte die psychosomatischen Krisen der Gefährdung der psychophysischen Selbstkohäsion und der Bedrohung grundlegender Körpergrenzen (s.o.) wider. Anzeichen einer früh einsetzenden Pubertät mit der Wandlung ihres kindlichen Körpers in einen reifen weiblichen machten die Angleichung an die Mutter auch zur äußerlich sichtbaren Gefahr. Die jetzt besonders heftige Asthmasymptomatik bestärkt die gerade vorgetragene "psychosomatische" Sichtweise.

In diesem Entwicklungsstadium wurde die Cousine zur unentbehrlichen Gefährtin. Eine idealisierende Beziehung zwischen beiden Mädchen baute sich auf, die es unserer Patientin gestattete, ihr erschüttertes Selbstwertgefühl zu festigen und die brisante Familiendynamik aus einer sicheren Distanz zu verfolgen. Die Cousine erwies sich als forsche Lehrmeisterin in sexuellen Dingen. Ihre sinnlichen Erlebnisspiele ermöglichten ein langsames Herantasten der Pt. an ihre Mutter auch als "l àmante" (vgl. Braunschweig, Fain 1971). Das um diese Zeit beliebte Bücherklauen ließ ferner ein aggressives Ausagieren der ödipalen Enttäuschung durch den Vater erkennen. Die Asthmaattacken als psychosomatisches "acting in" hörten rasch auf. Die neu hinzutretende neurotische Symptomatik signalisierte aber nur scheinbar eine fundamentale intrapsychische Strukturveränderung. Die stark ausgeprägte Somatisierungstendenz war zweifelsfrei vorübergehend abgeschwächt und in symbolhaften Handlungsweisen aufgehoben. Doch darf nicht vergessen werden, daß diese Leistung nur in Personalunion mit einem idealen Objekt erzielt werden konnte. Den Versuch, ein äußeres Objekt an die Stelle eines fehlenden symbolischen Objekts zu setzen, um eine Lücke in der innerseelischen Erlebniswelt zu füllen, hob McDougall (1974) als recht typisches Kennzeichen zahlreicher psychosomatischer Patienten hervor. Im gleichen Atemzug unterstrich sie auch auf unsere Patientin zutreffend, daß man eine narzißtische Integrität und reife Sexualität nicht besitzen könne, bevor man seinen Körper auch symbolisch angeeignet habe. Eine neuerliche, unerwartete schmerzliche Trennung, diesmal von der geliebten Cousine, verstärkte prompt wieder die nur locker überdeckte Neigung zur Somatisierung. Und doch kündigte sich im intensiven

Einsatz sexueller Erfahrungsmodi ein bedeutsamer stabilisierender Faktor an.
Die Vermengung von Triebzielen mit eigenständigen Aufgaben einer grundlegenden
Selbstorganisation versprach Kompensationsmöglichkeiten für früh erworbene Defizite. Fain (1979) zeigte die mögliche Umwandlung einer psychosomatischen Störung in eine hysterische Manifestation auf. Daß hysterisches Erleben narzißtische Schwächen kaschieren, in einer Dekompensation aber auch wieder stumme somatische Formen annehmen kann, demonstriert lehrreich die weitere Biographie
der Patientin.

Die Bildung eines Konfliktes im Hinblick auf die kindliche Sexualität, ihre
grundlegende Umformung und das Finden eigenständiger Lösungswege für eine reife
Erwachsenensexualität sieht Blos (1978) als normative Aufgabe der Adoleszenz an.
Dieser Reifungsschritt ist aber nur über eine krisenhafte "zweite Individuation" möglich, die immer auch eine vorübergehende Regression auf frühkindliche
Entwicklungsstufen erzwingt. Im Mittelpunkt dieser Auseinandersetzung steht die
"Abwehr der präödipalen Mutter", die für die Patientin eine schmerzliche Konfrontation mit massiven traumatischen Erinnerungen brachte. Zudem war gerade der
Beginn dieser "zweiten Individuation" erneut mit dem Verlust einer verehrten
Bezugsperson verknüpft. Generalisierte Hautefloreszenzen, die jetzt verstärkt
auftraten, demonstrierten bestimmt die Aktivierung der hohen allergischen Reaktionsbereitschaft der Patientin, die wir aus früheren Jahren kennenlernten.
Toxische oder allergische Irritationen und konsequentes Jucken und Kratzen stellten wohl den somatischen Trigger für die Dermatitis dar, doch demarkierten auch
die bei diversen Berührungen und Kontakten ausgelösten Eruptionen schützend den
eigenen Körper (vgl. Gaddini, R. 1979a). Gleichzeitig boten die notwendigen
Salbenbehandlungen und taktilen Schmerzlinderungen ein adäquates psychosomatisches Modell, sich der Körperoberfläche als selbstzugehörig zu vergewissern und
durchlässige Körpergrenzen zu festigen. Gerade bei der psychodynamischen Konstellation der Pt. scheint mir auch die Sichtweise Alexanders (1951) vorteilhaft, der auf den auslösenden Konflikt zwischen Exhibitionismus, Schuld, Masochismus und dem tiefliegenden Wunsch nach körperlichem Ausdruck von Liebe durch
einen anderen Menschen aufmerksam macht (vgl. auch Bräutigam, Christian 1981,
S. 273). Mit Sami-Ali (1969a) gilt es sich aber der Differenz zweier Niveaus
des Körperschemas zu erinnern, nämlich der ins Anschaulich-Visuelle transponierten Körpereindrücke und des real verspürten Körperlichen ("corps vu", "corps
senti"). In der Hautsymptomatik der Patientin dominierte nicht die szenische
Darstellung des angedeuteten Konflikts in einer hysterischen Konversion, sondern
vielmehr die Erledigung einer konflikthaften Spannung innerhalb einer prävisuellen

Organisation des Körpers.

Ein weiterer psychosomatischer Symptomwandel geschah im Kontext der festen Beziehung zu ihrem ersten Freund. Wenngleich die Aufnahme des intimen Kontakts zu ihm noch ausgeprägte phallisch-narzißtische Züge trug, also einen hysterischen Interaktionsmodus verriet, der sich im Ausspielen weiblicher Reize und im Angezogenwerden von einer dunklen, rohen Virilität ausdrückte, etablierte sich in den alltäglichen Umgangsformen bald ein tieferliegendes Beziehungsmuster. Dieses wies deutliche sado-masochistische Komponenten auf, die sich weniger in direkten sexuellen Ritualen manifestierten, sondern eher in unkalkulierbaren Aggressionsausbrüchen aufschienen. In den tätlichen Auseinandersetzungen, in denen die Ablösungsproblematik von einer ambivalent besetzten Mutterfigur mit abgewehrten Verschmelzungswünschen, omnipotenten Machtbestrebungen und starken Ängsten eines Kontrollverlustes über destruktive Impulse im Mittelpunkt steht (vgl. Socarides 1979), fiel der Patientin erwartungsgemäß der masochistische Part zu. Ihr Beziehungsangebot fußte nur oberflächlich auf einer erotischen Provokation, sondern nährte sich unbewußt aus einem tiefen oralen Verlangen, die verspürte innere Leere durch passiv erfahrene Zuwendung und Liebe zu füllen. Notgedrungen kollidierten die Ansprüche beider Partner, bewirkten Enttäuschungen und setzten intensive Aggressionen frei. Sie konfrontierten hierin mit der Gefahr eines Objektverlustes. Die abgewehrten oralen Wünsche äußerten sich in einer beeinträchtigenden Magensymptomatik der Pt. Verhaltensmäßig imponierten hingegen ihre als Reaktionsbildungen zu verstehenden Bemühungen, den Partner besonders selbstlos zu umsorgen und erhobene Vorwürfe gänzlich auf sich zu beziehen. Doch die Versuche mußten den Freund verfehlen, der in seiner selbstgewählten Position einer vernichtenden Schuldzuweisung jede Hilfeleistung als Anmaßung ablehnte und inneres Leid süchtig in Drogen und Alkohol erstickte. Eine einzige bereitliegende Reaktionsmöglichkeit zu existieren, ohne den Freund zu verlieren, bestand für die Patientin lediglich im Rückzug in eine private Phantasiewelt. Doch dieser Schritt signalisierte wiederum dem Freund einen drohenden Kontrollverlust und damit die Sprengung der sado-masochistischen Kollusion. Nur konsequent versuchte er mit physischer Gewalt die Patientin in eine reale Interaktion zurückzuholen.

In diesen Momenten arrangierte sich das Beziehungsgefüge erneut nach dem Muster pathogener frühkindlicher Erfahrungen, nach denen ein geliebtes Objekt unerreichbar bleibt, aber fortgesetzt in einen ängstlich abgeschirmten Bereich privater Wünsche und Sehnsüchte eindringt (vgl. Green 1975). Es aktualisierte die Spaltung eines als selbstzugehörig erachteten geistigen und eines abgetretenen, nur mehr als fremd erlebten körperlichen Sektors. Die vollständige Durchtrennung des seelischen und körperlichen Selbst erwies sich nur als extremer, aber durchaus konsequenter Schritt angesichts der existentiellen körperlichen Bedrohung durch den Freund. Diese äußerste Abwehrstrategie, welche nach unerträglichen Schmerzerlebnissen in einen Zustand anästhetischer Depersonalisation führt und manchmal sogar eine unreale hypomanische Nachschwankung auslöst, beschreibt Levithan (1977) eindrücklich. Faßte man die Stellungnahme der Patientin zu diesen Ereignissen näher ins Auge, so fielen aktive aggressive Bekundungen über eine physische Gegenwehr in den gewaltsamen Szenen völlig weg. Ebenso fehlten Angaben über ein sinnliches Erleben und Genießen der zugefügten Schmerzen im Sinne einer masochistischen Perversion. Und doch wiederholte sich die zugrunde gelegte psychosexuelle Struktur in analogen Figuren ihrer privaten Gedanken und Vorstellungen. Auf ihre makabre Lust am Entsetzen, ihre wiederholt gezeigten surrealen Phantasiespäße, denen freilich eine praktische Umsetzung verwehrt blieb, habe ich bereits verwiesen. Nur folgerichtig schätzte sie ihren Kopf als wichtigstes Sexualorgan ein.

Der theoretisch kommentierte Streifzug durch die Biographie der Patientin mit einem Hauptaugenmerk auf verschiedene psychosomatische Krisen bedarf aber noch einer Erörterung, die sich mehr an der aktuell gezeigten Psychopathologie orientiert.

Die Frage nach dem Vorliegen einer Alexithymie erhebt sich angesichts der vielfältigen psychosomatischen Bilder nur selbstverständlich. Konzentriert man sich auf die etwa von de M'Uzan (1977) in erster Linie kognitiv gefaßte Trias einer "pensèe opératoire", "reduplication" und "inhibition fantasmatique de base", so lassen sich gewiß einige, aber nicht für das gesamte innerseelische Erleben der Patientin zutreffende Merkmale hervorheben. Ihre Schilderung der konkreten Arbeitswelt, die Wiedergabe rein instrumentell vollzogener Handlungsschritte, das Betonen ausschließlich objektiver Leistungskriterien verraten zweifelsohne "operationale" Anteile, wie sie in der französischen Schule der Psychosomatik als typisch gesehen werden. Auch die psychoökonomischen Ziele, denen ihr Berufsleben vorwiegend dient, nämlich einen basalen Schutz vor einer traumatischen Reizüberflutung in ihrem privaten Bereich zu finden, sind angedeutet. Eine nur automatenhafte, diffuse Repräsentation globaler Vorgänge ihrer Umwelt und der sie bewohnenden Menschen bei der Patientin zu erwarten, würde Wesentliches verfehlen. Vielmehr belegen beispielsweise ihre literarischen Notizen eine feine Beobachtungsgabe, die mit einer hohen innerseelischen Differenziertheit und kreativen Bearbeitung einhergeht. Das eigentliche Ausmaß ihrer "pensèe opératoire" ist folglich weniger in einer mangelhaften kognitiven Strukturiertheit zu suchen, sondern in der erschreckenden Abtrennung dieser Gedankengänge von reichen, persönlichen Gefühlsschattierungen. Ihr Bericht über die "Stadt" etwa ist trotz seiner subtilen Bilder gänzlich ohne erotisches Leben, ohne libidinös-affektive Grundtönung. Im Gegenteil, das gesamte destruktive Potential der Außenwelt tritt ungehindert zutage. Auch Traum- und Phantasieleben der Patientin zeichnen sich nicht durch eine bloß quantitative Armut aus. Vielmehr spricht sie von einer seit je lebhaften Traumaktivität und weiß von bewegten Phantasien und losen Gedankenspielen zu berichten, wobei aber letztere schon bezeichnend an wenige Inseln ihres Alltagsbewußtseins gebunden sind. Diese strikte Aufteilung von privater und öffentlicher Vorstellungswelt, aber noch mehr die Art ihrer Träume (s.o.) führt an die Kernproblematik der Patientin heran. Alexithymie, verstanden als Unfähigkeit, körperlich-affektive Zustände des Selbst zu erkennen, zu benennen, anzunehmen und durchzuarbeiten, erweist sich vorrangig als Störung der Emotionalität und subjektiven Körperlichkeit. Alexithymie (vgl. Mc Dougall 1982) zielt auf die Abwehr psychotischer Ängste vor einer geistigen oder körperlichen Fragmentierung, dem Verlust eines Identitätsgefühls und den Gefahren unkontrollierbaren Agierens. Sie richtet sich gegen die tiefe Verwirrung aus einer Erschütterung des narzißtischen Selbstbildes, gegen die schmerzlichen Erfahrungen infolge pathologischer Ich-Ideale. Sie eliminiert große Teile einer affektiven Wahrnehmung und löscht den Bedeutungsgehalt der Umwelt und der Menschen in ihr, die nur mehr als leblose Agenten erscheinen, weitgehend aus. Alexithyme Symptome beschreiben eine Form des schizoiden Rückzugs von ersehnten, aber gefährlichen Anderen. Sie dienen der Aufrechterhaltung eines devitalisierten inneren Zustands, der in seiner affektiven Nicht-Kommunikation die narzißtische Leugnung einer Objektabhängigkeit erlaubt und illusionäre Selbstgenügsamkeit gestattet (vgl. Modell 1975, 1980).

Alexithymie bedingt aber in einer extremen Ausprägung, wie wir sie bei unserer Patientin beobachten, auch typische Phänomene einer "Geist-Körper-Spaltung" (vgl. Eigen 1981). Diese bestehen in spärlichen oder fehlenden Gefühlen, innerhalb des eigenen Körpers ungefährdet beheimatet zu sein. Körperliche Selbstanteile bleiben unterentwickelt und chaotisch. Sie gelten unbewußt weiter als Domäne der unumschränkten mütterlichen Macht (vgl. Traum in Erzählung 2). Ein Integrationsversuch mit ihnen löst panische Ängste aus und forciert die Flucht in eine rein geistige Bewußtseinslage als Zone vermeintlicher Sicherheit. Eine Zentrierung kognitiver Entfaltungsmöglichkeiten bei einer fortgesetzten Mißachtung körperlicher Signale bewirkt jedoch nur vorübergehende Entlastung. Über kurz oder lang führt sie in eine tödliche Leere, in der isolierte mentale Leistungen aufs neue die Selbstorganisation mit Fragmentation bedrohen (vgl. Traum "Schichtwechsel") und eine wie auch immer geartete Rückkehr auf eine lebensnotwendige körperlich-affektive Basis erzwingen. Das angestrebte Ziel freilich einer ungestörten psychosomatischen Integrität ist konflikthaft verstellt.

Vor dem Hintergrund dieses waghalsigen Manövrierens zwischen spaltungsbedingten Extremen, dem Pol einer affektleeren, leblosen Geistigkeit und dem Pol einer vernichtenden Körperlichkeit, sind letztlich folgende psychopathologische Charakteristika zusammenhängend zu bewerten:

- psychosomatische Erkrankungen
- perverse Affektualisierung
- Suizidalität
- multiple Persönlichkeit
- Autoskopie

Die *psychosomatischen Erkrankungen* der Patientin dürfen somit nicht ausschließlich als Resultat einer "progredienten Desorganisation" (Marty 1968a) verstanden werden, sondern auch als Versuche, an biologische Prozesse Anschluß zu finden, deren Ziele eine fundamentale Anpassung und eine Konservierung von Lebenskräften erkennen lassen (vgl. McDougall 1980d). Pontalis (1981a) sieht im körperlichen Leiden eine Möglichkeit, seelischen Schmerz zu überwinden. Winnicott (1966) entdeckt in der somatischen Regression die Chance einer Wiedervereinigung beider, voneinander abgespaltener körperlicher und seelischer Selbstanteile.

Auch die besondere Erlebnisintensität, welche die Pt. in den aggressiven Auseinandersetzungen mit ihrem Freund wiederholt verspürte, richtet sich gleichfalls gegen diesen zentralen seelischen Schmerz. Die hier anklingende masochistische Haltung verweist aber weniger auf eine sexuelle Perversion als vielmehr auf einen Abwehrmodus, der als *perverse Affektualisierung* bezeichnet werden muß. Khan (1979, 1981) beschreibt ähnliche Strategien von Patienten mit Körperselbst-Störungen und einer permanenten Furcht vor triebhafter innerer Leere. Diese provozieren eine Atmosphäre physischen Schmerzes, um ihn zu kontrollieren, ihn zu "libidinisieren" und hierdurch neuen Halt für die gefährdete Selbst-Organisation zu gewinnen.

Der Selbstmordversuch der Patientin dokumentiert nicht nur die strukturelle

Ähnlichkeit von *Suizidalität* und manchen psychosomatischen Formationen als "Krankheiten zum Tode" (vgl. Sifneos 1970). Er erweist sich vielmehr als konsequentester Schritt zu einer völligen "Desomatisierung". Die zugrunde liegende suizidale Phantasie einer "Reinkarnation" bestätigt die Sichtweise von Henseler (1974). Er hebt den Rückzug auf eine Position der Verschmelzung mit einem diffus erlebten primären Objekt als wesentlich hervor und begreift die Suizidhandlung als Konfliktlösung von angestrebtem Zustand illusionärer Harmonie und Verzicht auf eine eigenständige leibliche Identität. Der feine Unterschied von "Liebe zum Leben" und "Haß der augenblicklichen Existenz" kehrt auch bei der Patientin wieder. Selbst in ihrer Wahl gemischter Suizidtechniken, der "weichen" Schlaftabletten und der "harten" Schnittwunden spiegelt sich das Thema von "Tod und Wiedergeburt". Einen außergewöhnlichen Lebensstil deutet die Pt. an, wenn sie von sich erzählt, es wohnten "verschiedene Personen" in ihr. Die diagnostische Annahme einer *"multiplen Persönlichkeit"* erscheint umso wahrscheinlicher, wenn man von frühkindlich abgespaltenen Persönlichkeitssektoren ausgeht, für die sich biographische Hinweise finden lassen, und die in einer aktuellen Dramatisierung tatsächlich als unterschiedliche Existenzformen der Patientin wirken. Der extreme Rückgriff auf einen Zustand völliger körperlicher Anästhesie und Emotionsleere, in dem der Zusammenhang zur körperlichen Begrenzung verloren geht, ist nur eine Variante. Ihr lassen sich mühelos vielfältige andere Weisen hinzufügen, die jeweils von einer bestimmten sensorischen Modalität wie der olfaktorischen, der akustischen oder visuellen dominiert werden. Auch hier scheint die Verbindung zur Restpersönlichkeit entscheidend aufgegeben. Betont man die Momente eines meist unbemerkten, unwillentlichen Überwechselns in eine andere Bewußtseinslage, also einer vorübergehenden Aufhebung einer reflexiven Steuerfunktion, eines Fluchtcharakters vor traumatischen Situationen, eines Ausagierens von Wunschphantasien, eines Überwiegens von sensorimotorischen Erfahrungen, einer Auflösung einer klaren Raum-Zeit-Orientierung, alles Momente, die bei unserer Patientin dokumentiert sind, so ergeben sich bereits die Leitsymptome, die für das Syndrom einer "multiplen Persönlichkeit" zu fordern sind (vgl. Abse 1982). Auch die überaus bunte Psychopathologie mit panischen Angstanfällen, zahlreichen somatischen Beschwerden, emotionaler Labilität, hauptsächlich raschen, unkontrollierbaren Stimmungsschwankungen zwischen Euphorie und Niedergeschlagenheit, aber auch "belle indifférence", ferner paranoiden Vorstellungen, Halluzinationen und suizidalen Handlungen fügt sich wohl in die Persönlichkeitsbeschreibung unserer Patientin. Abse (1982) stellt einen wichtigen psychogenetischen Zusammenhang her, wenn er auf die vielen ernsthaften schizoiden Probleme verweist, welche die Grundlage bei Fällen einer "multiplen Persönlichkeit" bilden, wie ungelöste Ambivalenzkonflikte oder traumatische Trennungserlebnisse in präverbalen Entwicklungsabschnitten mit der notwendigen Konsequenz umfangreicher Spaltungsvorgänge. Eventuellen pathogenen Sexualerfahrungen der späteren Kindheit schenkt er gleichfalls seine Aufmerksamkeit. Analoge psychodynamische Wirkmechanismen müssen für unsere Pt. gefolgert werden. Berichte über erste Stadien in der Entwicklung zu einer "multiplen Persönlichkeit" konzentrieren sich auf den Zeitraum zwischen dem vierten und sechsten Lebensjahr; das Erscheinen von "imaginären Figuren", die in der Erlebniswelt des meist einsamen Kindes einen außergewöhnlichen emotionalen Stellenwert einnehmen (vgl. Bliss 1980), wird eindrucksvoll in der vorgelegten Fallgeschichte biographisch belegt. Das Abtreten des eigenen Körpers an die phantasierten Gefährten ("ich gab denen meinen Körper") wird bereits jetzt im wesentlichen eingeübt. Es signalisiert die stellvertretende Ausübung einer in der persönlichen Wirklichkeit schmerzlich vermißten Funktion des guten mütterlichen "objet contenant" (Begoin 1981), das es gestattete, die mannigfaltigen getrennten Persönlichkeitsanteile harmonisch zu integrieren. Auch die Übernahme von Rollen "vergessener Figuren" stimmt bereits das zentrale Thema der Synthese einer unvollständigen, ergänzungsbedürftigen Persönlichkeit an. Das Wechselspiel der verschiedenen Bewußtseinslagen unterliegt jedoch nicht einer willentlichen und zielgerichteten Manipulation. Als notwendige Voraussetzungen für sein Zustandekommen in der aktuellen Situation stellte die Patientin eine geringe körperliche Anstrengung, ein nur mäßiges Niveau physischer oder affektiver Erregung und fehlende geistige Aktivitäten heraus. Bliss (1980) deckt in diesen Augenblicken eingeengter Vigilanz und grundlegender Entspannung einen von den betreffenden Personen üblicherweise nicht erkannten Einsatz von Selbsthypnose auf. Eine interessante historische Parallele öffnet sich hier zu den von Breuer und Freud (1893) beschriebenen hypnoiden Zuständen. Als wichtige Teilursache erkennt Shapiro (1965) einen globalen, relativ diffusen und impressionistischen kognitiven Stil. Dieser im wesentlichen hysterische Modus kann freilich bei unserer Patientin nicht als eine durchgängige Haltung beobachtet werden. Vielmehr charakterisiert sie gerade ein Nebeneinander von überzogener rationaler Wachsamkeit und chaotischen traumähnlichen Erleben. Beide kognitive Strategien finden sich aber recht anschaulich in den Testdaten wieder. Auch im geplanten Suizid ist der Versuch, einer quälenden inneren Gespaltenheit zu entrinnen, als Kernmotiv ersichtlich. "Asmilos Schicksal" illustriert dies in literarischer Form.

Dieselbe Problematik eines von Fragmentation bedrohten Selbst kehrt in dem seltsamen Phänomen der *Autoskopie* wieder, der Beobachtung der eigenen Person in einer Halluzination, Illusion oder lebhaften Phantasie. Visuelle Erscheinungen überwiegen, doch sind akustische "Doubles" möglich, die dann meist als innere Stimme wahrgenommen werden (s.o. "eigene Stimme, die aus dem Unterbewußtsein spricht"). In der Regel verspürt die beobachtende Person ein besonderes Gefühl der Zugehörigkeit zu diesem anderen Selbstteil (s.o. "hallo Monika, wie geht's Dir?", vgl. Lhermitte 1951). Nach Lukianowicz (1958) handelt es sich um eine komplexe halluzinatorische Wahrnehmung des eigenen Körperbildes, das in den äußeren visuellen Raum projiziert ist. Nicht notgedrungen ist dieses Erleben mit einem psychotischen Geschehen verknüpft. Eine Verbindung mit Phantasmagorien, imaginären Zwillingen, eidetischem Vorstellungsvermögen oder hypnagogen Zuständen ist erkennbar. Als allgemein förderlichen Faktor sehen Todd und Dewhurst (1955) ein übernormales visuelles Vorstellungsvermögen an (vgl. Testdaten). Doch verlangen sie als spezielle Bedingung ein Vorhandensein narzißtischer Persönlichkeitsteile. Schon Freud (1919) hebt diesen Zusammenhang in seiner Reflexion über "das Motiv des Doppelgängers" hervor. Metapsychologisch gesehen erachtet er die "Schöpfung einer solchen Verdoppelung" als Merkmal eines primären Narzißmus. Sie bewirke "ursprünglich eine Versicherung gegen den Untergang des Ichs". Erst nach Überwindung dieses anfänglichen Entwicklungsstadiums, nach Errichtung einer selbstbeobachtenden und -kritischen Instanz mit wirksamen Abwehrmöglichkeiten werde aus der "Versicherung des Fortlebens" ein "unheimlicher Vorbote des Todes". Hieraus erkläre sich der "Charakter des Unheimlichen", der mit diesem eigenartigen Phänomen verknüpft sei. Auch in der mehr klinisch orientierten Arbeit von Ostow (1960) taucht das Begriffspaar von "Tod und Wiedergeburt" auf. Als wesentliche auslösende Momente beschreibt er eine quälende Niedergeschlagenheit und innere Leere im Anschluß an einen bedeutsamen Objektverlust. Das starke Bedürfnis, diesen Schmerz mittels Projektion auszuagieren, scheitere mangels realer, noch zur Verfügung stehender Bezugspersonen. Die betreffende Person müsse sich nun selbst als eigentliche Quelle dieses Schmerzes erkennen. Die autoskopische Erfahrung repräsentiere den Versuch, jenen Persönlichkeitssektor abzuspalten, der als Sitz dieses Schmerzes verspürt werde. Werde hingegen der "gute Teil" projiziert, breite sich ein generelles Gefühl der Depersonalisation aus. In der Tat berichtete unsere Patientin ähnliche schmerzvolle Gestimmtheiten und suizidale Tendenzen im zeitlichen Vorspann ihrer autoskopischen Erlebnisse. Während jedoch die akustische Halluzination, die "eigene Stimme aus dem Unterbewußtsein" eher jenen "bösen Anteil" verkörperte und heftige Kritik an ihr übte, schien sich in dem auf der Straße entgegenkommenden "visuellen Double" jener verlorene Persönlichkeitssektor zu verbergen, der notwendig zur Ergänzung benötigt worden wäre, doch unerreichbar blieb. Mit Grotstein (1982b) läßt sich nun Autoskopie am besten als zutage tretende Störung des narzißtischen Wohlempfindens, als offenkundiger Zustand einer persönlichen Entfremdung beurteilen. Daß ein grundlegender Dissoziationszustand wesentlich den autoskopischen Phänomenen vorausgeht, demonstrierte auch die Patientin selbst. Sie griff auf ähnlich ursprüngliche Abwehrmechanismen zurück, wenn sie durch aktive Spiegelung ihres Gesichts und ihrer Körperbewegungen einem Zustand sich anbahnender Distanzierung von der eigenen Körperhülle zu entrinnen suchte.

9. Zusammenfassung: Ein spezifischer Beitrag der Psychoanalyse zur Psychosomatik

9.1. Definition und Problemstellung

Der enge Zusammenhang von Krankheit und persönlichem Lebensschicksal galt als unverzichtbarer Bestandteil eines allgemeinen ärztlichen Ideenguts. Für die systematische Erforschung und praktische Erprobung freilich läßt eine naturwissenschaftlich begründete moderne Medizin nur mehr Raum innerhalb einer gesonderten Disziplin der "Psychosomatischen Medizin".

Der psychoanalytische Ansatz verspricht eine wertvolle Verständnishilfe für eine im organmedizinischen Kontext nicht voll auflösbare körperliche Krankheitssymptomatik. Er bildet die Grundlage eines seit den Anfangsjahren konfliktträchtigen Arbeitsbündnisses mit den traditionellen Kernfächern der Medizin. Das Prinzip der überweisenden Delegation regelt eine exklusive ärztliche Zuständigkeit für körperliche und seelische Belange von Patienten. Die hierin eröffnete Möglichkeit der institutionellen Anerkennung zumindest einer ihrer Anwendungsformen bedeutet für die Psychoanalyse aber auch die Gefahr einer vorrangig an medizinischer Auftragstellung orientierten wissenschaftlichen Legitimation. Eine programmatische Untersuchung der unbewußten, vorrangig sprachlich strukturierten Symbolanteile subjektiven neurotischen Leidens gerät in der direkten Konfrontation mit objektiv registrierbaren physiologischen und morphologischen Veränderungen in eine schwer lösbare Spannung.

9.2. Die klassischen neurosentheoretischen Ansätze

Die traditionellen psychoanalytischen Lösungsversuche der psychosomatischen Fragestellung reflektieren selbstverständlich die jeweilige Entwicklungsstufe der Neurosentheorie und veranschaulichen im zugrunde gelegten Modell von Psyche und Soma ein eigenes Körperverständnis. Im Konzept der *Konversion* beschreibt Freud die Umwandlung unerträglicher sexueller und aggressiver ödipaler Triebimpulse in körperliche Symptome. Rangell sieht in der Konversion eine eigenständige, nicht notwendigerweise mit Hysterie einhergehende Entlastungsreaktion des psychischen Apparats angesichts einer akuten Triebversagung. Nicht die symbolhafte körperliche Darstellung von Affekten und Triebwünschen, sondern die mit einer ungelebten, gehemmten Emotionalität korrelierte physiologische Dysfunktionalität betont Alexander in seiner Fassung der *vegetativen Neurose* bzw. *Organneurose*. Im Konzept der psychodynamischen Spezifität versucht er eine Zuordnung von typischen prägenitalen Triebkonflikten zu umschriebenen Organstörungen. Mit seinen Arbeiten zur *De-* und *Resomatisierung* gelingt Schur eine bedeutsame ichpsychologische Ergänzung. Die überragende Rolle einer vermittelnden Integrationsfähigkeit des Ichs für die psychosomatische Integrität unterstreichen auch Engel und Schmale in ihrem objektbeziehungstheoretisch formulierten *"giving up-given up" Komplex*. Als Zusammenfassung dieser klassischen psychoanalytischen Theorieansätze zu einem Verständnis der Chronifizierung psychosomatischen Leidens ist das Modell Mitscherlichs von der *"zweiphasigen Abwehr"* zu bewerten.

Allen skizzierten Entwürfen ist die Überzeugung gemeinsam, psychosomatische Reaktionen resultierten generell aus der Regression von einem entwicklungsmäßig ausdifferenzierten hohen Niveau zumindest neurotischer Prägung. Die Erfüllung der strukturellen Voraussetzungen hierfür erscheint zweifelhaft. Die Orientierung an der zentralen Stellung des Ödipuskomplexes in der traditionellen triebtheoretischen Neurosenlehre und das Verbleiben im topischen bzw. strukturellen Modell der Psyche lassen für die Beschreibung psychosomatischer Phänomene lediglich präödipale und strukturell-defizitäre Begriffe.

Theoretisch unklar bleibt, wie die analoge Sicht der seelischen und körperlichen Leistungen eines Individuums die phänomenologische Verschiedenheit der beiden Ausdrucksformen aufzulösen vermag. Weder die Berufung auf eine universelle somato-psychische Körpersprache noch die Betonung einer regelhaften psychosomatischen Spezifität führen aus dem Dilemma eines homogenen psychoanalytischen Ansatzes. Die Kritik an einer kurzschlüssigen Extrapolation von einer Ebene symbolisch organisierter psychischer Phänomene auf eine nach eigenen Gesetzmäßigkeiten funktionierende biologischer Regelkreise erfolgt zwingend.

Eine psychodynamische Arbeitsweise, die zunächst typischerweise auf ein reiches Phantasie- und differenziertes Sprachangebot angewiesen ist, muß vor einer auffälligen Stummheit körperlicher Symptome nicht selten kapitulieren und ist eher geneigt, sie bei akuten Krankheitsprozessen wieder in die ausschließliche Zuständigkeit organmedizinischer Experten abzuschieben. Die in einer ärztlichen Praxisregelung verankerte Verpflichtung einer psychosomatischen Medizin, "organische" Schwierigkeiten "psychisch" in den Griff zu bekommen, ist mit den bewußt disziplinierten Erkenntnisstrategien der klassischen Psychoanalyse nur schwer zu erfüllen. Eine nur ideelle Berührung mit Körperlichkeit im Gewande einer organmedizinisch unverstandenen Restsymptomatik verhindert die eigenständige Erschließung einer körperlichen Erlebnissphäre. Sie bestärkt auch aktuelle Tendenzen der modernen Medizin, ihren psychosomatischen Aspekt durch einen nicht-psychoanalytischen Beitrag abzudecken.

9.3. Von der medizinischen zur psychoanalytischen Betrachtung der psychosomatischen Fragestellung

In den letzten Jahren wandte sich die Psychoanalyse verstärkt Persönlichkeitsmerkmalen zu, die sie als typisch für psychosomatische Patienten erachtete. Diese neuen Ansätze betonen am klinischen Erscheinungsbild weniger das Endresultat einer pathologischen Regression als vielmehr den psychischen Entwicklungsstillstand. Die Charakterisierung der *"Infantilen Persönlichkeit"* durch Ruesch dient hierbei sowohl dem Konzept der *Alexithymie* von Nemiah und Sifneos als auch der Idee von der "pensèe opératoire" als historisches Vorbild. Während die Bostner Schule aber die Hypothese eines neurophysiologischen Defizits favorisiert und eher für die Verabschiedung der Psychoanalyse in psychosomatischen Belangen plädiert, ermöglicht der von der Pariser Forschungsgruppe hervorgehobene Zusammenhang von "vie opératoire" und psychoorganismischer Verwundbarkeit einen vielversprechenden, wenngleich nicht unproblematischen Anschluß an jüngste psychoanalytische Theorien von Objektbeziehung und Narzißmus.

Ohne auf die wichtige methodenkritische Debatte oder die Diskussion um die *Spezifität des psychosomatischen Charakters* einzugehen, erscheint mir der in den Konzepten von "Alexithymie", "pensèe opératoire" oder "Psychosomatischem Phänomen" angesprochene Verlust einer persönlichen seelisch-körperlichen Identität aber auch als lohnender Ausgangspunkt für eine eigenständige psychosomatische Perspektive der Psychoanalyse, welche einen unmittelbaren medizinischen Rahmen transzendiert. Diese freilich relativiert den verbalen Primat des klassischen Behandlungsarrangements. Sie berücksichtigt gleichberechtigt die subjektive Emotionalität und Körperlichkeit in einem Konzept der *psychosomatischen Integrität*. Sie erkennt in den Differenzierungsschritten der frühkindlichen Entwicklung einen genuinen Forschungsgegenstand und würdigt in einer epigenetischen Orientierung die unterschiedlichen Anforderungen des Lebenszyklus an die leib-seelische Identität. Sie beachtet wichtige familiendynamische und sozialpsychologische Komponenten.

9.4. Die psychosomatische Integrität in der psychoanalytischen Begegnung

Die psychoanalytische Praxis bedeutet stets auch Konfrontation mit einer Fülle von unerwarteten körperlichen Reaktionen oder Erkrankungen. Ein oft nachweisbarer Zusammenhang mit bestimmten Entwicklungsstadien des psychoanalytischen Prozesses läßt die klassische Widerstandshypothese für diese nicht symbolischen Leistungen als wenig adäquat erscheinen. Fehlende neurotische Symptom- und Charakterstrukturen und statt dessen hervortretende sensorimotorische Manifestationen, nicht präzis verbalisierbare Störungen der Körperfühlsphäre oder diffuse Schmerzsensationen bei einer Gruppe von Patienten, die zwar eine bereitwillige Anpassung an die formale analytische Situation, nicht aber an den eigentlichen psychoanalytischen Prozeß zeigen, dokumentieren exemplarisch diese Herausforderung. Typische Objektbeziehungen, die durch ihre strikte emotionale Distanzierung oder aber auch durch eine verzweifelte Suche nach undifferenzierter Nähe auffallen, der häufig gezeigte Mangel an spontanen Phantasieproduktionen bei einem Festhalten an äußerlichen Tatsachenberichten und instrumentellen Intelligenzleistungen tragen eindeutig "alexithyme" Züge. Eine auch für nonverbale interaktive und innerseelische Erlebnisformen sensible Grundhaltung erkennt in dieser "operationale" Übertragung und dem Gegenübertragungspendant von Langeweile, Hoffnungslosigkeit, Wut oder Schuld das zwanghafte Bemühen des Patienten, eine Leere zwischen sich und den anderen zu schaffen, um einen unerträglichen Schmerz zu meistern. Zugleich aber wird auch seine Unfähigkeit ersichtlich, diese Lücke durch intrapsychische Kreationen zu schließen. In den damit korrespondierenden somatischen Dysfunktionen, globalen Handlungsmustern und undifferenzierten Affektregungen versteht der Analytiker nicht eine vermeintlich implizite symbolhafte Bedeutung, sondern im Gegenteil gerade eine verhinderte bildliche oder sprachliche Verfügbarkeit früher traumatisierender

Eindrücke innerhalb eines Repräsentanzensystems. Er verspürt aber auch die Forderung seines Analysanden, jene mangelnde symbolische Funktion zu übernehmen, zugrunde liegende pathogene Erfahrungen überhaupt erstmals zu thematisieren und somit eine Überwindung des präverbal strukturierten Wiederholungszwangs zu versuchen. Die hierbei auftauchenden "Emotio-Phantasien" etwa von kalter Verweigerung, verschlingender Gier, totaler Verachtung oder rücksichtslosen Bedrängens eines mütterlichen Objekts sind nicht als die kausale Bedingung der körlichen und affektiven Symptomatik zu bewerten. Sie verweisen als Rekonstruktionen vielmehr auf Basisstörungen der frühen Mutter-Kind-Beziehung, welche solche Phantasien weder tolerieren noch ausarbeiten konnte.

Die zutage tretende zerstörte Verbindung zwischen körperlicher und seelischer Realität ist nicht das Resultat einer neurotischen Verdrängung, sondern einer psychosomatischen Spaltung. Green formuliert hierzu die Hypothese einer traumatischen Erfahrung von Trennung und/oder Intrusion während der frühen Individuationsprozesse. Ein verfrüht einsetzendes Autonomiebestreben des Kleinkinds verhindert das experimentierende Erleben des eigenen Körpers und der ersten Beziehungsperson im Feld der Übergangsphänomene und -objekte. Eine verständlicherweise mangelhafte Internalisierung von sicherheitsstiftenden, spannungsregulierenden und integrierenden Selbst- und Objektrepräsentanzen verlangt eine rigorose Kontrolle der Emotionen angesichts bedrohlicher psychischer Schmerzerfahrungen in weiteren Objektbeziehungen. Der Zustand der affektiven Nicht-Kommunikation erlaubt die narzißtische Leugnung einer Objektabhängigkeit und schafft zugleich die Voraussetzung für eine illusionäre Selbstgenügsamkeit. Der Verlust einer emotionsgesteuerten Prüfung der inneren und äußeren Realität erzwingt aber eine einseitige materielle Orientierung, um eine basale Sicherheit zu gewährleisten. Das Nichterkennen der Unlust der Angst und des Schmerzes der Trauer bedeutet eine gefährliche Bedrohung der psychosomatischen Einheit. Doch nicht nur die Position der aufgegebenen Bezogenheit, auch die Rückwendung auf symbiotische Beziehungsmuster bahnt einen ungünstigen Entwicklungsfortgang. Die Konsequenzen sind behinderte Affektdifferenzierung und -toleranz, sowie eine ungenügende Fähigkeit, für das persönliche leibseelische Wohlbefinden aktiv zu sorgen. Die typische Gestaltung der Objektbeziehungen in ihren sexuellen, aggressiven und körperlich entspannenden Aspekten wird deutlich in den deletären Folgen eines Objektverlusts.

Das im psychoanalytischen Prozeß dargestellte Alexithymie-Paradigma einer besonders gefährdeten körperlich-seelischen Einheit unterscheidet sich klar von der auch bei Neurosen gestörten psychosomatischen Relation. Dies stützen eindrucksvoll empirische Studien. Die gleichen Arbeiten legen aber auch ein fließendes Kontinuum von verschieden strukturierten "psychosomatischen" Leistungen nahe, die eigenständige Krisensituationen charakterisieren: die traumatische Paralyse eines generellen Reizschutzes, die Aufhebung von grundlegenden Körpergrenzen, die Bedrohung der Selbstkohäsion, die körperliche Verarbeitung eines innerseelischen Konflikts oder die differenzierte Trauerarbeit. Die theoretische Betrachtung innerhalb eines Hierarchiemodells der psychosomatischen Epigenese bietet sich an.

9.5. Die psychosomatische Integrität in der psychoanalytischen Entwicklungspsychologie

Der Erwerb einer affektiven und körperlichen Subjektivität bestimmt die vielfältigen Wege der Aneignung des eigenen Körpers im Kontext primärer Objektbeziehungen. Zentral für eine psychosomatische Perspektive ist die vollständige Verankerung der Erfahrung des kindlichen Selbst, seiner Sicherheit und seines Wohlbefindens in der präverbalen Begegnung mit der Mutter. Ziel dieses emotionalen Austausches ist es, biologisch angelegte Funktionskreise in verläßlichen Aktionszyklen harmonisch aufeinander abzustimmen. Der nicht-lineare Entwicklungs- und Reifungsprozeß durchläuft kritische Perioden mit einer erhöhten Belastung für die Mutter-Kind-Beziehung. Die beobachtbaren Veränderungen des affektiven Ausdrucksgeschehens signalisieren bedeutsame Umschichtungen der psychobiologischen Organisation, lassen sich aber auch empathisch den frühen Trennungs- und Individuationsvorgängen zuordnen. Die weiteren Differenzierungsschritte innerhalb der eigenständigen Entwicklungslinie beschreiben die Verknüpfung emotionaler Grundformen mit erworbenen kognitiven Kapazitäten, intrapsychischen Abwehrprozessen und neu hinzutretenden Körpererfahrungen, prädisponieren aber auch zu eventuellen Entwicklungsstörungen. Die präverbalen Mutter-Kind-Interaktionen verdichten sich zum Fundament des Körperbildes, bestimmen seine weitere objektbezogene phasenspezifische Überformung und leisten durch die Erlebnismodi der körperlichen Erregungsintensität, Begrenztheit und Kohäsion einen wichtigen Beitrag zur Realitätsprüfung.

Der Erwerb eines Übergangsobjekts markiert wichtige Fortschritte in der Funktionalität des Erinnerungsvermögens, der Symbolisierungsfähigkeit, der inneren Objekte, der Phantasietätigkeit, der Affekttoleranz, der autoerotischen Aktivitäten und der "libidinösen" Objektbeziehungen. In der Intermediärphase wird jene tragende Fertigkeit erlangt, vitale und affektive Funktionen in eine umfassende Selbst-Repräsentanz zu integrieren, lustvolle selbsttröstende und -beruhigende Techniken zu entwickeln und im steigenden Maße Fürsorge für das eigene leibseelische Wohlergehen zu übernehmen. Diese Internalisierungsleistung kennzeichnet nicht nur einen bedeutsamen Schritt der Desomatisierung des kindlichen Reaktions- und Aktionsvermögens und gestattet damit seine psychische Bearbeitung und Verfügbarkeit. Sie erlaubt auch die Übernahme jener körperlichen Prozesse, die an sich keinen Anschluß an symbolische oder sprachliche Systeme erlangen. Diese werden also nicht unmittelbar sozialisiert, sondern funktionieren nach einer präverbalen Stabilisierung und bestätigenden Synchronisierung durch die Mutter autonom und eigengesetzlich auf vorbewußtem Niveau. Die Übergangsphase, die erste Separation und Individuation, ist ein Modell für die Errichtung und Aufrechterhaltung der psychosomatischen Integrität. Diese stellt sich freilich als eine lebenslange Aufgabe dar. Sie kann durch zahlreiche biologische, psychologische und soziale Krisen gefährdet werden und muß auf den jeweiligen Abschnitt im Lebenszyklus bezogen werden.

9.6. Die psychosomatische Integrität in der psychoanalytischen Sozialpsychologie

Eine zu kritisierende Tendenz vieler Psychoanalytiker zur "Subjektivierung gesellschaftlicher Widersprüche" manifestiert sich erneut, begreift man die in der ärztlichen Praxis diagnostizierte Charakterstruktur der "Alexithymie" nur als Individualpathologie. Ein Blick auf weite Bereiche der gesellschaftlichen Realität zeigt, daß ein erhöhter Flexibilitäts- und Ungebundenheitsanspruch an die soziale Identität häufig nur um den Preis einer dominierenden "instrumentalen Orientierung" erfüllt werden kann. Diese individuelle Gleichgültigkeit gegenüber Arbeitsinhalten und -formen gelingt durch die weitgehende Ausblendung eines persönlichen emotionalen Engagements. Daß eine getreue Ausrichtung an der Normalität von Rollensystemen zwar eine faktische Existenz ermöglicht, jedoch keineswegs eine umfassende psychosomatische Integrität garantiert, dokumentieren die bei psychosomatischen Patienten gehäuften individuellen Merkmale der sozialen Angepaßtheit, gesellschaftlichen Erfolgstüchtigkeit und ausgeprägten Aggressionskontrolle. Die "Parzellisierung der Realität" und die "Labilisierung der Reizsituation" bewirken parallel zum Modell des Labors, daß jeder Reiz eine konstanze Reaktion auslösen kann. Die möglicherweise resultierenden Erschöpfungssyndrome weisen in der Tat wenig Symbolgehalt und interpersonale Ausdruckskraft auf. Das die wirtschaftliche Öffentlichkeit bestimmende

Prinzip der Zweckrationalität erfaßt auch den Bereich der Familie. Es verhindert somit elementare Voraussetzungen einer gesundheitsfördernden symbolischen Repräsentation und individuierenden Bearbeitung von affektiven und körperlichen Äußerungen.

Eine psychoanalytische Sozialpsychologie beschränkt sich jedoch nicht auf die soziologische Auflösung von individualpsychologischen Daten, sondern ist am Zusammenspiel beider Dimensionen interessiert, an der Bedeutung gesellschaftlicher Interpretationsmuster der Dualität von Leib und Seele, der entwicklungsgeschichtlichen Spaltung von Körpersubjekt und Körperobjekt und der Verdinglichung eines "nur physiologischen" Körpers im Kontext gesellschaftlich vermittelter Lebensformen für die Genese psychosomatischer Krankheiten.

9.7. Bewertung und Ausblick

Ein von der unmittelbaren ärztlichen Auftragstellung vorerst befreiter psychosomatischer Beitrag der Psychoanalyse läßt in der psychischen Kreativität das entscheidende Schutzelement gegen psychobiologische Gefahren erkennen. Er identifiziert einen allgemeinen psychosomatischen Mechanismus als paradoxe Lebensstrategie, welche im extremen Fall eine tödliche Gefahr in sich birgt. Die im medizinischen Kontext geführte Diskussion um eine spezifitätsentsprechende oder allgemein mitverursachende Psychodynamik ist zunächst sinnvollerweise innerhalb des eigenen Settings auf den verschiedenen psychosomatischen Organisationsstufen zu führen. Auch die psychoanalytische Arbeit kann als kreativer Prozeß verstanden werden. Psychische Repräsentationsleistungen, die frühkindlich abgespaltene Erlebnismuster oder lebensgeschichtlich verkümmertes Empfindungsvermögen zu einer sozial verankerten psychosomatischen Integrität vereinen, bilden eine zentrale Antithese zu psychosomatischen Krankheitsprozessen.

Das vor dem Hintergrund einer historisch bedingten Veränderung psychoanalytischer Erfahrungen einsetzende Umdenken legt nicht nur nahe, daß "die psychosomatische Medizin eine tiefenpsychologische" (v. Weizsäcker 1949), sondern allgemein die Psychoanalyse eine psychosomatische sein muß, will sie dem Anspruch einer umfassenden Betrachtung der sich im Lebenszyklus verändernden Subjektivität gerecht werden.

STADT
Status quo

Nicht immer sind Krankheit und Gesundheit zu unterscheiden. Ich weiß nicht, ob die Stadt krank oder gesund ist. Das hängt wohl davon ab, wie krank oder gesund die Menschen sind, die in ihr leben, wie normal oder wie anormal. Aber was heißt schon "normal". "Normal" ist doch ohnehin nur, was den Stempel der Durchschnittlichkeit trägt und "normal" ist eine Sache der Gewohnheit, verlangt Anpassung bis Resignation. "Normal" ist die Stadt sicherlich.

Die renovierten klassizistischen Fassaden, die wiederaufgebaute Gothik, nachempfundene Romanik (weil's den Bayern in Bayern zu wenig davon gibt), Kunststoff-Jugendstil hinter Acrylglasscheiben. Autos auf den geteerten Straßen. Hundescheiße am Wegrand, in welche ich regelmäßig trete. Krawatten, Bücher, Südfrüchte, Damenstrümpfe, Kopfschmerzmittel und ein bißchen lieber Gott in den Schaufenstern - alles für D-Mark zu haben. Ballettfestspiele, Friedensbewegung, Papstbesuch und "alternative" Demonstrationen. Viel Blabla. Asphaltgestank und Staub bei Hitze, ein Köter mit Asthma, ein furzender Geschäftsmann, überfütterte Kinder mit Übergewicht. Verkehrsunfall und der Mann muß sterben, weil der Krankenwagen im Stau steckengeblieben ist; vielleicht hat der Mann noch nie soviel Publikum gehabt wie jetzt, während er stirbt. Ein Polizist schreibt Strafzettel und daneben im Park schlägt ein Drogenabhängiger eine alte Frau nieder. Die alte Frau hat kein Geld und dem Drogenabhängigen geht es schlecht. Der Polizist verwarnt verbotswidrig geparkte Mittelklassewagen; das kostet zehn oder zwanzig Mark. Ein Student wird bei der Wohnungssuche zum achten Mal abgewiesen, weil er Student und Ausländer ist. Ausländer stinken und Studenten haben kein Geld. Nix deutsche Mark. Vergast wird in Deutschland keiner mehr und die Stadt ist ohnehin fortschrittlich. Man ist tolerant genug, die Ausländer stinken zu lassen, solange sie sich zu diesem Zweck aus der Gesellschaft zurückziehen. Der Penner pißt sich im Rausch in die Hosen und bettelt einen Arbeiter um eine Zigarette an. Ein Gymnasiast dreht ihm eine; sowas lernt man auf dem Gymnasium und man fühlt sich sozial. Wie muß sich der Penner fühlen, wenn er bemerkt, daß er seine Hosen verpißt hat?

Nach dem Fußballspiel verprügeln sich die Zuschauer. Die Polizei nimmt gerade an einer Demonstration gegen rechts-extreme Tendenzen in der Bundesrepublik teil. 250 Demonstranten und etwa 150 bewaffnete Polizisten. Die Polizei kann sich nicht auch noch um die prügelnden Fußballfans kümmern. Die Demonstranten sind friedlich; die Polizei fühlt ihren Einsatz gerechtfertigt. Ein Kind wird schwerverletzt ins Krankenhaus eingeliefert. Schade um das Kind, das von den Fußballanhängern niedergetrampelt wurde. Es wird sich erholen und nächstes Mal besser aufpassen.

Die Stadt ist "normal". "Es" passiert doch jeden Tag. "Es" ist "normal". Die paar Menschen, die nach einer Definition für "es" und "normal" verlangen, werden belächelt, gerügt oder leben in Nervenheilanstalten. Solche gibt es in der Stadt auch. Etwas abseits zum Wohl der "Kranken" und vor allem, damit wir es nicht mit ansehen müssen. Wir wissen doch, daß die da krank sind und wir "normal".

In der Stadt leben viele davon, daß keiner so genau hinsieht. Ich lebe davon. Vielleicht würden sie mich auch in eine Anstalt stecken (etwas abseits), sähen

sie genauer hin. Die Leute da wollen Individualismus und sie wollen, daß man
Gefühle zeigt. Das ist gerade modern. Man tut das jetzt. Sie bezeichnen als
Individualismus, wozu sie "oha!" sagen, was sie aber nachfühlen können oder
könnten, wären sie nicht irgendwie "verpflichtet", "gebunden" usw. Das widerspricht zwar der Definition, aber es gehört sich. Die Gefühle, die sie sehen
wollen, sind dieselben wie ihre eigenen, die sie nicht mehr ausdrücken können
oder wollen. Wir, die nicht in einer Anstalt leben wollen, verhalten uns entsprechend. Wir führen den Begriff "Individualismus" ad absurdum, indem wir
unsere Persönlichkeiten teilbar machen. Allerweltspersönlichkeiten mit einem
harmlosen Tupfer Exzentrik (irgendwann sagte uns irgendjemand, was uns steht).
Wir zeigen anerzogene Gefühle; für jede Situation haben wir ein Gefühl gelernt. Gesteuerte Emotionen, kontrolliert unwillkürlich und vor allem im Rahmen des Geforderten.

Echter Individualismus und echte Gefühle werden entweder nicht ernst genommen
oder sind Grund für den Aufenthalt in einer Anstalt. Nicht "normal". Und die
Menschen in der Stadt sind so "normal" wie die Stadt selbst.

Von Tag zu Tag, von Stunde zu Stunde ändert die Stadt ihr Gesicht, ohne sich
selbst oder ihre Einwohner zu verändern und ohne denen eine Chance zu geben,
die nie eine hatten. Die Stadt wechselt nur ihre Maske. Ebenso wie die Menschen,
die in ihr leben.

Wenn das erste Tageslicht auf die grauen Fassaden fällt, auf den Dreck, der am
Vortag produziert worden ist, wirkt sie trostlos. Sie wirkt so kalt und abstoßend, daß mir das Einsetzen des Vogelgezwitschers unverständlich erscheint.
Wenn die Vögel in der trostlosen Morgenstadt singen, prallen zwei Welten aufeinander. Beide sind undurchschaubar und unheimlich, wenn sie sich treffen.
Am Morgen ist die Stadt fast menschenleer. Ein paar Penner, ein paar betrun-
kene und geschlagene Frauen, ein paar ausgerissene Kinder und ein paar Polizisten hat die Nacht nicht in ihre einsamen Winkel zurückgewehrt. Und ein paar
Schichtarbeiter, ein paar Hundebesitzer und ein paar Schlaflose lockt die Mor-
gendämmerung schon wieder aus ihren Winkeln hervor. Wenn die Sonne dann genügend Schein in die Beton- und Asphaltwelt wirft, so daß grau von grau zu unterscheiden ist, gehen in den Häusern die Lichter an und schnell strömen die
"Normalen" und die so tun, als seien sie "normal", auf die Straßen. Ihre Füße
zerstampfen den Dreck vom Vortag und sie werfen ihre Schatten auf die, welche
die Nacht nicht hinweggefegt hat. Die Stadt wirkt nicht mehr unbarmherzig,
obwohl doch erst mit dem Erwachen der Menschen das Unbarmherzige erneut seinen
Lauf nehmen kann. Aber die Leblosigkeit fällt nicht auf, wenn sie in Bewegung
gerät. Die meisten dieser Leiber, die sich in den Straßen vor den ausdruckslosen Fassaden der Stadt drängen, die sich in Eile aneinander reiben, ohne
Reibung zu empfinden, die sich auf irgend ein Ziel zuwälzen ohne Grund, sind
genauso tot wie ihre Umgebung aus Beton. Sie existieren, um wieder Existenz
zu schaffen, nach deren Sinn nicht gefragt wird. Die Frage nach dem Sinn würde
keine Existenz mehr rechtfertigen. Es ist "normal", nicht zu fragen.

Die Fleischberge bahnen sich ihren Weg hinter die Mauern, um sich mit ihrer
Tätigkeit selbst begründen zu können. Bewegungen, Geräusche und Farben entstehen. Die Stadt trägt wieder ihr Make-up, das ihr Leben verleiht, den Zer-
fall kaschiert und die Altersmüdigkeit bis zum nächsten Morgen zudeckt. Der
geschminkte Tod.

DIVIDUUM

"Du nennst Dich einen Teil und stehst doch ganz vor mir?... (Faust)

Ich hatte mich in einem heruntergekommenen Altbau in einem ebenso heruntergekommenen Stadtviertel eingemietet. Meine Wohnung befand sich im obersten Stockwerk. Wenn man das Haus betrat, schlug einem ein alter modriger Geruch ins Gesicht und selbst, wenn man das elektrische Licht im kalten Hausflur anschaltete, blieb es dort dämmrig wie in einer Totengruft, und unheimliche Schatten schienen drohend näher zu kommen. Alles war tot, und obwohl der Kontrast zwischen der Welt in diesen alten Gängen und der bunten Welt draussen so gravierend war, wagte man sich nicht mehr hinaus, weil in dieser Atmosphäre bewußt wurde, daß die bunte Welt mit ihren leuchtenden Fassaden, hinter denen es leer ist, noch viel toter war.

Schon im Hausgang überkamen mich ein Frösteln und ein merkwürdiges Angstgefühl. In dem trüben Glas der kugelförmigen Deckenlampe lagen tote Fliegen; so viele, daß von weitem nur ein häßlicher schwarzer Fleck zu erkennen war. Rechts von dem winzigen, quietschenden Aufzug, der sofort beim Betreten des Hauses zu sehen war, führte eine Holztreppe zu den oberen Stockwerken. Nach einigen Stufen machte sie einen Bogen hinter den Aufzugschacht, den die Lampe von links beleuchtete, so daß auf die Treppe ein großer Schatten fiel und man nur in ein dunkles Loch starrte, ohne die einzelnen Stufen noch zu erkennen. Das wurmstichige Holz knarrte ständig, so daß ich stets das Gefühl hatte, in dem schwarzen Loch hinter dem Schacht hielte sich jemand verborgen und lauerte mir auf. Deshalb schaute ich in letzter Zeit kaum mehr um mich, wenn die wuchtige Tür hinter mir ins Schloß fiel, sondern ging geradewegs auf den Aufzug zu. Nachdem ich den weißen Knopf gedrückt hatte, auf dem kaum noch leserlich "kommt" stand, hörte ich, wie er sich quietschend in Bewegung setzte und langsam nach unten fuhr. Seltsam, wenn ich bei Dunkelheit nach hause kam, schien es mir eine Ewigkeit zu dauern, bis er endlich im Erdgeschoß war und sich die Türen laut rumpelnd öffneten. Im Aufzug war es eng; der rote Alarm-Schalter war abgebrochen, so daß ich jedesmal befürchtete, das altersschwache Ding bliebe plötzlich zwischen zwei Stockwerken stecken und ich wäre darauf angewiesen, so lange drin zu bleiben, bis ein anderer Mieter den Kundendienst holte.

Ich habe Angst vor Aufzügen im allgemeinen und vor diesem im besonderen. Falls ich jemals darin gefangen gewesen wäre, hätten es meine Nachbarn vermutlich gar nicht bemerkt oder sie hätten es ignoriert. Es waren alles amt komische Käuze, die mir noch toter vorkamen als das unfreundliche Gemäuer selbst.

Der Aufzug hielt abrupt an und wie immer hatte ich Angst, die Türe würde sich nicht öffnen und ich müßte hier ersticken, während das hämische Lachen meiner Nachbarn durch den kalten grauen Stahlquader drang. Oder die Tür würde sich öffnen und vor mir wäre die vor Schmutz fast schwarze Wand des Schachtes, an welcher kondensiertes Wasser entlangtropfen und aufgescheuchte dicke, schwarze Spinnen emporkrabbeln würden, hinein in den Fahrstuhl, an meinen Schenkeln hochwabernd zu meinem Gesicht, über meine Augen, in mein Haar, unter meine Kleider; mich mit ihren schwabbrigen, behaarten Beinen so lange am Mund kitzelnd, bis ich ihn öffnete, und dann kröchen sie hinein. Und ich könnte sie nicht ausspucken, weil es immer mehr würden. Sich durch meine Kehle windend. Der süß-faule Geschmack. Brechreiz. Und ich müßte sie zerbeißen, weil sie mir von innen meinen Magen zerfressen würden. Das Knirschen zwischen den Zähnen und dann die heißen, modrigen Spritzer auf meine Zunge.

Oder der Aufzug würde unmerklich anfangen zu fallen, immer schneller, bis ich vor Panik fast ohnmächtig würde, und dann der dumpfe Knall. Zwischen Decke und Fußboden langsam zerquetscht werden.

Mein Herz klopfte wieder, als er diesmal anhielt. Ich war sicher im fünften Stock angekommen, preßte voller Angst die Tür auf, rannte hinaus auf den Gang zum Lichtschalter, den ich im Dunkeln ertasten mußte, weil das kleine Glühlämpchen darunter ausgebrannt war. Der Flur war ebenso furchteinflößend wie die Eingangshalle, das Licht ebenso trübe. Neben dem Aufzug führten die Treppen nach unten und nach oben jeweils in ein schwarzes Loch. Ich mußte hoch in den sechsten Stock - der oberste - wo es gar keine Beleuchtung mehr gab. Drei Mieterparteien waren hier untergebracht. Die mittlere Tür führte zu meiner Wohnung. Wer links vor mir wohnte, wußte ich nicht genau. Manchmal sah ich eine alte Frau aus und ein gehen, die mich jedesmal mißtrauisch anschaute, wenn wir uns begegneten, oft aber auch Kinder, heruntergekommene alte Saufbolde, die nach Urin und Alkohol stanken, und zwei andere alte Frauen. Rechts von mir wohnte ein etwa zwanzigjähriger pickliger Mann, der seiner Gewohnheit gemäß auch diesmal seine Wohnungstür weit öffnete, als er mich kommen hörte. Im Schlafanzug stand er dann vor mir, sagte höflich lächelnd "Guten Abend!", während er mir mit einer Armee-Taschenlampe mitten ins Gesicht leuchtete, in der Hoffnung, ich würde ihn nicht sehen. "Jetzt sind Sie aber erschrocken, was?!", kreischte er dann stets, lachte schrill und hysterisch auf und verschwand dann augenblicklich wieder in seiner Wohnung, die Tür hastig zuwerfend. Ich hörte, wie er immer noch lachend die Türkette verschloß und den Schlüssel dreimal umdrehte, als hätte er Angst vor mir. Dann tappste er eilig in eines der Zimmer, wobei sein kreischendes Gelächter in ein lautes Schluchzen wie von Kindern umschlug, die aus einem Alptraum erwachen. Noch als ich mich fröstelnd ins Bett legte, winselte er wie ein Hund, heulte klagend auf, schrie und winselte weiter.

Es dauerte lange, bis ich einschlafen konnte. Mitten in der Nacht wurde ich durch das eindringliche Läuten an meiner Haustür geweckt. Verschlafen öffnete ich. Das Licht der Taschenlampe meines Gegenübers blendete mich. "Jetzt sind Sie aber erschrocken, was?!", kicherte mein Nachbar. "Was wollen Sie denn hier um diese Zeit? Sie haben mich aufgeweckt!", knurrte ich ihn an. - "Ich kann auch nicht schlafen." - "Das ist mir gleichgültig. Was wollen Sie?" - "Ihnen was zeigen... ist schon ganz steif ..." - "Nein, danke!" - "Sie verstehen mich falsch.", sagte er und öffnete seine Hand; der Vogel lag tot auf dem Rücken und dort, wo Schnabel und Beine waren, stockte das Blut in den klaffenden Löchern. Ich schlug die Tür laut vor seiner Nase zu. "Ruhe!" brüllte jemand aus der Nachbarwohnung links und klopfte gegen die Wand. Ich hatte Angst und mir ekelte. Nach ein paar Tabletten konnte ich endlich wieder einschlafen. Und dann der Traum...

Ein Freund besuchte mich. "Bei mir geht's jetzt auch schon los - wie bei Dir.", sagte er. Ich blickte ihn an und dann sah ich ihn: Eingefallenes Gesicht, die Augenhöhlen mit einer eitrig-gelben Masse angefüllt, die Zähne verfault, bis auf die Knochen abgemagert. Er roch angenehm wie ich. Der süßliche Geruch der Verwesung, der mir so vertraut war, strömte aus seinem Mund. "Du hast sie auch?", fragte ich ihn und meinte die Würmer, die einen von innen kaputtfressen.

"Ich habe sie auch. Das Kribbeln. Wirklich unangenehm." - "Ja, höchst unangenehm. Du mußt Tabletten schlucken. Viele. Jeden Tag." - "Ich weiß." - "Komm, ich zieh sie Dir 'raus." Er setzte sich auf einen Stuhl. Meine Wohnung war eingerichtet wie das alte Kloster, das mich auf einer Postkarte so beeindruckt hatte. Er saß im Beichtstuhl. "Mach den Mund auf." Er öffnete den Mund. Ich schob meine Hand seine Kehle hinunter. Er mußte sich erbrechen. Blut und Kot. Das Erbrochene lief an meinen Armen entlang. "Ich bin gleich unten.", beruhigte ich ihn. Meine Hand faßte in eine heiße, weiche, krabbelnde Masse. Sein Magenmuskel umspannte mein Handgelenk. Er schrie vor Schmerzen. "Es muß sein! Es muß sein!", rief ich, während ich meine Hand zu einer Faust ballte, um die Würmer zu fassen. Als ich sie hochzog, röchelte er. Ich warf die brodelnde Masse auf den Boden. Es waren etwa fünfzig Zentimeter lange Würmer, deren Kopf fast nur aus den zwei großen, glühenden Augen bestand und dem breiten Maul mit den spitzen Zähnen, in denen noch Teile seiner Magenschleimhaut hingen. "Zertritt sie!", schrie ich ihn an, als ich bemerkte, daß die Würmer sich auf ihn zuwanden und an seinen Beinen entlang zum Mund kriechen wollten. "Zertritt sie! Du mußt sie zertreten. Sie fressen Dich auf!" Seine Augen waren vor Entsetzen so weit aufgerissen, daß ihm die eitrige Masse darin auf die Wangen lief. Er wollte etwas sagen, aber brachte nur ein Gurgeln hervor. Ich trampelte in Panik auf das Gewürm, das sich nun auch um meine Beine wickeln wollte. Denen, die ich nicht zerstampfen konnte, riß ich den Kopf ab. In letzten spasmischen Zuckungen fielen sie von mir ab. Er erbrach sich noch einmal, fast endlos. Unendlich quollen die Würmer aus seinem Schlund. Sie überdeckten den ganzen Fußboden. Ich zerrte ihn an seiner Hand: "Wir müssen weg hier! Komm! Komm doch! Sie zerfressen uns!" Er bewegte sich nicht vor Schrecken. Seine Augenhöhlen waren inzwischen schwarz und leer. Ich schleppte ihn vom Stuhl hinter mir her zur Haustür. Doch plötzlich gab es keine Türe mehr, keine Fenster, nichts. Der ganze Raum war zugemauert. Ich fing an zu schreien und wachte schreiend auf.

Da mein Wecker ohnehin in einer halben Stunde geläutet hätte, stand ich auf. Immer noch hatte ich Angst und schaltete alle Lichter an. Mein Kopf und mein Magen schmerzten. Ich ging ins Bad, um mich zu waschen. Mein Spiegelbild erschreckte mich. Tiefe Augenringe. Blaß wie ein Laken. Mein eigenes Gesicht machte mir Angst und ich wandte meinen Blick vom Spiegel ab. Nach einiger Überwindung wagte ich es, die Fratze wieder anzusehen. Die übliche Zeremonie: Zähneputzen, Duschen, Haare waschen und dann die allmorgendliche "Fassadenerneuerung" - Make-up, Rouge, ein bißchen Violett und Schwarz. Irgendwo hatte ich gelesen, daß Frauen in erster Linie attraktiv sein müssen, und irgendwo hatte ich gesehen, wie man das macht. So daß niemand mehr merkt, wie ich innen aussehe, weil man nur noch die frischen roten Bäckchen, die Katzenaugen und den Kirschmund sieht.

Ich ging in die Arbeit und hoffte einmal mehr, daß dort irgendjemand nebst dem üblichen quantitativen Mammutakt auch qualitative Leistung von mir sehen wollte. Als ich mich hinter den Berg von geistiger Anspruchslosigkeit an meinen Schreibtisch setzte, hörte ich aus einigen angrenzenden Büros schon das Surren der Kollegen. Wenn sie als Arbeitskräfte in Gang gesetzt wurden, surrten sie - alle verschieden. Manche mir übergeordnete Mitarbeiter surrten nur ganz leise und forderten vielleicht deshalb nicht die Leistung von mir, die ich zu geben bereit war; wahrscheinlich surrte ich ohnehin schon zu laut. Andere surrten ungleichmäßig; das waren die Alkoholiker oder die Kollegen, die man zu oft wie Dominosteine hin und her geschoben hatte. Das waren die Kollegen, die von den Rasierklingenschnitten durch Mächtigere bereits Wunden zeigten.

Viele schützen ihre Ellbogen mit Rasierklingen, wenn sie befürchten, daß an ihrem Stuhl gesägt wird. Doch die Intriganten sind schlau genug, aus dem Hinterhalt zu sägen oder Unschuldige für ihre Zwecke vorzuschicken, so daß sie sich nicht selbst ihre Masken an den Rasierklingen aufschlitzen.

Ich übte mich, wie jeden Tag, in der Kunst, mich durchzusetzen, ohne gleichzeitig die gefährlichen Schnitte in Kauf zu nehmen, welche die Existenz zerstören können. Nach verschiedenen Balance-Akten dieser Art hatte meine Laune bis zum Abend katastrophale Ausmaße angenommen. Ich zog mich auf dem schnellsten Wege in meine scheußliche Wohnung zurück, machte es mir im Bett bequem und hörte über Kopfhörer Dvorák. Doch die Bilder in meinem Kopf gestatteten mir nicht die nötige Konzentration. Ich schaltete den Plattenspieler ab, weil ich Herrn Dvorák nicht mit meiner Abwesenheit beleidigen wollte. In aller Form entschuldigte ich mich bei ihm und dabei wurden mir meine zunehmenden Selbstgespräche wieder bewußt, bei denen ich mittlerweile das Gefühl hatte, mein illusionärer Gesprächspartner sei wirklich gegenwärtig. Erst als das Gesicht Dvoráks sich zu einer häßlichen Grimasse verzog und die Umrisse seines Körpers wie eine Nebelwolke verschwommen, bemerkte ich, daß ich ja allein war. Es dauerte einige Minuten, bis ich mich an diese Tatsache gewöhnen konnte. Wie benommen saß ich auf meinem Bett, sprang auf, als sich die Wolke vollends verflüchtigt hatte und rannte in Panik zum nächsten Spiegel, um mich meiner eigenen Existenz zu vergewissern. Mein Gegenüber entsetzte mich, weil ich mein Aussehen anders in Erinnerung hatte. Nur an den simultanen Bewegungen erkannte ich, daß dieser Haufen weißes Fleisch war. Das große Heulen. Dort, wo der Haufen Augen hatte, bildeten sich rote Ränder. Interessiert verfolgte ich, wie die konturlosen Lider anschwollen und die Augen darunter zu verschwinden schienen, wie sich rote Flecken um die wulstigen Lippen bildeten, aus denen Schaum triefte und wie die Adern am Hals hervortraten. Mein Gegenüber war so komisch in seiner Widerwärtigkeit, daß ich zu lachen anfing. Lachen, lachen, heulen, lachen, kreischen. Der Haufen heulte, lachte und kreischte mit, wackelte und brach schließlich zusammen.

Beim Fallen stieß ich mit dem Kopf an die Türklinke. Ich fand das gemein. Ich fing zu winseln und zu bläken an, starrte mit weit aufgerissenen ungläubigen Augen auf die Türklinke und konnte nicht glauben, daß sie so gemein sei. Ich wollte Mitleid heischen, rollte mich auf dem Boden zusammen, weinte und sagte, es habe weh getan. Sie reagierte nicht, weil sie es nicht konnte. Sie war kalt und tot.

Erschöpft ging ich ins Wohnzimmer zurück. Asmilo war gekommen. Ich mußte mich zusammenreißen. Asmilo lag auf dem Boden, die Hände hinter dem Kopf verschränkt und ein Bein über das andere geschlagen. Obwohl schon Herbst war, hatte Asmilo eine Badehose an. Ich fragte ihn, ob ihm kalt sei und er sagte, in der Straßenbahn sei ihm kalt gewesen; jetzt nicht mehr, weil ich nicht so viel von seiner Wärme nehmen könnte wie alle die Menschen in der Straßenbahn. Asmilo bemerkte nichts bei mir. Er hatte das Spiegelbild und die Türklinke nicht gesehen. Das war gut so. "Ich habe die Katze mitgebracht", sagte er. Sie kam schnurrend hinter dem Sofa hervor und schmiegte sich an meine Beine. "Katze! Liebe Katze! Hast du Hunger? Hat sie Hunger, Asmilo?" - "Sie hat heute schon genügend gefressen. - Wie geht's Dir?" - "Danke, geht schon - und Dir?" - "Danke, geht schon. Meine Ausstellung scheint ganz erfolgreich zu werden." Asmilo ist Maler. Er hatte irgendwann einmal mehr Mut gehabt als ich, und jetzt kann er sogar davon leben. "Was hältst Du davon, mit der Katze in die Nordsee zu rudern?" Wir waren schon öfter zur Nordsee gefahren - mit der Katze. "Willst Du heute noch dorthin? Es ist schon ziemlich spät." - "Morgen früh. Ich habe das Boot dabei." Wir beschlossen, am nächsten Tag noch bei Morgengrauen zur Elbe zu fahren und von dort aus mit Asmilos Ruderboot zur Nordsee.

Asmilo hatte immer so verrückte Einfälle. Einmal fuhr er mit seiner Bergsteigerausrüstung nach Paris, doch als er das erste Drittel des Eiffelturmes hinter sich hatte, standen schon Polizei und Feuerwehr um den Turm und riefen ihm mit Megaphonen zu, er sollte doch herunterkommen. Um kein Aufsehen zu erregen, tat er es auch. Trotzdem hatte sich eine große Menschenmenge versammelt, bis er wieder unten war. Ein Mann sagte, er sei noch viel zu jung zum Sterben und er solle doch einmal in seine Praxis kommen; auf solche Fälle habe er sich spezialisiert. Asmilo war erstaunt und erklärte den Umstehenden, daß er sich lediglich ein Freizeitvergnügen erlaubt habe. Der Arzt riet ihm nun noch dringender, ihn aufzusuchen, versprach ihm sogar ein Sonderhonorar für die Behandlung. Asmilo verstand nicht, weshalb er behandelt werden sollte, und ich wußte auch keine Erklärung. Wir verließen Paris noch am selben Tag.

Ein anderes Mal wurden wir von der Polizei aufgehalten, weil wir Asmilos Auto in einen angeblich verkehrsuntüchtigen Zustand versetzt hatten. Dabei war es harte Arbeit gewesen, den Wagen zu schmücken. Einen ganzen Monat lang standen wir jeden Abend in der Garage und überzogen ihn mit Stoff, den wir bestickten und beklebten. Um die Fenster des Autos, für die wir Löcher in den Stoff geschnitten hatten, nähten wir lauter kleine Schellen, so daß es sich bei dem leisesten Windstoß wie Weihnachten anhörte. Auf dem Dach war eine große muschelförmige Schale befestigt, in der die Katze sitzen durfte. An der Fahrertür hatten wir eine Metallplatte gelötet, auf der das Telefon stand. Über den Scheinwerfern hingen kleine Markisen. Die Heckklappe hatten wir abmontiert, und nach mühsamer Kleinarbeit war es uns gelungen, ein Orchestreon im Kofferraum zu installieren. Bei jedem Hupen fingen der kleine Pianist, der Gittarist, der Schlagzeugspieler, der Trompeter, der Banjo- oder der puertoricanische Bongo-Spieler an zu musizieren - wahlweise "Der Clou", zwei verschiedene Klavierstücke von Chopin, eine Raggaemelodie oder "Tea for Two". Obwohl die Menschen - vor allem die Kinder - sich jetzt auf jedes Hupen freuten, schien es gerade das Orchestreon zu sein, das der Polizei mißfiel. Das Auto stand nun schon seit einem halben Jahr im Garten und Asmilo hupte nur noch für die kleinen Kinder, die ihn darum baten. Es überraschte mich, daß er sich dadurch nie entmutigen ließ. Immer wieder weicht er von dem ab, was gemeinhin als normal bezeichnet wird, und immer wieder ist sein Verhalten den anderen ein Dorn im Auge und sie zerstören, was er geschaffen hat.

Ich hatte Asmilo auf merkwürdige Weise kennengelernt. An einem Weihnachtsabend stand er vor meiner Haustür und fragte, ob unter all den Geschenken, die ich erhalten hätte, auch Glück gewesen sei. Nachdem ich mein Erstaunen über den wildfremden Mann im Türrahmen überwunden hatte, sagte ich: "Weihnachten bin ich immer allein und Geschenke gibt es deshalb auch nicht. Ich hatte noch eine Dose Glück im Kühlschrank, die ich an meine Verwandten geschickt habe. Leider vergaß ich, daß es meine Letzte war. Aber nach Weihnachten kommt ja vieles zurück, was die Beschenkten nicht gebrauchen können und umtauschen wollen. Glauben Sie nicht?" - "Nun, das passiert nur, wenn das Geschenk zu ausgefallen oder zu gewöhnlich ist." - "Gerade deshalb gebe ich die Hoffnung nicht auf, daß mir irgendjemand sein Glück zurücksendet - wenn es nicht inzwischen aufgetaut und zwischen seinen Fingern zerronnen ist. Viele gehen so achtlos damit um." - "Ja, und dann suchen sie es überall und können es nicht mehr finden. Es war sehr vernünftig von Ihnen, die Dose in den Eisschrank zu stellen." Es stellte sich heraus, daß er unterwegs war, um jemanden zu finden, dem er das Glück schenken konnte. Meistens war er aus dem Haus gewiesen worden. Mit Geld, Schmuck oder Pelzen hätte er vermutlich mehr Erfolg gehabt. Die Menschen glauben nicht mehr an Glück, wenn es nicht mit materiellem Gewinn in Verbindung zu bringen ist. Was sie nicht kaufen können, wollen sie auch nicht geschenkt haben. Sie sind mißtrauisch gegen Dinge, deren Wert ungewiß ist und von der Art der Verwendung abhängt.

Asmilo schenkte mir sein Glück und freute sich, daß er dadurch seinen eigenen Bestand aufbesserte. Ich bat ihn zu mir herein und wir verbrachten den Abend gemeinsam. Schnelle Bekanntschaften pflegen ebenso schnell zu zerbrechen, wie sie zustande kommen, doch mit Asmilo traf ich mich seit diesem Tag regelmäßig, und die Bekanntschaft entwickelte sich zur Freundschaft.

Aber als ich Asmilo einem meiner wenigen Besucher vorstellen wollte, behauptete dieser, er sähe niemanden, blickte mich verwirrt an und verließ unter einem Vorwand rasch wieder meine Wohnung. Asmilo bemerkte ruhig: "Du dachtest tatsächlich, es gäbe mich, nicht wahr?" Während ich im ersten Augenblick wie erstarrt vor ihm stand, betastete ich ihn nun von oben bis unten, um mich seiner Existenz zu vergewissern. Noch nie zuvor hatte ich ihn berührt und welche Panik löste es nun in mir aus, ins Nichts zu greifen! "Asmilo!", schrie ich ihn an. "Asmilo, Du bist doch, Asmilo!" Ich sah ihn vor mir sitzen, er entgegnete meinen Blick. Aber ich konnte ihn nicht fühlen. Der Schrecken ließ mich taumelnd zu Boden fallen. "Asmilo, Du bist doch! Hilf mir, Asmilo!" Mir wurde schwindelig, sein Bild verzerrte sich zu einer Grimasse, die mich drohend und riesig zu erdrücken schien. Von fern hörte ich sein grausames Lachen. "Du wußtest tatsächlich nicht, daß es keinen Asmilo gibt, Du wußtest es nicht"!, klirrte sein Gelächter. "Bring' mich nicht um, Asmilo!", kreischte ich ihn voller Verzweiflung an. "Asmilo ist schon immer ein Teil von Dir gewesen, den Du nicht integriert hast. Mich hat es als Asmilo nie gegeben." Und er lachte, lachte, lachte. "Jetzt kannst Du mich, der ein Teil von Dir ist, nicht mehr integrieren. Es ist zu spät. Halbheit. Du bist eine Halbheit!" Asmilos Bild verschwamm vor meinen Augen. "Umgebracht hast Du die eine Hälfte von Dir schon vor langer Zeit. Jetzt stirbt nur noch die Halbheit." Asmilo war ganz verschwunden und ich konnte mich nicht mehr bewegen. Als Hälfte lag ich tagelang hilflos und dem Ersticken nahe am Boden. Was ich dachte, dachte ich halb; was ich fühlte, fühlte ich halb; was ich tat, das tat ich halb.

Als ich mich mehr und mehr aufzulösen drohte, gesellte ich mich wieder unter Menschen, in der Hoffnung, die Teile zum Ganzen zu finden. Den Menschen fiel nicht auf, daß sie nur mit einer Halbheit sprachen, so daß sie mich nicht mehr ergänzen konnten. Ich schwand zunehmend dahin, ohne daß es jemand bemerkte. Selbst als Viertel genügte ich meiner Umwelt, als Achtel konnte ich ihren Erwartungen noch gerecht werden. Unaufhörlich zerspaltete ich. Vergeblich hoffte ich auf einen Menschen, der erkannte und mich dadurch zu einer Einheit hätte machen können. Mein Körper war noch ganz, als mein Inneres bereits in tausend Teile zersprungen war und mein Zustand mich zunehmend quälte. Die Schmerzen, die ich außen nicht fühlte und die mich unsichtbar zerfraßen, wurden unerträglich. Ich mußte meinen Körper öffnen, um die Einzelteile entströmen zu lassen, der Qual ein Ende zu setzen und einer anderen Ganzheit eine Chance zu geben. Je mehr aus meinem Körper herausfloß, desto erlöster fühlte ich mich. Ich spürte mich zur Ganzheit werden. Doch von irgendwoher kamen die,

die mich als Bruchteil kannten und als Bruchteil wollten. Mit Gewalt preßten
sie wieder in mich herein, was sich schon neben meiner Hülle zu einem Ganzen
formen wollte. Wahllos drückten sie die einzelnen Fetzen wieder in meine wertlose Fassade und zerrissen mich damit mehr, als ich es vorher gewesen war.
Sie kennen nicht die endlose, wachsende Qual, wenn die Ganzheit versagt bleibt.

Überwältigende Qual ohne Asmilo.

Literaturverzeichnis

Abelin, E.L. (1971): The role of the father in the separation-individuation process, in: J.B. Mc Devitt, C.F. Settlage (eds.): Separation-Indivuation: Essays in Honor of Margaret S. Mahler, New York: Int.Univ.Press.

-- (1975): Some further observations and comments on the earliest role of the father, Int. J. Psycho-Anal. 56, 293-302.

-- (1978): The role of the father in core gender identity and in psychosexual differentiation, in: R.C. Prall (rep.): The role of the father in the preoedipal years, J. Amer. Psychoanal. Assn. 26, 143-161.

Abse, W. (1982): Multiple personality, in: A. Roy (ed.): Hysteria, New York: John Wiley & Sons Ltd., 165-184.

Ahrens, S., Gyldenfeldt, H.v., Runde, P. (1979) Alexithymie, psychosomatische Krankheit und instrumentale Orientierung, Psychother. med. Psychol. 29, 173-177.

-- (1980): Zur Soziogenese von psychosomatischen Leiden, Medizin-Mensch-Gesellschaft 5, 118-123.

Aleksandrowicz, D.R. (1977): Are there precursors to repression? J. Nerv. Ment. Disease 164, 191-197.

Alexander, F. (1935): The logic of emotions and its dynamic background, Int. J. Psycho-Anal. 16, 399-413.

-- (1951): Psychosomatische Medizin, Grundlagen und Anwendungsgebiete. Berlin: De Gruyter.

Ammon, G. (1972): Zur Genese und Struktur psychosomatischer Syndrome unter Berücksichtigung psychoanalytischer Technik, Dyn. Psychiat. 5, 223-251.

-- (1974): Psychoanalyse und Psychosomatik, München: Piper.

-- (1978): Die psychosomatische Erkrankung als Ergebnis eines Ich-strukturellen Defizits. Eine Betrachtung unter genetischen, dynamischen, strukturellen und gruppendynamischen Gesichtspunkten, Dyn. Psychiat. 11, 287-299.

Ammon, K. (1975): Zur Psychodynamik von Suizidalität und psychosomatischer Erkrankung. Dyn. Psychiat. 8, 394-403.

Anders, T.F. (1982): Biological rhythms in development, Psychosomatic Medicine 44, 61-72.

Anzieu, D. (1979): The sound image of the self. Int. Rev. Psycho-Anal. 6, 23-36.

-- (1980): Skin ego, in: S. Lebovici, D. Wildlöcher: Psychoanalysis in Trance, New York: Int. Univ. Press.

-- (1982): Für eine psychoanalytische Psycholinguistik: Kurze Bestandsaufnahme und Vorüberlegungen, in: D. Anzieu et al.: Psychoanalyse und Sprache. Vom Körper zum Sprechen, Paderborn: Junfermann.

Apley, J., Mac Keith, R. (1968): The child and his symptoms, Philadelphia: F.A. Davis Co..

Arieti, S. (1967): The intrapsychic self. New York, London: Basic Books.

Arlow, J.A. (1963): Conflict, regression and symptom formation, Int. J. Psycho-Anal. 44, 12-24.

Armkraut, A., Solomon, G.F. (1974): From the symbolic stimulus to the pathophysiologie response: Immune mechanisms, Int. J. Psychiat.in Med. 5, 541-560.

Atwood, G.E., Stolorow, R.D. (1980): Psychoanalytic concepts and the representational world, Psychoanalysis and Contemporary Touyth 33, 267-290.

Bach, S. (1977): On the narcissistic state of consciousness, Int. J. Psycho-Anal. 58, 209-233.

Bahnson, C.B., Bahnson, M.B. (1966): Role of the ego defenses: denial and repression in the etiology of neoplasma, Ann. N.Y. Acad. Sci. 125, 827-845.

Bahnson, C.B. (1979): Das Krebsproblem in psychosomatischer Dimension, in: T.v. Uexküll (Hg.): Lehrbuch der Psychosomatischen Medizin, München, Wien, Baltimore: Urban & Schwarzenberg.

Balint, M. (1960): Angstlust und Regression. Beitrag zur psychologischen Typenlehre, Stuttgart: E. Klett.

-- (1970): Therapeutische Aspekte der Regression. Die Theorie der Grundstörung. Stuttgart: E. Klett.

Barkin, L. (1978): The concept of the transitional object, in: S.A. Grolnick, L. Barkin, W. Muensterberger (eds.): Between reality and fantasy, Transitional objects and phenomena, New York, London: Jason Aronson.

Basch, M.F. (1976a): The concept of affect: A re-examination, J. Amer. Psychoanal. Assn. 24, 759-777.

-- (1976b): Psychoanalysis and communication science, The Annual of Psychoanalysis Vol. IV, New York: Int. Univ. Press, 385-421.

-- (1977): Developmental Psychology and explanatory theory in Psychoanalysis, The Annual of Psychoanalysis Vol. V, New York: Int. Univ. Press, 229-263.

Bastiaans, J. (1969): The role of aggression in the genesis of psychosomatic disease. J. Psychosom. Res. 13, 307-314.

-- (1972): General comments on the role of aggression in human psychopathology, Psychother. Psychosom. 20, 300-311.

-- (1974): Neue psychodynamische und psychobiologische Aspekte der Hysterie. Prax. Psychother. 50, 159.

-- (1976): Der Beitrag der Psychoanalyse zur Psychosomatischen Medizin, in: Die Psychologie des 20. Jahrhunderts, Band II, Zürich: Kindler.

-- (1977): The implications of the specificity concept for the treatment of psychosomatic patients, Psychother. Psychosom. 28, 285-293.

-- (1979): Models of teaching psychobiological medicine to medical Students. Biblthca. psychiat. 159, 48-61.

Bateson, G. (1972): Steps to an ecology of mind, New York: Ballantine Books.

-- (1979): Mind and nature. A neccessary unity, London: Wildwood House.

Beck, D. (1981): Krankheit als Selbstheilung, Frankfurt a.M.: Insel.

Becker, N., Schorsch, E. (1980): Die psychoanalytische Theorie sexueller Perversionen, in: E. Schorsch (Hg.): Therapie sexueller Störungen, Stuttgart, New York: G. Thieme.

Beckmann, D. (1976): Paardynamik und Gesundheitsverhalten, in: H.E. Richter, H. Strotzka, J. Willi (Hg.): Familie und seelische Krankheit, Reinbeck: Rowohlt.

-- (1977): Selbst- und Fremdbild der Frau, Fam. Dyn. 2, 35-49.

-- (1978a): Übertragungsforschung, in: L. Pongratz (Hg.): Handbuch der Psychologie 8/II, Klinische Psychologie, Göttingen: Hogrefe.

-- (1978b): Leiden und Teilnahme, psychosozial 2/78, 45-66.

-- (1981): Vorwort zu Schwerpunktthema: Psychotechnik in der Medizin, psychosozial 4/81, 4-9.

Beckmann, D., Richter, H.E. (1972/1975): Gießentest (GT). Ein Test zur Individual- und Gruppendiagnostik, Bern, Stuttgart, Wien: Huber

Beckmann, D., Scheer, J.W. (1976): Sozialpsychologie der Arzt-Patient-Beziehung, in: H.E. Bock, W. Gerock, F. Hartmann (Hg.): Klinik der Gegenwart, Band X, E 681, München, Berlin, Wien: Urban & Schwarzenberg.

Beckmann, D., Brähler, E., Braun, P. (1977): Zur Scheinkorrelation zwischen neurotischen Körperbeschwerden und sozialer Schichtzugehörigkeit, Psychosom. Psychoanal. 3, 251-262.

Bégoin, J. (1981): Espace psychique et psychosomatique, Rev. franc. Psychoanal., 303-308.

Bell, R.Q., Weller, G.M., Waldrop, M.F. (1971): Newborn and preschooler: Organisation of behavior and relations between periods, Monographs of the Society for Research in Child Development, vol. 36, 1, 2.

Benjamin, J. (1961): Some developmental observations relating to the theory of anxiety J. Amer. Psychoanal. Assn. 9, 652-668.

Beres, D. (1960): Perception, imagination and reality, Int. J. Psycho-Anal. 41, 327-334.

Berger, P.L., Luckmann, T. (1971): The social construction of reality, Harmondsworth, Middlesex: Penguin University Books.

Bertalanffy, L.v. (1964): The mind-body problem: a new view. Psychosom. Med. 26, 29-45.

Bick, E. (1968): The experience of the skin in early object-relations, Int. J. Psycho-Anal. 49, 484-486.

Bion, W.R. (1967): Second thoughts: selected papers on psycho-analysis, London: Heinemann.

-- (1970): Attention and interpretations, London: Heinemann.

-- (1977): Emotional turbulence, in: P. Hartocollis (ed.): Borderline personality disorders, New York: Int. Univ. Press.

Birbaumer, N. (1977): Zum Problem der Psychosomatik, in: N. Birbaumer: Psychophysiologie der Angst, München, Wien, Baltimore: Urban & Schwarzenberg.

Blanck, G. (1966): Some technical implications of ego psychology, Int. J. Psycho-Anal. 47, 6-13.

Blanck, G., Blanck, R. (1978): Angewandte Ich-Psychologie, Stuttgart: Klett-Cotta.

-- (1979): Ego psychology II. Psychoanalytic developmental psychology, New York: Columbia Univ. Press.

-- (1980): Separation- individuation: An organizing principle, in: R.F. Lax, S. Bach, J.A. Burland (eds.): Rapprochement. The critical subphase of separation-individuation, New York, London: Jason Aronson.

Bliss, E.L. (1980): Multiple personalities, Arch. Gen. Psychiatry 37: 1388-1397.

Blos, P. (1978): Adoleszenz. Eine psychoanalytische Interpretation, Stuttgart: Klett-Cotta.

-- (1979): The adolescent passage, developmental issues, New York: Int. Univ. Press.

Blum, H.P. (1978): Symbolic process and symbol formation, Int. J. Psycho-Anal. 59, 455-471.

Boor, C. de (1964/65): Strukturunterschiede unbewußter Phantasien bei Neurosen und psychosomatischen Krankheiten, Psyche 18, 664-673.

-- (1968): Der Einfluß der Entwicklung der psychoanalytischen Theorie auf die Behandlungstechnik, Psyche 22, 738-747.

-- (1976): Psychosomatische Symptome und delinquentes Verhalten, Psyche 30, 625-641.

Boor, C. de, Mitscherlich, A. (1973): Verstehende Psychosomatik: Ein Stiefkind der Medizin, Psyche 27, 1-20.

Borens, R., Grosse-Schulte, E., Jaensch, W., Kortemme, K.-H. (1977): Is 'alexithymia' but only a social phenomenon? Psychother. Psychosom. 28, 193-198.

Bouvet, M. (1958): Les variations de la technique, in: Ouvres Psychoanalytiques I, Paris: Payot 1967.

Brähler, E., Scheer, J.W. (1979): Skalierung psychosomatischer Beschwerdekomplexe mit dem Gießener Beschwerdebogen (GBB), Psychother. med. Psychol. 29, 14-24.

Brähler, E., Beckmann, D., Müller, S. (1977): Psychosomatische Beschwerden und Schichtzugehörigkeit, Med. Psychol. 3, 214-223.

Bräutigam, W. (1962): "Organwahl" - "Organsprache" - "Organspezifität". Kolloquium und allgemeine Diskussion auf der 12. Lindauer Psychotherapiewoche am 2.5.1962, in: G.u.A. Overbeck (Hg.)(1978): Seelischer Konflikt - Körperliches Leiden, Reinbeck: Rowohlt.

Bräutigam, W., Christian, P. (1981): Psychosomatische Medizin, Stuttgart, New York: G. Thieme, 3. Auflage.

Braunschweig, D., Fain, M. (1971): Eros et antéros, Paris: Petite Bibliothèque, Payot.

Brazelton, T.B. (1980): Neonatal assessment, in: S.J. Greenspan, G.H. Pollock (eds.): The course of life. Psychoanalytic contributions toward understanding personality development, Vol. 1: Infancy and early childhood, U.S. Department of Health and Human Services.

Brazelton, T.B., Als, H. (1979): Four early stages in the development of mother-infant interaction, Psychoanal. Study Child 34, 349-369.

Brede, K. (1971): Die Pseudologik psychosomatischer Störungen, in: A. Lorenzer, H. Dahmer, K. Horn, K. Brede: Psychoanalyse als Sozialwissenschaft, Frankfurt a.M.: edition Suhrkamp 454.

-- (1972): Sozioanalyse psychosomatischer Störungen. Zum Verhältnis von Soziologie und Psychosomatischer Medizin, Frankfurt a.M..

-- (1978): Ein sozialpsychologischer Zugang zur Spezifität psychosomatischer Störungen, in: G.u.A. Overbeck (Hg.): Seelischer Konflikt - Körperliches Leiden, Reinbeck: Rowohlt.

-- (1979): Der Organismus als Problem der Sozialwissenschaften, in: Die Psychologie des 20. Jahrhunderts, Band IX, Zürich: Kindler.

Bridger, W.H. (1962): Sensory discrimination and autonomic function, J.Acad. Child Psychiatry 1, 67-82.

Brody, S., Axelrad, S. (1970): Anxiety and ego formation in infancy, New York.

Broucek, F. (1979): Efficacy in infancy: A review of some experimental studies and their possible implications for clinical theory, Int. J. Psycho-Anal. 60, 311-316.

-- (1982): Shame and its relationship to early narcissistic developments, Int. J. Psycho-Anal. 63, 369-378.

Broughton, R. (1975): Biorhythmic variations in consciousness and psychological functions, Canad. Psychol. Rev. 16, 217-239.

Brown, E.L., Fukuhara, J.T., Feiguine, R.J. (1981): Alexithymic asthmatics: The miscommunication of affective and somatic states, Psychother. Psychosom. 36, 116-121.

Bruch, H. (1971): Obesity and orality, Dyn. Psychiat. 4, 241-257.

-- (1973): Eating disorders: Obesity, anorexia nervosa and the patient within, New York: Basic Books.

Buchborn, E. (1980): Die Medizin und die Wissenschaften vom Menschen. Ansprache zur Eröffnung der Deutschen Gesellschaft für Innere Medizin. Wiesbaden, 13. April 1980.

Castelnuovo-Tedesco, P. (1981): Psychological consequences of physical defects: A psychoanalytic perspective, Int. Rev. Psycho-Anal. 8, 145-154.

Ciompi, L. (1982): Über Affektlogik. Auf der Grundlage von Psychoanalyse und genetischer Epistemologie, Psyche 36, 226-266.

Cohen, S.J. (1979): Updating the model for psychotherapy of psychosomatic problems, Psychother. Psychosom. 32, 72-90.

Colarusso, C.A., Nemiroff, R.A. (1981): Adultdevelopment, New York, London: Plenum Press

Cremerius, J. (1957): Freuds Konzept über die Entstehung psychogener Körpersymptome, Psyche 2, 125-139.

-- (1966): Zur Prognose unbehandelter Neurosen, Zeitschr. Psychosom. Med. 12, 106-111.

-- (1972): Prognose und Spätschicksale unbehandelter funktioneller Syndrome, Klinische Wochenschrift 50, 61-75.

Cremerius, J. (1975): Schichtspezifische Schwierigkeiten bei der Anwendung der Psychoanalyse, Münchener Med. Wochenschr. 117, 1229-1232.

-- (1976): Die Situation der Psychosomatischen Medizin und Psychoanalyse an den Universitäten der Bundesrepublik Deutschland, in: J. Cremerius (1978): Zur Theorie und Praxis der Psychosomatischen Medizin, Frankfurt a.M.: Suhrkamp taschenbuch wissenschaft 255.

-- (1977a): Ist die "psychosomatische Struktur" der französischen Schule krankheitsspezifisch? Psyche 31, 293-317.

-- (1977b): Some reflections about the conception of "psychosomatic patients", Psychother. Psychosom. 28, 236-242.

-- (1977c): Grenzen und Möglichkeiten der psychoanalytischen Behandlungstechnik bei Patienten mit Über-Ich-Störungen, Psyche 31, 593-636.

-- (1979a): Gibt es zwei psychoanalytische Techniken? Psyche 33, 577-599.

-- (1979b): Spätschicksale unbehandelter Neurosen, in: Die Psychologie des 20. Jahrhunderts, Band X, Zürich: Kindler.

Cremerius, J., Hoffmann, S.O., Hoffmeister, W., Trimborn, W. (1979): Die manipulierten Objekte. Ein kritischer Beitrag zur Untersuchungsmethode der französischen Psychosomatik, Psyche 33, 801-828.

Dahl, H. (1978): The appetite hypothesis of emotions: A new psychoanalytic model of motivation, Psychoanalysis and Contemporary Thought 1, 373-408.

Dare, C., Holder, A. (1981): Developmental aspects of the interaction between narcissism, self-esteem and object relations, Int. J. Psycho-Anal. 62, 323-337.

Deri, S. (1978): Transitional phenomena: vicissitudes of symbolization and creativity, in: S.A. Grolnick, L. Barkin, W. Muensterberger (ed.): Between reality and fantasy. Transitional objects and phenomena, New York, London: Jason Aronson.

Deutsch, F. (1924): Zur Bildung des Konversionssymptoms, Int. Z. Psychoanal. 10, 380-392.

Dirks, J.F., Robinson, S.K., Dirks, D.L. (1981): Alexithymia and the psychomaintenance of bronchial asthma, Psychother. Psychosom. 36, 63-71

Donnet, J.L., Green, A. (1973): L'enfant de ca. Psychoanalyse d'un entretien. La psychose blanche. Paris: Editions Minuit.

Dowling, A.S. (1973): Psychosomatic disorders of childhood, in: S.L. Copel: Behavior pathology of childhood and adolescence, New York: Basic Books.

Dowling, S. (1977): Seven infants with oesophageal atresia: a developmental study, Psychoanal. Study Child 32, 215-256.

Drees, A., Arnold, M.-A., Freyberger, H., Otto, H., Ritter, J. (1976): Das Alexithymiekonzept in der Psychosomatik, Therapiewoche 26, 1067-1077.

Easser, B.D., Lesser, S.R. (1965): Hysterical personality: a re-evaluation, Psychoanal. Quart. 34, 390-412.

Eckensberger, D., Overbeck, G., Biebl, W. (1976): Subgroups of ulcer patients according to clinico-sociological, psychological test and psychotherapeutic characteristics, J. Psychosom. Res. 20, 489-499.

Eigen, M. (1981): Maternal abandonment threats, mind-body relations and suicidal wishes, J. Amer. Acad. Psychoanal. 9, 561-582.

Elhardt, S. (1974): Aggression als Krankheitsfaktor, Göttingen: Vandenhoeck & Ruprecht.

Elias, N. (1969): Über den Prozeß der Zivilisation, Band I/II, Bern, München.

Emde, R.N. (1980a): Toward a psychoanalytic theory of affect. I. The organizational model and its propositions.

-- (1980b): Toward a psychoanalytic theory of affect. II. Emerging models of emotional development in infancy, in: S.J. Greenspan, G.H. Pollock (eds.): The course of life. Psychoanalytic contributions toward understanding personality development, Vol. I: Infancy and early childhood, U.S. Department of Health and Human Services.

-- (1980c): Ways of thinking about new knowledge and further research from a developmental orientation, Psychoanalysis and Contemporary Thought 3, 213-235.

-- (1981): Changing models of infancy and the nature of early development: Remodeling the foundation, J. Amer. Psychoanal. Assn. 29, 179-219.

Emde, R.N., Robinson, J. (1979): The first two months: Recent research in developmental psychobiology and the changing view of the newborn, in: J.D. Noshpitz (ed.): Basic handbook of child psychiatry, Vol. I, New York: Basic Books.

Emde, R.N. Gaensbauer, T.J., Harmon, R.J. (1976): Emotional expression in infancy: a biobehavioral study. New York: Int. Univ. Press.

Engel, G.L. (1959):'Psychogenic' pain and the pain prone patient, Am. J. Med. 26, 899-918.

-- (1962): Psychological development in health and disease, Philadelphia: Saunders.

-- (1963): Towards a classification of affects, in: P.H. Knapp (ed.): Expression of the emotions in man, New York: Int. Univ. Press.

-- (1967): The concept of psychosomatic disorder, J. Psychosom. Res. 11, 3-9.

-- (1977): A need for a new medical model: a challenge for biomedicine, Science 196, 129-136.

-- (1980): The clinical application of the biopsychosocial model, Amer. J. Psychiatry 137, 535-544.

Engel, G.L., Schmale, A.H. (1967): Eine psychoanalytische Theorie der somatischen Störung, Psyche 23, 241-261 (1969).

-- (1972): Conservation-withdrawal: A primary regulatory process for organismic homeostasis, in: Physiology, emotion and psychosomatic illness, Ciba Foundation Symposium 8, 57-86, Amsterdam: Elsevier.

Erikson, E.H. (1955): Das Traummuster der Psychoanalyse, Psyche 8, 561-604.

-- (1970): Die Weiblichkeit und der innere Raum, in: E.H. Erikson: Jugend und Krise, Stuttgart: Klett.

-- (1973): Wachstum und Krisen der gesunden Persönlichkeit, in: E.H. Erikson: Identität und Lebenszyklus, Frankfurt a.M.: Suhrkamp taschenbuch wissenschaft 16.

Erikson, E.H. (1980): Elements of a psychoanalytic theory of psychosocial development, in: S.J. Greenspan, G.H. Pollock (eds.): The course ot life: Psychoanalytic contributions. Toward understanding personality development, Vol. I: Infancy and early childhood, U.S. Department of Health and Human Services.

Ermann, M. (1980): Die Grundstörung bei depressiven Neurosen und psychosomatischen Störungen, Ztschr. Psychosom. Med. 26, 310-328.

-- (1982): Die psychovegetativen Störungen als ich-strukturelles Problem. Ztschr. Psychosom. Med. 28, 255-265.

Eysenck, H.J., Rachman, S. (1965): The causes and cures of neurosis, London, Routledge & Kegan Paul.

Eysenck, H.J., Wilson, S.D. (1973): The experimental study of Freudian theories, London: Methuen.

Fain, M. (1981): Vers une conception psychosomatique de l' inconscient, Rev. franc. Psychoanal. 2/81, 281-292.

Fain, M., Marty, P. (1965): A propos du narcissisme et sa genèse. Rev. franc. Psychoanal. 29, 561-572.

Fain, M., Kreisler, L. (1980): Discussion on the origins of the representative functions in the light of two pediatric case histories, in: S. Lebovici, D. Widlöcher: Psychoanalysis in France, New York: Int. Univ. Press.

Farber, L. (1977): Harry Stack Sullivan and the American dream, The Times Literary Supplement 3916, 386-388.

Federn, P. (1956): Ich-Psychologie und die Psychosen, Bern: Huber.

Feigl, H. (1958): The "mental" and the "physical", in: Minnesota Studies in the Philosophy of Science, Bd. II, Minneapolis: University of Minnesota Press.

Feldman, F. et al. (1967): Psychiatric studies of a consecutive series of 34 patients with ulcerative colitis, Br. med.. J. iii: 14-17

Fenichel, O. (1927): Über organlibidinöse Begleiterscheinungen der Triebabwehr, in: J. Grunert (Hg.): Körperbild und Selbstverständnis, München, Kindler, Geist und Psyche 2187, (1977).

-- (1934): The defense against anxiety particularly by libidinization, in: Collected Papers, First Series, New York: Norton (1953).

-- (1945): The psychoanalytical theory of neurosis, New York.

Ferenczi, S. (1924): Versuch einer Genitaltheorie, in: Bausteine zur Psychoanalyse, Bd. IV, Bern, Stuttgart 1964.

Fischer, H.K. (1976): Scientific method and dynamic structure in Psychosomatic medicine, Psychosomatics, Vol. XVII.

Fisher, S. (1970): Body experience in fantasy and behavior, New York: Appleton-Century-Crofts.

Fisher, S., Cleveland, S.E. (1958): Body image and personality, Princeton, New York: Princeton Univ. Press.

Fiss, H. (1979): Current dream research: a psychobiological perspective, in: B.B. Wolman (ed.): Handbook of Dreams, New York: van Nostrand Reinhold Company.

Flannery, J.G. (1977): Alexithymia. I. The communication of physical symptoms, Psychother. Psychosom. 28, 133-140.

-- (1978): Alexithymia. II. The association with unexplained physical distress. Psychother. Psychosom. 30, 193-197.

Flannery, J.G., Taylor, G. (1981): Toward integrating psyche and soma: Psychoanalysis and neurobiology, Can. J. Psychiatry 26, 15-23.

Foucault, M. (1977): Sexualität und Wahrheit, Bd. 1. Der Wille zum Wissen. Frankfurt a.M.: Suhrkamp.

Frank, A. (1969): The unrememberable and the forgettable: Passive primal repression, Psychoanal. Study Child 24, 59-66.

Frank, J.D. (1968): The influence of patients and therapists' expectations on the outcome of psychotherapy, Brit. J. Med. Psychol. 41, 349-356.

Freedman, D.A. (1979): The sensory deprivations. An approach to the study of the emergence of affects and the capacity for object relations, Bull. Menninger Clinic, 43, 29-68.

-- (1980): Maturational and developmental issues in the first year, in: S.J. Greenspan, G.H. Pollock (eds.): The course of life: Psychoanalytic contributions toward understanding personality development. Vol. I: Infancy and early childhood, U.S. Department of Health and Human Services.

Freud, A. (1963): The concept of developmental lines, Psychoanal. Study Child 18, 245-265.

-- (1965): Normality and pathology of development in childhood: assessments of development, New York: Int. Univ. Press.

-- (1969): Difficulties in the path of psychoanalysis: a confrontation of past with present viewpoints, New York: Int. Univ. Press.

-- (1980): Child analysis as the study of mental growth, in: S.J. Greenspan, G.H. Pollock (eds.): The course of life. Psychoanalytic contributions toward understanding personality development. Vol. I: Infancy and early childhood, U.S. Department of Health and Human Services.

Freud, S. (1891): Zur Auffassung der Aphasien, Leipzig, Wien.

-- (1893): Über den psychischen Mechanismus hysterischer Phänomene, G.W. I.

-- (1894): Die Abwehr-Neuropsychosen, G.W. I.

-- (1895): Entwurf einer Psychologie, in: S. Freud: Aus den Anfängen der Psychoanalyse. Briefe an W. Fliess, Abhandlungen und Notizen aus den Jahren 1877-1902, London 1950.

-- (1896): Zur Ätiologie der Hysterie, G.W. I.

-- (1900): Die Traumdeutung, G.W. II/III.

-- (1905): Drei Abhandlungen zur Sexualtheorie, G.W. V.

-- (1909): Bemerkungen über einen Fall von Zwangsneurose, G.W. VII.

-- (1913): Das Interesse an der Psychoanalyse, G.W. VIII.

-- (1914): Zur Einführung des Narzißmus, G.W. X.

-- (1915a): Die metapsychologischen Schriften, G.W. X.

-- (1915b): Das Unbewußte, G.W. X.

-- (1916/17): Vorlesungen zur Einführung in die Psychoanalyse, G.W. XI.
-- (1917): Vorlesungen zur Einführung in die Psychoanalyse, G.W. XI.
-- (1919): Das Unheimliche, G.W. XII.
-- (1920): Jenseits des Lustprinzips, G.W. XIII.
-- (1923): Das Es und das Ich, G.W. XIII.
-- (1926a): Zur Frage der Laienanalyse, G.W. XIV.
-- (1926b): Hemmung, Symptom, Angst, G.W. XIV.

Freyberger, H. (1976): "Symptom", "Konflikt" und Persönlichkeit in der Behandlung psychosomatischer Patienten, Prax. Psychother. 21, 121-131.
-- (1977): Supportive psychotherapeutic techniques in primary and secondary alexithymia. Psychother. Psychosom. 28, 337-342.
-- (1979): Students working as auxiliary therapists with groups of psychosomatic and organically ill patients, Biblthca. psychiat. 159, 62-70.

Freyberger, H., Ludwig, M., Mangels, M., Neuhaus, P. (1979): Consultation - Liaison Psychiatry activities in a renal transplant unit, Psychother. Psychosom. 32, 157-163.

Frosch, J. (1964): The psychotic character: Clinical psychiatric considerations, Psychiatric Quartery 38, 81-96.

Fürstenau, P. (1977): Praxeologische Grundlagen der Psychoanalyse, in: L. Pongratz (Hg.): Handbuch der Psychologie, 8/I, Klinische Psychologie, Göttingen: Hogrefe.

Gaddini, E. (1969): On imitation, Int. J. Psycho-Anal. 50, 475-484.
-- (1982): Early defensive fantasies and the psychoanalytical process, Int. J. Psycho-Anal. 63, 379-388.

Gaddini, R. (1970): Transitional objects and the process of individuation, J. Amer. Acad. Child Psychiat. 9, 347-365.
-- (1974): Early psychosomatic symptom and the tendency towards integration, Psychother. Psychosom. 23, 26-34.
-- (1975): The concept of transitional object, J. Amer. Acad. Child Psychiat. 14, 731-736.
-- (1977a): The pathology of self as a basis of psychosomatic disorders, Psychother. Psychosom. 28, 260-271.
-- (1977b): Psychosomatic disorders in children, in: E.D. Wittkower, H. Warnes (eds.): Psychosomatic medicine. Its clinical applications, Hegertown: Harper & Row.
-- (1978): Transitional object origins and the psychosomatic symptom, in: S.A. Grolnick, L. Barkin, W. Muensterberger (eds.): Between reality and fantasy, Transitional objects and phenomena, New York, London: Jason Aronson.
-- (1979a): Early psychosomatic pathology, Psychother. Psychosom. 31, 121-127.
-- (1979b): The realtionship of reactions to illness to developmental stages, Biblthca. psychiat. 159, 96-106.

Galdston, J. (1955): Psychosomatic medicine, Arch. Neurol. (Chicago) 74, 441.

Garma, A. (1950): On the pathogenesis of peptic ulcer patients, Int. J. Psycho-Anal. 31, 53-72.

-- (1953): The internalized mother as harmful food in peptic ulcer patients, Int. J. Psycho-Anal. 34, 102-110.

-- (1958): Psychische Faktoren bei gastrischen Krisen und Duodenalulcera, Zeitschr. Psychosom. Med. 4, 57-60.

Gedo, J.E. (1979): Beyond interpretation: toward a revised theory of psychoanalysis, New York: Int. Univ. Press.

-- (1980): Reflections on some current controversies in Psychoanalysis, J. Amer. Psychoanal. Assn. 28, 363-383.

-- (1981): Advances in clinical psychoanalysis, New York: Int. Univ. Press.

Gedo, J.E., Goldberg, A. (1973): Models of the mind: a psychoanalytic theory, Chicago: Univ. Chicago Press.

Gedo, J.W., Pollock, G.H. (eds.) (1976): Freud: The fusion of science and humanism, Psychol. Issues, Monogr. 34/35, New York: Int. Univ. Press.

Gibello, B. (1982): Phantasma, Sprache, Natur: Drei Realitätsordnungen, in: D. Anzieu et al.: Psychoanalyse und Sprache. Vom Körper zum Sprechen, Paderborn: Junfermann.

Giovacchini, P.L. (1963): Somatic symptoms and the transference neurosis, Int. J. Psycho-Anal. 44, 143.

Gitelson, M. (1959): A critique of current concepts in psychosomatic medicine, Bull. Menninger Clin. 23, 165.

Glaser, V. (1967): Sinnvolle Gymnastik, Hefer Verlag.

-- (1979): Das Gamma-Nerven-System (GNS) als psychosomatisches Bindeglied. Atemschulung als Element der Psychotherapie, Darmstadt: Wissenschaftliche Buchgesellschaft.

Glaser, V., Veldman, F. (1966): Psychotaktile Therapie, Physik. Med. und Reh. 10.

Glover, E. (1956): On the early development of mind, New York: Int. Univ. Press.

Goeppert, S. (1976): Grundkurs Psychoanalyse, Reinbeck: rororo studium 101.

Goeppert, S., Goeppert, H.C. (1975): Redeverhalten und Neurose, Reinbeck: rororo studium 65.

Goffman, E. (1972): Asyle, Frankfurt a.M.: Suhrkamp.

Grand, S. (1982): The body and its boundaries: A psychoanalytic view of cognitive process disturbances in schizophrenia, Int. Rev. Psycho-Anal. 9, 327-342.

Green, A. (1967): Le narcissisme primaire: Structure on état. L'inconscient 1: 127-157, 2: 89-116.

-- (1970): L'affect, Rev. franc. Psychoanal. 34, 883-1141.

-- (1973): Le discours vivant: La conception psychoanalytique de l'affect, Paris: Presses Univ. de France.

Green, A. (1974): in: J. Laplanche (rep.): Panel on "hysteria today", Int. J. Psycho-Anal. 55, 459-469.

-- (1975): Aktuelle Probleme der psychoanalytischen Theorie und Praxis, Psyche 29, 503-541.

-- (1976): Hysterie, in: Die Psychologie des 20. Jahrhunderts, Band II, Zürich: Kindler.

-- (1977): The borderline concept, in: P. Hartocollis (ed.): Borderline personality disorders, New York: Int. Univ. Press.

-- (1979): Psychoanalytische Theorien über den Affekt, Psyche 51, 681-732.

-- (1980): Freud memorial lectures 1980, London: Persönliche Vorlesungsnotizen.

Greenacre, Ph. (1957): The childhood of the artist: Libidinal phase development and giftedness, Psychoanal. Child study 12, 27-72.

-- (1958a): Toward an understanding of the physical nucleus of some defence reactions, Int. J. Psycho-Anal. 39, 69-76.

-- (1958b): Early physical determinants in the development of the sense of identity, J. Amer. Psychoanal. Assn. 6, 612-628.

-- (1959): On focal symbyosis, in: L.v. Jessner, E. Pavenstedt (eds.): Dynamic psychology in childhood, New York.

-- (1960): Considerations regarding the parent-infant relationship, in: Emotional growth, Bd. 1, New York.

-- (1969): The fetish and the transitional object, Psychoanal. Study Child 24, 144-164.

-- (1971): Discussion on: E. Galenson: A consideration of the nature of thought in childhood play, in: J.B. McDevitt, D.F. Settlage (eds.): Separation-Individuation: Essays in Honor of Margaret S. Mahler, New York: Int. Univ. Press.

Greenspan, S. (1977): The oedipal-preoedipal dilemma: a reformulation according to object relations theory, Int. Rev. Psycho-Anal. 4, 381-391.

Grinker, R.R. (1966a): Psychosomatic aspect of the cancer problem, Ann. N.Y. Acad. Sci. 125, 876-882.

-- (1966b): "Open-system" psychiatry, Amer. J. Psychoanal. 26, 115.

-- (1973): Psychosomatic concepts, New York: Jason Aronson.

Groen, J.J. (1974): The challenge of the future: the prevention of psychosomatic disorders, Psychother. Psychosom. 23, 283-303.

Grolnick, S.A. (1978): Dreams and dreaming as transitional phenomenon, in: S.A. Grolnick, L. Barkin, W. Muensterberger (eds.): Betwen reality and fantasy. Transitional objects and phenomena, New York, London: Jason Aronson.

Grossarth-Maticek, R. (1976): Krebserkrankung und Familie, Familiendynamik 4/76, 294-318.

-- (1979): Krankheit als Biographie, Köln: Kiepenheuer & Witsch.

Grotstein, J.S. (1982a): Newer perspectives in object relations theory, Contemporary Psychoanalysis 18, 43-91.

— (1982b): Autoscopic phenomena, in: C.T.H. Friedmann, R.A. Faguet: Extraordinary disorders of human behavior, New York, London: Plenum Press.

Grunert, J. (1977): Einführung des Herausgebers, in: J. Grunert (Hg.): Körperbild und Selbstverständnis, München: Kindler, Geist und Psyche 2187.

Guntern, G. (1980): Der Wandel vom psychoanalytischen zum systemischen Paradigma, Familiendynamik 1/80, 2-41.

— (1981): Streß und Bewältigungsmechanismen in menschlichen Systemen, Familiendynamik 2/81, 140-147.

Habermas, J. (1973): Erkenntnis und Interesse, Frankfurt a.M.: Suhrkamp taschenbuch wissenschaft 1.

Hägglund, T.-B., Piha, H. (1980): The inner space of the body image, Psychoanal. Quart. 19, 256-283.

Hagedorn, E., Messner, K., Studt, H.H., Arnds, H.G. (1971): Zur Symptomverteilung bei psychosomatisch Kranken. Orientierende Untersuchungen, Zeitschr. Psychosom. Med. 17, 144-160.

Hahn, P., Petzold, E. (1974): Zur Problematik des Syndromwechsels. Vom Asthma zur Psychose. Zwei Wege der Angstabwehr, Prax. Psychother. 19, 64-72.

Haley, J., Jackson, D.D. (1963): Transference revisited, J. Nerv. Ment. Dis. 137, 363.

Hartmann, H., Kris, E. (1945): The genetic approach in psychoanalysis, Psychoanal. Study Child 1, 11-30.

Hartocollis, P. (1976): On the experience of time and its dynamics, with special reference to affects, J. Amer. Psychoanal. Assn. 24, 363-375.

— (1977): Affects in borderline disorders, in: P. Hartocollis (ed.): Borderline personality disorders, New York: Int. Univ. Press.

Hebb, D.O. (1949): The organization of behavior, New York: John Wiley.

Heim, E. (1975): Krankheitsverhalten, Zeitschr. Psychosom. Med. Psychoanal. 21, 81-100.

Hellbrügge, T., Lange, J.E., Rutenfranz, J., Stehr, K. (1964): Circadian periodicity of physiological functions in different stages of infancy and childhood, Ann. N.Y. Acad. Sci. 117, 361-373.

Henseler, H. (1974): Narzißtische Krisen. Zur Psychodynamik des Selbstmords, Reinbeck: rororo studium 58.

— (1976): Die Theorie des Narzißmus, in: Die Psychologie des 20. Jahrhunderts, Band II, Zürich: Kindler.

Hill, D. (1971): On the contribution of psychoanalysis to psychiatry: mechanism and meaning, Int. J. Psycho-Anal. 52, 1.

Hill, E.F. (1972): The Holtzman Inkblot Technique. A handbook for clinical application, San Francisco, Washington, London: Jossey-Bass, Inc. Publishers.

Hill, O.W. (ed.)(1976): Modern trends in psychosomatic medicine, Vol. 3, London: Butterworths.

Hofer, M.A. (1975): The principles of autonomic function in the life of man and animals, in: M.F. Reiser (ed.): American Handbook of Psychiatry, Vol. 4.

-- (1981): Toward a developmental basis for disease predisposition: The effects of early maternal separation on brain, behavior, and cardiovascular system,in: H. Weiner, M.A. Hofer, A.J. Stunkard (eds.): Brain, behavior, and bodily disease, New York: Raven Press.

-- (1982): Some thoughts on "the transduction of experience" from a developmental perspective, Psychosom. Med. 44, 19-27.

Hoffer, W. (1950): Development of the body ego, Psychoanal. Study Child 5, 18-23.

Hoffmann, S.O. (1979): Charakter und Neurose. Ansätze zu einer psychoanalytischen Charakterologie, Frankfurt a.M.: Suhrkamp.

Hoffmann, S.O., Trimborn, W. (1979): Umschriebene Probleme bei der Versorgung der Landbevölkerung mit analytischer Psychotherapie. Beobachtungen und Hypothesen über die Struktur von Neurosen im dörflich-ländlichen Milieu, in: J. Cremerius, S.O. Hoffmann, W. Trimborn: Psychoanalyse, Über-Ich und soziale Schicht, München: Kindler, Geist und Psyche 2206.

Holman, H.R. (1976): Hosp. Pract. 11.

Holzkamp, K. (1972): Kritische Psychologie, Frankfurt a.M.

Holtzman, W.H. (1958):Holtzman Inkblot Technique, New York: The Psychological Corporation.

Home, H.J. (1966): The concept of mind, Int. J. Psycho-Anal. 47, 42.

Horn, K. (1979): Zur gesellschaftlichen Funktion von Politischer Psychologie. Subjektivierung gesellschaftlicher Widersprüche, in: H. Moser (Hg.): Politische Psychologie. Politik im Spiegel der Sozialwissenschaften, Weinheim, Basel: Beltz.

-- (1980): Das wissenschaftliche und das reale Problem des Gesundheitsverhaltens von Unterschichtpatienten, in: K. Menne, K. Schröter (Hg.): Psychoanalyse und Unterschicht, Frankfurt a.M.: Suhrkamp taschenbuch wissenschaft 301

Hunter, R.C.A. (1979): Psychoanalysis, somatization and psychosomatic disease. A reappraisal, Can. J. Psychiatry 24, 383-390.

Isaacs, S. (1948): The nature and function of fantasy, Int. J. Psycho-Anal. 29, 73-97.

Isakower, O. (1938): A contribution to the pathopsychology of phenomena associated with falling asleep, Int. J. Psycho-Anal. 19, 331-345.

Izzard, C. (1982): in: P. Hartocollis, E.P. Lester (rep.): New directions in affect theory, J. Amer. Psychoanal. 30, 197-211.

Jacobs, S., Douglas, L. (1979): Grief: A mediating process between a loss and illness, Comprehensive Psychiatry 20, 165-176.

Jackson, M. (1977): Psychopathology and 'Pseudonormality' in ulcerative colitis, Psychother. Psychosom. 28, 179-186.

Jaffe, D.S., Naiman, J. (1978): Plenary session on affects and the psychoanalytic situation, Int. J. Psycho-Anal. 59, 7-18.

James, M. (1966): Anxiety, socialization and ego formation in infancy. Comment on the paper by Drs. Axelrad and Brody, Int. J. Psycho-Anal. 47, 230-235.

-- (1979): The non-symbolic nature of psychosomatic disorder: a test case of both Klein and Classical theory, Int. Rev. Psycho-Anal. 6, 413-422.

Janet, P. (1894): L' ètat mental des hystèriques, Paris: Alcan.

Janus, L. (1979): Spezifitätsmodelle, in: Die Psychologie des 20. Jahrhunderts, Band IX, Zürich: Kindler.

Jaques, E. (1965): Death and the mid-life crisis, Int. J. Psycho-Anal. 46, 502-514.

-- (1980): The midlife crisis, in: S.J. Greenspan, G.H. Pollock (eds.): The course of life: Psychoanalytic contributions toward understanding personality development, Vol. III: Adulthood and the aging process, U.S. Department of Health and Human Services.

Joffe, W.G., Sandler, J. (1965): Notes on pain, depression and individuation, Psychoanal. Study Child 20, 394-424.

Jones, E. (1929): Fear, guilt and hate, Int. J. Psycho-Anal. 10, 383-397.

Joraschky, P., Köhle, K. (1979): Maladaption und Krankheitsmanifestation. Das Streßkonzept in der Psychosomatischen Medizin, in: Th. v. Uexküll et al. (Hg.) (1979).

Kafka, E. (1971): On the development of the experience of mental self, the bodily self and self consciousness, Psychoanal. Study Child 26, 217-239.

Kamper, D., Rittner, V. (Hg.) (1976): Zur Geschichte des Körpers. Perspektiven der Anthropologie, München, Wien: C. Hanser.

Kaplan, C.D., Wogan, M. (1976/77): Management of pain through cerebral activation: an experimental analogue of alexithymia, Psychother. Psychosom. 27, 144-153.

Karmaus, W. (1979): Das Streßkonzept: Medizinsoziologische Überlegungen zu einem Erklärungsmodell der Krankheitsgenese, Psychosozial 2/79, 84-103.

Katan, A. (1961): Some thoughts about the role of verbalization in early childhood, Psychoanal. Study Child 16, 184-188.

Katschnig, H., Strotzka, H. (1977): Epidemiologie der Neurosen und psychosomatischen Störungen, in: M. Blohmke, H. Schäfer: Handbuch der Sozial- und Arbeitsmedizin II, Stuttgart: Enke.

Kaufman, M.R., Bernstein, S. (1957): J. Am. Med. Assn. 163, 108.

Kernberg, O. (1975): Borderline conditions and pathological narcissism, New York, London: Jason Aronson.

-- (1976): Object relations theory and clinical psychoanalysis, New York, London: Jason Aronson.

-- (1980): Internal world and external reality. Object relations theory applied, New York, London: Jason Aronson.

Kernberg, O. (1982): The place of affects in the clinical situation and in psychoanalytic theory, in: P. Hartocollis, E.P. Lester (rep.): New directions in affect theory, J. Amer. Psychoanal. Assn. 30, 197-211.

Kestenberg, J.S. (1956): On the development of maternal feelings in early childhood, Psychoanal. Study Child 12, 257-290.

-- (1965a): The role of movement patterns in development: 1. rhythms of movement, Psychoanal. Quart. 34, 1-36.

-- (1965b): The role of movement patterns in development: 2. flow of tension and effort, Psychoanal. Quart. 34, 517-563.

-- (1971): From organ-object imagery to self and object representations, in: J.B. McDevitt, C.F. Settlage (eds.): Separation- Individuation: Essays in Honor of Margaret S. Mahler, New York: Int. Univ. Press.

-- (1975): Children and parents. Psychoanalytic Studies in development, New York: Jason Aronson.

-- (1978): Transitional objects and body image formation, in: S.A. Grolnick, L. Barkin, W. Muensterberger (eds.): Between reality and fantasy. Transitional objects and phenomena, New York, London: Jason Aronson.

Kestenberg, J.S., Buelte, A. (1977): Prevention, infant therapy and the treatment of adults. 1. Toward understanding mutuality, Int. J. Psychoanal. Psychotherapy 6, 339-396.

Kestenberg, J.S., Weinstein, J. (1978): Transitional objects and body image formation, in: S.A. Grolnick, L. Barkin, W. Muensterberger (eds.): Between reality and fantasy. Transitional objects and phenomena, New York, London: Jason Aronson.

Khan, M.M.R. (1963): Das kumulative Trauma, in: M.M.R. Khan (1977).

-- (1964): Ich-Verzerrung, kumulatives Trauma und die Rolle der Rekonstruktion in der analytischen Situation, in: M.M.R. Khan (1977).

-- (1974): La racune de l'hystèrique, Nouvelle Revue de Psychoanalyse 10, 151-158.

-- (1977): Selbsterfahrung in der Therapie. Theorie und Praxis, München: Kindler, Geist und Psyche 2189.

-- (1979): The role of polymorph-perverse body-experiences and object-relations in ego-integration, in: M.M.R. Khan: Alienation in perversions, London: The Hogarth Press.

-- (1981): From masochism to psychic pain, Contemporary Psychoanalysis 17, 413-421.

Kiely, W.F. (1979): From the symbolic stimulus to the pathophysiologic response: neurophysiological mechanisms, J. Psychiatry in Med. 5, 517-529.

Kimball, C.P. (1977a): The languages of psychosomatic medicine, Psychother. Psychosom. 28, 1-12.

-- (1977b): Psychosomatic theories and their contributions to chronic illness, in: G. Usdin (ed.): Psychiatric medicine, New York: Brunner, Mazel.

-- (1981): Stress and psychosomatic illness, J. Psychosom. Research 25, 63-71.

Kimball, C.P., Krakowski, A.J. (eds.) (1979): The teaching of psychosomatic medicine and consultation-liaison psychiatry, Bibliotheca Psychiatrica, No. 159.

Kinston, M., Wolff, H. (1977): Bodily communication and psychotherapy: a psychosomatic approach, in: Z.J. Lipowski et al. (eds.) (1977).

Klaus, M.H., Kennell, J.H. (1970): Mothers separated from their newborn infants, Ped. Clin. North Amer. 17, 1015.

Kleiger, J.H., Dirks, J.F. (1980): Psychomaintenance aspects of alexithymia: relationship to medical outcome variables in a chronic respiratory illness population, Psychother. Psychosom. 34, 25-33.

Klein, G.S. (1969): Freud's two theories of sexuality, in: M.M. Gill, P.S. Holzman (eds.) (1975): Psychology versus metapsychology psychoanalytic: essays in honor of George St. Klein, Psychological Issues, Monograph No. 36, New York: Int. Univ. Press.

-- (1976a): The principle of self initiated active reversal of passive experience, in: G.S. Klein: Psychoanalytic theory. An exploration of essentials, New York: Int. Univ. Press.

-- (1976b): The vital pleasures, in: G.S. Klein: Psychoanalytic theory. An exploration of essentials, New York: Int. Univ. Press.

Klein, M. (1952): Notes on some schizoid mechanisms, in: M. Klein et al. (eds.): Developments in Psychoanalysis, London: The Hogarth Press.

-- (1972): Das Seelenleben des Kleinkindes und andere Beiträge zur Psychoanalyse, Reinbeck: rororo studium, Bd. 6.

Klein, M., Stern, L. (1971): Low birth weight and the battered child syndrome, Amer. J. Disabled children, 122, 15.

Klussmann, R. (1978): Lebensbedrohliche Zustände in der psychosomatischen Medizin, Forum des praktischen Arztes 17, 212-219.

Knapp, P.H. (1981): Core processes in the organization of emotions, J. Amer. Acad. Psychoanal. 9, 415-434.

Köhle, K. (1975): Studien zur Psychologie der frühkindlichen Entwicklung unter Isolationsbedingungen, Habilitationsschrift, Ulm.

-- (1977): Panel- and plenum discussion: psychotherapeutic problems with psychosomatic patients, S. 364, in: W. Bräutigam, M. v. Rad (eds.): Toward a theory of psychosomatic disorders, Basel, München, Paris, London, New York, Sidney: S. Karger.

Kohut, H. (1973): Narzißmus. Eine Theorie der psychoanalytischen Behandlung narzißtischer Persönlichkeitsstörungen, Frankfurt a.M.: Suhrkamp.

-- (1979): Die Heilung des Selbst, Frankfurt a.M.: Suhrkamp.

Krakowski, A.J. (1979): Liaison-psychiatry: a service for averting dehumanization of medicine. Recent psychosocial changes in medicine, Psychother. Psychosom. 32, 164-169.

Kreisler, L., Fain, M., Soulè, M. (1974): L' enfant et son corps, le fil rouge, Paris: P.U.F.

Kries, D. v. (1972): Psychosomatische Syndrome als Ich-Aufbau-Kategorien, Dyn. Psychiat. 5, 266-276.

-- (1975): Probleme der Ich-Regulation am Beispiel der psychosomatischen Reaktion, Dyn. Psychiat. 8, 171-177.

Krystal, H. (1974): The genetic development of affects and affect regression, The Annual of Psychoanalysis, Vol. II, New York: Int. Univ. Press, 98-126.

-- (1975): Affect tolerance, The Annual of Psychoanalysis, Vol. III, New York: Int. Univ. Press, 179-219.

-- (1977): Aspects of affect theory, Bull. Menninger Clin. 41, 1-26.

-- (1978a): Trauma and affects, Psychoanal. Study Child 36, 81-116.

-- (1978b): Self representation and the capacity for self-care, The Annual of Psychoanalysis, Vol. VI, New York: Int. Univ. Press, 209-246.

-- (1979): Alexithymia and psychotherapy, Amer. J. Psychother. 33, 17-31.

-- (1981): The hedonic element in affectivity, The Annual of Psychoanalysis, Vol. IX, New York: Int. Univ. Press, 93-113.

Kutter, P. (1977): Einleitung. Neuere Entwicklungen der Psychoanalyse, in: P. Kutter (Hg.): Psychoanalyse im Wandel, Frankfurt a.M.: edition Suhrkamp 881.

-- (1978): Die menschlichen Leidenschaften, Zürich, Berlin: Kreuz.

-- (1979): Psychoanalyse im Wandel. Akzentverlagerungen in der neueren psychoanalytischen Theorie, Psyche 28, 385-394.

-- (1980): Emotionalität und Körperlichkeit. Prax. Psychother. Psychosom. 25, 131-145.

-- (1981): Sein oder Nichtsein, die Basisstörung der Psychosomatose, Prax. Psychother. Psychosom. 26, 47-60.

Lachmann, F.M., Stolorow, R.D. (1980): The developmental significance of affective states: Implications for psychoanalytic treatment, The Annual of Psychoanalysis, Vol. VIII, New York: Int. Univ. Press, 215-229.

Laplanche, J., Pontalis, J.-B. (1972): Das Vokabular der Psychoanalyse, Frankfurt a.M.: Suhrkamp.

Larsen, F., Mogstad, T.-E. (1977): Neurosis and psychosomatic disorders: aspects of differentiation, Psychother. Psychosom. 28, 121-126.

Leclaire, S. (1975): Der psychoanalytische Prozeß. Versuch über das Unbewußte und den Aufbau einer buchstäblichen Ordnung, Frankfurt a.M.: Suhrkamp taschenbuch wissenschaft 119.

Levithan, H. (1976/77): The significance of certain catastrophic dreams, Psychother. Psychosom. 27, 1-7.

-- (1977): The relationship between mania and the memory of pain, Bull. Menninger Clin. 41, 145-161.

-- (1978): The significance of certain dreams reported by psychosomatic patients, Psychother. Psychosom. 30, 137-149.

-- (1980a): The dream in psychosomatic states, in: J.M. Natterson (ed.): The dream in clinical practice, New York, London: Jason Aronson.

Levithan, H. (1980b): The dream in traumatic states, in: J.M. Natterson (ed.): The dream in clinical practice, New York, London: Jason Aronson.

-- (1980c): Traumatic events in dreams of psychosomatic patients, Psychother. Psychosom. 33, 226-232.

-- (1981a): Patterns of hostility revealed in the fantasies and dreams of women with rheumatoid arthritis, Psychother. Psychosom. 35, 34-43.

-- (1981b): Implications of certain dreams reported by patients in a bulimic phase of anorexia nervosa, Can. J. Psychiatry 26, 228-231.

-- (1981c): Failure of the defensive functions of the ego in dreams of psychosomatic patients, Psychother. Psychosom. 36, 1-7.

-- (1982): Explicit incestuous motifs in psychosomatic patients, Psychother. Psychosom. 37, 22-25.

Lewin, B. (1946): Sleep, mouth and the dream screen, Psychoanal. Quart. 15, 419-434.

-- (1950): The psycho-analysis of elation, London: The Hogarth Press.

Lewis, W.C., Wolman, R.N., King, M. (1971): The development of the language of emotions, Amer. J. Psychiat. 127, 1491-1497.

Lhermitte, J. (1951): Visual hallucinations of the self, Brit. Med. J. 1, 431.

Lichtenberg, J.D. (1975): The development of the sense of self, J. Amer. Psychoanal. Assn. 23, 453-484.

-- (1978): The testing of reality from the standpoint of the body self, J. Amer. Psychoanal. Assn. 26, 357-383.

-- (1979): Factors in the development of the sense of the objects, J. Amer. Psychoanal. Assn. 27, 375-386.

-- (1981): Implications for psychoanalytic theory of research on the neonate, Int. Rev. Psycho-Anal. 8, 35-52.

Lichtenstein, H. (1964): The role of narcissism in the emergence and maintenance of primary identity, Int. J. Psycho-Anal. 45, 49-56.

Lickint, K. (1970): Die psychische Steuerung physischer Abläufe, insbesondere bei der Konversion, Psyche 24, 288-302.

Lieberman, S. (1978): Nineteen cases of morbid grief, Brit. J. Psychiat. 132, 159-163.

Limentani, A. (1977): Affects and the psychoanalytic situation, Int. J. Psycho-Anal.58, 171-182.

Lipowski, Z.J. (1967): Review of consultation psychiatry and psychosomatic medicine II: clinical aspects, Psychosom. Med. 29, 201-224.

-- (1968): Review of consultation psychiatry and psychosomatic medicine III: theoretical issues, Psychosom. Med. 395-422

-- (1970): New perspective in psychosomatic medicine, Can. Psychiatr. Assoc. J. 15, 515-525.

-- (1973a): Psychosomatic medicine in a changing society: some current trends in theory and research, Comprehensive Psychiatry 14, 203-215.

Lipowski, Z.J. (1973b): Psychosomatic medicine and the changing social environment: an ecological perspective, in: R. de la Fuente, M.N. Weisman: Proc. of the V. World Congress of Psychiatry, Mexico 1971, Amsterdam: Excerpta medica, 985-989.

-- (1973c): Affluence, information inputs and health, Soc. Sci. Med. 7, 517-529.

-- (1975): Physical illness, the patient and his environment: Psychosocial foundations of medicine, in: M. Reiser (ed.): American Handbook of Psychiatry, Vol. 4, New York: Basic Books.

-- (1977): Psychosomatic medicine in the seventies: an overview, Amer. J. Psychiat. 134, 233-244.

Lipowski, Z.J. et al. (eds.) (1977): Psychosomatic medicine. Current trends and clinical application, New York: Oxford Univ. Press.

Loch, W. (1969): Über Zusammenhänge zwischen Partnerschaft, Strukturbildung und Mythos, in: W. Loch: Zur Theorie, Technik und Therapie der Psychoanalyse, Frankfurt a.M.

-- (1972): Zur Theorie, Technik und Therapie der Psychoanalyse, Frankfurt a.M.

-- (1974): Der Analytiker als Gesetzgeber und Lehrer, Psyche 28, 431-460.

-- (1976): Psychoanalyse und Wahrheit, Psyche 30, 865-898.

-- (1981a): Triebe und Objekte. Bemerkungen zu den Ursprüngen der emotionalen Objektwelt, in: Jahrbuch der Psychoanalyse, Band XII, Bern, Stuttgart, Wien: H. Huber, 54-81.

-- (1981b): Kommunikation, Sprache, Übersetzung, Psyche 35, 977-998.

Loewald, H.W. (1978): Instinct theory, object relations, and psychic structure formation, J. Amer. Psychoanal. Assn. 26, 493-506.

-- (1981): Regression: Some general considerations, Psychoanal. Quart. 50, 22-43.

Lorenzer, A. (1966): Zum Begriff der traumatischen Neurose, Psyche 20, 481-492.

-- (1973): Über den Gegenstand der Psychoanalyse oder: Sprache und Interaktion, Frankfurt a.M.: edition suhrkamp 572.

Lorenzer, A., Orban, P. (1978): Transitional objects and phenomena: socialization and symbolization, in: S.A. Grolnick, L. Barkin, W. Muensterberger (eds.): Between reality and fantasy. Transitional objects and phenomena, New York, London: Jason Aronson.

Luborsky, L., Docherty, J.P., Penick, S. (1973): Onset conditions for psychosomatic symptoms: a comparative review of immediate observation with retrospective research, Psychosom. Med. 35, 187-204.

Lüth, P. (1974): Sprechende und stumme Medizin. Über das Patienten-Arzt-Verhältnis, Frankfurt a.M., New York: Herder & Herder.

Lukianowicz, N. (1958): Autoscopic phenomena, Arch. Neurol. Psychiat. 80, 199.

Lumsden, D. (1975): Towards a system model of stress: feedback from an anthropological study of the impact of Ghana's Volta river project, in: J.G. Sarason, C.D. Spielberger (eds.): Stress and anxiety, Vol. 2, New York: Wiley.

Mac Lean, P.D. (1949): Psychosomatic disease and the 'visceral brain', Psychosom. Med. 1, 338-353.

-- (1977): The triune brain in conflict, Psychother. Psychosom. 28, 207-220.

Maguire, J.G. (1978): The transference enactments of early body-image determinants, The Annual of Psychoanalysis, Vol. VI, New York: Int. Univ. Press, 181-207.

-- (1980): Empiricism, the transference neurosis, and the function of the selfobject: A re-examination of the dynamic point of view, The Annual of Psychoanalysis, Vol. VIII, New York: Int. Univ. Press, 93-109.

Mahler, M. (1966): Notes on the development of basic moods: the depressive affect, in: R.M. Loewenstein et al.: Psychoanalysis. A general psychology. New York: Int. Univ. Press.

-- (1972): On the first three subphases of the separation-individuation process, Int. J. Psycho-Anal. 53, 333-338.

Mahler, M., Kaplan, L. (1977): Developmental aspects in the assessment of narcissistic and so-called borderline personalities, in: P. Hartocollis (ed.): Borderline personality disorders, New York: Int. Univ. Press.

Mahler, M., Mc Devitt, J.B. (1968): Observations on adaptation and defense in statu nascendi: Developmental precursors in the first two years of life, Psychoanal. Quart. 37, 1-21.

-- (1980): The separation-individuation. Process and identity formation, in: S.J. Greenspan, G.H. Pollock (eds.): The course of life: Psychoanalytic contributions toward understanding personality development, Vol. I: Infancy and early childhood, U.S. Department of Health and Human Services.

Mahler, M., Pine, F., Bergman, A. (1975): The psychological birth of the human infant, New York: Basic Books.

Marcus, J.M. (rep.) (1973): The experience of separation-individuation in infancy and its reverberations through the course of life, 2. Adolescence and maturity, J. Amer. Psychoanal. Assn. 21, 155-168.

Marty, P. (1958): La relation objectal allergique, Rev. franc. Psychoanal. 22, 5-35.

-- (1968a): A major process of somatization: the progressive disorganization, Int. J. Psycho-Anal. 49, 246-249.

-- (1968b): La depression essentielle, Rev. franc., Psychoanal. 32, 594.

-- (1969): Notes cliniques et hypothèses et apropos de l' économie de l'allergie, Rev. franc. Psychoanal. 33, 244-253.

-- (1976): Les mouvements individuels de vie et de mort, Paris: Payot.

-- (1980): L' ordre psychosomatique, Paris: Payot.

Marty, P., Fain, M., de M'Uzan, M., David, C. (1979): Der Fall Dora und der psychosomatische Gesichtspunkt, Psyche 33, 888-925.

Mayer, B. (1978): Die Karriere des Kranken, in: H.-D. Basler (Hg.): Medizinische Soziologie II. Sozialwissenschaftliche Aspekte der Medizin, Stuttgart, Berlin, Köln, Mainz: Kohlhammer.

Mc Devitt, J.B., Mahler, M. (1980): Object constancy, individuality and internalization, in: S.J. Greenspan, G.H. Pollock (eds.): The course of life: Psychoanalytic contributions toward understanding personality development, Vol. I: Infancy and early childhood, U.S. Department of Health and Human Services.

Mc Dougall, J. (1974): The psychosoma and the psychoanalytic process, Int. Rev. Psycho-Anal. 1, 437-459.

-- (1978): Primitive communication and the use of countertransference, Contemporary Psychoanalysis 14, 173-209.

-- (1980a): The anti-analysand in analysis, in: S. Lebovici, D. Widlöcher (eds.): Psychoanalysis in France, New York: Int. Univ. Press.

-- (1980b): Narcissus in search of a reflection, in: J. Mc Dougall: Plea for a measure of abnormality, New York: Int. Univ. Press.

-- (1980c): The body and language and the language of the body, in: J. Mc Dougall: Plea for a measure of abnormality, New York: Int. Univ. Press.

-- (1980d): Psychic pain and the psychosoma, in: J. Mc Dougall: Plea for a measure of abnormality, New York: Int. Univ. Press.

-- (1982): Alexithymia: a psychoanalytic viewpoint, Psychother. Psychosom. 38, 81-90.

Mc Glashan, F.H. (1982): Aphanisis: The syndrome of pseudo-depression in chronic schizophrenia, Schizophrenia Bulletin 8, 118-134.

Mead, G.H. (1934): Mind, self, and society, dt.: Geist, Identität und Gesellschaft, Frankfurt a.M.: Suhrkamp.

Meissner, W.W. (1979): Internalization and object relations, J. Amer. Psychoanal. Assn. 27, 345-360.

Menne, K. (1980): Soziale Deutungsmuster, Realität und psychoanalytischer Prozeß, in: K. Menne, K. Schröter (Hg.): Psychoanalyse und Unterschicht, Frankfurt a.M.: Suhrkamp taschenbuch wissenschaft 301.

Mentzos, S. (1971): Die Veränderung der Selbstrepräsentanz in der Hysterie: Eine spezifische Form der regressiven Desymbolisierung, Psyche 25, 669-684.

-- (1980): Hysterie, München: Kindler, Geist und Psyche 2212.

-- (1982): Neurotische Konfliktverarbeitung, München: Kindler, Geist und Psyche 2239.

Mertens, W. (1980): Emotionale Sozialisation, in: K. Hurrelmann, D. Ulich (Hg.): Handbuch der Sozialisationsforschung, Weinheim, Basel 1980.

-- (Hg.) (1981a): Neue Perspektiven der Psychoanalyse, Stuttgart, Berlin, Köln, Mainz: Kohlhammer.

-- (1981b): Psychoanalyse, Stuttgart, Berlin, Köln, Mainz: Kohlhammer, UTB 337.

Metcalf, D., Spitz, R. (1978): The transitional object: critical developmental period and organizer of the psyche, in: S.A. Grolnick, L. Barkin, W. Muensterberger (eds.): Between reality and fantasy. Transitional objects and phenonomena, New York, London: Jason Aronson.

Meyersburg, H.A., Post, R.M. (1979): An holistic developmental view of neural and psychological processes: a neurobiologic-psychoanalytic integration, Brit. J. Psychiat. 135, 139-155.

Milner, M. (1952): Aspects of symbolism in comprehension of the not-self, Int. J. Psycho-Anal. 33, 181-195.

Mitscherlich, A. (1954/55): Hindernisse in der sozialen Anwendung der Psychotherapie, Psyche 8, 284-305.

-- (1966): Krankheit als Konflikt. Studien zur psychosomatischen Medizin I, Frankfurt a.M.: edition Suhrkamp 164.

-- (1967): Krankheit als Konflikt. Studien zur psychosomatischen Medizin II, Frankfurt a.M.: edition Suhrkamp 237.

-- (1977): Freiheit und Unfreiheit in der Krankheit. Studien zur psychosomatischen Medizin III, Frankfurt a.M.: edition Suhrkamp 505.

Mitscherlich, M. (1976): Ein Beitrag zur Frage der Alexithymie, Therapiewoche 26, 906-915.

-- (1977): Diskussionsbeitrag in: W. Bräutigam, M. v. Rad (eds.): Toward a theory of the psychosomatic disorders, Basel, München, Paris, London, New York, Sidney: S. Karger.

-- (1978): Die Bedeutung des Übergangsobjektes für die psychosomatische Theorie, in: G.u.A. Overbeck (Hg.): Seelischer Konflikt - Körperliches Leiden, Reinbeck: Rowohlt.

Modell, A. (1973): Affects and psycho-analytic Knowledge, The Annual of Psychoanalysis, Vol. I, New York: Int. Univ. Press, 117-124.

-- (1975): A narcissistic defense against affects and the illusion of self sufficiency, Int. J. Psycho-Anal. 56, 275-282.

-- (1978): Affects and the complementarity of biologic and historical meaning, The Annual of Psychoanalysis, Vol. VI, New York: Int. Univ. Press, 167-180.

-- (1980): Affects and their non-communication, Int. J. Psycho-Anal. 61, 259-267.

Moeller, M.C. (1977): Zur Theorie der Gegenübertragung, Psyche 31, 142-164.

Moersch, E. (1978): Sozialpsychologische Reflexionen zum Symptomwandel psychischer Störungen, Psyche 32, 1-6.

Molish, H.B. (1972): Projectives methodologies, Ann. Rev. Psychol. 23.

Monchaux de, C. (1962): The psychoanalytic study of thinking. Thinking and negative halluzinations, Int. J. Psychoanal. 43, 311-314.

Moss, G.E. (1973): Illness, immunity and social interaction, New York: John Wiley.

Muck, M. (1980): Gibt es unterschichtspezifische Persönlichkeitsmerkmale?, in: K. Menne, K. Schröter (Hg.): Psychoanalyse und Unterschicht, Frankfurt a.M.: Suhrkamp taschenbuch wissenschaft 301.

Müller-Braunschweig, H. (1975): Die Wirkung der frühen Erfahrung: Das 1. Lebensjahr und seine Bedeutung für die psychische Entwicklung, Stuttgart: E. Klett.

-- (1980): Gedanken zum Einfluß der frühen Mutter-Kind-Beziehung auf die Disposition zur psychosomatischen Erkrankung, Psychother. Psychosom. med. Psychol. 30, 48-59.

Musaph, H. (1973): Anniversary disease, Psychother. Psychosom. 22, 325-333.

Mushatt, C. (1975): Mind-Body-environment: toward understanding the impact of loss on psyche and soma, Psychoanal. Quart. 44, 81-105.

M'Uzan, de, M. (1973): A case of masochistic perversion and an outline of a theory, Int. J. Psycho-Anal. 54, 455-467.

-- (1974): Psychodynamic mechanisms in psychosomatic symptoms, Psychother. Psychosom. 23, 103-110.

-- (1977): Zur Psychologie des psychosomatisch Kranken, Psyche 31, 318-332.

Nakagawa, T., Sugita, M., Nakai, Y., Ikemi, Y.: Alexithymic feature in digestive diseases, Psychother. Psychosom. 32, 192-203.

Nemiah, J.C. (1972): Emotions and psychosomatic illness, Ciba Foundation Symposium 8, Amsterdam: North Holland.

-- (1975): Denial revisited. Reflections on psychosomatic theory, Psychother. Psychosom. 26, 140-147.

-- (1977): Alexithymia. Theoretical considerations, Psychother. Psychosom. 28, 199-206.

-- (1982): A reconsideration of psychological specificity in psychosomatic disorders, Psychother. Psychosom. 38, 39-45.

Nemiah, J.C., Sifneos, P. (1970a): Psychosomatic illness: A problem of communication, Psychother. Psychosom. 18, 154-160.

-- (1970b): Affect and fantasy in patients with psychosomatic disorders, in: O.W. Hill (ed.): Modern trends in psychosomatic medicine, Vol. 2, London: Butterworths.

Nemiah, J.C., Freyberger, H., Sifneos, P. (1976): Alexithymia. A view of the psychosomatic process, in: O.W. Hill (ed.): Modern trends in psychosomatic medicine, Vol. 3, London: Butterworths.

Neugarten, B.L. (1970): Adaptation and the life cycle, J. Ger. Psychiat. 4, 71-87.

-- (1979): Time, age, and the life cycle, Amer. J. Psychiat. 136, 887-893.

Niederland, W. (1981): Folgen der Verfolgung: Das Überlebenden-Syndrom. Seelenmord, Frankfurt a.M.: edition suhrkamp 1015.

Noy, P. (1973): Symbolism and mental representation, The Annual of Psychoanalysis, Vol. I, 125-158.

Nüssel, E. (1979): Epidemiologische Ansätze, in: Die Psychologie des 20. Jahrhunderts, Band IX, Zürich: Kindler.

Orban, P. (1981): Psyche und Soma. Über die Sozialisation des Körpers, Wiesbaden: Akademische Verlagsgesellschaft.

Ostow, M. (1960): The metapsychology of autoscopic phenomena, Int. J. Psycho-Anal. 41, 619-625.

Overbeck, G. (1975): Objektivierende und relativierende Beiträge zur pensèe opèratoire der französischen Psychosomatik, Habilitationsschrift Gießen.

-- (1977a): How to operationalize alexithymic phenomena - some findings from speech analysis and the Giessen Test (GT), Psychother. Psychosom. 28, 106-117.

Overbeck, G. (1977b): Das psychosomatische Symptom. Psychische Defizienzerscheinung oder generative Ichleistung, Psyche 31, 333-354.

-- (1979): Was ist psychoanalytische Psychosomatik? Psychother. med. Psychologie 29, 160-172.

Overbeck, G., Beckmann, D. (1972): Wirkung institutioneller Einflüsse auf die Ulkuskrankheit, Münchener Med. Wochenschr. 114, 2107.

Overbeck, G., Biebl, W. (1975): Psychosomatische Modellvorstellungen zur Pathogenese der Ulkuskrankheit, Psyche 29, 542-567.

Overbeck, A., Overbeck, G. (1978): Das Asthma bronchiale im Zusammenhang familiendynamischer Vorgänge, Psyche 32, 929-955.

-- (1979): Familiendynamische Perspektiven in der Untersuchung psychosomatischer Erkrankungen, Zeitschr. f. Kinderpsychiatrie u. Kinderpsychologie 28, 1-6.

Palazzoli-Selvini, M. (1967): Die Bildung des Körperbewußtseins, Psychother. Psychosom. 15, 293-312.

-- (1974): Self-starvation. From the intrapsychic to the transpersonal approach to anorexia nervosa, London: Chaucer.

Pankow, G. (1974): Gesprengte Fesseln der Psychose, München: Kindler, Geist und Psyche 2126.

-- (1976): Image du corps et objet transitionnel, Rev. franc. Psychoanal. 40, 285-302.

-- (1982): Körperbild, Übergangsobjekt und Narzißmus, in: Jahrbuch der Psychoanalyse, Band XIII, Bern, Stuttgart, Wien: H. Huber, 84-109.

Pao, P.-N. (1971): Elation, hypomania, and mania, J. Amer. Psychoanal. Assn. 19, 787-798.

Parin, P. (1977): Das Ich und die Anpassungsmechanismen, Psyche 31, 481-515.

Parkes, C.M. (1972): Bereavement: Studies of grief in adult life, London: Tavistock.

Parkin, A. (1979): Meaning and mechanism in psychoanalysis, Int. J. Psycho-Anal. 60, 481.

Pedder, J.R. (1982): Failure to mourn, and melancholia, Brit. J. Psychiat. 141, 329-337.

Peterfreund, E. (1978): Some critical comments on psychoanalytic conceptualization of infancy, Int. J. Psycho-Anal. 59, 427-441.

Pflanz, M. (1962): Sozialer Wandel und Krankheit, Stuttgart: Enke.

Philippopoulos, G.S. (1977): Some remarks on the etymological and grammatic aspects of the term 'alexithymia', Psychother. Psychosom. 28, 68-70.

Piaget, J. (1970): Über das affektive und kognitive Unbewußte, in: B. Inhelder, H.H. Chipman (Hg.) (1976): Piaget and his school, New York, Heidelberg, Berlin: Springer.

-- (1976): Psychologie der Intelligenz, München: Kindler, Geist und Psyche 2167.

Pierloot, R.A. (1979): Psychogenesis of somatic disorders, Psychother. Psychosom. 32, 27-40.

Pierloot, R.A., Vinck, J. (1977): A pragmatic approach to the concept of alexithymia, Psychother. Psychosom. 28, 156-166.

Pine, F. (1971): On the separation process: Universal trends and individual differences, in: J.B. Mc Devitt, C.F. Settlage (eds.): Separation - Individuation: Essays in Honor of Margaret S. Mahler, New York: Int. Univ. Press.

-- (1974): Libidinal object constancy: a theoretical note, in: L. Goldberger, V.H. Rosen (eds.): Psychoanal. and Contemp. Sci. 3, 307-313, New York: Int. Univ. Press.

-- (1979a): On the pathology of the separation-individuation process as manifested in later clinical work: an attempt at delineation, Int. J. Psycho-Anal. 60, 225-242.

-- (1979b): On the expansion of the affect array. Bull. Menninger Clin. 43, 79-95.

-- (1981): In the beginning: contributions to a psychoanalytic developmental psychology, Int. Rev. Psycho-Anal. 8, 15-33.

Pine, F., Furer, M. (1963): Studies of the separation-individuation phase: a methodological overview, Psychoanal. Study Child 18, 325-342.

Plaum, F.G. (1968): Krankheitstheorien und Behandlungserwartungen psychosomatischer Patienten, Med. Diss. Univ. Gießen.

Plaum, F.G., Stephanos, S. (1979): Die klassischen psychoanalytischen Konzepte der "pensèe opêratoire", in: Th. v. Uexküll et al. (Hg.): Lehrbuch der Psychosomatischen Medizin, München, Wien, Baltimore: Urban & Schwarzenberg.

Plessner, H. (1928): Die Stufen des Organischen und der Mensch. Einleitung in die philosophische Anthropologie, Berlin: De Gruyter 1965.

-- (1961): Probleme der Psychosomatik, Psyche 15, 98-104.

Pohlen, M. (1973): Psychoanalyse und Entfremdung. Vom Widerspruch zwischen Arbeit und Spiel, Zeitschr. Psychosom. Med. Psychoanal. 19, 346-369.

-- (1978): Die Zukunft der Psychoanalyse, Psychologie heute 5, 28-36.

Pohlen, M., Wittmann, L. (1980): 'Die Unterwelt bewegen'. Versuch über Wahrnehmung und Phantasie in der Psychoanalyse, Frankfurt a.M.: Syndikat.

Pollock, G.H. (1961): Mourning and adaptation, Int. J. Psycho-Anal. 42, 341-361.

-- (1976): Manifestations of abnormal mourning: homicide and suicide following the death of another, The Annual of Psychoanalysis, Vol. IV, New York: Int. Univ. Press, 225-249.

-- (1977a): The psychosomatic specificity concept: Its evolution and re-evaluation, The Annual of Psychoanalysis, Vol. V, New York: Int. Univ. Press, 141-168.

-- (1977b): The ghost that will not go away: Specificity theory today, J. Amer. Acad. Psychoanal. 5, 421-430.

-- (1977c): The mourning process and creative organizational change, J. Amer. Psychoanal. Assn. 25, 3-34.

-- (1978): Process and affect: mourning and grief, Int. J. Psycho-Anal. 59, 255-276.

Pontalis, J.-B. (1981a): On psychic pain, in: J.-B. Pontalis: Frontiers in Psychoanalysis. Between the dream and psychic pain, London: The Hogarth Press.

-- (1981b): On death-work, in: J.-B. Pontalis: Frontiers in Psychoanalysis. Between the dream and psychic pain, London: The Hogarth Press.

Prechtl, H.F.R., Beintema, O. (1964): The neurological examination of the full term newborn infant, London: Heinemann.

Prego-Silva, L.E. (rep.) (1978): Dialoque on 'depression and other painful affects', Int. J. Psycho-Anal. 59, 517.

Rabkin, J.G., Struening, E.L. (1977): Social change, stress, and illness, in: T. Shapiro (ed.): Psychoanalysis & Contemporary Science, Vol. 5.

Rad, v. M. (1974): Krankheit als psychosomatisches Problem, in: M.v. Rad (Hg.): Anthropologie als Thema von psychosomatischer Medizin und Theologie, Stuttgart: Kohlhammer.

-- (1977): Das psychosomatische Phänomen. Eine empirische Untersuchung psychosomatischer und psychoneurotischer Patienten. Habilitationsschrift Heidelberg.

-- (1979): Comments on theory and therapy of psychosomatic patients with a follow-up study, Psychother. Psychosom. 32, 118-127.

-- (1981): Zur Theorie und Therapie psychosomatisch Kranker, Zeitschr. psychosom. Med. 27, 1-20.

Rad, v. M., Lalucat, L., Lolas, F. (1977): Differences of verbal behaviour in psychosomatic and psychoneurotic patients, Psychother. Psychosom. 28, 83-97.

Rad, v. M., Drücke, M., Knauss, W., Lolas, F. (1979): Alexithymia: anxiety and hostility in psychosomatic and psychoneurotic patients, Psychother. Psychosom. 31, 223-234.

Rangell, L. (1959): Die Konversion, Psyche 13, 21-49.

-- (1969): Zur Analyse des intrapsychischen Prozesses. Neue Überlegungen zur psychoanalytischen Theorie und Praxis, Psyche 23, 438-460.

Rechenberger, J. (1980): Der Übergang vom körperlichen zum psychischen Selbstverständnis des psychosomatisch Kranken, Prax. Psychother. Psychosom. 25, 173-178.

Reich, W. (1933): Charakteranalyse, Köln, Berlin: Kiepenheuer & Witsch (1970).

Reiser, M. (1966): Toward an integrated psychoanalytic-physiological theory of psychosomatic disorders, in: R.M. Lowenstein et al. (eds.): Psychoanalysis - A general psychology, New York: Int. Univ. Press.

-- (1968): Models and techniques in psychosomatic research, Comprehensive Psychiatry 9, 403-413.

-- (1975): Changing theoretical concepts in psychosomatic medicine, in: M. Reiser (ed.): American Handbook of Psychiatry, Vol. 4, New York: Basik Books.

Resch, R.C. (1980): On separating as a developmental phenomenon: a natural study, Psychoanal. Study Child 35, 207-269.

Richter, H.E. (1974): Lernziel Solidarität, Reinbeck: Rowohlt.

Richter, H.E. (1978): Ist Psychosomatische Medizin überhaupt zu verwirklichen? Psychosozial 2/78, 22-44.

-- (1979): Der Gotteskomplex, Reinbeck: Rowohlt.

Richter, H.E., Beckmann, D. (1973): Herzneurose, Stuttgart, New York: G. Thieme.

Ricoeur, P. (1974): Die Interpretation. Ein Versuch über Freud. Frankfurt a.M.: Suhrkamp taschenbuch wissenschaft 76.

-- (1978a): The question of proof in Freud's psychoanalytic writings, J. Amer. Psychoanal. Assn. 26, 835-871.

-- (1978b): Discussion to S. Toulmin (1978), The Annual of Psychoanalysis, Vol. VI, New York: Int. Univ. Press.

Rieber, R.W. (ed.) (1980): Body and mind. Past, present, and future, New York, London, Toronto, Sydney, San Francisco: Academic Press.

Riemann, F. (1971): Grundformen der Angst und die Antinomien des Lebens, München, Basel: Reinhardt, 6. Aufl.

Ritvo, S. (1974): Current status of the concept of infantile neurosis: implications for diagnosis and technique, Psychoanal. Study Child 29, 159-181.

Rohde, J.J. (1978): Psychosomatik: Maquillage, Alibi oder Herausforderung der Klinischen Medizin, Therapiewoche 28, 8065-8078.

Rohde-Dachser, C. (1979): Das Borderline-Syndrom, Bern, Stuttgart, Wien: Huber.

-- (1982): Diagnostische und behandlungstechnische Probleme im Bereich der sogenannten Ich-Störungen, Psychother. med. Psychol. 32, 14-18.

Rosenköter, L. (1970): Die Verwendung des Strukturmodells und des Symbolbegriffs der Psychoanalyse, Psyche 24, 641-656.

Ross, N. (1960): An examination of nosology according to psychoanalytic concepts, J. Amer. Psychoanal. Assn. 8, 535-551.

Ruesch, J. (1948): The infantile personality: The core problem of psychosomatic medicine, Psychosom. Med. 10, 134-144.

Ruesch, J., Bateson, G. (1951): Communication. The social matrix of psychiatry, New York: Norton.

Sadow, L. (1979): in: J. Gedo (1981), S. 236.

Safti-El, M.S. (1973): Die Konzeption des Körper-Ichs unter besonderer Berücksichtigung der Beiträge von Paul Schilder, Dyn. Psychiat. 6, 57-64.

Sameroff, A.J. (1979): Learning in infancy: A developmental perspective, in: J. Osofsky (ed.): Handbook of infant development, New York: John Wiley.

Sami-Ali, M. (1969a): Préliminaire d' une théorie psychoanalytique de l'espace imaginaire, Rev. franc. Psychoanal. 33, 25-76.

-- (1969b): Etude de l'image du corps dans l'urticaire, Rev. franc. Psych. 33, 201-226.

Sander, L.W. (1980): Environment as a biological system, in: S.J. Greenspan, G.H. Pollock (eds.): The course of life: psychoanalytic contributions toward understanding personality development, Vol. I: Infancy and early childhood, U.S. Department of Health and Human Services.

Sander, L.W., Stechler, G., Julia, H., Burns, P. (1976): Primary prevention and some aspects of temporal organization in early caretaker interaction, in: E.N. Rexford, L.W. Sander, T. Shapiro (eds.): Infant Psychiatry, New Haven, London: Yale Univ. Press.

Sander, L.W., Stechler, G., Burns, P., Lee, A. (1978): Change in infant and caregiver variables over the first two months of life: Integration of action in early development, in: E. Thomas (ed.): Origins of the infant's social reponsiveness, Hillsdale, New York: Lawrence Erlbaum Associates.

Sandler, A.-M. (1977): Beyond eight-month anxiety, Int. J. Psycho-Anal. 58, 195-207.

Sandler, J. (1961): Sicherheitsgefühl und Wahrnehmungsvorgang, Psyche 15, 124-131.

-- (1972): The role of affects in psychoanalytic theory, in: Psychology, emotions and psychosomatic illness, Ciba Foundation Symposium 8, Amsterdam: North Holland.

-- (1976a) Träume, unbewußte Phantasien und "Wahrnehmungsidentität", Psyche 30, 769-785.

-- (1976b): Countertransference and role-responsiveness, Int. Rev. Psycho-Anal. 3, 43-47.

Sandler, J., Joffe, W.G. (1967): Kommentare zur psychoanalytischen Anpassungspsychologie, mit besonderem Bezug zur Rolle der Affekte und der Repräsentanzenwelt, Psyche 21, 728-744.

-- (1969): Towards a basic psychoanalytic model, Int. J. Psycho-Anal. 50, 79.

-- (1980): Zur Depression im Kindesalter, Psyche 34, 413-429.

Sandler, J., Rosenblatt, B. (1962): The concept of representational world, Psychoanal. Study Child 17, 128-145.

Sandler, J., Sandler, A.-M. (1978): On the development of object relationships and affects, Int. J. Psycho-Anal. 59, 285-296.

Sandler, J., Holder, A., Meers, A. (1963): The ego ideal and the ideal self, Psychoanal. Study Child 18, 139-158.

Schafer, R. (1964): The clinical analysis of affects, J. Amer. Psychoanal. Assn. 12, 275-299.

-- (1968): Aspects of internalization, New York: Int. Univ. Press.

Scheer, J.W., Moeller, M.L. (1976a,b): Krankheitskonzepte psychotherapeutischer Patienten I, II, Med. Psychol. 1, 13-29, 30-48.

Schilder, P. (1935): The image and appearance of the human body, New York: J. Wiley & Sons 1950.

Schimek, J. (1977): Issues posed by section 2, in: N. Freedman, St. Grand (eds.): Communicative structures and psychic structures. A psychoanalytic interpretation of communication, New York, London: Plenum Press.

Schmale, A.H.jr. (1964): A genetic view of affects: with special reference to the genesis of hopelessness and hopdessness, Psychoanal. Study Child 19, 287-310.

Schmale, A.H., Iker, H.P. (1966): The affect of hopelessness and the development of cancer, Psychosom. Med. 28, 714-721.

Schmale, A.H.jr., Meyerowitz, S., Tingling, D.C. (1979): Current concepts of psychosomatic medicine, in: O.W. Hill (ed.): Modern trends in psychosomatic medicine, Vol. 2, London: Butterworths.

Schneider, H. (1981): Die Theorie Piagets: ein Paradigma für die Psychoanalyse? Bern, Stuttgart, Wien: Huber.

Schneider, P.-B. (1973): Zum Verhältnis von Psychoanalyse und Psychosomatischer Medizin, Psyche 27, 21-49.

-- (1977): The observer, the psychosomatic phenomenon and the setting of observation, Psychother. Psychosom. 28, 36-46.

Schoenberg, B. (1977): Grief in general practice, in: E.D. Wittkower, H. Warnes (eds.): Psychosomatic medicine. Its clinical applications, Heyertown: Harper & Row.

Schonecke, O.W., Herrmann, J.M. (1979): Das funktionelle kardiovaskuläre Syndrom, in: Th. v. Uexküll et al. (Hg.) 1979.

Schonfeld, W.H. (1969): The body and body-image in adolescents, in: G. Caplan, S. Lebovici (eds.): Adolescence: Psychosocial perspective, New York: Basic Books.

Schöttler, C. (1981): Zur Behandlungstechnik bei psychosomatisch schwer gestörten Patienten, Psyche 35, 111-141.

Schultz-Hencke, H. (1951): Lehrbuch der analytischen Psychotherapie. Stuttgart: G. Thieme.

Schur, M. (1955): Some comments on the metapsychology of somatization, Psychoanal. Study Child 10, 119-164.

Schwab, J.J. (1975): Psychosocial and epidemiological concepts in medicine, in: M.F. Reiser (ed.): American Handbook of Psychiatry, Vol. 4, New York: Basic Books.

Schwidder, W. (1954): in: W. Schwidder (1975): Schriften zur Psychoanalyse der Neurosen und Psychosomatischen Medizin, Göttingen: Vandenhoeck & Rupprecht.

Segal, H. (1964): Introduction to the work of Melanie Klein, London: Heinemann.

Selye, H. (1975): Streß-Bewältigung und Lebensgewinn, München, Zürich: Piper.

-- (1976): Stress in health and disease, Boston: Butterworths.

Shands, H.C. (1975): How are 'psychosomatic patients' different from 'psychoneurotic patients'? Psychother. Psychosom. 26, 270-285.

-- (1976/77): Disability, psychosomatic disease and psychoneurosis. The problem of differential vulnerability, Psychother. Psychosom. 27, 179-184.

-- (1977): Suitability for psychotherapy. II. Unsuitability and psychosomatic disease, Psychother. Psychosom. 28, 28-35.

Shapiro, D. (1965): Neurotic styles, New York, London: Basic Books.

Shapiro, T. (1981): On the quest for the origins of conflict, Psychoanal. Quart. 50, 1-21.

Shapiro, T., Stern, D. (1980): Psychoanalytic perspectives on the first year of life. The establishment of the object in an affective field, in: S.J. Greenspan, G.H. Pollock (eds.): The course of life: Psychoanalytic contributions toward understanding personality development, Vol. 1: Infancy and early childhood, U.S. Department of Health and Human Services.

Shevrin, H., Tousseing, P. (1965): Vicissitudes of the need for tactile stimulation in instinctual development, Psychoanal. Study Child 20, 310-339.

Sifneos, P. (1967): Clinical observations on some patients suffering from a variety of psychosomatic diseases, Acta med. psychosom. 1967, 1-10.

-- (1970): The doctor-patient relationship in manipulative suicide, a common psychosomatic disease, Psychother. Psychosom. 18, 40-46.

-- (1974): A reconsideration of psychodynamic mechanisms in psychosomatic symptom formation in view of recent clinical observations, Psychother. Psychosom. 24, 151-155.

-- (1975): Problems of psychotherapy of patients with alexithymic characteristics and physical disease, Psychother. Psychosom. 26, 65-70.

-- (1981): Psychosomatic aspects of attempted suicide. A clinical overview, Psychother. Psychosom. 36, 73-85.

Sifneos, P., Apfel-Savitz, R., Frankel, F.H. (1977): The phenomenon of alexithymia. Observations in neurotic and psychosomatic patients, Psychother. Psychosom. 28, 47-57.

Singer, M. (1977): The experience of emptiness in narcissistic and borderline states: I. Deficiency and ego defect versus dynamic-defensive models. II. The struggle for a sense of self and the potential for suicide, Int. Rev. Psycho-Anal. 4, 459-479.

Singer, M.T. (1974): Presidential address: Engagement-involvement: a central phenomenon in psychophysiological research, Psychosom. Med. 36, 1-17.

-- (1977): Psychological dimensions in psychosomatic patients, Psychother. Psychosom. 28, 13-27.

Skinner, B.F. (1963): Behauviorism at fifty, Science 140, 951-958.

Slipp, S. (1978): Interpersonale Faktoren der Hysterie: Freuds Verführungstheorie und der Fall Dora, Fam. Dyn. 2/78, 130-147.

Smithies, J. (1973): Psychiatry and neurosciences, Psychol. Med. 3, 267-269.

Socarides, C.W. (1979): A unitary theory of sexual perversions, in: T.B. Karasu, C.W. Socarides (eds.): On sexuality. Psychoanalytic observations, New York: Int. Univ. Press.

Sostek, A. (1980): in: D. Stern, L. Sander (rep.) 1980: New Knowledge about the infant from current research: Implications for psychoanalysis, J. Amer. Psychoanal. Assn. 28, 181-198.

Sperling, M. (1978): Psychosomatic disorders in childhood, New York, London: Jason Aronson.

Spiegel, L.A. (1959): The self, the sense of self, and perception, Psychoanal. Study Child 14, 81-109.

Spitz, R. (1946): Anaclitic depression, Psychoanal. Study Child 2, 313-342.

-- (1955): The primal cavity: A contribution to the genesis of perception and its role for perception, Psychoanal. Study Child 10, 215-240.

-- (1957): No and Yes, New York: Int. Univ. Press.

-- (1959): A genetic field theory of ego formation: its implications for pathology, New York: Int. Univ. Press.

Spitz, R. (1962): Autoerotism reexamined: the role of early sexual behavior patterns in personality formation, Psychoanal. Study Child 17, 283-315.

-- (1963): Ontogenesis: The proleptic function of emotion, in: P.H. Knapp: The expression of emotions, New York: Int. Univ. Press.

-- (1965): The first year of life, New York: Int. Univ. Press.

-- (1972): Eine genetische Feldtheorie der Ichbildung, Frankfurt a.M.: S. Fischer.

-- (1974a): Brücken. Zur Genese der Sinngebung, Psyche 28, 1003-1018.

-- (1974b): Der Dialog entgleist. Psyche 28, 135-156.

Stechler, G., Carpenter, G. (1980): in: D. Stern, L. Sander (rep.) (1980).

Stechler, G., Kaplan, S. (1980): The development of the self. A psychoanallytic perspective, Psychoanal. Study Child 35, 85-105.

Stephanos, S. (1973): Analytisch-Psychosomatische Therapie, Bern: Huber.

-- (1975): Über die Objektbeziehungen der psychosomatischen Patienten. Zeitschrift Psychosom. Med. Psychoanal. 21, 1-15.

-- (1976): Begriff und Problematik des "Sexualobjekts" im Konzept der analytisch-psychosomatischen Therapie, Therapiewoche 26, 940-949.

-- (1978a): Pathological primary identifications and their effects on the psychosomatic economy of the individual, Psychother. Psychosom. 30, 56-67.

-- (1978b): Sexualobjekt, libidinöses Objekt und Übertragungsprozeß, in: Jahrbuch der Psychoanalyse, Band X, Bern: Huber.

-- (1979a): Die analytisch-psychosomatische Theorie und ihre therapeutischen Modelle, Prax. Psychother. Psychosom. 24, 113-121.

-- (1979b): Libidinal cathexis and emotional growth in the analytical treatment of psychosomatic patients, Psychother. Psychosom. 32, 101-111.

-- (1980): Analytical psychosomatics in internal medicine, Int. Rev. Psycho-Anal. 7, 219-232.

-- (1982): Somatische Erkrankung und Abhängigkeit vom omnipotenten Objekt: Zwei Aspekte vom psychosomatischen Phänomen, Medicine Psychosomatique 1/11, 13-23.

Stephanos, S., Auhagen, U. (1977): Beyond the psychosomatic phenomenon. Reflexions on the life of Blaise Pascal, Psychother. Psychosom. 28, 346-356.

-- (1978): Analytisch-psychosomatisches Setting zur Behandlung internistischer Erkrankungen, in: G.u.A. Overbeck (Hg.): Seelischer Konflikt - Körperliches Leiden, Reinbeck: Rowohlt.

-- (1979): Reflections on the qualities of a Balint Group leader, Brit. J. med. Psychol. 52, 43- 47.

Stephanos, S., Berger, F. (1979a): Das Konzept der "pensèe opératoire" und "das psychosomatische Phänomen", in: Th. v. Uexküll et al. (Hg.) (1979).

-- (1979b): Theorie und Praxis der analytisch-psychosomatischen Therapie, in: Th. v. Uexküll et al. (Hg.) (1979).

Stephanos, S., Biebl, W., Plaum, F.G. (1976): Die ambulante analytisch orientierte Psychotherapie bei Patienten mit psychosomatischen Störungen. Erfahrungsbericht über die "relaxation analytique", Psychother. med. Psychol. 26, 33-43.

Stern, D. (1980) in: D. Stern, L. Sander (rep.) (1980).

Stern, D., Sander, L. (rep.) (1980): New knowledge about the infant from current research: implications for psychoanalysis, J. Amer. Psychoanal. Assn. 28, 181-198.

Sternschein, J. (rep.) (1973): The experience of separation-individuation in infancy and its reverberations through the course of life: maturity, senescence, and sociological implications, J. Amer. Psychoanal. Assn. 21, 633.

Stevens, J. (1973): An anatomy of schizophrenia? Arch. gen. Psychiat. 29, 177.

Stierlin, H. (1975): Funktion der inneren Objekte, in: H. Stierlin: Von der Psychoanalyse zur Familientherapie, Stuttgart: Klett.

-- (1976): Psychosomatische Erkrankungen als Störungen der Differenzierung - Integration, Fam. Dyn. 4)76, 245-246.

-- (1978): Delegation und Familie, Frankfurt a.M.: Suhrkamp.

Stoller, R.J. (1968): Sex and gender, London: The Hogarth Press.

Stolorow, R.D. (1975): Toward a functional definition of narcissism, Int. J. Psycho-Anal. 56, 179-185.

-- (1979): Defensive and arrested developmental aspects of death anxiety, hypochondriasis, and depresonalization, Int. J. Psycho-Anal. 60, 201-213.

Studt, H. (1974): Psycho- und Somatoneurosen im Vergleich: Angstneurorose/Phobie - Asthmabronchiale. Eine psychosomatische Erkundungsstudie, Habilitationsschrift, Freiburg.

Studt, H., Arnds, H.G., Hagedorn, E., Messner, U. (1974): Ähnlichkeiten von Symptombildern bei psychosomatischen Erkrankungen, Psychother. Psychosom. 24, 37-40.

Stuhr, U. (1981): Die Bedeutung der Arbeit für die Familiendynamik und die Entstehung und Behandlung psychosomatischer Erkrankungen. Psychosozial 4/81, 99-115.

Stumpfe, K.-D. (1980): Völkertod - Aussterben durch psychogenen Tod, Medizin - Mensch - Gesellschaft 5, 123-128.

Stunkard, A.J. (1975): From explanation to action in psychosomatic medicine. The case of obsity, Psychosom. Med. 37, 195-236.

Stüttgen, T. (1982): Zum Masochismus der psychosomatischen Symptombildung, Psychother. med. Psychol. 32, 56-59.

Sulloway, F.J. (1979): Freud, biologist of the mind. Beyond the psychoanalytic legend, London: Burnett Books.

Sweeney, D.R., Tingling, D.C., Schmale, A.H. (1970): Differentiation of the "giving up"-affects helplessness and hopelessness, Arch. Gen. Psychiat. 23, 378-382.

Tantum, D., Kalucy, R., Brown, D.G. (1982): Sleep, scretching and dreams in eczema, Psychother. Psychosom. 37, 26-35.

Taylor, G.J. (1977): Alexithymia and the counter-transference, Psychother. Psychosom. 28, 141-147.

Tennes, K.H., Lampl, E. (1969): Defensive reactions to infantile separation anxiety, J. Amer. Psychoanal. Assn. 17, 1142-1162.

Thomä, H. (1980): Über die Unspezifität psychosomatischer Erkrankungen am Beispiel einer Neurodermitis mit zwanzigjähriger Katamnese, Psyche 34, 589-624.

Thomä, H., Kächele, H. (1976): Bemerkungen zum Wandel neurotischer Krankheitsbilder, Psychother. med. Psychol. 26.

Thomas, A., Chess, S., Birch, H.G. (1980): in: D. Stern, L. Sander (rep.) 1980.

Thorbeke, R. (1975): Bewältigung von Krankheitsepisoden in der Familie, in: D. Ritter-Röhr (Hg.): Der Arzt, sein Patient und die Gesellschaft, Frankfurt a.M.: Suhrkamp.

Todd, J., Dewhurst, K. (1955): The double: Its psychopathology and psychophysiology, J. Nerv. Ment. Dis. 122, 47.

Tolpin, M. (1971): On the beginnings of a cohesive self, Psychoanal. Study Child 26, 316-352.

Tomkins, S.S. (1962): Affects as the primary motivational system, in: M.B. Arnold (ed.): Feelings and emotions, The Loyola Symposium, New York: Academic Press.

Totman, R. (1979): Social causes of illness, London: Souvenir Press.

Toulmin, S. (1978): Psychoanalysis, physics, and the mind-body-problem, The Annual of Psychoanalysis, Vol. VI, New York: Int. Univ. Press.

Trimborn, W. (1979): Der progressive Abwehrcharakter des Über-Ichs, in: J. Cremerius, S.O. Hoffmann, W. Trimborn (Hg.): Psychoanalyse, Über-Ich und soziale Schicht, München: Kindler, Geist und Psyche 2206.

Tustin, F. (1980): Autistic objects, Int. Rev. Psycho-Anal. 7, 27-39.

Uexküll, v. Th. (1963): Grundfragen der psychosomatischen Medizin. Reinbeck: rowohlts deutsche enzyklopädie 179.

-- (1970): The problem of a psychosomatic theory and the mind-body-unity model, Psychother. Psychosom. 18, 103-116.

-- (1979a): Psychophysiologie. Historische und wissenschaftstheoretische Probleme, in: Th. v. Uexküll et al. (Hg.) (1979).

-- (1979b): Funktionelle Syndrome in der inneren Medizin, in: Th. v. Uexküll (Hg.) (1979).

-- (1981): Lebensgeschichte und Krankheit, in: F. Maurer (Hg.): Lebensgeschichte und Identität. Beiträge zu einer biographischen Anthropologie, Frankfurt a.M.: Fischer TB.

Uexküll, v. Th., Wesiack, W. (1979a): Das Leib-Seele-Problem in psychosomatischer Sicht, in: Th. v. Uexküll et al. (Hg.) (1979).

Uexküll, v. Th. Wesiack, W. (1979b): Realität - soziale Wirklichkeit - und der diagnostisch-therapeutische Zirkel, in: Th. v. Uexküll et al. (Hg.) (1979).

-- (1979c): Die dynamischen und entwicklungspsychologischen Dimensionen des Modells, in: Th. v. Uexküll et al. (Hg.) (1979).

Uexküll, v. Th. et al. (Hg.) (1979): Lehrbuch der Psychosomatischen Medizin, München, Wien, Baltimore: Urban & Schwarzenberg.

Ursin, H., Boade, E., Levine, S. (1978): Psychobiology of stress: A study of coping man, New York: Academic Press.

Vaitl, D. (1978): Psychophysiologie, in: L.R. Schmidt (Hg.): Lehrbuch der Klinischen Psychologie, Stuttgart: F. Enke.

Valenstein, A.F. (1962): Affects, emotional reliving, and insight in the psychoanalytic process, Int. J. Psycho-Anal. 43, 315-324.

-- (1974): In: P. Castelnuovo-Tedesco: Toward a theory of affects, J. Amer. Psychoanal. Assn. 22, 612-625

Vogt, R., Bürckstümmer, G., Ernst, L., Meyer, K., Rad, v. M. (1977): Differences in phantasy life of psychosomatic and psychoneurotic patients, Psychother. Psychosom. 28, 73-82.

-- (1979): Experimentelle Rorschach-Untersuchung zur "pensée opératoire", Psyche 33, 829-873.

Volkan, V.D. (1978): Psychoanalyse der frühen Objektbeziehungen. Zur psychoanalytischen Behandlung psychotischer, präpsychotischer und narzißtischer Störungen, Stuttgart: Klett-Cotta.

Warnes, H. (1976/77): An integrative model for the treatment of psychosomatic disorders. The place of sleep and dreams revisited, Psychother. Psychosom. 27, 65-75.

Warnes, H., Finkelstein, A. (1971): Dreams that precede a psychosomatic illness, Can. psychiat. Ass. J. 16, 317-325.

Weiner, H. (1970): Editorial: The specificity hypothesis revisited, Psychosom. Med. 32, 543.

-- (1972): Some comments on the transduction of experience by the brain. Presidential Address, American Psychosomatic Society, Psychosom. Med. 34, 355-380.

-- (1975): Editorial: Are 'psychosomatic diseases diseases of regulation? Psychosom. Med. 37, 289-291.

-- (1976): The heterogeneity of 'psychosomatic' disease, Psychosom. Med. 38, 31.

-- (1977a): The psychobiology and human disease, New York: Elsevier - North Holland.

-- (1977b): The psychobiology and human disease: an overview, in: G. Usdin (ed.): Psychiatric Medicine, New York: Brunner, Mazel.

Weiner, H. (1978): The illusion of simplicity: The medical model revisited, Amer. J. Psychiatr. 135 (suppl.), 27-33.

-- (1979): Psychobiological markers of disease, in: C.P. Kimball (ed.): Psychiatric Clinics of North America, Philadelphia: W.B. Saunders Co.

-- (1980): Contemporary research and the mind-body problem, in: R.W. Rieber (1980).

-- (1981): Brain, behavior, and bodily disease: a summary, in: H. Weiner, M.A. Hofer, A.J. Stunkard (eds.): Brain, behavior, and bodily disease, New York: Raven Press.

-- (1982): Contributions of psychoanalysis to psychosomatic medicine, J. Amer. Acad. Psychoanal. 10, 27-46.

Weiss, J.H. (1977): The current state of the concept of a psychosomatic disorder, in: Z.J. Lipowski et al. (eds.) (1977).

Weizsäcker, v. V. (1947): Körpergeschehen und Neurose, Stuttgart.

-- (1949): Psychosomatische Medizin, Psyche 3, 331-341.

Wesiack, W. (1975): Psychosomatische Aspekte funktioneller Syndrome, Internist. Praxis 15, 571-578.

-- (1979): Psychosomatische Medizin in der Praxis des niedergelassenen Arztes, in: Th. v. Uexküll et al. (1979).

Whybrow, P.C., Silberfarb, P.M. (1974): Neuroendocrine mediating mechanisms: from the symbolic stimulus to the physiological response, Int. J. Psychiat. in Med. 5, 531.

Widok, W. (1978): Krisen im Umkreis stationärer Psychotherapie, in: F. Beese (Hg.): Stationäre Psychotherapie, Göttingen: Vandenhoeck & Rupprecht.

Winestine, M.C. (rep.) (1973): The experience of separation-individuation in infancy and its reverberations through the course of life. 1. Infancy and childhood, J. Amer. Psychoanal. Assn. 21, 135-155.

Winnicott, D.W. (1958): The capacity to be alone, in: D.W. Winnicott (1965).

-- (1960a): Ego distortion in terms of true and false self, in: D.W. Winnicott (1965).

-- (1960b): The theory of parent-infant relationship, in: D.W. Winnicott (1965).

-- (1962): A personal view of the Kleinian contribution, in: D.W. Winnicott (1965).

-- (1963): Communicating and not communicating leading to a study of certain opposites, in: D.W. Winnicott (1965).

-- (1965): The maturational processes and the facilitating environment, London: The Hogarth Press.

-- (1966): Psycho-somatic illness in its positive and negative aspects, Int. J. Psycho-Anal. 47, 510-516.

-- (1967): in: R. Gaddini (1978).

-- (1969): Übergangsobjekte und Übergangsphänomene, Psyche 23, 666-682.

-- (1971): Playing and reality, London: Tavistock.

-- (1974): Fear of breakdown, Int. Rev. Psycho-Anal. 37, 369-376.

Wisdom, J.O. (1959): On a differentiating mechanism of psychosomatic disorder, Int. J. Psycho-Anal. 40, 134-146.

-- (1961/62): Ein methodologischer Versuch zum Hysterieproblem, Psyche 15, 561-587.

Wittkower, E.D. (1960): News of the society. Twenty years of North American psychosomatic medicine, Psychosom. Med. 22, 308-319.

Wittkower, E.D., Lipowski, Z.J. (1966): Recent developments in psychosomatic medicine, Psychosom. Med. 28, 722.

Wolfenstein, M. (1966): How is mourning possible? Psychoanal. Study Child 21, 92-126.

Wolff, H.H. (1965): Why do emotional conflicts express themselves in physical symptoms?, in: J.O. Wisdom, H.H. Wolff (eds.): The role of psychosomatic disorder in adult life, London: Pergamon Press.

-- (1972): Crises points and problems of identity, J. Psychosom. Res. 16, 229-234.

-- (1977a): The concept of alexithymia and the future of psychosomatic research, Psychother. Psychosom. 28, 376-388.

-- (1977b): The contribution of the interview situation to the restriction of fantasy life, Psychother. Psychosom. 28, 58-67.

Wyss, D., Gerich, L. (1979): Die Konzeption psychosomatischer Erkrankungen in der Anthropologischen Medizin ("Integrative Psychotherapie"), in: Die Psychologie des 20. Jahrhunderts, Band IX, Zürich: Kindler.

Yakovlev, P.J., Le Cours, A.R. (1965): The myelogenetic cycles of regional maturation of the brain, in: A. Minkonski (ed.): Regional development of the brain in early life, Oxford: Blackwell Scientific Publications.

Yorke, C., Kennedy, H., Wiseberg, S. (1980): Some clinical and theoretical aspects of two developmental lines, in: S.J. Greenspan, G.H. Pollock (eds.): The course of life: Psychoanalytic contributions toward understanding personality development, Vol. 1: Infancy and early childhood, U.S. Departement of Health and Human Services.

Zauner, J. (1980): Psychosomatische Aspekte der Adoleszenz, Zeitschr. Psychoanal. 24, 17-30.

Zepf, S. (1976a): Die Sozialisation des psychosomatisch Kranken, Frankfurt a.M.: Campus.

-- (1976b): Grundlinien einer materialistischen Theorie psychosomatischer Erkrankung, Frankfurt a.M.: Campus.

-- (1977): Primary socialization and alexithymic defects in symbol and concept formation, Psychother. Psychosom. 28, 278-284.

-- (1978): Primärsozialisation und alexithyme Defekte in der Symbol- und Begriffsbildung, in: G. und A. Overbeck (Hg.): Seelischer Konflikt - Körperliches Leiden, Reinbeck: Rowohlt.

-- (1981): Psychosomatische Medizin auf dem Weg zur Wissenschaft, Frankfurt a.M.: Campus.

Zepf, S., Gattig, E. (1981): Zur Kontroverse um die Spezifität der psychosomatischen Struktur, in: S. Zepf (1981).

Zepf, S., Hartmann, C., Wagner, C. (1981): Ein experimenteller Ansatz zur Objektivierung der 'Alexithymie', in: S. Zepf (1981).

Zetzel, E. (1971): A developmental approach to the borderline patient, Am. J. Psychiat. 127, 867-871.

Namensverzeichnis

Abelin, E.L. 205
Abse, W. 309
Ahrens, S. 109,110
Aleksandrowicz, D.R. 190
Alexander, F. 4,6,7,11,33,34,252, 253,304,313
Allen, J.G. 157
Als, H. 176,177
Ammon, G. 22,223
Ammon, K. 93
Anders, T.F. 181
Anzieu, D. 157,165,170,171,209
Apfel-Savitz, R. 42
Apley, J. 26
Arieti, S. 58
Arlow, J.A. 37
Armkraut, A. 5
Arnds, H.G. 24,29
Arnold, M.A. 93
Atwood, G.E. 157,162
Auhagen, U. 78,95
Axelrad, S. 143

Bach, S. 163
Bahnson, C.B. 35
Bahnson, M.B. 4,35
Balint, M. 23,80,82,83,97,225
Barkin, L. 211
Basch, M.F. 120,122,134,139,140,141
Bastiaans, J. 26,37,61,81,93,94,144, 231
Bateson, G. 9,40
Beck, D. 96,97
Becker, N. 302
Beckmann, D. 10,11,25,26,27,28,29, 103,104,277
Bégoin, J. 48,49,310
Beintema, O. 179
Bell, R.Q. 151
Benjamin, J. 135
Beres, D. 204
Berger, F. 49,78,80,81,88,246,288
Berger, P.L. 106,109,216
Bergman, A. 14,87,131,144,200,208, 297
Bernstein, S. 28
Bertalanffy, L.v. 9,43
Bick, E. 188,298
Biebl, W. 69,71,78
Bion, W.R. 128,141,189
Birch, H.G. 179
Birbaumer, N. 10
Blanck, G. 23,61,62,79,89,144,147, 149,204
Blanck, R. 23,61,62,79,89,144,147,
149
Bliss, E.L. 310
Blos, P. 192,304
Blum, H.P. 204
Boade, E. 364
Boor, C. de 11,66,104
Borens, R. 104
Bouvet, M. 223
Brähler, E. 25,29,104
Braun, P. 25,29,104
Braunschweig, D. 204,303
Bräutigam, W. 24,304
Brazelton, T.B. 176,177,179
Brede, K. 9,12,21,26,34,111,112,214, 230
Brenner, C. 153
Breuer, J. 310
Bridger, W.H. 178
Brody, S. 143
Broucek, F. 161,220
Broughton, R. 181
Brown, D.W. 77
Brown, E.L. 73
Bruch, H. 222
Buchborn, E. 10
Buelte, A. 182,218,296
Bürckstümmer, G. 65
Burns, P. 174,180,181

Carpenter, C. 179
Castelnuovo-Tedesco, P. 28
Charcot, J. 16
Chess, S. 179
Christian, P. 304
Ciompi, L. 139,141
Cleveland, S.E. 223
Cohen, S.J. 27
Colarusso, C.A. 192,229
Cremerius, J. 12,16,18,20,22,27,102, 103,105,115

Dahl, H. 244
Dare, C. 219,296
David, C. 12,43,53,56,57,58,60,208
Deri, S. 209,210,299
Deutsch, F. 21,238
Dewhurst, K. 311
Diatkine, R. 47
Dirks, D.L. 73
Dirks, J.F. 73
Docherty, J.P. 251
Donnet, J.L. 85,96,123
Douglas, L. 29
Dowling, A.S. 26
Dowling, S. 219

Drees, A. 93
Drücke, M. 68

Easser, B.D. 61
Eigen, M. 163,173,226,307
Elhardt, S. 37
Elias, N. 132
Emde, R.N. 118,134,135,136,137,138,
 139,141,142,145,152,176,177,180
Engel, G.L. 6,11,28,35,37,93,152,
 178,251,313
Erikson, E.H. 14,198,207,277,285
Ermann, M. 82,94,96
Ernst, L. 65
Eysenck, H.J. 10

Fain, M. 12,43,49,50,51,53,55,56,57,
 60,75,81,204,208,303,304
Farber, L. 21
Federn, P. 22
Feigl, H. 9
Feiguine, R.J. 73
Feldman, F. 72
Fenichel, O. 22,159
Ferenczi, S. 21,131
Finkelstein, A. 77
Fischer, H.K. 12
Fisher, S. 223
Fiss, H. 77
Flannery, J.G. 42,73,77
Foucault, M. 106
Frank, A. 207
Frank, J.D. 30
Frankel, F.H. 42
Freedmann, D.A. 139,157,220
Freud, A. 14,62,79,116,204
Freud, S. 12,16,18,19,20,22,31,32,
 43,44,56,58,75,85,88,98,99,100,115,
 123,142,157,161,162,164,165,173,193,
 204,206,215,243,245,253,277,310,311,
 313
Freyberger, H. 28,42,93
Frosch, J. 158
Fukuhara, J.T. 73
Furer, M. 155
Fürstenau, P. 16

Gaddini, E. 209,210,214,221
Gaddini, R. 200,201,204,214,220,221,
 227,228,304
Gaensbauer, T.J. 134,135,136,137,
 138,177
Galdston, J. 4
Garma, A. 37
Gattig, E. 93,104
Gedo, J.E. 12,14,23,32,34,36,78,80,
 172,240,241,242,243,244,245,247,249,

252,254
Gerich, L. 9
Gibello, B. 143
Giovacchini, P.L. 22
Gitelson, M. 6
Glaser, V. 186,187
Glover, E. 188
Goeppert, H.C. 17,19,104,120,212
Goeppert, S. 17,19,82,83,91,104,120,
 212
Goffman, E. 28
Goldberg, A. 32,34,36,240,241,244,
 245,252
Grand, S. 171
Green, A. 12,16,19,23,26,33,47,57,
 60,61,85,86,87,96,98,99,114,117,118,
 122,123,125,128,132,163,165,166,205,
 226,231,303,305
Greenacre, P. 147,189,190,200,202,
 213,226,298
Greenspan, S. 32
Grinker, R. 6,11,
Groddeck, G. 21
Groen, J.J. 110
Grolnick, S.A. 204
Grossarth-Maticek, R. 35
Grosse-Schulte, E. 104
Grotstein, J.S. 14,312
Grunert, J. 115
Guntern, G. 9
Gyldenfeldt, H.v. 109,110

Habermas, J. 12,17
Hagedorn, E. 24,29
Hägglund, T.-B. 194,213,297
Hahn, P. 22
Haley, J. 107
Harmon, R.J. 134,135,136,137,138,177
Hartmann, C. 67
Hartmann, H. 132
Hartocollis, P. 121,122,143
Hebb, D.O. 177
Heim, E. 28
Hellbrügge, T. 177
Henseler, H. 93,309
Herrmann, J.M. 27
Hill, D. 12
Hill, E.F. 281,282
Hill, O.W. 2
Hippokrates 1
Hofer, M.A. 7,180
Hoffer, W. 200
Hoffmann, S.O. 24,102,106
Hoffmeister, W. 102
Holder, A. 144,219,296
Holman, H.R. 11
Holtzkamp, K. 111

Holtzman, W.H. 255,281
Home, H.J. 12
Horn, K. 26,29,111
Hunter, R.C.A. 35

Ikemi, Y. 71
Iker, H.-P. 35
Isaacs, S. 66,169,204
Izzard, C. 158

Jackson, D.D. 107
Jackson, M. 72
Jacobs, S. 29
Jaensch, W. 104
Jaffe, D.S. 119
James, M. 22,79,87,95
Janet, P. 43
Janus, L. 24
Jaques, E. 163
Joffe, W.G. 144,159,161
Jones, E. 123
Joraschky, P. 8,11,29
Julia, H. 174,180

Kächele, H. 23
Kafka, E. 209
Kafka, F. 88
Kalucy, R. 77
Kamper, D. 132
Kaplan, C.D. 77
Kaplan, L. 149,298
Kaplan, S. 177,208
Karmaus, W. 8,110
Katan, A. 156
Katschnig, H. 9
Kaufman, M.R. 28
Kennedy, H. 158
Kennell, J.H. 179
Kernberg, O. 14,23,61,88,89,127,128, 157,299
Kestenberg, J.S. 181,187,192,194,195, 197,198,200,202,203,213,218,288,296, 297,300,301,302
Khan, M.M.R. 23,61,101,163,225,226, 308
Kiely, W.F. 5
Kimball, C.P. 7,9,28,43
King, M. 156
Kinston, M. 167
Klaus, M.H. 179
Kleiger, J.H. 73
Klein, G.S. 200,202,206,220,242,244, 246
Klein, M. 37,48,126,143,160,181,298
Klein, M. 179
Klussmann, R. 93
Knapp, P.H. 33,94

Knauss, W. 68
Köhle, K. 8,11,29,126,220
Kohut, H. 23,74,88,89,93,94,127,164, 205,219,236
Kortemme, K.-H. 104
Krakowski, A.J. 11,28
Kreisler, L. 49,50,51,81
Kries, D.v. 223
Kris, E. 132
Krystal, H. 115,128,152,156,158,159, 163,164,201,205,227
Kutter, P. 23,116,130,131,132,223, 242

Lachmann, F.M. 23,122,129,162
Lalucat, L. 67
Lampl, E. 77
Lange, J.E. 177
Laplanche, J. 16,20,32,57,123
Larsen, F. 26
Leclaire, S. 167,168,170
Le Cours, A.R. 174
Lee, A. 181
Lesser, S.R. 61
Levine, S. 364
Levithan, H. 74,75,76,163,288,306
Lewin, B. 76,200
Lewis, W.C. 156
Lhermitte, J. 311
Lichtenberg, J.D. 175,180,190,246
Lichtenstein, H. 80,143,192,205,244
Lickint, K. 33,170
Lieberman, S. 29
Limentani, A. 119,120,122
Lipowski, Z.J. 2,3,4,6,8,9,28,110, 246
Loch, W. 12,78,80,84,85,86,87,92,106, 118
Loewald, H.W. 14,151
Lolas, F. 67,68
Lorenzer, A. 16,17,20,203
Luborsky, L. 251
Luckmann, T. 106,109,215,216
Ludwig, M. 28
Lukianowicz, N. 311
Lumsden, D. 109
Lüth, P. 111

MacKeith, R. 26
MacLean, P.D. 41
Maguire, J.G. 23
Mahler, M. 14,86,87,131,142,144,145, 146,148,149,151,152,153,181,194,200, 201,208,243,249,297,298
Mangels, M. 28
Marcus, J.M. 229
Marty, P. 12,26,43,51,52,53,54,56,

57,60,81,90,93,95,98,195,208,308
Mayer, B. 28
McDevitt, J.B. 146,148,149
McDougall, J. 23,38,58,90,91,96,97, 100,101,105,114,115,117,125,130,303, 307,308
McGlashan, F.H. 220
Mead, G.H. 215
Meers, A. 144
Meissner, W.W. 14,133
Menne, K. 106,107
Mentzos, S. 33,58,254
Mertens, W. 16,23,88,133
Messner, K. 24,29
Metcalf, D. 203,204,205
Meyer, K. 65
Meyerowitz, S. 27,93
Meyersburg, H.A. 42
Milner, M. 224
Mitscherlich, A. 11,22,36,88,102,105, 111,313
Mitscherlich, M. 67,92,94,98
Modell, A. 94,118,127,128,307
Moeller, M.C. 23,30
Moersch, E. 23,33,108
Mogstad, T.E. 26
Molish, H.B. 281
Monchaux, C. de 85
Moss, G.E. 107
Muck, M. 104,105
Müller, S. 29,104
Müller-Braunschweig, H. 178,227,288
Musaph, H. 163
Mushatt, C. 213,238
M'Uzan, M. de 12,43,45,53,56,57,58, 60,100,104,208,306

Naiman, J. 119
Nakagawa, T. 71
Nakai, Y. 71
Nemiah, J.C. 11,38,40,41,42,43,68, 126,314
Nemiroff, R.A. 192,229
Neugarten, B.L. 229
Neuhaus, P. 28
Niederland, W. 128
Noy, P. 85
Nüssel, E. 9

Orban, P. 203,224
Ostow, M. 311
Otto, H. 93
Overbeck, G. 25,27,67,69,71,100,104, 111

Palazzoli-Selvini, M. 222
Pankow, G. 171,211,222,287,300

Pao, P.-N. 298
Parin, P. 108
Parkes, C.M. 29
Parkin, A. 12,56
Pedder, J.R. 163
Penick, S. 251
Peterfreund, E. 132
Petzold, E. 22
Pflanz, M. 9
Philippopoulos, G.S. 38
Piaget, J. 136,139,140,141,145,149, 194,208,211,243,249
Pierloot, R.A. 31,73
Piha, H. 194,213,297
Pine, F. 14,87,129,131,132,144,145, 153,154,155,160,197,200,208
Plaum, F.G. 26,30,32,78
Plessner, H. 1,214
Pohlen, M. 12,110,166,168,170
Pollock, G.H. 11,12,162,163
Pontalis, J.-B. 16,20,31,57,99,100, 123,163,308
Post, R.M. 42
Prechtl, H.F.R. 179
Prego-Silva, L.E. 163
Proust, M. 88

Rabkin, J.G. 9
Rachman, S. 10
Rad, M.v. 11,25,28,35,63,65,67,68, 69,278
Rangell, L. 12,32,253,313
Rechenberger, J. 29
Reich, W. 22,24,104,167
Reiser, M. 5,12,35,181,253
Resch, R.C. 154,201
Richter, H.E. 11,25,26,27,28,29,277
Richter, J. 93
Ricoeur, P. 12,18
Rieber, R.W. 1
Riemann, F. 24
Rittner, V. 132
Ritvo, S. 31
Robinson, J. 139,176
Robinson, S.K. 73
Rohde, J.J. 13
Rohde-Dachser, C. 23,89
Rosenblatt, B. 144,214
Rosenköter, L. 204
Ross, N. 162
Ruesch, J. 38,39,40,112,314
Runde, P. 109,110
Rutenfranz, J. 177

Sadow, L. 78
Safti-El, M.S. 213
Sameroff, A.J. 178

Sami-Ali, M. 43,44,47,48,49,59,60, 75,81,287,304
Sander, L.W. 174,175,177,180,181
Sandler, A.-M. 134,143,146,153
Sandler, J. 81,106,119,126,134,144, 146,153,159,161,214
Schafer, R. 118,208
Scheer, J.W. 11,25,29,30
Schilder, P. 20,194
Schimek, J. 158
Schmale, A.H. 6,27,35,37,93,152,178, 251,313
Schneider, H. 139
Schneider, P.-B. 20,102,126
Schoenberg, B. 29
Schonecke, O.W. 27
Schonfeld, W.H. 192
Schorsch, E. 302
Schöttler, C. 22,28
Schultz-Hencke, H. 6,24
Schur, M. 34,150,205,249,250,251,313
Schwab, J.J. 9
Schwidder, W. 22,24
Segal, H. 160
Selye, H. 7,111
Shands, H.C. 106,108,122
Shapiro, D. 310
Shapiro, T. 132,135
Shevrin, H. 220
Sifneos, P. 37,38,40,41,42,43,93, 126,309,314
Silberfarb, P.M. 5
Singer, M. 127
Singer, M.T. 3
Skinner, B.F. 106
Smithies, J. 43
Socarides, C.W. 305
Solomon, G.F. 5
Sostek, A. 179
Soulé, M. 49,51
Sperling, M. 37
Spiegel, L.A. 189,195,200,297
Spitz, R. 49,121,135,140,142,145, 147,152,155,189,196,200,203,204, 205,235,246,252,298
Stechler, G. 174,177,179,180,181,208
Stehr, K. 177
Stephanos, S. 20,32,45,49,63,78,80, 81,87,88,94,95,246,288
Stern, D. 135,175,176,177
Stern, L. 179
Sternschein, J. 229
Stevens, J. 42
Stierlin, H. 204
Stoller, R.J. 205
Stolorow, R.D. 23,122,129,157,162, 247

Strotzka, H. 9
Struening, E.L. 9
Studt, H. 24,28
Stuhr, U. 109
Stumpfe, K.-D. 109
Stunkard, A.J. 3
Stüttgen, T. 100
Sugita, M. 71
Sulloway, F.J. 12
Sweeney, D.R. 251

Tantum, D. 77
Taylor, G.J. 42,77,126
Tennes, K.H. 77
Thomä, H. 23,25
Thomas, A. 179
Thorbeke, R. 110
Tingling, D.C. 27,93,251
Todd, J. 311
Tolpin, M. 205
Tomkins, S.S. 134
Totman, R. 11,108
Toulman, S. 245
Tousseing, P. 220
Trimborn, W. 102,105,106
Tustin, F. 220

Uexküll, T.v. 10,28,214,215,224,227, 230,231,252,300
Ursin, H. 8

Vaitl, D. 6
Valenstein, A.F. 121
Veldman, F. 186
Vinck, J. 73
Vogt, R. 65
Volkan, V.D. 23,120,121,122

Wagner, C. 67
Waldrop, M.F. 151
Warnes, H. 77
Weiner, H. 2,4,6,7,12,28,34,42,217, 253
Weinstein, J. 212,300
Weiss, J.H. 2
Weizsäcker, V.v. 21,319
Weller, G.M. 151
Wesiack, W. 28,214,224,227,230,231, 252,300
Whybrow, P.C. 5
Widok, W. 93,98
Wilson, S.D. 10
Winestine, M.C. 229
Winnicott, D.W. 81,83,97,124,125, 147,161,173,182,200,201,202,203,204, 211,223,300,301
Wisdom, J.O. 48,57

Wiseberg, S. 158
Wittkower, E.D. 2,3
Wittmann, L. 166,168,170
Wogan, M. 7
Wolfenstein, M. 163
Wolff, H.H. 43,49,126,131,167
Wolff, P.H. 157
Wolman, R.N. 156

Wyss, D. 9

Yakovlev, P.J. 174
Yorke, C. 158

Zepf, S. 67,79,84,87,92,93,104,109, 203
Zetzel, E. 89

Sachverzeichnis

Abstinenzregel 18
Abwehr 36,124
  externale 76
  gegen unbewußte Triebimpulse 61
  manische 101,163
  narzißtische 230
  projektive 74
  u. psychoanalytische Situation 103
Abwehrmechanismen 246,247
  Defizienz der 53,76,77,96
  u. psychosomatische Diskussion 124
  u. Schamkrise 161
Abwesenheit, zerstörende 125
Adultomorphisierung 15,132
Affekt 19,33,60,101,115,118,119,130,
  135,159,165
  u. analytische Diskussion 118
  als Desorganisator u. Modalität
    des Erinnerungsvermögens 117
  Differenzierung 146,152,316
    u. Spannungsregulierung 129,151
    u. Transformation u. Kreation
    153
  Einklemmung des 16
  als Entladungsgeschehen 122
  Entwicklung der 250
    kognitionspsychologische 133,138
    als Modell der De- u. Resomati-
    sierung 150
    psychophysiologische 133,138
  in Entwicklungsdimension 132
  Expression 137
  u. geistige Vorstellung 117
  Grund- 137
  hedonische Qualität der 159
  Information 137
  Inhalte u. psychopathologischer
    Grenzbereich 121
  u. innere Wahrnehmung 117
  u. Kognition 141
  Kontrolle 77
  Korrelat u. vegetative Neurose 33
  Leere 119
  u. Leidenschaft 124
  Organisationspotential der 138
  u. psychoanalytische Situation 117
  Regression 164
  Resomatisierung 164
  Schicksale 74
  schmerzliche 163,212
    u. psychosomatische Diskussion
    163
  als Signal 122,137
  u. Sprache 119,126
  Strukturen 118
  Sturm 119
  Toleranz 159,160,162,250,316
    u. Wiederannäherungsphase 160
  Verbalisierung 155,250
affektiv 14,22,23,78,104,107,114,
  169,199
  Ausbrüche 20,131,222
  Ausdrucksarten 119
  Erstarrung 123
  Hauptstrukturen u. adaptive Reak-
    tionen 134
  Kommunikationsform u. biologischer
    Verhaltenstypus 134
  Nicht-Kommunikation 127
  Vorläufer 152
Affektivität 13,47,64,100,114,116,
  117,119,134,173,216
  posttraumatische 128
Affektualisierung 120
  u. perverse Erregung 124
Aggression 68,93,148,160,249
  Abwehr 93
  Formen u. Gottschalk-Glaser-Kon-
    tentanalyse 67
  Kontrolle 109
  u. Ohnmacht 110
aggressiv 37
  Agieren 163
  Auseinandersetzung 191
  Impulse u. körperliche Sensationen
    72
  Machtposition 94
Aktionszyklen 118,228,317
Alexithymie 15,37,38,40,63,72,84,
  86,87,101,104,111,112,124,128,129,
  220,221,231,249,250,314,316
  u. Aufrechterhaltung der somati-
    schen Symptome 73
  u. Defizit vs. Prozeß 41
  u. Drop out-Quote in Psychothera-
    pie 73
  u. Einsichtstherapie 42
  u. emotionale Leere vs. abgespal-
    tene Leidenschaften 126
  u. instrumentelle Einstellung u.
    psychophysische Dekompensation
    109
  u. neurochemisches, -physiologi-
    sches Defizit 41
  partielle 253
  u. Polarität von Schizophrenie u.
    psychosomatischen Krankheiten 42
  Prävalenz der 69
  u. psychosomatische Kommunikation
    107

Alexithymie
  u. Unterschichtspatienten, Delinquenten, Charakterneurotiker 104
  unterschiedliche Ausprägung der 71
  u. Untersuchungsmethodik 107
  u. Verdrängungs- u. Verleugnungshypothese 41
l'amante 81,204
Ambivalenz 147,148,149,160
  Konflikt 160,161,191,212
analytische Grundregel 17
Angst 25,26,64,76,94,117,139,148, 149,152,249,316
  Acht-Monats- 49,136,143,146
  Formen u. Gottschalk-Kontent-Analyse 67,68
  Höhen- 219
  Kastrations- 198
  Neurose 19,44,165
  vor Nicht-Existenz 159
  panische 60
  Toleranz 89,157
  traumatische 145,146
  Trennungs- 105,181,211,226
Anhedonie
  chronische 208
  u. Prädisposition für Ich-Vulnerabilität u. - insuffizienz 207
anniversary disease 163
Antikommunikation 125
Anwesenheit, eindringende 125
Aphanisie 220
apparentes inorganisations 54
Äquifinalität 6
Arzt-Patient-Beziehung 11,17,29,33, 105
  u. Alexithymie 42,73
Assimilation u. Akkommodation 139, 151
Ätiologie 6
Ausagieren 123
autoerotisch 50,81,201,204

behavioral shift 135,177
Beschwerdebogen (BSB) 26,70
  u. Somatisierungstendenz 25
Besetzungsentzug 124
Bioanalyse 21
Biofeedback
  u. psychosomatische Medizin 2
biologische Muster 241
Biorhythmizität 175
blande Psychose 85,96
Borderline
  Erkrankungen 61,79,88
  Persönlichkeiten 128

Syndrome 23,86
brain, visceral 41
  word 41
Brazelton Neonatal Assessment Scale (BNAS) 179

capacity
  to be alone 147,181
  for concern 161
  for self care and self representation 205
conservation-withdrawal 178
coping 8,155
container-contents 61,141,189,209

Depression 54,59,64,76,86,94,152, 161
  anaklitische 147
  mütterliche 179
  u. narzißtische Persönlichkeitsstörungen 89
Desomatisierung 15,34,35,116,150, 151,158,199,205,208,209,232,249,250, 251,313
Desynchronisierung
  multipler Körpersysteme 181
Dialog-Entgleisung 235
Differenz, nützliche 125
Distanz, wirksame 125
Diversifikation 6
Dora
  u. die psychoanalytische Position 56

Emotiogenese
  psychosomatischer Störungen 130
emotional 5,15
  Abreagieren 120
  Auftanken 147,155
  Leere 89,97,124,126,127,128,129
  Ohnmacht u. Wut 93
  Wahrnehmung 41
Emotionalität 116,129,232,252
  Wahrnehmung der 94
Emotionen 8,33,72,122,128,130,159, 173
  als Bewußtsein eines veränderten Körperzustands 156
  u. Life-event 8
  Phänomenologie der 118
  proleptische Funktion der 135
  u. Vermittlungsrolle zwischen Organismus u. Sozialität 34
Emotionsschicksale 130
Emotiophantasien 131,224,316
Empathie 93,157
  u. Fürsorge u. kooperatives Spiel 149

u. Intuition 198
u. reflexive Selbstbeobachtung 158
engagement-involvement 3
Entfremdung 94,231
Entwicklungsaufgaben 177,228
Entwicklungsdiagnose, deskriptive 61
u. 'ego as organizing process' 242
Entwicklungslinie 31,144,172,240
 der Affektivität, Körperlichkeit,
 Kognitivität 62
 libidinöse 32,61,195
 multiple 14,62,79,203,232,239
Entwicklungsreihe
 von innerseelischen Darstellungen
 des Körpers 209
Entwicklungsstillstand 39,62,240
Entwicklungstheorie 232
epigenetisch
 Abfolge von biologischen Rhythmen
 180
 Affektreihen 139
 Forschungsrichtung 15
 Sichtweise 238,240
erotischer Wirklichkeitssinn 131
espace imaginaire 47
espace psychique 48
espace psychosomatique 48

Fremdeln
 u. Trennungsschmerz 136
Funktionelle Syndrome 218,236
 u. Gruppierung nach charakteristischen Begleitbildern 28
Furchtsamkeit 136,137

Gefühle
 u. Alexithymie 41,43
 haben u. -verbalisieren 122
 der Omnipotenz 211
 als psychische Regulatoren 144
general adaptation syndrome 7
genetisch-rekonstruktiv vs. entwicklungs-beobachtungsmäßig 132
Gesundheit 11,111
Gießener Test (GT) 26,64,69
giving up - given up - Komplex 35,
 251,313
Gottschalk-Gleser-Kontentanalyse 64
Grundstörung
 u. Handlungsstörungen 100
 u. Neubeginn 82,97
 u. Oknophilie 83,86,225
 u. Philobatismus 83,86,225
 u. wahres u. falsches Selbst 83

Habituation 178
Halluzination, negative 85,98
halluzinatorische Wunscherfüllung
 98,106,210
Hilf- u. Hoffnungslosigkeit 35,36,
 93,159,251
holding environment 181,218
 u. Aneignung einer subjektiven Körperlichkeit 186
 u. Deckerinnerungen 219
 u. Körperhaltung 184
 u. Mobilität 182
 u. Modell für affektiv-körperliche
 Gestaltung von Objektbeziehungen
 186
 u. Stabilität 184
holding and playing 203,229
Hypochondrie 93,165,236
 u. Aktualneurose 19
 u. Selbstkohäsion 23
Hysterie 12,16,19,32,56,57,58,59,
 101,115,165,170,313
 Dekompensation der 61
 Konversions- 18,44,59
 Selbstrepräsentanz in 58
hysterisch
 Erleben u. narzißtische Störungen
 61
 Konfliktmodus 254
 konversions- Symptome 16,20,45

Ich 20
 Erinnerungen 19
 generative -leistungen u. psychosomatisches Symptom 111
 Ideal 105
 Körper- 173
 Neutralisations- u. Integrationsfähigkeit des 34
 Reifung 105
 spezifische Aktion des 117
 Stabilisierung 96
 Störung 116
 Struktur 19
 u. Triebimpulse 19
Idealisierung 89,93
Identifikation 210
 adhäsive 188
 mit aggressiven Mutter u. 'Nein'
 143
 narzißtische 48,90
 projektive 48,85,126
Identität 100,106,110
 Gefühl 92
 Krise 107
 persönliche 108,110

Identität
  soziale 105,110,318
  Verlust 105
  Wahrnehmungs- 106
image spéculaire 47
Imagination, wunscherfüllende 50,51
Infantile Persönlichkeit 38,68,112, 314
Inklusion, reziproke 48
instrumentelle Einstellung 109,110, 230,318
Intellektualität 116
Interdisziplinarität 239
  der Humanwissenschaften 22
  u. psychosomatischer Standpunkt 10
Internalisierung 89,106,157,162,318
  von Selbstkontrollmechanismen 176
  transmutierende 208
Introspektion 140
Isakower Phänomen 219
Isomorphie 9,140

koenästhetisches Fühlen 143
Konflikt 6,19,48,118
  Es-Überich- 34,252
  externaler Dauer- 106
  intrapsychischer 4,31,32,33,56, 104,162,237
    Fähigkeit u. Neurosemodell 46
  neurotischer 16
  psychologischer 15.216,252,253
Konfliktlösung
  hysterischer Modus der 58
Konfliktmodell 233
Körper 22,32,33,44,54,56,91,111,114
  Aneignung des 99,173,217
  Alphabet 167,168
  Bewußtsein 172,189,222
  Bild 33,47,49,51,59,60,75,180,194, 196,213,238,317
    als corps propre 47
    als corps tactile 47,48,60
    als corps visuel 48,60
    als corps vu vs. corps senti 60
    dreidimensionales 203
    kinästhetisches u. taktiles 185
    u. Symbolisierungsformen 172
  Bildungsprozesse 168
  u. Differenz von realem u. phantastischem 170
  u. 'Ensemble erogener Zonen' 167
  Entlibidinisierung des 231
  u. Entwicklungsdimension 173
  Erfahrungen
    u. Ich-Entwicklung 181
    u. Ich-Es-Kerne 181
    u. Intensität 191
  Erlebnisfähigkeit des 94,169
  Erlebnisse, polymorph-perverse 163, 226
  Erlebnissphäre des 22,165,167
  Fühlsphäre 38
  Grenzen 58,59,172,182,185,189,192, 196,198,210,211,215,222,223,235, 240,246
  Haltungen 24,167,172
  Innere 182,187,192,193,197,198,200, 211,226
    u. Objektaspekt 194
  als Leistungsmaschine 230
  libidinöser 199
  lustvoller Gebrauch des 146
  als Modell für soziale Orientierung 236
  Oberfläche 182,188,192,193,200, 219,226
    u. Selbstaspekt 194
  u. psychoanalytische Situation 166
  psychosomatischer 97
  Repräsentation des 115
  Schema 171,193,200,211,214,221, 223,237,238,253
    1. Funktion des 212,253
    2. Funktion des 213,253
    u. Gamma-Nervensystem 186
    phasentypische Bereicherungen des 194
    u. schizophrene Psychose 171
    u. Transsensus 187
    zeitliche u. räumliche Dimension des 211
  Selbst 171,180,182,189,192,193,222
    u. Teil u. Ganzes des Körpers 171
  sensorische u. motorische -phänomene 166
  Sprache 169,313
    u. System der Äquivalenzen 213, 254
    u. System der Identifikation 213, 254
  Subjekt, - Objekt 111,190,191,210, 214,215,216,225,253,319
  Therapien 165
  u. Traum 44
  triebhafter 96
  u. Urszene 172
  verspürter u. anerkannter 210
  Wahrnehmung des 173
körperlich 14,20,22,78,101,107,114
  Ausdrucksweise u. sprachliche Darstellung 170
  Beschwerden 25,27
  Leiden 97,98,170

Subjektivität 15,170,173,190,213, 229,238,239,317
  Hereinnahme von phasentypischen Triebkonflikten in 195
  u. psychosoziale Realität u. Handlungsmodell 214
  Trieb u. Stimmungen 222
Körperlichkeit 22,47,49,51,59,64, 114,129,165,232
  bezogene u. 'Halten u. Gehaltenwerden' 182
Körperlichkeit
  Organisationsstufen der 172
  physiologische Differenzierung der 174
Krankheit 4,166
  chronisch 4,28
  als 'disease of adaptation' 8
  u. Familie 110
  u. Lebensproblem 11
  u. Objektverlust 35
Krankheitsanfälligkeit 6
Krankheitseinstellung 27
Krankheitskonzept
  u. Laienätiologie u. -indikation 29
Krankheitsprozeß
  akut 12
  Aufrechterhaltung bzw. Chronifizierung des 6
  Auslösung des 6
  Prädisposition zu 6
Krankheitsverhalten u. 'assumptive world' 30
Krise 131,159,165,212,240,316
  Modelle psychosomatischer 231,234, 235,236,237,238
  des Verlustes 164
  der Vernichtung 164
  der Versuchung-Versagung 165

Lächeln 135,136,137,139,143,146
Lebenskrisen 239
Lebenszyklus 15,109,164,230,239,315
Leiblichkeit 13,20
  u. Glieder- u. Innenleibordnung 170
  Psychoanalyse als Theorie der 116
Leib-Seele-Problem
  u. Bereich des Seelischen u. des Körperlichen 5
  u. Beziehung von Psyche u. Soma 13,20,31,62,226
  u. Brückenstellung zwischen Psyche u. Soma 117
  u. 'leap from the mind to the body' 5,12,216

u. mind-body-split 75,226
u. Neurose, Psychose, Psychosomatose 170
u. Trennung von Psyche u. Soma 57
leibseelische Identität 91
  Störungen der 225
Leidenschaften 124,130,159,242,244
Libidinisierung 159
Libido-Energie-Theorie 244
Libido-Konzept 24,239
Life-event-Forschung 8,236
ligne de faiblesse 81
u. mechanistischer Sektor 82
Lusterfahrungen, prototypische 206
Lustprinzip 244
  jenseits des 99
  u. Wiederholungsphänomene 243

masochistische Perversion
  u. psychosomatische Symptombildung 200
Matern 224
Metapsychologie 47,56
model, new medical 12
Modell
  Objektbeziehungs- 240
  der psychosomatischen Epigenese 251,317
  Reflexbogen-, sensumotorisches 240, 245
  Struktur 34,240
  topographisches 32,240
  der zweiphasigen Abwehr 253,313
models of the mind 240
Mutter-Kind-Dyade 214
  als reziprokes Feedback-System u. Modell der Anpassung an Streß u. Veränderung 177

Narzißmus 79,112,145,149
  Diskussion u. psychosomatisches Phänomen 88
  u. Gefühl der Leere, Sinnlosigkeit, Depression, Scham, Kränkbarkeit 89
  u. Leugnung einer Objektabhängigkeit u. illusionäre Selbstgenügsamkeit 94
  primärer 98,128,175
  u. Probleme der Selbstwertregulierung u. Objektabhängigkeit 79
  u. Selbstvertrauen, Selbstachtung, Selbstliebe 90
  u. Störung in Symbiose u. Individuation 89
narzißtisch
  energetisches Gleichgewicht 80,92

narzißtisch
  Körperzustände 163
  Kränkung 93
  Krise 94
  Objekt 92
  Persönlichkeitsstörung 22,61,79,
    88,89,90,128,236
  Reparation 98
Neopsychoanalyse
  Antriebserlebnis der 24,25
Neurasthenie 19
neurophysiologischer Apparat 16,17
Neurose 16,316
  Aktual- 19,44
  Angst- 19,44
  Charakter- 53,59
  Psycho- 57
  u. soziale Kommunität 33
  traumatische 20,44,111
  u. Psychosomatose 75
  vegetative 252,313
Neurosenkonzept
  der klassischen Psychoanalyse u.
    Auswirkung auf psychosomatisches
    Denken 16
Neurosenlehre
  theoretische u. klinische Aspekte
    112,116,313
Neurosenthemen, klassische und existentielle Probleme 14
nicht symbolisch vermittelte Somatisierung 23
Normalität 65,105
  u. Aggressionsabwehr 93

object relation 133
object relatedness 133
Objekt
  libidinöses 87
  Neben- 201
  Vorläufer- 200
  Zwischen- 200
Objektbeziehung 106,112,113,126,
  128,214,229,251
  allergische 51,53
  u. Borderline-, narzißtische Störungen 61
  u. Entwicklung der Ich-Funktionen
    37
  u. Funktionalität des Selbstwertsystems 92
  u. narzißtische Selbstwertstörung
    54
  psychosomatogene 79
Objektbeziehungsmodell 36,49
Objektbeziehungstheorie 231
Objektbezogenheit 14
Objektkonstanz 32,87,149,157,159

  u. Borderlinepersönlichkeit 128
Objektkonstituierung 145
Objektpermanenz 149,194, 212
Objektverlust 35,36,85,86,93,162,
  198,250,251
  u. Krankheitsprozeß 35
objet contenant adéquat 48
objet de pare-excitations 81,204
ödipal 19,20,32,39,59,62,85,116,
  169,239
ödipal-präödipal 21,32,68
Ödipuskomplex
  u. Neurose 31
Organkrankheit
  u. funktionelle Syndrome 27
Organmedizin 12,20,165
Organmodus 194
Organneurose 252,313
Organ-Objektbilder 193,195,197
Organpathologie 239
Organsprache 21,41,58,213
Organsyndrom, zwangsneurotisches 24

Panpsychismus 21
Parasomnien 181
Partialtrieb
  u. schizoide, depressive, zwanghafte, hysterische Persönlichkeitsstruktur 24
Penseé opératoire 43,63,84,87,96,
  101,103,111,112,124,126,129,314
  u. Aspekt der Diskontinuität 44,
    45,55
  u. Fallgeschichte der Zeinab 59
  u. homogenes vs. heterogenes Erklärungsmodell psychosomatischer
    Manifestation 43,44
  u. Objektbeziehung 46
  u. Prävalenz 69
  u. psychosomatische Ordnung 52
  u. Sprache 46
  u. Strukturdefekt 44
  u. Traum u. Phantasietätigkeit 45,
    46
  u. Unterschichtsproblematik 102
  u. Untersuchungsmethodik 102
Phantasie 12,17,19,33,58,61,65,84,
  97,113,114,181,197,212,237,250,253
  u. Alexithymie 41
  Entwicklung 66
  im Körper 209
  über den Körper 210
  körperliche Fundierung der 169
  Omnipotenz- 92
  u. Zusammenhang mit Reizschutz u.
    Erotik 81
Phase
  autistische 145,187,220

Phase
  Sub-
    der Differenzierung 131,146,189, 223
    der Übung 147,190
    der Wiederannäherung 147,162 190,212,225,243
  symbiotische 145,188,221
Phasensynchronie 174,177,218
Phobie 19
Präobjektive 91
präödipal 20
präoperative Periode 140,141
präverbal 18,80,89,97,115,116,132, 199,205,216,233,237,239,242,249
primäre Identifikation 80
primäre Identität 79,80,85,141,193, 214,244
primäre Illusion 210
  u. Übergangsraum 211
primäre Liebe
  u. Grundstörung 82,83
primäre Mütterlichkeit 79,81
primäre strukturelle Mangelzustände 53,93
Primärsozialisation
  u. Alexithymie 84
  psychosomatogene 84,92
primitive Kommunikation 125
Primitivpersönlichkeit 102
Prinzip
  der selbstinitiierten aktiven Umkehrung einer passiven Erfahrung 200,246
private life, - world 106
progressive Desorganisation 51,52,53, 54,95
Projektionsmechanismus 86
Pseudonormalität 65,72,96
Pseudovitalität 94
psychisch
  Apparat 17,36,45,62,114,123
    Arbeitsanforderung an 112
    u. multiple Funktion 165
    Regulationsprinzipien des 242
    u. Repräsentationsleistung 57
    u. Wiederholungszwang 75
  Kreativität vs. psychobiologische Gefahren 319
  Organisator 49,50,155
    Acht-Monats-Angst 49,143,203
    Lächeln 49,143,203
    Nein 143,203,205
  Realität 19
Psychoanalyse 1,2,3,10,11,13,16,23, 115,312
  Diskussion um Wissenschaftscharakter der 10
  klassische Libido-Trieb-Theorie der 244
  klinische Theorie der 169
  u. Körperlichkeit 22,172
  metapsychologische Konzeptbildung der 16
  u. Neurologie 18
  u. Organmedizin 21,166
  psychosomatischer Beitrag 15
  psychosomatischer Sonderstatus der 12,131,166,216,241,244
  u. Sprache 17
  traditionelle psychosomatische Modelle der 14,248
  Trieb-, Affektlehre, Lehre der Emotionen, Psychologie der Leidenschaften 116
  Triebentladungsmodell der 175
  im Wandel 116
psychoanalytisch
  Entwicklungspsychologie 14
    u. psychosomatisches Phänomen 78
  Objektbeziehungstheorie 14
    u. psychosomatisches Phänomen 78
  Psychosomatik 24,44,208,233
    theoretische Ungenügen der Kernkonzepte 36
  Setting 15,20,99,102,107
  soziale Identität 105
psychobiologische Marker 7
psychogenes Modell 5,12,239
Psychogenese 4,79
psychogen-reduktionistisch 23
psychoneurotisch-psychosomatisch 15, 20,21,22,23,25,26,37,48,63,68,103, 113,233
Psychosomatik 1,3,9,15,61,78,79
  Maquillage, Alibi, Herausforderung der Klinischen Medizin 13
  u. Organpathologie 216
psychosomatisch
  Differenzierung 15
  Epigenese 15
  Fixierungsmechanismen 95,180
  u. physiologische Vor-Ich-Phase 79
  u. symbiotische Phase 81
  u. Übergangsphase 86
  Integrität 15,36,114,162,188,199, 206,219,226,229,239,250,315
    Entwicklungsniveaus der 232
    u. Organ-Objektbilder 193
    u. soziale Identität 215
    Störungen in der 217

psychosomatisch
  Leiden, Chronifizierung, u. zweiphasige Abwehr 36
  Medizin 1,2,3,63,312
    u. Anthropologie 9
    u. Biochemie, Endokrinologie 7
    als 'clinical discipline' vs. 'science' 3
    u. Epidemiologie 9
    u. experimentelle Psychologie 10
    Identitätskrise der 11
    u. Neurochemie, Physiologie 5,6,7
    u. Psychophysiologie 2,5,11
    u. Sozialpsychologie 9
    u. Soziologie 9
    u. Systemanalyse 9
  Ordnung
    u. Automation, Programmation 52
    u. Desorganisations-, Reorganisationsprozesse 52,53
  Phänomen 63,65,71,11
    u. environmental failure 80
    u. Grundstörung 80,82
    Heterogenität des 62
    u. Objektdifferenzierung 87
    u. primäre Identität, primäre Mütterlichkeit 79
    u. psychosomatische Fixierungsmechanismen 79
    in physiologischer Vor-Ich-Phase 87
    u. symbolhafte Repräsentanzenbildung 83
  Stadium 34
  Struktur
    u. penseè opératoire, reduplication, inhibition fantasmatique 45
  Subsystem, - Sektor 228,236,246,252

Reaktivität 6
Realität
  erste 165
  Kontrolle 93
  Konzept 109
  Kriterium 158,215,231,237,252
  prädualistische 214
  Prinzip 151
  Prüfung 89,157,162,205,250
Regression 18,32,33,55,98,240,244,247
  benigne 97
  eindimensionales Libido-Modell der 229,231

  funktionelle 254
  globale 53
  libidinöse vs. psychosomatische 54
  narzißtische 236
  niveau u. Somatisierung 63
  partielle 53
  physiologische 34
  u. Progression
  psychosomatische 51,96
  strukturelle 254
regressiv 20,31,58
relation â distance 223,235
Repräsentanz 33,47,50,100,141,190,197
  Selbst- u. Objekt- 46,127,131,144,151,158,159,194,195,199,225
  Welt 48,87,90,144,160,212,214,215
Repräsentation 15,86,115,116,129
  Affekt- 60
  enaktive Proto- 84
  Fehlen psychischer 19
  Körper- 220,223,224
  präverbal 15,76
  symbolisch 15,84,140,230,238,249,252
  Trieb- 17,19
  Vorstellungs- 19
Repräsentationsleistung u. psychische Arbeit 57,123,205
Resomatisierung 15,34,35,150,249,254
  des Affektgeschehens 36,238
Risikokinder 179
Rorschach 64
  Phantasiesyndrom 65

Schema 139
  affektlogisches 141
  handlungsgebundenes, präverbales, sensumotorisches, sinnlich-affektives 190
schizoide Persönlichkeit 128
schizoide Position 86,160
Schmerz 43,83,99,103,113,131,144,178,203
  Erleben 67
  körperlicher u. seelischer 96,97,100,101,161
  Wahrnehmung 77
Schreien 137
Selbst
  adaptive Zielhierarchie des 243
  Definition 244
  Duplikation 85
  Gefühle 147,279
  Größen- 89,97,127
  integrierte -struktur 177

Selbst
    kohärentes 88,161,192,244
    Körper- 91,188,196,226
    korrektive Mechanismen 180
    Objekt 92,162
    Organisation 240,244,247,251
    Realpräsenz des Ideal- repräsentierenden Idealobjektes 92
    System 85
    tröstende Funktionen 205
    wahres u. falsches 83,97,226
Selbstwertgefühl 88,89,91
Selbstwertregulierung
    u. narzißtisches Objekt 90
sensitive Periode 7,175,180,317
sensumotorische Periode 136,139,140, 243,245,249
Sexualität 22,165,206
    u. Körper 91,166,170,172
    d. Mutter 81
sexuelle Identität u. körperliche Integrität 192
sexueller Wunsch 91
Sicherheit 81,90,106,144
    u. Wohlbefinden 202
signifikant Anderer 106,215,232
somatische Erledigung 124
somatisches Entgegenkommen 32,57
    u. Erinnerungssymbol 44
    u. Überdeterminierung u. Indeterminiertheit 56
Somatisierung 33,34,36,44,48,54,59, 103,228,234
    Konzept 27,30
    u. chronisch organische Erkrankungen 28
    u. funktionelle Syndrome 28
    u. Körperbeschwerden 29
    u. Krankheitskonzepte 29
    Niveau u. differentielle Fixierung u. Grundstörung 55
    Tendenz u. BSB 25
soziale
    Desorientierung u. psychophysische Vulnerabilität 107
    Deutungsmuster 105
    Distanz 106
    Identität 105
    Über-Ich 105
Sozialisation 116,237
    Defizit 105
    nicht sozialisierbarer Funktionskreise 227,252
    primäre 84,250
    Prozeß 111
    sekundäre u. tertiäre 109
Spaltung 51,93,95,96,123,124,157, 162,163,224
    in Begriffen von Psyche/Soma 51
    u. 'embodiment-disembodiment' 173
    psychosomatische 97,113,316
    von seelischen u. körperlichen Erlebnismodi 167
    vertikale u. horizontale 89
Spannungskontrolle 172,183,186,191, 192,205,234,250
Spannungszustände 182,184,189,203, 228
Spezifität 6,55
    individualspezifische 6
    Krankheits- 103,252
    motivationsspezifische 6
    Problem 37
    psychodynamische 33
    des psychosomatischen Charakters 314
    psychophysiologische 6
    stimulusspezifische 6
Spezifitätshypothese 7,194
    der Neopsychoanalyse
spiegelnder Bezugsrahmen 144
Spiegelung 89
Sprache 12,41,58,115,118,155
    der Emotion 156
    Organ- 21
    u. Penseè opératoire 46
Sprachebene 43
Sprachverlust
    u. früher Objektverlust 85
    u. Grundstörung 82
Streß
    Forschung 7
    Konzept 110
    u. Krankheitskonzept 30
    psychologischer 5
    psychosozialer 6,8
Struktur
    angeborene 180
    intrapsychische- der inneren Differenzierung u. äußeren Demarkation 189
    psychosomatische 103
Strukturbildung
    u. Subjekt-, Objektkonstitution 82
Strukturdefizit 102,103
Strukturmodell 34
Subjekt-Objekt
    Ausgliederung 79
    Differenzierung 88,239
    Konstituierung 91
    Trennung 13,17
subjektive Emotionalität u. Körperlichkeit 113

Subjektivierung
  des biopsychosozialen Feldes 8
Sucht 163
Suizidversuche 93,163
Symbiose 89,203,210,233,234
  fokale 226
Symbol 12,19,119
  Paläo- 58
  Proto- 210
  Schreckensherrschaft des 12,208
symbolisch 4,12,15,18,29,57,92,100, 115,140,245
  Kette 124,251
  Spiel 211
Symbolisierung 57,58,86,92,211,232
  u. Aufbau des Körperschemas 212
  De- 58,254
  u. Egalisierung 123
  u. Kreativität 209
  des phantastischen Körpers 32
  sekundäre 252
Symbollehre 21
Symbolsystem 33,253
  u. Affekttoleranz 234
  Zusammenbruch des 236
systemtheoretischer Standpunkt 3

Temperament 179
Todestrieb 99
Transduktion der Erfahrung 5
  external loop 5,217,253
  internal loop 5,181,217,253
  kollaterales Modell 5
Transformationsprozeß 141,153,172,190
  von Körperbedürfnissen in soziale
    Triebwünsche 224
Transsensus 187
Trauer 29,94,99,100,162
  Arbeit 59,86,163
  u. Emotionsarbeit 132
  pathologische 29,129,163
Traum 44,46,56,60,61,63,76,84,114,237, 250
  Affektschicksale in 74
  alexithyme Auffälligkeiten bei psychosomatischen Patienten 73
  u. innerseelische Abwehrmechanismen 76
  Katastrophen- 75
  u. neurobiologische Daten über Phantasie u. Schlaf 76
  u. Phantasie u. Schmerzwahrnehmung 77
Trauma 99,106,128,129,249
  kumulatives 133,225
  präverbales 225
Trennung-Individuation 86,131,134,149, 199,203,213,235,239,249,250,317
  u. körperliche Differenzierung 187
  u. körperzentrierte Realitätsprüfung
  u. körperliches Realitätsgefühl 191
  u. Selbst-, Objektrepräsentanzen 194
Triangulierung 50,85
  u. Geschlechtsidentität 205
  u. Zusammenhang defekter Körpergrenzen, Probleme der Selbst-Regulierung, psychosomatischer Reaktionen
Trieb
  Begriff 123
  Hemmung 85
  Konflikt der Sexualität u. Aggression 129
  Kontrolle 89,157
  u. Kultur 132
  Lehre 17
  Objekt 32
  Organisation 32
  Theorie 115
triebhaft 14,244
triebtheoretisch 14

Überdeterminierung 133
Über-Ich 105,161,240
  Gefühle der Einheit von Ich u. 198
  progressive Abwehrcharakter des 105,106
  soziales u. ödipales 105
Übergangsfeld 113
Übergangsobjekt 92,201,253,316,317
  als assimilatives Schema 211
  u. Aufrechterhaltung der psychosomatischen Integrität 92,229
  u. Gedächtnis 203
  u. Kapazität zu träumen 204
  u. Körpererfahrungen 211
  u. körperimmanentes Gesetz 211
  u. Phantasietätigkeit 204
  u. psychosomatisches Symptom 227
  als selbstgeschaffene Realität u. unabhängiger Tröster 203
  u. symbolische Leistung 93
  u. Symbolisierungsvermögen 203
  u. zärtliche Objektbeziehung 204
Übergangsphase
  u. Präverbalität u. Repräsentation 199
  u. Repräsentationsmodalitäten körperlicher Zustände 86
Übergangszone
  u. körperlich-seelisches Wachstum 203

Übertragung-Gegenübertragung 14,18, 30,43,119,126,242,315
  u. alexithymes Phänomen 129
  u. Objektbeziehung 61
  operational 113
  u. Widerstand 102

Verdrängung 41,113,316
  primäre o. Ur- 142
  Schranke 240
Verführungstheorie 16
Verhaltensmedizin
  u. psychosomatische Medizin 2
Verleugnung 41,68,93
Vermittlungsmechanismen 4
Verschmelzung
  Erlebnisse 145
  u. Replikation 124

Verwerfung 124
vie opératoire 46,52,54,95,314
vital pleasures 206,242

Wechselseitigkeit
  Konzept der 175,179
  System der 174
Widerstandsanalyse 41
Wiederannäherungskrise 148,191
Wiederholung
  aktive 140
  Zwang 75,99,113,160,244
Wirklichkeit, individuelle 215,224
  psychosomatische Leiden als Erkrankungen der 230,231

Zweck-Mittel-Prinzip 110

Kasuistik

adhäsive Identifikation 298
Affekt 256
Aggression 266,299
Alexiythymie 296,306,307
Allergische Hautreaktionen 260,304
Alptraumwelt 266,274
Angst 275
Asthma bronchiale 260,263,266,269, 302,303
Außenwelt 262
Autoskopie 296,308,311

belle indifference 261,309
Bruder 266

Depersonalisation 257,269,296,306
Deppression 276
Desomatisierung 309
Dissoziationsphänomene 257,266,269, 296
Doppelgängermotiv 311
Double 259
Drogen- u. Alkoholkonsum 260,265,306

Emotionalität 268,275,277,286,307
Empathie 296
Erzählungen 260,277,284,291

Fetisch 301

Gastritis 260,266,305
Gießen-Test 277

holding and playing 300
Holding-Situation 296
Holtzman-Inkblot-Technik 281
Hypomanie 276
hysterische Konversion 304
hysterischer Verarbeitungsmodus 261, 310

Körper 256,260,262,268,270,271,287, 293,299
 als Hülle 258
Körperbild 285,296,302
Körpergrenzen 285,302,304
Körperlichkeit, subjektive 296,297, 307
Körperschema 287,304
Körperselbst 297
Körpersubjekt-Körperobjekt 301

multiple Persönlichkeit 257,258,296, 308,309,310
Mutter 262,263,266,299,304

als l'amante 303

narzißtische Integrität 303

Objekt
 äußeres 303
 ödipales 302
 symbolisches 303
Objektbeziehung 261,286,296
Objektverlust 305
objet contenant 310
Organ-Objekt-Einheit 301

perverse Affektualisierung 308
Phantasie 262,307
 Größen- 299
 u. imaginäre Figuren 262,310
 ödipale 273
Pollinosis 261,266
private Welt 262,263,264
progrediente Desorganisation 308
psychosomatisch
 Integrität 300
 Karriere 261,268
 Krise 263,295,301,306,308

Realitätskriterium 300

Selbst, wahres u. falsches 301,302
Selbstdestruktion 276
Sexualität 264,268,271,274,303
somatischer Symptomwandel 264
Spaltung 305,307
Symbiose 297

Transsensus 297
Träume 277,285,288,307
Trennung-Individuation 300

Übungsphase 298
Ulcus duodeni 260

Vater 263,266

Wahrnehmung 298
Wiederannäherungskrise 298,302

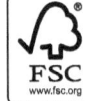

MIX
Papier aus verantwortungsvollen Quellen
Paper from responsible sources
FSC® C105338

If you have any concerns about our products,
you can contact us on
ProductSafety@springernature.com

In case Publisher is established outside the EU,
the EU authorized representative is:
**Springer Nature Customer Service Center GmbH
Europaplatz 3, 69115 Heidelberg, Germany**

Printed by Libri Plureos GmbH
in Hamburg, Germany